心 理 咨 询 与 治 疗 丛 书

孤独症儿童康复指导
自然发展行为干预模式

Naturalistic Developmental Behavioral
Interventions for Autism Spectrum Disorder

[美] 伊冯娜·布鲁因斯马（Yvonne Bruinsma, Ph.D., BCBA-D） 门迪·明贾雷斯（Mendy B. Minjarez, Ph.D.）
劳拉·施赖布曼（Laura Schreibman, Ph.D.） 奥宾·斯塔默（Aubyn C. Stahmer, Ph.D.）编

王崇颖 译

中国人民大学出版社
·北京·

译者序

在这个特别的日子——世界提高孤独症意识日,我坐在书桌前为新书写序,感慨万千。2023年是世界卫生组织设立"世界提高孤独症意识日"的第16年。我很欣喜地看到在这16年间全球范围孤独症意识不断提高,越来越多的人投身到孤独症研究、医疗、康复、社会服务等各个领域。

我是20年前在英国攻读博士学位时第一次接触到孤独症。那时,我一边学习理论知识、一边跟着导师开始临床实习,当时使用的方法称为"早期密集行为干预"(EIBI)。我接触的第一个孤独症小朋友是一个四岁的英国男孩,我在导师的指导下进行入户服务。我还清晰地记得我们四位博士生两人为一组,每组干预半天。每个小组的两人分工合作。我做干预时,我的同学在房间的角落里做记录。之后,我们更换角色。我们一周工作五天,周六是集体讨论。导师、康复指导师、我们四位博士生、男孩的父母都需要参加。讨论通常会持续一整天,因为一周里需要交流和讨论的细节非常多。这是一个中产阶层家庭,楼下两个很大的房间都是儿童的玩具室,我们就在那里和男孩互动。男孩只会说简单的单词,并且无法发出"L"的音,所以他管妹妹"露西"(Lucy)叫"西西"(Cici),"bottle"(瓶子)叫"bobo"。他社交很少,对数字有明显的狭窄兴趣。在我自己主导的两小时里,我全身心地投入,利用房间里的各种玩具来吸引他的注意力,并创造各种机会让他产生主动行为或语言。20年后,虽然很多细节都记不起来了,但这是我印象中的自然情境下的行为干预。

我对自然发展行为干预模式的关注是从系统学习应用行为分析(ABA)开始的。我当时在美国的西佛罗里达大学学习应用行为分析的理论课程,通过文献阅读发现应用行为分析在发展到 21 世纪之后逐步开始以自然发展为导向，那些产生于 20 世纪八九十年代、融合了应用行为科学和发展科学的干预方法逐步走向成熟。

2011 年，我在澳大利亚拉筹伯大学奥尔加·特尼逊孤独症研究中心访学期间，观察到贾科莫·威万提（Giacomo Vivanti）博士带领的团队在维多利亚孤独症早期学习和护理中心正在开创和指导一个可持续性的、小组教学的早期介入丹佛模式项目（G-ESDM），我非常感兴趣。之后，我特意邀请了威万提博士来到天津为我们的医生、治疗师、特教老师和家长们做了早期介入丹佛模式（ESDM）的培训。后来，我趁热打铁去加州大学戴维斯分校系统学习了早期介入丹佛模式。之后的 2018 年，我和胡晓毅教授、程霞女士一起翻译出版了中文版的《学前孤独症儿童团体式早期介入丹佛模式》。

2015 年，我获得中美富布赖特项目资助去斯坦福大学学习关键反应训练（PRT），并参与了安东尼·哈丹（Antonio Hardan）教授和格蕾丝·根古克斯教授在斯坦福大学医学院/儿童医院主导的一项关键反应训练对学龄前孤独症儿童交流能力干预效果的实验研究（这项研究的结果后来在美国儿科学会会刊《儿科学》上发表）。我承担了其中部分儿童的入户服务，每周十小时，分四天，每次两个半小时去儿童家里提供干预服务。每位儿童干预周期是六个月。此外，我每周接受根古克斯教授不少于两小时的个别督导，还和她一起与家长开会讨论，参与家长培训等。通过对关键反应训练的学习与实践，我对自然发展行为导向的干预模式有了更加深刻的体会。我欣喜地看到了干预过程中儿童的变化，以及干预前后儿童的显著变化。每天的互动内容由儿童自主选择，根据他们的喜好，我积极加入并引导。两个半小时总是过得很快，孩子们轻松愉快，我也从他们的行为反馈中获得了满满的正强化。

2019 年，我去美国的加州大学洛杉矶分校跟随多年好友也是现任国际孤独症研究学会主席康妮·卡萨里（Connie Kasari）教授学习共同注意、象征性游戏、参与和监管（JASPER）。学习期间，我也充分利用加州大学洛杉矶分校的资源，向在同一栋楼里的其他研究人员，如人际关系技能教育与增强项目（PEERS®）组、享誉全球的孤独症领域资深科学家凯西·罗德（Cathy Lord）教授等请教。我还参加了 2019 年秋在美国加利福尼亚州尔湾地区举办的自然发展行为干预模式研讨会。这次会议的主题就是将行为科学与发展科学整合起来以改善孤独症干预效果。会上，本书的几位编者、自然发展行为干预模式主要策略的发明人悉数到场并做了主题发言。

弹指一挥间，我在孤独症康复领域学习摸索已经二十载。我很幸运，二十年前一入行便师从国际孤独症研究领域最顶尖的科学家、临床医生。我的学术朋友圈里都是令人敬仰、令我受益终身、亦师亦友的伙伴。我这些年对自然发展行为干预模式中几种主要方法的学习与实践又让我获得了新的成长，同时也为我今天出版这本译著埋下了伏笔。我是先完成应用行为分析的理论课程之后才开始系统学习自然发展行为干预模式的，加上自己心理学专业的底子，结合这些年在儿童孤独症早期发育监测领域的积累，所以学习和领会起来很轻松，要领掌握得较快。同时，我也是国际行为分析师认证委员会认证的行为分析师（BCBA），在不同的教学情境中参与孤独症儿童的干预：特殊儿童班级、融合教室、入户、门诊等。我也带着研究生通过临床试验研究不断地应用这些方法，提供更多的实证数据，并积极探索本土化的发展。

这本书是第一本系统介绍自然发展行为干预理论与实践的书籍，在内容上汇集了目前孤独症早期干预领域最有效和最科学的方法。编者都是在孤独症康复研究领域深耕几十年的资深学者和创新者。我拿到原版后通读几遍，迫不及待地将它翻译成中文。编者很多是我多年的朋友，我也经常向她们请教。我的很多孤独症康复理念深受她们的影响。我相信这本书将会带给医生、治疗师、特教老师、家长们新的希望。书中的干预策略都是基于大量的实证数据，代表了当前最前沿也是最科学的方法。我非常荣幸地向大家推荐这本针对孤独症儿童的康复指南。

最后，我想感谢参与本书翻译的研究生们，他们是南开大学的肖亦菲、王珂、刘颖、白俏、范梦恬、刘云婷、潘晓光、赵宇、毛乃谦、李晨和李红霖同学。同时，特别感谢中国人民大学出版社的张宏学老师。没有你们的鼓励和努力，这本书不可能这么顺利出版。当然，虽然我们尽量做到精益求精，但是书中难免有不尽如人意的地方，恳请读者批评指正。

王崇颖

南开大学孤独症研究中心创始主任

2023 年 4 月 2 日于天津

中文版序

　　在全世界任何一个角落，家长总想把最好的给予孩子，他们期盼着自己的孩子能够享受最美好的人生。如果孩子被确诊为患有诸如孤独症这样的神经发育障碍，家长就需要了解最有效的、最有科学依据的干预方法来帮助儿童成长和学习。专业人士也需要了解那些已经被验证可以强化而不是减损家庭日常生活质量和社区关系的康复方法。

　　这本针对孤独症的自然发展行为进行干预的书，正为他们提供了所需的科学依据和希望。

　　这本书中的观点对于孤独症护理来说意义深远且具变革性，代表了当前最能帮助孤独症儿童的实证方法。**自然**治疗是指发育障碍儿童拥有学习的能力，并能在家庭和社区中更好地学习。本书认为，完全不需要把儿童带离家庭环境或者让他们远离同伴。事实上，最成功的治疗方法都是将教与学融合在最常规的环境之中。**发展**是指治疗需要从儿童的立场出发，关注儿童喜欢的活动，并且将治疗目标和典型发育里程碑的最新知识相匹配。最后，**行为**是指将学习科学应用到激励儿童参与有意义的社交活动中，同时使用相关数据来持续提高治疗的效果。这三个词语整合起来就形成了一套帮助家长和照顾者提供最佳照顾且具有巨大潜力和前景的教育和行为干预模式。

　　很遗憾的是，目前没有足够的、训练有素的治疗师可以为所有有需求的孤独症儿童提供高强度的康复训练。这就意味着儿童的家长以及其他的照顾者们需要发挥关键作用，并学习如何有效地支持儿童的发展。治疗师同样需要一些可以教授给家长的工具，尤其是可以在日常生活中使用的技能。因此，在治疗师不在场的时候，治疗训练也可以继续。当然，最重要的是，当家长实施这些治疗时，他们确信这些行为是符合该家庭的价值观的（Sullivan & Wang，2019）。因此，家庭就可以通过使用根据他们的家庭文化背景以及优先事项量身定制的一套具有实证依据的干预方法，实现家庭利益的最大化。

这本书中的一些方法已经在中国拥有一定的知名度，但是仍然有很多方法对中国读者来说是全新的。我衷心地希望这本书可以激励家长、教师、治疗师在最自然的环境中教授最有意义的技能，从而获得最佳的治疗效果。我也希望本书中的一些理念可以对新的科学探索有所启发，以期在未来可以更好地帮助来自全球不同地区和文化背景的孤独症儿童。

自然发展行为干预模式使得充满激情地教与快乐地学之间取得了平衡。成人通过学习这些策略可以更好地利用日常生活以及儿童自然的、对游戏喜好的天性，帮助他们实现儿童期的最重要的一些发展目标。家长们通过学习自然发展行为干预模式，可以在教授儿童最关键的生活技能的同时展现出爱、感受到骄傲，并促进他们和孩子都享受的、更加有意义的社会关系的建立。

对于许许多多养育孤独症儿童的中国家庭，以及照料他们的教师和治疗师，这本书会带来希望。期待本书中的理念可以为帮助孤独症儿童学习和成长提供支持与动力。

格蕾丝·根古克斯
博士，国际行为分析师认证委员会认证行为分析师（博士级）
斯坦福大学医学院精神病学与行为科学系临床教授

本书编者

伊冯娜·布鲁因斯马（Yvonne Bruinsma），博士，国际行为分析师认证委员会认证行为分析师（博士级），因·斯特普斯（In STEPPS）和因·斯特普斯学院（In STEPPS Academy）首席执行官和创始人。这是一家坐落于美国加利福尼亚州的为孤独症儿童服务的行为健康管理机构和非营利私立学校。布鲁因斯马博士于 2004 年获得特殊教育、发育障碍和风险研究的博士学位。在过去的 20 年，她致力于为儿童家庭服务，并教授他人如何为家庭提供自然发展行为干预策略。她主要关注如何将研究成果与实际生活结合，以便在社区环境中提供高质量的干预。

门迪·明贾雷斯（Mendy B. Minjarez），博士，美国华盛顿大学医学院和西雅图儿童医院孤独症中心助理教授。明贾雷斯博士是一位有着应用行为分析和自然发展行为干预背景的注册心理师。她是华盛顿大学精神病学和行为科学助理教授，也是西雅图儿童医学院孤独症中心的临床主任，同时也是应用行为分析早期干预项目的负责人。她的临床工作主要是孤独症诊断和干预，尤其关注自然发展行为干预模式、家长培训和儿童期早期。她的研究领域是父母介导的自然发展行为干预模式的实施，尤其是通过创新干预模式，比如小组家长培训。

劳拉·施赖布曼（Laura Schreibman），博士，美国加州大学圣迭戈分校的荣誉退休教授。施赖布曼博士自 1984 年到 2012 年担任加州大学圣迭戈分校孤独症干预项目的负责人和首席研究员，是心理学荣誉退休教授和研究教授。她近年来的研究兴趣包括自然发展行为干预模式的发展和实施、个性化干预手册的制定、将有实证支持的干预方法应用于社区环境、对语言和注意缺陷的分析、行为改变的泛化，以及家长培训、评估等。她出版专著四部，发表研究报告及论文 160 多篇。

奥宾·斯塔默（Aubyn C. Stahmer），博士，国际行为分析师认证委员会认证行为分析师（博士级），美国加州大学戴维斯分校迈德研究所教授。斯塔默博士在过去的 30 年间一直致力于在社区环境中对孤独症儿童及他们的家庭实施自然发展行为干预策略。她是将孤独症实证研究成果应用于社区实践和服务的专家。她的研究包括为社区服务提供者（如老师和治疗师）提供帮助，为孤独症儿童及他们的家庭提供高质量的干预。她发表过很多学术论文，也经常在孤独症儿童服务领域的学术会议上发表演讲。

本书参与者

阿里茨·阿兰巴里（Aritz Aranbarri），博士，美国加州大学戴维斯分校医学中心临床注册心理师和发展神经心理学家。他是环境流行病学专业的博士，之后在加州大学戴维斯分校医学中心跟随奥宾·斯塔默博士完成孤独症早期干预社区研究的博士后培训。他目前负责协调 SJD 巴塞罗那儿童医院的孤独症研究。

劳伦·布鲁克曼-弗雷泽（Lauren Brookman-Frazee），博士，美国加州大学圣迭戈分校精神病学教授。她是圣迭戈儿童和青少年服务研究中心副主任，也是圣迭戈雷迪儿童医院的孤独症发现研究所的研究主任。她擅长孤独症及其他发育和精神问题儿童的家长介导干预。她主要是和精神卫生、教育系统的领导、服务人员及家庭合作，在社区和学校里开发、测试和实施这些循证干预。

杰拉尔丁·道森（Geraldine Dawson），博士，美国杜克大学精神病学、行为科学、儿科学、心理学和神经科学系教授。她是国际孤独症研究学会的前任主席，也是跨机构孤独症协调委员会成员。她是杜克大学孤独症和脑发育中心主任，这个中心是一个多学科孤独症研究和干预中心。她也是杜克脑科学研究所教师治理委员会的主席。她领导的杜克大学国立卫生研究院孤独症卓越中心主要致力于孤独症和多动症的早期发现、神经机制和干预研究。她在孤独症早期发现、脑功能以及干预领域发表了大量的文章。她和萨利·罗杰斯（Sally Rogers）教授一起发明了早期介入丹佛模式，这是一种针对低龄孤独症儿童的早期密集行为干预方法。她是华盛顿大学发展/儿童临床心理学的博士，之后在加州大学洛杉矶分校完成了临床实习。

艾米·唐纳森（Amy L. Donaldson），博士，美国波特兰州立大学言语和听觉科学系的副教授。她的研究主要专注于孤独症和其他神经发育障碍患者的社交和社会能力的认知。她也研究干预效果，前专业和后专业开发，情境对患者表现的影响，以及不同情境下神经多样性个体的体验。

雷切尔·厄尔（Rachel K. Earl），美国华盛顿大学学校心理学专业的博士，西雅图儿童医学孤独症中心的博士后。她主要专注于孤独症的诊断和干预。

凯尔·弗罗斯特（Kyle M. Frost），文学硕士，美国密歇根州立大学心理学系临床心理学专业的博士研究生。她主要研究的是测量干预反应和实施，以及对自然发展行为干预模式核心要素的理解。

艾琳·苏亚雷斯（Erin E. Soares），美国帕洛阿尔托大学临床心理学专业三年级博士研究生。她的研究专注于儿童和家庭。艾琳本科毕业于圣塔克拉拉大学，获得了心理学和儿童研究的科学学士学位。

格蕾丝·根古克斯（Grace W. Gengoux），博士，国际行为分析师认证委员会认证行为分析师（博士级），美国斯坦福大学医学院儿童和青少年精神临床心理学家和教授。她是斯坦福大学露西尔·帕卡德儿童医院斯坦福孤独症中心的孤独症干预项目负责人。她在加州大学圣巴巴拉分校获得了临床心理学的博士学位，之后在耶鲁大学儿童研究中心完成了临床实习和博士后研究。她的研究主要专注于孤独症儿童的自然发展行为干预模式的开发和评估。她在加强功能性沟通和社会发展模式以及有效的家长培训方面发表了大量的科研成果。

劳拉·霍尔（Laura J. Hall），博士，美国圣迭戈州立大学特殊教育系教授、系主任。她在过去的 35 年一直致力于服务孤独症个体和他们的家庭。她的研究和教学主要是将研究成果转化为应用，以及促进循证干预方法的实施，以便更好地支持教育工作者以及辅助人员。她出版了一本广为流传的书籍：《孤独症：从理论到实操》（2009，培生）。

布鲁克·英格索尔（Brooke Ingersoll），博士，国际行为分析师认证委员会认证行为分析师（博士级），美国密歇根州立大学临床心理学副教授。她是密歇根州立大学孤独症研究实验室的负责人。她也是一位注册心理师。英格索尔博士的研究主要专注于孤独症个体的发展、评估和社交干预。她发表了很多同行评议论文和书籍的章节，她和安娜·德沃茨萨克（Anna Dvortcsak）合著了《教授孤独症儿童社交沟通》（2010，吉尔福德出版社），这是一本针对孤独症儿童的自然发展行为干预的家长培训教材。

艾莉森·乔宾（Allison B. Jobin），博士，国际行为分析师认证委员会认证行为分析师（博士级），美国加州大学圣迭戈分校精神病学系儿童和青少年服务研究中心项目经理。她也是圣迭戈雷迪儿童医院孤独症发现研究所的注册临床心理师。她有 15 年的孤独症儿童和家庭实证干预的实施、督导和评估经历。她擅长自然发展行为干预的家长介导干预模式。她的研究重点是孤独症儿童的评估和干预，以及在社区环境中有效实施的方法。

伊丽莎白·卡普（Elizabeth A. Karp），科学硕士，美国华盛顿大学心理学系儿童心理学专业的博士研究生。她的研究兴趣是以家庭为中心的孤独症儿童康复，尤其是照顾者在对他们的年幼孩子干预过程中的经历。

罗斯·马托斯·布西奥（Rosy Matos Bucio），博士，国际行为分析师认证委员会认证行为分析师（博士级），目前任职于美国加州圣巴巴拉塞尔帕（SELPA）。她于 2005 年在加州大学圣巴巴拉分校获得博士学位。在过去的 20 年间，她的研究和实操方向主要是使用自然发展行为干预模式的动机策略为孤独症个体提供整个生命的支持，以及为家庭和专业人员提供最佳干预方案。

艾琳·麦克纳尼（Erin McNerney），博士，国际行为分析师认证委员会认证行为分析师（博士级），任职于美国加州尔湾地区的因·斯特普斯和麦克纳尼公司（McNerney & Associates）。她也是一名注册临床心理师。她擅长解决孤独症儿童、发育障碍儿童及其行为问题。她在过去 20 多年间一直致力于关键反应训练的教授和实施，并提供基于行为的家长培训。她目前为孤独症个体及其家庭提供心理评估和干预以支持他们的心理需求。

梅丽娜·梅尔加雷霍（Melina Melgarejo），博士，美国圣迭戈州立大学与儿童和青少年服务研究中心的博士后研究员。她在加州大学圣巴巴拉分校取得了教育学博士学位，主要专注于特殊教育、残障和风险研究。她研究的是影响在校孤独症儿童干预实施的多层因素。

詹妮弗·雷纳（Jennifer Reinehr），心理学博士，美国北卡罗来纳大学教堂山分校结构化教学法中心（TEACCH Center）的临床助理教授和心理学家。她擅长孤独症幼儿的诊断和发展性评估。在过去的 10 多年间，她主要是为孤独症儿童与健康发育儿童的融合提供临床上的支持。她也努力在自然情境中为个体提供最佳的循证干预。

莎拉·里斯（Sarah R. Rieth），博士，国际行为分析师认证委员会认证行为分析师（博士级），美国圣迭戈州立大学儿童和家庭发展助理教授、儿童和青少年服务研究中心研究员。她于 2012 年在加州大学圣迭戈分校获得心理学博士学位。她主要研究的是孤独症儿童及其家庭的干预，以及在社区环境中提供高质量的干预服务。她是一名注册临床心理师，擅长对 12 月龄到 10 岁孤独症儿童的干预以及培训。她目前的研究方向包括培训社区康复人员来提供家长介导干预，并在社区实证干预项目中评估学生的发展情况。

马修·塞格尔（Matthew J. Segall），博士，埃默里大学医学院精神病学与行为科学系助理教授，孤独症中心教育和过渡服务项目负责人。他是佐治亚州的注册心理师。他在弗吉尼亚大学获得心理学的本科学位和学校心理学的博士学位，并在埃默里大学孤独症中心完成获得博士学位前的实习和博士后阶段的研究。他也在佐治亚州立大学的神经发育障碍领导教育项目（LEND）中从事过一段研究工作。塞格尔博士的职业兴趣包括针对教育者和专业人士的培训、在融合教育环境和过渡项目中为学生提供支持。

杰西卡·苏尔海因里希（Jessica Suhrheinrich），博士，美国圣迭戈州立大学特殊教育系助理教授、儿童和青少年服务研究中心研究员。她的研究兴趣主要是在社区环境中改善对孤独症儿童的服务。

詹妮弗·西蒙（Jennifer B. Symon），博士，国际行为分析师认证委员会认证行为分析师，美国加州州立大学洛杉矶分校特殊教育和咨询系教授。她也是孤独症项目的协调人。她的研究兴趣包括针对家长、教师、辅助人员和同伴的干预，以便更好地帮助孤独症学生。

王康妮（Connie Wong），博士，美国北卡罗来纳大学教堂山分校弗兰克·波特·格雷厄姆发展研究所（Frank Porter Graham Development Institute）研究员，她同时也是加州州立大学洛杉矶分校早期干预和儿童早期特殊教育的兼职教授。她的研究主要专注于有或无孤独症风险和其他发育迟缓的幼儿及其家庭。

前　言

　　在未来的十年里，如果对孤独症儿童的干预能够取得非常好的治疗效果，那么每年在美国出生的大约 66 000 名有患孤独症潜在风险的儿童所面对的世界就是充满希望的，而不会满是荆棘和挑战。为了实现这一目标，需要下一代孤独症研究者和临床医生与患儿父母和社区服务人员进行深入的合作。

　　如果要成功地将孤独症儿童的发展潜能最大化并提高他们的生活质量，我们首先需要实现三个目标：早期识别孤独症；将早期研究成果转化为循证有效的早期干预治疗；为孤独症儿童及其家庭提供持续的、高质量的支持与解决方案。实现这三个目标所要面临的挑战相当大，但并非不可克服。

　　为什么孤独症的早期筛查至关重要？当婴儿一岁时，其脑部结构已经快速发育，由神经细胞连接的突触数量是刚出生时突触数量的四倍。在成长发育阶段，婴儿需要接受尽可能多的刺激，从而让婴儿积累大量的经验，这些经验又会促进婴儿脑部结构的建立、发展和分化。0～2 岁是婴儿大脑发育的高峰期，其神经发育的可塑性极强。在 18～24 个月时，婴儿可能会出现某些孤独症症状，因此需要专业的临床医生做出可靠的诊断。为了使治疗取得最佳效果，需要在儿童语言发展和问题行为严重之前，利用早期的大脑可塑性特点对儿童进行干预。然而，在美国疾病控制与预防中心（Centers for Disease Control and Prevention）的监测工作下，孤独症诊断的中位年龄并没有发生变化。50％的孤独症儿童是在 4 岁或 5 岁之后才被诊断出来患有孤独症的；而对于医疗服务体系不完善的人群，如少数族裔、低收入人群、农村地区人群，儿童被诊断出患有孤独症的时间更晚。

那么，解决方案是什么？尽管在过去的 5 年里，这个话题存在一些争议，但大多数研究人员以及科学、政策和倡导组织认为，覆盖所有人群的监测项目可以通过加强医疗诊断措施有效地实施孤独症和相关发育迟缓障碍的普遍筛查。

只有早期筛查项目能够增加儿童获得有效早期干预服务的机会，对儿童的孤独症进行早期筛查才是有意义的。大多数关于孤独症儿童早期干预的研究都表明，早期干预对于儿童学习和语言习得方面有显著的改善效果。但是，孤独症儿童早期干预的潜在效果很可能被严重低估了。其中一个原因可能是大多数调查集中于 3 岁及以上的儿童群体；另一个原因可能是，大多数调查依托的是由研究小组进行的覆盖面相对较窄的研究，而不是由国家政府主导的针对所有人群的趋势调查。

如果我们想要利用儿童 3 岁之前的大脑可塑性来对儿童的孤独症症状进行干预，就需要进行更多关于儿童早期干预治疗的研究。如果我们要评估《残疾人教育法》中残疾婴幼儿项目（Part C）对全人类的影响，就需要对各州的服务获取和结果指标进行更多的"大数据"研究，同时还需要考虑美国儿科学会提出的建议。我们需要实现以下目标：（1）重视 0～3 岁儿童的发展教育，激发儿童的学习潜能，这会对儿童终生产生重要的影响；（2）需要提供高质量的早期干预治疗，减轻个人、家庭以及整个医疗和教育系统的长期经济负担。然而，许多在学龄期接受特殊教育的孤独症儿童并没有从早期治疗中受益，而且由于低龄儿童受到早期干预的专业性和强度不同，这些早期治疗可能无法实现效果最大化。

那么，如何解决上述问题呢？这本书会告诉你答案！本书收入了编写者知道的所有最有效的治疗手段，利用最先进的科学知识尽可能地满足所有患儿及家庭的需求。本书的编写者都是孤独症领域的领先创新者和专家，他们在循证实践、个性化和个案研究等方面都是首屈一指的。最重要的是，他们致力于为孤独症儿童的家庭提供知识并指点迷津，以确保所有的护理措施对儿童都是有效的。本书的编写者使这项任务变得简单并且直截了当。同时，那些趋近于意识形态斗争并且没有帮助的论点没有收录在本书中，那些会让读者产生混淆的干预方法也没有在本书内提及。本书更侧重于记录科学严谨，易于识别、研究和推广的原则和干预方法。本书所呈现的是一个常识性的胜利：一个一致的框架将成为目前最优先考虑的提升治疗效果、增强有效性和促进社区吸收的基础，可能会在该领域获得最佳收益。

为什么向孤独症儿童和家庭提供支持和解决方案如此重要？尽管早期识别、早期干预为下一代孤独症儿童带来了改变生活的机会，但孤独症儿童家庭希望得到早期干预治疗的心情十分急切。家庭、社区服务提供者和学校可以采用有助于培养沟通和适应性技能的治疗方法，从而降低问题行为的风险。培养儿童的沟通技巧能够提高大家对孤独症儿童的包容度，有助于孤独症儿童与其他人建立良好的关系，同时还能为孤独症儿童创造就业机会。适应性技能能够促进儿童独立、自立和自主决策。管理孤独症儿童的挑战性行为能够降低其被孤立的风险，提高其生活质量，为儿童的学习和适应环境要求创造条件。然而，家庭成员在度过艰难的一天之后，往往会因不明确干预方向和缺乏有用的医生指导而感到困惑和沮丧；而照顾者每每看到书架上堆积如山的书，都会感到不知所措，因为不知道采用哪种治疗方案和具体的教学项目。那么，我们如何从这种混乱的状态中提炼出干预和支持的简单原则，归纳出通用的学习流程图，以及一些能够促进在各种环境下进行自我驱动和运用有效沟通技能的策略呢？

这本书同样会告诉你答案。本书描述了如何利用孩子的日常生活作为他们学习的平台，从而单独教授某一技能。孤独症儿童从技能的习得到技能的自发使用将会是漫长而曲折的，其发展需要考虑的问题涉及所有年龄段的儿童。不仅孤独症儿童在成长，他们的同龄人也在成长。随着发展阶段的推移，对环境的要求也越来越具有挑战性。如果治疗和支持脱离他们发展的背景，那么孤独症儿童可能会更孤立，其依赖性会增强，适应能力会降低。读者将了解环境控制和强化管理技术，以促进习惯形成，加速技能学习，并促进自我激励和自我调节。如果没有考虑到这一点，你可能会发现自己在与持续的混乱、缺乏参与、沮丧和高度的焦虑做斗争。这些治疗和干预的原则，应该指导我们对从婴儿期到青春期及以后所有年龄段的孤独症个体的工作。

那么，本书如何体现孤独症的综合方法？首先，本书汇集了大约50年间的孤独症早期治疗科学的巅峰成果，尤其是近10年内的显著成果。事实表明，科学已经提供大量的证据来证明编写者所采取的综合方法的有效性。使用这种方法时，人们非常尊重临床原则并将其载入教育法中，即治疗和干预项目应该针对儿童的个性化而设定，同时需要满足儿童的需要，并利用儿童的资源。这一原则也解决了许多意识形态上的争论。一种旨在促进有可能永远不会说话的6岁非语言儿童的沟通技能的治疗方法，不太可能对能够发声并表现出与他人交流的意图的2岁儿童有益，反之亦然。如果孩子有能力在更自然的环境中学习，就没有必要通过连接间断和分离的行为来训练孩子表现出复杂的行为。这样，泛化的挑战就会减少。现实世界中的提示和结果是固有的，利用固有的提示来训练关键技能，就能够让孤独症儿童在更多泛化的环境中习得关键技能。

编写者还利用行为科学的理念，但没有让它变成一种刻板的固定化模式。

应用行为分析科学在照顾发育障碍个体方面取得了一些较为重要的进展，很快大多数人都会意识到这些进展的重要性，尤其是在为严重残疾者服务的养老院工作过的人。但是，应用行为分析并不是指可能只对孤独症儿童有效，但对其他儿童没有效果的狭隘应用。应用行为分析是一个庞大的科学体系，它能够仔细地评估并改变儿童的行为，其核心是学习理论，重点是通过研究环境与行为的关系来制定相关策略。对一般的灵长类动物尤其是人类来说，这个环境是由周围人及其在周围环境中的参照物组成的。建立这些联系对语言习得和沟通技能的习得至关重要。事实上，在现实生活中，我们并不能保证完全遵守应用行为分析的原则，因为虽然我们都是行为主义者，但我们大多数人都是糟糕的行为主义者，往往会急于获得我们想要达到的结果。

通过推进个性化的、自然主义的方法以及学习理论等基本科学理论，儿童个体的学习风格及其所感知到的环境在每个有效治疗和干预项目中都占据中心地位。在前因和反应之间，每一个孩子都有他独特的年龄和发展阶段、优点需求、情绪状态、自我调节能力、动机、社会关联性、兴趣、恐惧和个性化环境。但是，在很长一段时间里，学习理论研究者们都忽视了孩子的个体能动性：大脑不是黑箱！同样，发展科学家们在很长一段时间里过于关注广泛的普遍性，而这些普遍性并不能转化为能够进行干预的方法并维持较高的忠实度。

为什么这两种人类思潮在几十年来形成了并驾齐驱的趋势？这既令人恼火，也会对任何以实证为基础的、针对脆弱儿童的有效治疗的综合疗法产生反作用。但是，值得庆幸的是，本书的编写者抛弃了这个过时的观念。行为主义者与发展主义者的对抗应该被归入该领域的历史中，这样，未来的科学就不会深受其害。

取其精华，去其糟粕，利用学界所认可的科学方法，本书达成了一种共识，将这种科学方法定义为自然发展行为干预，即对孤独症儿童早期治疗的研究将继续在健康的科学基础上蓬勃发展。

这本书不仅汇编了大多数的循证治疗原则，同时也提供了提高孤独症生存能力和获得更多信息的方法。在最早期的干预治疗中，标准的护理是由专业的临床医生提供40小时的治疗方案，而正如我们在过去20年中所认识到的那样，这是很难达到的。除了美国少数州之外，在美国的大多数州，每周1～2小时的治疗才是现实的，因此需要更多可行的解决方案。儿童可能随时随地都需要获得有效的服务。要实现这一点，就需要许多利益相关者的积极参与。研究人员和临床医生有责任利用科学创新出更有效的实施方案，从而在现实生活中进行推广，提高干预的质量，增强干预的效果和普及性。此外，父母需要在儿童的生活中扮演最重要的角色，即促进儿童的发展。家长介导的早期治疗干预逐渐变得行之有效。专业的治疗师可以通过培训父母，从而达到将儿童的治疗干预泛化到日常生活中的目的，将日常活动作为自然的治疗平台，以实现持久效果所需的强度和情感参与。同样，大多数儿童的家长和教师也可以在团体环境中推广类似的原则。通过这种方式，重新建立起一种新的照料生态系统；在这种生态系统中，由于大家拥有共同的目标和策略，跨背景和跨环境的分歧可以消除。

最重要的是，父母和儿童照顾者的参与使得治疗可以向前延伸到幼儿期甚至婴儿期，没有必要非得等到诊断结果出来后才将发育监测和父母教育转变为促进儿童发展的策略。所有儿童，当然包括孤独症儿童，都有可能从大量促进社交沟通的活动中受益。这是那些试图消除代际贫困对儿童语言习得影响的人所采取的方法。这里有该领域最伟大的贡献之一，那就是儿童发育监测和父母参与对所有儿童都会产生有益影响。也许，如果我们在整个社区范围内系统地部署这些全方位的策略，儿童将以一种更高的学习水平进入个性化和强化干预年龄。

这些似乎都是我们崇高的愿望。然而，在这本书出版后，在孤独症这一领域，我们比以往任何时候都更加接近我们的目标。此外，本书的所有编写者做出了巨大的贡献，以确保每个孤独症患儿都能获得最好的干预和治疗。

埃米·克林（Ami Klin）
博士，马库斯孤独症中心主任
亚特兰大儿童保健中心和埃默里大学医学院

致　谢

　　这本书是一群人的坚持和决心的成果。我相信这本书可以推进我们研究领域的发展。我真诚地希望我们秉持了写作的初衷，即完成一本凝聚集体智慧且专业知识全面的书。我们热切地希望这本书能够为更广泛地宣传和实施自然发展行为干预创造新的契机。

　　如果没有不同自然发展行为干预模式的作者们的支持和合作，这本书是写不出来的。我非常感谢每一位作者的合作，他们愿意以一个名义团结在一起，为推进孤独症研究领域的发展提供帮助。我为能参与到这次活动中感到非常自豪。虽然本书涵盖了许多自然发展行为干预模式，但值得注意的是，本书的作者们最初都接受了关键反应训练的培训。我们采取不同专家撰写本书的不同章节、寻求更多的专家来检查审核的方式，以确保对每一种干预治疗方法的编撰和描述都是精准、全面的。

　　首先，我要感谢我的老师们，是他们一直支持我，并帮助我在临床领域和学术道路上不断成长。我要特别感谢我的老师罗伯特·凯格尔（Robert Koegel）、琳恩·凯格尔（Lynn Koegel）、保罗·斯梅茨（Paul Smeets）、保罗·图切特（Paul Touchette）和哈里·博伦斯（Harry Boelens）。

　　其次，我要感谢我所有的朋友、因·斯特普斯和因·斯特普斯学院的工作人员，他们一路支持我完成这本书的编撰。我还要特别感谢丹尼·奥彭登（Danny Openden）让我与布鲁克斯（Brookes）出版公司取得了联系。当然，还有门迪·明贾雷斯，她那极强的任务处理能力和团队组织能力，以及她的临床专业知识和写作技能，让本书升华到一个新的高度。此外，也十分感谢格蕾丝·根古克斯为本书编撰了许多章节。

最后，我要感谢我的家人。我的丈夫罗伯特和我"可怜"的孩子尼尔斯（Niels）、桑德（Sander）和芬娜·罗斯（Fenna Rose），他们对我一次又一次的静修写作感到非常厌倦。但我有个好消息告诉他们：再也没有静修写作了。一切都结束了。

伊冯娜·布鲁因斯马，博士，国际行为分析师认证委员会认证行为分析师（博士级）

我要感谢那些支持我和我个人事业的人，以及那些在孤独症研究领域不断探索的人。就我个人而言，我找不到比伊冯娜·布鲁因斯马更好的同事、合著者和朋友了。我也非常感谢我的导师和同事们所提供的知识和机会，包括玛吉·查洛普（Marji Charlop）、埃米·克林、罗伯特·凯格尔、琳恩·凯格尔、塔拉·奥康纳（Tara O'Connor）、布赖恩·金（Bryan King）和曼蒂·帕森斯（Maddie Parsons）。同时，必须充分承认自然发展行为干预框架出现之前的所有工作，因为它们是这本书内容的基础。我们相信这将推动该领域向前发展。此外，我也从与我合作过的孩子和家庭那里学到了很多，我将终身受益。然而，对于我而言，最伟大的老师是我自己的孩子们，是他们教会我生活是混乱的、艰难的，但充满了幽默和快乐，我希望这也能延续到我的职业生涯和生活的其余部分。

门迪·明贾雷斯，博士

多年来，我有幸与出色的学生、同事、研究人员、教师和各种社区成员一起工作。最重要的是，我还有幸与优秀的孩子和家庭合作，他们教会了我很多东西，并让我明白了我们所做的事情和我们能够完成事情的真正力量。我要感谢所有这些人的努力，他们为使我们达到今天的水平付出了巨大的努力。我认为自然发展行为干预模式的发展正是这些努力的成果。

劳拉·施赖布曼，博士

为了使这个项目成功，许多人投入了大量的精力和贡献了专业知识。首先，感谢所有自然发展行为干预模式的开发人员，是他们愿意支持将各自的循证干预措施整合到一个连贯的模型中。每个人都在本书中描述了各自的干预措施，并通过引用原始文章支持自然发展行为干预模式。其次，感谢所有帮助我在不同背景下理解自然发展行为干预模式的同事。再次，感谢我在圣迭戈和萨克拉门托的研究和治疗团队，他们让这一切都变成了现实。最后，感谢所有支持这项工作的儿童、家庭、教师、治疗师和倡导者。

奥宾·斯塔默，博士，国际行为分析师认证委员会认证行为分析师（博士级）

目　录

第一部分　自然发展行为干预模式概述

第二部分　自然发展行为干预模式为何有效

第三部分　自然发展行为干预策略的实施

第一部分
自然发展行为干预模式概述

第 1 章

理解自然发展行为干预

劳拉·施赖布曼、艾莉森·乔宾和杰拉尔丁·道森

每 59 名儿童中就有 1 名儿童患有孤独症谱系障碍（autism spectrum disorder，ASD，简称孤独症）（Baio et al.，2018）。尽管这一统计数据会对整个服务体系产生影响，但相比较而言，其对个人和家庭的影响更大。自 20 世纪 50 年代以来，孤独症一直被认为是一种可怕的疾病，但目前情况要乐观得多。自 20 世纪 60 年代以来，通过多学科研究，针对孤独症的治疗方法得到飞速且高效的发展。这些有效干预策略的发展，以及孤独症早期诊断能力的提高，更进一步证明干预治疗的积极作用。循证研究已证实早期干预方法会对孤独症儿童及其家庭的未来产生重大影响（例如，Dawson，2008；Dawson et al.，2012；Rogers & Dawson，2010）。不仅这些早期干预方法对孤独症幼儿的预后效果有明显改善，基于相同原理的治疗方法还被证实对儿童个体的整个生命周期以及与孤独症存在相似特征的相关疾病（如语言发育迟缓、行为问题、认知障碍）有明显的改善效果。

本书旨在介绍一系列经过科学验证的干预，统称为自然发展行为干预（naturalistic developmental behavioral interventions，NDBI），其主要起源于应用行为分析（applied behavioral analysis，ABA）和发展心理学领域。如后几章所述，现已有几种用于患有孤独症及相关疾病儿童的自然发展行为干预方法。尽管不同的干预方法各有其独特之处，但它们的基本概念和流程大体相同。本书介绍了自然发展行为干预的发展脉络，以及相关的概念和操作程序，同时为实践者和其他希望将自然发展行为干预用于孤独症儿童的人提供了实施指南。本书第一部分介绍了自然发展行为干预及其主要模式；第二部分介绍了自然发展行为干预的核心概念和基本原则，并重点讨论如何在自然情境中选择

有意义的教学技能、如何通过家长培训和督导为父母赋能以及怎样促进与同龄人和社区的融合；第三部分深入探讨具体的自然发展行为干预策略；第四部分重点介绍自然发展行为干预的实施情况。

本书是一本适合从业者、教育者和其他专业人士的儿童孤独症指导书。由于网上可获取的各类信息繁杂，存在一些无用甚至是有害信息，寻求孤独症治疗的人常常感到困惑且不知所措。比如一些网上推荐使用的治疗方法被证明是有风险的（如某些药物治疗方法），还有一些治疗方法通过名人效应来提高宣传度，尽管可能存在一定效果，但往往缺乏实证研究对其有效性的证明。此外，即使选择接受相对温和但未经科学验证的治疗（如马疗法或海豚疗法），如果治疗费用高昂或导致儿童在有效治疗方面花费的时间较少，对儿童来说也可能是无用甚至是有害的。

目前已有太多孤独症儿童的治疗方法，其中的一些声称有效但通常无用，因此如何识别出有效的干预方法已然成为家长和治疗师的负担。本书正是为此提供解决方案，不但介绍了已经得到证实的治疗方法，而且描述了基本的、重要的概念。这些治疗方法可以帮助家长、教师和从业人员决定干预措施是否符合既定的自然发展行为干预标准。尽管每种具体的自然发展行为干预方法名称不同，如关键反应治疗（或训练）[pivotal response treatment（或 training），PRT]、早期介入丹佛模式（early start Denver model，ESDM）和帮助家长成为沟通教师的能力项目（Project ImPACT），但它们都涉及本书中讨论的相同核心概念。我们希望通过帮助家长、老师和从业者确定治疗方法是否符合研究性实践标准，让不可控的问题变得可控。

孤独症的定义

在谈及更复杂的主题之前，我们需要知道孤独症是什么。1943 年，利奥·坎纳（Leo Kanner）首次将孤独症确定为一种罕见疾病，并描述了一组儿童具有的一系列不同于其他已知儿科疾病特征的疾病特征。这些特征包括严重的社交缺陷，如无法与父母建立联系、回避社交、无法建立眼神交流、语言发育迟缓或存在特定的语言病理特征、缺乏恰当互动、对玩具或环境中某些具体特征表现出突出的兴趣，以及重复的、无意义的行为。其中许多儿童智力正常甚至高于正常水平。坎纳将这种疾病命名为小儿孤独症，以描述这种在生命早期就表现出来的病症及其伴有的严重的退行性表现。自 1943 年以来，人们在对疾病的理解方面发生了很大变化，包括必要的诊断特征（Schreibman，2005）。

根据《精神障碍诊断与统计手册》第五版（*DSM-5*）（American Psychiatric Association，2013）的规定，孤独症的诊断标准如下：

1. 社会交往和社交互动中持续存在的缺陷，如不正常的社交方式、情感或**情感分享**（affective sharing）的减少、社交启动或社会交往反应的失败。

2. 用于社交的非言语沟通的缺失，例如，言语及非言语沟通整合差、眼神接触的缺失、肢体语言异常或理解及使用手势的缺失、面部表情及非言语沟通的总的缺失，以及发展、维持及理解关系的缺失。

3. 行为、兴趣或活动的受限，重复模式的存在（包括：刻板或重复的运动或物体的使用，对常规的改变缺乏灵活性，以及高度受限的、固定的兴趣，对于兴趣的极度关注）。

4. 对感觉刺激的输入过度反应或反应不足。

尽管坎纳没有将孤独症与认知障碍联系起来，但这些个体中有相当数量的人确实经历了认知障碍。

（参见 *DSM-5* 和孤独症之声网站 http：//www.autismspeaks.org，了解关于孤独症的更详细和全面的描述。）

孤独症的干预史

为了充分认识孤独症干预领域的现状，需要回顾该领域的起源和进展。在 20 世纪 60 年代早期之前，教育工作者普遍认为患有孤独症的儿童不具备学习能力。费斯特和德梅尔（Ferster & DeMyer，1961，1962）的早期研究表明，如果给予孤独症儿童一些积极反馈，那么他们就可以学习一些简单的任务。研究中的任务是在有刺激物的情况下按下一个拿糖的杠杆，而积极的效果是拿到糖。虽然这不是一门特别实用的课程，但它确实证明了学习原则可以有效地用于教授孤独症儿童。自此之后，对**操作学习**（operant learning）方法的研究激增，并广泛用于教授儿童各种技能，如语言（Lovaas，Berberich，Perloff & Schaeffer，1996；Risley & Wolf，1967）、社交技能（Ragland，Kerr & Strain，1978；Strain，Kerr & Ragland，1979）、游戏（Koegel，Firestone，Kramme & Dunlap，1974；Lifter，Sulzer-Azaroff，Anderson & Cowdery，1993；Stahmer，1999；Stahmer & Schreibman，1992）、适应技能（Ayllon & Azrin，1968；Baker，2004）、学业技能（McGee，Krantz & McClannahan，1986；McGee & McCoy，1981），以及减少干扰或挑战性行为发生的技能（Carr & Durand，1985；Iwata，Dorsey，Slifer，Bauman & Richman，1982；

Schreibman & Carr，1978）。

上述研究为我们提供了应用行为分析的新方向，即研究环境如何影响行为的规律。一旦研究人员确定了这些规律，就可以通过研究如何改变环境，更好地改变他人的行为。例如，**正强化**（positive reinforcement）的原则（即积极事件后的行为获得增强）不但被广泛接受，而且被应用于各类场景（例如，说"请"来请求治疗将成为更强的反应）。应用行为分析领域持续关注如何改善他人的生活，现已发现并证实许多类似原则，同时还提供具体的实验方法来调查和证明行为改变的效果。

伊瓦尔·洛瓦斯（Ivar Lovaas）运用应用行为学原理在教授孤独症儿童新技能和减少问题行为方面做出了巨大的贡献。洛瓦斯和他的同事开发了一个强化多种技能的综合干预计划（Lovaas，1987，2002），成功让行为治疗为大众所了解，尤其是他1987年的治疗研究影响最为深远。在这项研究中，洛瓦斯对一组患有孤独症的幼儿进行了**强化**（reinforcement）（即每周最多40小时）的行为干预，结果发现：与未接受这种强度治疗的对照组儿童相比，实验组儿童的智商得分和在普通学校的安置成功率更高。这项工作极大地改变了人们对孤独症早期治疗的预期，即如果孤独症儿童得到足够早且足够强度的良好治疗，几乎一半的孤独症儿童都可能获得巨大的进步，那么对服务和支持的需求就会减少。这项工作和随后的研究表明了早期干预的有效性，为孤独症治疗领域迎来了两大研究趋势。

首先，家长们受到研究结果的极大鼓舞，开始提倡让儿童接受早期的强化行为干预，这使得教育实践和政策发生巨大变化。其次，**回合式教学**（discrete trial training，DTT）作为洛瓦斯（Lovaas，1987）研究中使用的行为方法，越来越被接受。简而言之，回合式教学是一种采用非常具体、系统的结构化步骤的教学方法。在这种类型的干预中，教学是通过连续的回合进行的，每个回合包括一个**前事**（antecedent）（指示何时应给出反应的提示）、一个反应或行为以及一个结果（反应后的事件）。我们称之为**三期后效关联**（three-term contingency），缩写为A-B-C。

在回合式教学中，教育者将需要学习的技能分解为多个步骤，每次只教授一个步骤，然后将掌握的分解技能重新组建，直到获得完整的技能。例如，如果一位老师想教一个儿童听指令穿裤子，他可以先教儿童在听到穿裤子的指令时指向一条裤子。一旦儿童可以指向裤子，老师就会要求儿童拿起裤子，之后教授儿童学会把一条腿伸进裤管里，以此类推，直到儿童在听到穿裤子的指令时可以完成整套动作。于是，老师把穿裤子的复杂技巧分解成几个小步骤来分别教授。

尽管回合式教学越来越受到父母和其他治疗师的欢迎，但 20 世纪 80 年代末的干预研究发现，像回合式教学这样的高度结构化干预也有一些局限性 (Schreibman，2005)，包括：（1）未能将新学到的技能泛化到多个情境中；（2）出现逃避/回避引起的挑战性行为；（3）反应缺乏自发性；（4）过分依赖提示。这些局限性，加上行为干预的成功，使得许多来自不同学科的孤独症治疗研究人员把精力集中在克服这些已确定的局限性上，或提高和扩大治疗效果上。发展科学的进步，特别是在促进早期沟通技能提升、社交参与和**情感参与**（affective engagement）领域的进步，为在回合式教学高度结构化的形式之外推进早期干预方法奠定了基础。随着专业人士早期诊断孤独症能力的提高，接受早期干预的儿童数量随之增加，因此应用行为分析和发展科学的结合就显得尤为重要。

发展科学及其在孤独症早期干预中的作用

在 20 世纪 80 年代末和 90 年代，研究人员认为，通过解释孤独症儿童的发展轨迹如何偏离健康发育儿童的发展轨迹，可以更好地帮助人们理解孤独症。这一观点是由发展精神病理学领域的出现推动的（Cicchetti，1989）。该领域通过对非健康发育进行科学研究，意识到健康发育和非健康发育是相互联系的。通过研究导致发育偏离典型路径的基本过程，人们对孤独症有了更深入的理解。对早期基本发展过程的探索，可以帮助解释孤独症的核心症状，同时也更加强调纵向研究和视角。

对学龄前儿童是否患有孤独症的研究有助于揭示孤独症儿童的一些早期缺陷。这些缺陷存在于**社交定向**（social orienting）（Dawson，Meltzoff，Osterling，Rinaldi & Brown，1998）、**模仿**（imitation）（Dawson & Adams，1984；Rogers，Bennetto，McEvoy & Pennington，1996）、**共同注意**（joint attention）（Mundy，Sigman，Ungerer & Sherman，1986）、**情感互惠**（affective reciprocity）（Dawson，Hill，Spencer，Galpert & Watson，1990；Yirmiya，Kasari，Sigman & Mundy，1989），以及对情绪暗示的反应（Sigman，Kasari，Kwon & Yirmiya，1992）。对家庭录像带的研究表明，后来发展成孤独症的幼儿有较弱的说出名称、指示、展示或眼神交流能力，在 10～12 个月大时就表现出孤独症的早期症状（Werner，Dawson，Osterling & Dinno，2000）。

这些发现开始影响早期干预的策略和干预的目标。例如，健康发育理论强调儿童在构建社会和非社会世界中的积极作用。研究人员发现，即使是年幼的婴儿也通过形成想法或假设来学习，然后通过玩物体、与人互动以及使用社交互动技巧来检验这些假设（Saffran，Aslin & Newport，1996）。因此，研究者更关注儿童的主动性和自发性，而不是对提示的反应。同样，对健康发育婴儿的研究表明，当在社会性较强的环境中学习时，例如在涉及微笑和眼神接触的社交游戏中，学习会得到促进（Kuhl，2007）。对孤独症幼儿的研究表明，孤独症与情感分享和社交动机缺陷有关（Dawson et al.，1990），因此，孤独症治疗开始使用促进情感参与的策略（例如，Prizant et al.，2003；Rogers & DiLalla，1991），或使用社会情感对外界做出反应。对健康发育婴儿的研究发现，早期出现的技能，如共同注意和模仿，为以后广泛的技能发展奠定基础，于是人们开始针对语言发展进行早期干预（Mundy，Sigman & Kasari，1990）。

随着发展心理学和发展精神病理学领域的理论框架和研究成果被纳入早期干预模式，它们可以很容易地与应用行为分析策略相结合。这种综合方法增强了儿童的学习动机，提高了儿童技能获得的速度以及将新获得的技能泛化到新环境的能力。自然发展行为干预是发展科学和应用行为分析相结合的成果。

行为科学与发展科学的整合

尽管理论基础、方法和干预含义不同，但行为科学和发展科学两个领域伴随着自然发展行为干预的出现结合在了一起（Schreibman et al.，2015）。这些干预措施涵盖这两个领域的共同组成部分，证明整合行为和发展科学产生了深远影响。这两个领域的结合导致了基于各自观点的干预措施，可以更好地服务于低龄的孤独症患者。自然发展行为干预本质上是一种基于实证研究的干预措施，它结合成熟的行为干预方法，以改变发育中存在的问题行为。因此，自然发展行为干预确保所采用的治疗策略始终以对儿童发展的理解为指导。自然发展行为干预的核心要素分为三个领域：教学目标的性质、实施干预措施的情境和教学策略（Schreibman et al.，2015）。

教学目标的性质

自然发展行为干预中的教学目标通常来自广泛的发展领域，包括语言和沟通、游戏、社交互动、认知和运动技能。这些技能基于**级联效应**（cascading effect，即从低层次技能向高级技能流动或发展）和它们在后来的发展中所起的基础性作用，尤其是对于孤独症的核心社交障碍而言。这些技能包括：模仿，分享和互动，共同注意，通过手势、面部表情和语言等进行**功能性沟通**（functional communication）。此外，在学习过程中，不同领域的技能会同时涉及，而不是像那些更高度结构化的方法分别应用于不同领域。这种区别反映了一种发展系统方法，即从一开始就将不同的技能整合起来，以促进泛化。泛化是指对于不同的人、地点和材料的跨技能使用，最终目的是促进人们在现实世界中长期有效地使用所学技能。例如，一个孩子和治疗师一起在厨房玩的时候学会了新单词，他也会在晚饭时间在家里或者在另一个日常生活场景中练习同样的单词。在这些活动中，治疗师或家长也会结合其他发展技能，如手势使用、模仿、分享参与或共同注意。

实施干预措施的情境

前人研究发现儿童期的经历影响了其神经生物学发展（Dawson et al. ，2012；Knudsen，2004），并证明了对其发展的级联效应（Thelen & Smith，1994）。早期学习发生的环境需要让儿童体验到自己行为的自然偶然性（Gibson，1973）。例如，请求一个成人帮助拿到放在高处的玩具。越来越多的实证研究表明，与无意义的社交参与的情况相比，当学习被嵌入含有情感意义的社交互动活动中时，学习会得到加强（Topal，Gergely，Miklósi，Erdohegyi & Csibra，2008）。有研究认为，为儿童提供在社交环境中学习的机会，会促使他们更好地了解周围的社会环境（Spelke，Bernier & Skerry，2013）。例如，教育者可以通过分别给椅子或桌子贴标签来教授儿童关于不同家具的知识，但如果是在玩"过家家"的时候进行教授，学习效果会更好。儿童可以通过玩假想游戏，如让洋娃娃坐在椅子或为其母亲在桌子上摆放盘子，在自然情境下学习关于家具的知识。

在自然发展行为干预中，这些概念是通过儿童主动和基于动机（即遵循儿童的喜好）的互动实现的。这些干预发生在愉快的游戏环节和熟悉的日常生活中，教学通常看起来就像是幼儿体验的日常互动，事实上，很多人第一次观察这些方法时，都说这不像是治疗。父母和家庭的参与也是自然发展行为干预的共同点，因为它拓展了教学环境，增加了**学习机会**（learning opportunities）。学习机会包括模仿面部表情和动作，在与父母洗澡时识别身体部位，或在与治疗师玩"躲猫猫"游戏或追逐游戏时确立共同参与和社交活动。已有研究表明技能习得在这样的参与环境中更有效（Dawson et al. ，2010；Delprato，2001）。因此，学习情境的特定特征，包括成人与儿童互动的活动、材料、质量和情感价值，有助于优化学习和泛化新发展的技能。

教学策略

自然发展行为干预都使用了促进发展的策略，利用**生态效度**（ecologically

valid）较高的环境或常规程序促进学习和促成动机，这些策略在其他章节中有更详细的描述。首先，儿童可以通过高度可预测和显著的反应-强化程序来学习。例如，他可能会在与同伴进行短暂的眼神交流后，把车推下陡峭的坡道，之后，这可能会扩展到遵循基于车辆活动的指示，甚至轮流与治疗师分享关于该主题的乐趣。通过整合行为策略，如**示范**（modeling）、**塑造**（shaping）、**行为链**（chaining）、**辅助**（prompting）和**区别强化**（differential reinforcement），治疗师、教师或家长在这些活动中支持儿童发展表达性沟通、接受性语言理解，进行早期合作游戏和共同参与。这些以儿童为中心的日常活动的奖励增强了儿童的学习动机。研究还表明，随着适应能力的提高，不适应行为会减少（例如，Carr & Durand，1985）。

这些技能对老年人同样适用。虽然自然发展行为干预的这一特征在早期干预中最常用，但研究者和实践者认识到诸如模仿和共同注意等技能是许多更高级技能的基础，例如，共同注意技能是成功社交的重要组成部分。因此，对于老年人来说，这是学习社交技能的一种好方法。此外，自然发展行为干预的另一个关键特征是其核心要素可以适应任何年龄段以及任何技能领域。

自然发展行为干预示例

在制定孤独症干预措施的同时，一些临床研究人员意识到需要更多的自然主义治疗，这大大扩展了早期的工作（Hart & Risley，1968），并更多地关注能够增强儿童积极性和泛化所学技能的策略。因此，一些研究型实验室建立了一些具有共性的自然发展行为干预模式，包括：随机教学（incidental teaching，IT）（Hart & Risley，1968，1975；McGee，Morrier & Daly，1999），关键反应训练（Koegel & Koegel，2006；Koegel et al.，1989；Schreibman & Koegel，2005），早期介入丹佛模式（Dawson et al.，2012；Dawson et al.，2010；Rogers & Dawson，2010；Rogers，Dawson & Vismara，2012），强化式自然情境教学法（EMT）（Kaiser & Hester，1994），帮助家长成为沟通教师的能力项目（Ingersoll & Wainer，2013a，2013b），共同注意、象征性游戏、参与和监管（JASPER）（Kaale，Fagerland，Martinsen & Smith，2014；Kaale，Smith & Sponheim，2012；Kasari，Gulsrud，Wong，Kwon & Locke，2010；Kasari，Kaiser，et al.，2014；Kasari，Lawton，et al.，2014；Kasari，Paparella，Freeman & Jahromi，2008）。尽管这一列举并不详尽，但它包含了许多研究最多的干预模式，每一种干预模式在第 2 章中都有更详细的介绍。一些干预模式是全面的（即针对多个发展领域的广泛功能），另一些则是针对特

定行为或发展领域（例如，仅限于社交沟通）的重点干预。然而，本书的重点是这些自然发展行为干预模式之间的共性。

经过实证验证的自然发展行为干预模式的共同要素

如前所述，所有自然发展行为干预模式都有共同的要素，使其区别于其他形式的干预（Schreibman et al.，2015）。因此，当从业人员或家长希望确定某一特定干预是否符合自然发展行为干预的条件时，他可以参考以下共同要素（见专栏 1.1）。（本书后续章节将更详细地介绍共同要素。）

 准备，设置，实施！

专栏 1.1：经过实证验证的自然发展行为干预模式的共同要素是什么？

核心组成部分
- 基于应用行为分析科学发展的既定原则。
- 使用基于发展的干预策略和顺序，对每个儿童的个体化目标发展进行有针对性的指导。

共同程序要素
- 有一个或多个明确规定干预程序的干预手册。
- 包括评估**干预忠实度**（treatment fidelity）的程序。
- 持续测量治疗过程中的进展。

共同的教学策略
- 规定了应如何安排环境，以确保儿童会自发地提出或与成人互动，以获得所需的物品、参与喜爱的活动或进行熟悉的日常活动。
- 利用**自然强化**（natural reinforcement）和其他动机强化程序。
- 在获得新技能时运用辅助和**辅助消退**（prompt fading）。
- 在教授常规中使用**轮流交替**（balanced turns）的方法。
- 进行示范。
- 利用成人对儿童语言、游戏或身体动作的模仿。
- 努力拓展儿童的注意力焦点。
- 包括某种形式的、由儿童发起的教学片段。

自然发展行为干预的核心组成部分

本部分讨论所有自然发展行为干预的基本原则。这些原则是按照自然发展行为干预的重点/程度来连续呈现的。

- 所有基于实证研究的自然发展行为干预都是基于应用行为分析科学发展的既定原则。包含"前事—行为（反应）—结果"三部分的后效关联，这有助于儿童理解何时做出反应，并确保干预能够为儿童提供反馈。尽管最近的孤独症干预策略，如自然发展行为干预，与早期的行为干预不同，但自然发展行为干预的基本原则与最初的应用行为分析很相似。例如，斯金纳（Skinner，1953）关于动机的研究与斯托克斯和贝尔（Stokes & Baer，1977）关于促进干预效果泛化的开创性工作在自然发展行为干预策略中得到了很好的体现。斯金纳认为，奖励的偶然应用有利于新行为的获得。当期待奖励时，回应的动机会增强。自然发展行为干预利用承诺奖励（强化）的策略来增强儿童做出反应的动机。斯托克斯和贝尔（Stokes & Baer，1977）描述了如何使用一组特定的教学策略来泛化习得行为。其中一种泛化增强策略是在训练过程中使用多个材料实例。例如，在教儿童认识汽车的概念时，老师会利用各种颜色、形状和尺寸的汽车，以确保儿童学习汽车的一般概念，而不是学习某一种类型的汽车。自然发展行为干预采用的策略是确保儿童的教学环境包含各种刺激。

- 在发展科学的基础上，一些自然发展行为干预策略使用基于发展的干预策略和顺序，对每个儿童的个体化目标进行有针对性的指导。

  一些自然发展行为干预与特定的发展评估和课程相关（例如，早期介入丹佛模式）（Rogers & Dawson，2010）。在几乎所有的自然发展行为干预模式中，目标都是通过使用标准化的评估、观察和发展检查表来确定的，这些检查表用于指导临床医生确定跨行为领域的个体化治疗目标。评估和目标制定的策略将在后面的章节中详细介绍。

共同程序要素

共同程序要素是与自然发展行为干预的使用一致的程序，应纳入整个干预方法的实施。这些要素如下：

- 自然发展行为干预有一个或多个明确规定干预程序的干预手册。

  研究表明，准确实施干预措施需要遵守明确规定的程序（Durlak & Du-Pre，2008；Fixsen，Naoom，Blasé，Friedman & Wallace，2005；

Greenberg，Domitrovich，Graczyk & Zins，2005）。手册有助于干预实施的一致性，且方便对治疗师（如临床医生、父母）的培训。一些自然发展行为干预手册已经出版，正准备面向大众发行；而其他手册目前还主要在实证研究中使用。当然，明确描述的程序和干预手册对于确保实施准确性很重要，但单凭手册不太可能提高熟练程度，因此需要额外的培训以获得指导和反馈（Bush，1984；Cornett & Knight，2009）。

● 自然发展行为干预包括评估干预忠实度的程序。

干预忠实度指的是按照干预方案正确应用干预措施的程度（例如，Gresham，1989；Rabin，Brownson，Haire-Joshu，Kreuter & Weaver，2008；Schoenwald et al.，2011）。也就是说，这表明治疗师必须准确地实施自然发展行为干预。这一点至关重要，因为实证研究表明，按照手册实施干预是有效的，但如果不能准确地实施干预，则干预的效果无法预测。因此，治疗实施的准确性可能是干预效果的中介因素，即治疗实施越准确，干预的效果越好（Durlak & DuPre，2008；Gresham，MacMillan，Beebe-Frankenberger & Bocian，2000；Stahmer & Gist，2001）。自然发展行为干预提供了具体的评估程序和掌握标准，使培训师能够评估从业者的执行准确性水平。

● 持续测量治疗过程中的进展是良好治疗的一个基本特征，因此也是所有自然发展行为干预的一个共同流程。

有效的实践必须通过适当的数据收集得到系统和客观的验证（Simpson，2005a，2005b），因此必须收集数据，以跟踪儿童的进展。这不仅能确保整体的治疗效果，在必要时还可以根据情况改变治疗程序或治疗目标。虽然所有的自然发展行为干预都有明确的程序来跟踪治疗进展，但不同方法的侧重点不同。数据收集方法可包括逐个试验、记录儿童对每个学习机会的反应，治疗过程中的间隔记录，试验、记录儿童对特定行为的反应，或使用基于课程的评估来检查特定时间段（如每月、每季度）的进展。数据收集是任何基于应用行为分析的干预措施的基础，应与儿童的治疗目标相联系，并根据儿童的进展调整干预措施，以便更好地满足儿童的需要。

共同的教学策略

尽管自然发展行为干预在术语和对这些策略的强调上有所不同，但所有自然发展行为干预都有共同的教学策略，这些策略构成了干预应用程序，同时也是干预措施的组成部分。

● 自然发展行为干预规定了应如何安排环境，以确保儿童会自发地提出或
与成人互动，以获得所需的材料、参与喜爱的活动或进行熟悉的日常
活动。

　　环境设置（environmental arrangement）涉及成人如何构建环境，以促
进和鼓励儿童掌握技能并学习新的目标技能。首选物品可以放在可见但
手不可及的地方，以鼓励儿童提出对物品的要求（例如，随机教学）；
在其他干预措施中，成人将各种玩具或活动安排在一个房间里，并询问
儿童想要什么（例如，关键反应训练）。其他类型的环境设置有：（1）除
非儿童自主提出要求，否则不予理会；（2）当儿童想要继续玩耍时予以
阻挠；（3）引入需要帮助才能得到的物品，迫使儿童与成人互动；（4）创
建预期等待，其中成人看着儿童并等待其主动反应；（5）违反常规，即
成人改变熟悉的事件顺序，以便儿童纠正该顺序。一些自然发展行为干
预通过构建环境促进培养儿童的专注力，另一些则仅通过控制玩具获取
来获得儿童的注意力。在自然发展行为干预中，为了让各种与儿童互动
的方法都可广泛用于儿童的自然情境中，成人不需要为儿童安排特殊的
干预环境。因此，如果儿童在社区公园玩耍时，治疗师可以使用自然发
展行为干预鼓励儿童主动互动，从而使得儿童所在的环境都具有潜在的
治疗作用。

● 自然发展行为干预利用自然强化和其他动机强化程序。

　　自然发展行为干预让儿童掌握教学的进度。儿童对刺激物或活动的选择
属于自然强化。强化是指行为的强化，是伴随条件刺激物之后的无条件
刺激的呈现，是一个行为前的自然的、被动的、特定的过程。自然强化
物与儿童的反应直接相关。例如，如果儿童想玩一辆车，能否得到汽车
将取决于儿童的反应，例如说出"汽车"。这与间接或不相关的强化物
形成对比，后者与反应无关。如果儿童说"车"，而成人用一块糖果强
化，那么前面的例子将显示出间接强化物。糖果和说"汽车"是不相关
的，而说"汽车"和获得一辆汽车的机会是相关的。一套相关的动机增
强程序涉及使用松散的增强后效关联，也被称为**强化尝试**（reinforcing
attempts）或松散的行为塑造。这项策略包括允许正确的反应存在更强
的可变性，这样儿童就可以在合理的尝试下正确地得到反应的强化。因
此，儿童因尝试而得到强化。总的来说，这个过程通常会引发更多的强
化，从而催生更强的动力。不同的自然发展行为干预根据儿童的反应与
目标反应的紧密程度而不同，这样才能使强化物被给予。

另一项策略用来保持整体的强化水平，从而调动儿童的积极性。强化水平高表示可以穿插**维持任务**（maintenance tasks）。维持任务是指儿童已经掌握技能（即简单的任务）。当教授一项新技能时，成人会期望在**习得任务**（acquisition tasks）（更新的、更难的任务）中完成一些维持任务（更容易的任务）。举例来说，一个儿童正在学习说"我想要球"（即习得任务），这是新学习的内容，所以可能会有挑战性。为了增强儿童的积极性，同时减少其挫折感，成人会在新习得任务中穿插维持任务，如要求儿童只给球贴上标签，这是一项已经掌握的技能（即维持任务）。这种做法也有助于通过展示儿童掌握的技能来维持儿童所学的技能，同时帮助儿童习得更高级的技能。一些自然发展行为干预采用这种策略，另一些自然发展行为干预则通过强化已掌握的维持任务来实现这种效果。有些自然发展行为干预还要求同时使用这两种程序（如关键反应训练）。

- 所有自然发展行为干预在获取新技能时运用辅助和辅助消退。

辅助是指在指令［也称为区辨刺激（discriminative stimulus，S^D）］和被教导的目标行为之间提供提示（包括视觉、言语、听觉、肢体语言等），以唤起期望的反应，从而为强化设定背景。利用辅助刺激可以让尚未被儿童掌握或尚未被区辨刺激控制的行为发生并强化。所有的自然发展行为干预都需要系统地使用辅助来促进新技能的习得。

- 自然发展行为干预在教授常规中使用轮流交替的方法。

这种策略（也称为轮流、共享控制或互惠互动）涉及在活动中儿童和成人之间的来回交流。这种互动有助于增加在典型社交互动中的社交互惠行为。此外，这一策略维持了儿童的社交互动，并允许成人控制对物品的获取。由于轮流与早期学习的前后结构相关（Harris & Waugh，2002），因此在自然发展行为干预中使用该策略是必要的，然而，它是否能够作为一个单独的组成部分有待更多的研究。并非所有的自然发展行为干预都强调轮流交替的程度。一些研究者要求将轮流交替作为自然发展行为干预的一个特定的、程序化的组成部分；而另一些研究者强调，轮流交替发生在长期的社交交互活动中，因此不可以专门设定。

- 自然发展行为干预进行示范。

在示范中，成人表现出一种跟随儿童兴趣焦点的行为，并且成功展示儿童应该执行的目标技能。示范通常作为一种辅助策略，用来唤起和支持儿童对示范动作或语言的模仿。在自然发展行为干预中，示范以各种方式使用。一些自然发展行为干预主要将其作为一种快速策略，而另一些自然发展行为干预还将其作为一种通用策略，用于促进参与和改善特定嵌入式教学试验之外的学习环境。

- 自然发展行为干预利用成人对儿童语言、游戏或身体动作的模仿。

这项策略用来增强儿童对成人的反应和模仿，以及促进互动的继续发生。研究表明，儿童不论是否患有孤独症，在被成人模仿时，都会更加专注（Dawson & Adams，1984；Ingersoll，2010；Ingersoll & Schreibman，2006）。同样，不同的自然发展行为干预将交互模仿作为一种特定的组成策略，有些模式使用此策略系统地生成一种嵌入式教学试验的情境（如在交互模仿训练中），另一些模式则将此作为一种提升参与度和丰富学习环境的一般策略。

- 自然发展行为干预努力拓展儿童的注意力焦点。

早期的研究发现许多孤独症儿童存在注意力缺陷，其中儿童的行为可能只受到一小部分复合刺激的影响（Lovaas，Schreibman，Koegel & Rehm，1971），这种注意现象被称为刺激过度选择，即选择性注意水平过高。例如，一个儿童的父亲戴着眼镜，当父亲摘下眼镜时，儿童无法认出父亲。儿童只使用了一小部分（眼镜）的复合刺激（父亲有许多组成特征）来识别父亲。这种受限制的刺激控制很明显会干扰学习。最近的研究表明，过度选择与儿童的发展水平高度相关，且并不限于孤独症（Ploog，2010；Reed，Stahmer，Suhrheinrich & Schreibman，2013）。这种过度选择在许多情况下是可以发生改变的（例如，Koegel & Schreibman，1977），用多个例子教学似乎是关键。由于自然发展行为干预强调在自然和多样的背景下使用多种材料进行教学，因此多个例子的自然出现可能有助于拓展儿童的注意力或促使儿童集中注意力（Dawson et al.，2012；Rieth，Stahmer，Suhrheinrich & Schreibman，2014）。

- 自然发展行为干预最关键的特点之一是所有自然发展行为干预都包括某种形式的、由儿童发起的教学片段。

这种策略可以称为儿童选择或追随儿童的意愿，通过向儿童展示一些他们非常想要的东西，让他们在喜欢的活动中或遵循熟悉的常规做出反应。儿童通过说话、指示、伸手或自发地从事所需的活动来表示对某一物体或活动的兴趣，临床医生在活动中提供教学机会。因为儿童选择了教学互动中所涉及的物品或活动，所以儿童成功地实现了自己的目标，这是儿童运用成人设定的目标技能的积极后果。在不同的自然发展行为干预中，儿童自发开启一起教学事件的程度各不相同，有些模式主要侧

重于儿童的主动性（例如，随机教学），其他模式则平衡了儿童的主动
性和成人发起的教学活动（例如，关键反应训练，帮助家长成为沟通教
师的能力项目）的程度。

小　结

孤独症在历史上一直是人们强烈关注的焦点和干预策略的目标，基于应用
行为分析科学的治疗方法的发展为孤独症提供了第一种成功的治疗方法。这些
行为干预最初侧重于回合式教学实施模式，技能被分解成更小的组成部分，并
通过一系列连续的回合式试验进行教授。尽管回合式教学治疗被证明对孤独症
干预有效，而且确实引发了一种实质性的改变，但随后的研究发现回合式教学
治疗存在一些显著的局限性。为了克服这些局限性，行为治疗的范围逐渐扩
大，变得更加自然。这包括在儿童的日常环境中教学，充分利用儿童的动机，
让儿童在日常环境中尽可能地维持所习得的教学技能。此外，随着孤独症儿童
的确诊年龄越来越小，孤独症领域的关注点也发生了变化；当早期社会和其他
行为缺陷成为治疗的焦点时，发展科学的重要性愈发凸显。因此，行为心理学
和发展心理学领域已经加入了一套被称为自然发展行为干预的干预措施。

自然发展行为干预由若干具体干预措施组成，其中包括所需的组成部分和
程序。因此，自然发展行为干预的概念提供了不同干预模式（例如，关键反应
训练，早期介入丹佛模式，共同注意、象征性游戏、参与和监管），并允许家
庭、专业人员、保险公司和其他人更清楚地理解。研究人员和临床医生必须自
行确定他们需要采取的特定干预措施，然而，要做到这一点，就需要干预措施
有强有力的实证支持，并达到本章所述的要求。

第 2 章简要概述了自然发展行为干预模式。第二至第四部分提供了更多关
于自然发展行为干预概念、要求和干预程序的细节，详细介绍了如何实施自然
发展行为干预，并将其作为孤独症和其他发育障碍患者的治疗策略进行评估。

第 2 章

认识自然发展行为干预模式

门迪・明贾雷斯、伊冯娜・布鲁因斯马和奥宾・斯塔默

第 1 章讲述自然发展行为干预，并提供了概念性的历史和背景。本章将介绍几种核心的自然发展行为干预模式及其实证支持，并简要概述每种模式的特点。每种被纳入的自然发展行为干预模式都满足两个标准：（1）有手册或足够的文献来充分描述模式；（2）模式本身或其核心组成部分基于实证支持（Wong et al.，2015）或已建立的干预措施（National Autism Center，2015）或有其他有力的实证研究（例如，Kasari，Gulsrud，Paparella，Hellemann & Berry，2015）。本章不是对所有自然发展行为干预模式或使用自然发展行为干预部分核心内容的所有模式的详尽回顾，而是概述了满足这两个标准的代表性模式。实际上，还有许多模式使用与自然发展行为干预一致的策略，例如：社交沟通、情绪调节和事务支持（social communication，emotion regulation，and transactional support，SCERTS）模式（Prizant，Wetherby，Rubin，Laurent & Rydell，2006；Rubin，Prizant，Laurent & Wetherby，2013）；适合孤独症发展的干预项目（developmentally appropriate treatment for autism，Project DATA）（Sandall et al.，2011；Schwartz，Ashmun，McBride，Scott & Sandall，2017；Schwartz，Thomas，McBride & Sandall，2013）；社交 ABC（Brian，Smith，Zwaigenbaum，Roberts & Bryson，2016；Brian，Smith，Zwaigenbaum & Bryson，2017）；学习经历——一个可供学龄前儿童和家长选择的项目（learning experiences：an alternative program for preschoolers and parents，LEAP）（Strain & Bovey，2011；Strain & Hoyson，2000）；等等。

早期介入丹佛模式

　　早期介入丹佛模式是符合标准的一类自然发展行为干预模式。早期介入丹佛模式是一种针对 5 岁以下孤独症儿童及其家庭的综合治疗模式。最初的丹佛模式（Rogers，Herbison，Lewis，Pantone & Reis，1986）是在 20 世纪 80 年代发展起来的，包括多学科团队方法、使用**感官社交常规**（sensory social routines）、家长作为利益相关者的参与以及使用发展课程来确定技能缺陷。该模式还主张孤独症儿童的人际发展理念（Rogers & Pennington，1991），该理念在发展框架中描述了孤独症儿童的技能缺陷，强调孤独症儿童缺乏情感分享和**模仿**（imitation）。一些相同的理论为**孤独症的社交动机假说**（social motivation hypothesis of ASD）提供了依据（Dawson et al.，2004；Dawson et al.，2002），这对早期介入丹佛模式十分重要。这一假设表明，大脑中的社交奖励系统受损，导致孤独症儿童从社交参与中得到的强化有限。针对这一理念，早期介入丹佛模式特别注重儿童的社交参与和动机，并在互动中不断促进社交奖励强化。该模式将关键反应训练与学习科学相结合（例如，Koegel et al.，1999）。关于关键反应训练原则，在本章后面会进行更详细的讨论，它通过强调社交互动中的自然强化来支持主动性、自发性和社交动机。早期介入丹佛模式在此基础上发展，更专注于婴幼儿这个年龄段。

实证支持

　　许多实证研究证明了早期介入丹佛模式的有效性。2010 年，道森和同事们进行了一项**随机对照试验**（randomized controlled trials），为早期介入丹佛模式提供了最严格的方法学支持。该研究将 48 名儿童（10～30 个月龄）随机分为干预组和对照组，进行了 2 年多的跟踪调查。家庭接受培训后，每周对儿童进行 5 小时或更长时间的干预。此外，早期介入丹佛模式干预组的每名儿童都接受了来自临床医生的 20 小时早期介入丹佛模式治疗。研究结果表明，经过干预治疗的儿童在智商得分、适应性行为和沟通技能方面有显著提高，孤独症症状也有所减轻，儿童的脑电图（EEG）活动也更正常化（Dawson et al.，2012），这表明早期介入丹佛模式确实以影响社交注意和社交参与的方式改变了孤独症儿童的神经通路。此外，对治疗后 2 年的同一组儿童进行的随访评估研究数据表明，早期介入丹佛模式干预组不仅在多个功能领域维持最初的治疗效果，还有效改善了孤独症的核心症状（Estes et al.，2015）。同时，早期介入丹佛模式干预组在治疗后没有立即表现出孤独症核心症状的减轻，因此这类早期干预可能存在长期的益处。

更多关于早期介入丹佛模式作为父母介导干预方法的研究还报告了更强有力的结果。这些成果包括：针对幼儿（Rogers et al.，2012）和婴儿（Rogers et al.，2014）的短期低强度家长教育计划、在儿童保育环境中实施早期介入丹佛模式（Vivanti et al.，2014）以及针对社区从业者的为期 4 周的工作坊（Vismara，Young & Rogers，2013）。请参见里伯格（Ryberg，2015）对早期介入丹佛模式相关研究的全面回顾和讨论。

核心组成部分

如前所述，早期介入丹佛模式是一种多学科干预模式，从多种模式中提取策略和框架，其核心教学策略是将应用行为分析、关键反应训练和最初的丹佛模式相结合。这些策略涉及综合模式的不同方面，因此相互补充。应用行为分析教学策略包括使用"前事—行为—结果"（A-B-C）模式进行教学、辅助、塑造和形成行为链，使用**功能性行为评估**（functional behavioral assessment，FBA）和教学**替代行为**（replacement behaviors）来应对问题行为。关键反应训练技术通过交替执行简单和困难的任务，使用自然强化、轮流、清晰提示，结合儿童选择的活动，遵循儿童的引导来增强儿童社交动机。教学策略是在最初的丹佛模式中加入关系的部分，注重情感分享和关系构建，包括成人提供敏感性和**反应性互动**（responsive interaction），运用积极的情感调节与优化儿童在情感、注意力和唤醒方面的学习准备。

教学是在**共同活动常规**（joint activity routines）下进行的，包括跟随儿童加入一项活动，与儿童建立一个主题或行动、改变主题，最后一起结束活动（例如，扔掉玩具）并过渡到一项新的活动。此外，跨学科也加强了对特定的交流型教学策略的整合；语言治疗师经常使用这些策略，包括提供多种多样的语言和游戏机会以及支持过渡。其教学目标来源于早期介入丹佛模式课程工具，以指导干预中适合儿童发育的内容。

与其他自然发展行为干预的关系

早期介入丹佛模式是一个很好的综合治疗模式的例子，它真正地平衡了自然发展行为干预的标志性行为和发展原则。围绕早期介入丹佛模式出版的操作手册，以及为培训师提供的持续的工作坊，都尽可能地促进了早期介入丹佛模式在社区高质量的实施。它包括测量干预忠实度的方法，以及家长指导方法，还包括持续收集数据以及评估和监测儿童发展的方法。此外，课程清单还用于确定发展领域中与发展相对应的目标，并使用了所有被认为属于自然发展行为干预模式的核心教学策略。

强化式自然情境教学法

强化式自然情境教学法最初作为对智力障碍和语言发育迟缓儿童的干预计划（Hancock ＆ Kaiser，2006；Kaiser，Hancock ＆ Trent，2007），也广泛用于对孤独症儿童的干预。孤独症儿童大部分无语言技能（Kasari，Kaiser，et al.，2014），或者仅具有一些基本的语言技能（Hancock ＆ Kaiser，2002；Kaiser ＆ Robert，2013）。与其他自然发展行为干预一样，强化式自然情境教学法是一种综合干预方法，它结合了应用行为分析的策略，如随机教学、自然语言范式和环境教学（Hancock ＆ Kaiser，2012），以及基于发展的策略，如响应、示范和**扩展**（expansions）（Kaiser ＆ Hampton，2017）。文献中将其描述为当代应用行为分析模式（Corsello，2005；Ogletree，Oren ＆ Fischer，2007；Prizant，Wetherby ＆ Rydell，2000）以及发展性沟通方法（Hancock ＆ Kaiser，2012）。

强化式自然情境教学法策略可以融入日常生活中，包括游戏和生活常规，特别注重教授儿童学会沟通和游戏技能。强化式自然情境教学法可以由治疗师（Hancock ＆ Kaiser，2002）、家长（Kaiser，Hancock ＆ Nietfeld，2000；Roberts ＆ Kaiser，2012；Wright ＆ Kaiser，2016）和教育工作者（Kaiser ＆ Hester，1994）在一系列环境中实施，不仅限于教室（Kaiser ＆ Hester，1994）。尽管与传统的孤独症治疗方案相比，强化式自然情境教学法干预力度可能较小，但家长实施的教育能够确保儿童拥有大量的整体治疗时间。强化式自然情境教学法研究同时探索了治疗师和家长参与的干预措施（Kaiser ＆ Roberts，2013；Roberts ＆ Kaiser，2012，2015）。研究表明，尽管训练有素的治疗师可以使一些儿童更快地获得语言技能，但父母实施强化式自然情境教学法可以让儿童更好地适应家庭环境（Kaiser et al.，2000）。总之，治疗师和家长实施的沟通干预对儿童语言发展有持续的影响（Hampton ＆ Kaiser，2016）。

实证支持

大量文献表明，强化式自然情境教学法对于不同的治疗师和针对不同年龄、技能水平的人群都有较好的效果（Hampton，Kaiser ＆ Roberts，2017；Hancock ＆ Kaiser，2006，2012；Kaiser，Hancock，et al.，2007；Kaiser ＆ Roberts，2013；Kaiser，Scherer，Frey ＆ Roberts，2017；Roberts ＆ Kaiser，2015；Wright ＆ Kaiser，2016）。此外，一些研究表明，儿童在接受强化式自

然情境教学法治疗过程中获得的技能普遍适用于其他环境和交际伙伴（Hancock & Kaiser，2002；Kaiser et al.，2000；Kaiser & Roberts，2013）。研究还支持对学龄前儿童进行强化式自然情境教学法干预后，减少了儿童与沟通相关的问题行为（Curtis, Roberts, Estabrook & Kaiser，2017；Hancock, Kaiser & Delaney，2002）。强化式自然情境教学法还与共同注意、象征性游戏、参与和监管，以及言语生成机制（Almirall et al.，2016；Kasari et al.，2014；Olive et al.，2007）结合起来，专门支持尚未学会说话的儿童的共同注意、交流和游戏技能的发展。此外，强化式自然情境教学法中的一些特定元素也得到了强有力的实证支持，包括：跟随儿童的引导（例如，Kern et al.，1998）、轮流（Ingersoll & Dvortcsak，2010）、模仿（Ingersoll & Dvortcsak，2010；Rogers, Dawson & Vismara，2012）、后效反应（例如，Tamis-LeMonda & Bornstein，2002）、儿童语言的扩展或**重塑**（recasting）（例如，Camarata, Nelson & Camarata，1994；Cleave, Becker, Curran, Van Horne & Fey，2015）、强化、**时间延迟**（time delays）（Halle, Marshall & Spradlin，1979）和辅助。

核心组成部分

强化式自然情境教学法由四个部分组成：环境设置，反应性互动，特定语言示范和扩展，以及环境教学辅助（Hampton & Kaiser，2016）。环境设置是成人通过优化儿童周围环境创造学习机会的方式。成人可以让儿童在提供互动和学习机会的游戏材料之间做出选择，从环境中移除让儿童独立玩耍的游戏材料，并逐渐建立和扩展游戏方案。

强化式自然情境教学法中的反应性互动是指父母或治疗师在情感上与儿童进行联系，如在儿童的引导下，通过镜像非言语行为［有时称为**同步**（synchronization）］（Harrist & Waugh，2002）和轮流行为来进行反应性互动，为教学优化提供情境和互动。

沟通技巧是强化式自然情境教学法的核心。成人通过语言示范鼓励儿童强化和塑造言语行为，有时使用视觉支持来帮助孤独症儿童和**模仿语言**（echolalia）。同时，强化式自然情境教学法特别注意确保儿童能够发展独立的语言，并确保他们不会变得迅速依赖或迅速抵抗（Hancock & Kaiser，2012）。

与其他自然发展行为干预的关系

强化式自然情境教学法与其他自然发展行为干预相似，均源自应用行为分析和发展框架。强化式自然情境教学法目前主要用于研究，尚未向公众提供指导手册。在特定环境中，治疗师使用强化后效关联、辅助消退策略以及共享控制策略，进行适当的语言示范，同时对儿童的行为进行镜像模仿，以确保双方的同步互动以及儿童的情感参与。有关儿童目标行为和干预忠实度的数据在整个项目中被收集。父母学习强化式自然情境教学法策略，同时也是治疗的利益相关者。

随机教学/沃尔登幼儿项目

最初的开拓性工作是由托德·里斯利和贝蒂·哈特（Hart & Risley，1968，1975）进行的。随机教学最初的重点是减少弱势背景的学龄前儿童和发育迟缓的学龄前儿童的语言延迟问题（例如，Hart & Risley，1975），但很快扩展到有其他技能缺陷的人群。盖尔·麦吉和他的同事（McGee，Morrier & Daly，1999）随后利用随机教学作为他们在埃默里大学（Emory University）的沃尔登幼儿项目（Walden Toddler Program）的基础。由于沃尔登幼儿项目是一个全面且描述清晰的示例，因此使用沃尔登幼儿项目作为自然发展行为干预模式的例子来说明随机教学。但是，随机教学是一组更为普遍的教学策略，而不仅仅是沃尔登幼儿项目的同义词。

沃尔登幼儿项目是一个针对孤独症学生的完全融合式的学前教育项目。学生每天接受 4 小时的指导，家庭每周接受最多 4 小时的家长培训，并承诺每周至少 10 小时在家实施；而在学校里，成人需要设置环境以最大限度地增强儿童主动参与的可能性。尽管该项目通常被认为是一种专注于语言交流发展的干预措施，但它也提供了针对各种发展的适当的技能（如玩玩具、日常生活技能、粗犷运动技能）（McGee et al.，1999）。此外，与其他自然发展行为干预一样，它特别强调患有孤独症的儿童与其他人之间的社会联系，如对成人的社交反应、同龄人的社会容忍度、同龄人的模仿和平行游戏。

实证支持

随机教学作为一种普遍的策略，拥有广泛的实证支持，特别是在表达性和接受性沟通方面。随机教学已经成功地用于早期语言发展（Haring，Neetz，Lovinger & Peck，1987；McGee et al.，1999），以及特定的语言能力发展，如形容词的使用（Hart & Risley，1968）、介词的使用（McGee，Krantz & McClannahan，1985）和接受标记（McGee，Krantz，Mason & McClannahan，1983）。随机教学还成功地增加了自发言语功能（Charlop-Christy & Carpenter，2000），并被用于教授社交语用技能，如社交短语训练（McGee & Daly，

2007）和儿童启蒙（Ryan，Hemmes，Sturmey，Jacobs & Grommet，2008）。研究还探讨了如何利用信息技术来针对更广泛的社交行为，如与同伴的互动（McGee，Almeida，Sulzer-Azaroff & Feldman，1992）和自信（McGee，Krantz & McClannahan，1984）。此外，对随机教学的研究也扩展到学业技能，如视觉阅读，并取得了良好的成效（McGee，Krantz & McClannahan，1986）。

由麦吉和埃默里大学的同事开发的沃尔登幼儿项目最初是由美国教育部资助的。虽然有很多实证支持，但只有一项研究报告了其研究结果。在这项开创性的研究中，28 名孤独症儿童通过康复中心和居家干预相结合的方式，平均每周接受 30 小时的孤独症治疗（McGee et al.，1999）。在开始沃尔登幼儿项目之前，仅 36%的儿童具有较为刻板的表达性沟通能力；而在参加了沃尔登幼儿项目后，82%的儿童使用了有意义的表达性语言。

核心组成部分

沃尔登幼儿项目有许多核心原则，这些原则与孤独症儿童干预的最佳做法相一致，并被其他国家数据机构分享，包括：关注父母的参与，与健康发育的同龄人一起参与，以及使用特定的策略来增强儿童的动机和提高儿童的参与度（McGee et al.，1999）。此外，沃尔登幼儿项目开发了一门独特的课程，来自不同学科的专业人士提供了意见。该计划的另一个独特组成部分是将学前课堂组织到特定的教学区域，这有利于推动与每个区域的特定目标相关的持续学习。教师按区域进行部署，确保在儿童表现出兴趣时提供学习机会。除了这种以**启动**（priming）为基础的学习之外，儿童还接受短期的一对一强化教学，从而确保接受足够的治疗以保证干预强度。

沃尔登幼儿项目的核心是采用随机教学策略，重点是解决孤独症儿童缺乏主动性的问题。在教学中，随机教学规定了以下步骤：（1）成人设置环境；（2）成人等待儿童开始参与的可教授的时刻；（3）成人在必要时给予提示和回应；（4）当儿童对喜欢的物品或活动做出正确反应时，成人给予强化；（5）随着儿童的掌握，成人的提示或支持会逐渐减少。麦吉和他的同事把这些步骤称为"等—问—说—示—做"。此外，随机教学还包含多种应用行为分析教学策略，其中一些策略在前面提到过，包括使用自然强化、**零错误教学法**（errorless learning）、塑造、辅助序列和示范。

与其他自然发展行为干预的关系

与其他自然发展行为干预模式一致，随机教学以应用行为分析的原则为基础，同时使用发展理论框架在自然情境中进行干预。沃尔登幼儿项目已经被重复验证多次，但是还没有一本出版的教学手册，因此阻碍了其更广泛的实施。随机教学模式，如同沃尔登幼儿项目一样，利用数据进行持续的临床评估，包含评估治疗完整性的方法，并使用大部分的自然发展行为干预教学策略，更侧重于行为策略。这是最早出现的干预措施之一，重点是通过强化在自然情境中教学来促进动机和技能泛化；与其他自然发展行为干预模式相比，它最独特的特点是强调由儿童发起教学互动。

共同注意、象征性游戏、参与和监管

共同注意、象征性游戏、参与和监管是一种针对孤独症幼儿和患有孤独症且尚未掌握语言能力的儿童的有针对性的社交沟通干预策略（Kasrai，Freeman & Paparella，2006；Kasari，Paparella，Freeman & Jahromi，2008）。共同注意、象征性游戏、参与和监管干预策略是由加州大学洛杉矶分校的康妮·凯萨里（Connie Kasari）开发的，它很可能是自然发展行为干预模式中最具发展潜力的策略。共同注意、象征性游戏、参与和监管干预策略特别关注社会交往的基础能力，尤其是共同注意和玩耍能力（Kasari et al.，2008）。其目标是增加所有的社交行为，尤其是自发地使用**共同注意发起**（joint attention initiation）（例如，协调地联合注视、展示和给予物品以共享兴趣，以及指向展示或请求）。它不仅将玩具游戏作为教学的背景，而且将其作为一个重要的干预目标。此外，共同注意、象征性游戏、参与和监管干预策略强调需要将监管作为学习的重要先决条件，使用积极的策略来促进参与（例如，模仿和示范语言、游戏和情感），并与儿童的技能水平和沟通行为频率相匹配，这些策略能够让儿童自发地开启社交、沟通和游戏。

实证支持

大量文献作者运用随机对照试验验证了共同注意、象征性游戏、参与和监管干预策略对孤独症幼儿干预的有效性（Kasari et al.，2006；Kasari et al.，2005；Kasari，Gulsrud，Wong，Kwon & Locke，2010）。到目前为止，实证研究支持共同注意、象征性游戏、参与和监管对 12 个月至 8 岁儿童的共同注意、象征性游戏、语言以及参与的有效性（Kasari et al.，2006；Kasari et al.，2015；Kasari，Kaiser et al.，2014）。其应用范围不仅限于临床医生，还包括家长、教师、专职辅助人员和其他主要照顾者（Gulsrud，Hellemann，Shire & Kasari，2015；Kasari et al.，2010）。

共同注意、象征性游戏、参与和监管干预策略的随机对照试验已经证明了它在几个发展领域的作用。例如，在一项早期随机对照试验中，与对照组相比，接受共同注意集中干预的儿童在行为表现、启动和对共同注意的反应方面有显著的改善，且接受象征性游戏干预的儿童有更广泛的象征性游戏能力和更高的游戏水平（Kasari，Freeman & Paparella，2006）。这些发现已经被重复验证（Kasari et al.，2010），并且在进行共同注意和象征性游戏干预后，也被扩展到提升表达性语言技能的领域（Kasari et al.，2008）。共同注意、象征性游戏、参与和监管干预策略还将语音生成设备与其他治疗手段（如强化式自然情境教学法）结合使用，以增强患有孤独症的语言能力较弱的儿童的沟通技能（Kasari et al.，2014）。研究发现，参与者获得了自发的交流性话语、新颖的词汇，由此证明了对年龄较大（5～8 岁）、语言能力较低的儿童使用这种干预方法的有效性。

也有研究考察了教授照顾者实施共同注意、象征性游戏、参与和监管干预策略能够取得良好的效果（Kasari et al.，2015），包括那些被视为"资源不足"的家庭，如生活贫困的家庭（Kasari，Lawton et al.，2014）。另一项研究评估了共同注意、象征性游戏、参与和监管干预策略在学前教育项目中的实施情况，证明游戏多样性问题得到了缓解，并且可以从治疗环境泛化到课堂中（Goods，Ishijimi，Chang & Kasari，2013）。这些研究表明，共同注意、象征性游戏、参与和监管干预策略在传统意义上较困难的人群中实现成功干预的潜力很大，例如对于一些教室环境不佳和资源不足的家庭而言。

核心组成部分

共同注意、象征性游戏、参与和监管主要强调纠正孤独症儿童缺乏的或受损严重的基础社会交往行为。为了实现这一目标，共同注意、象征性游戏、参与和监管干预策略关注四个相互关联的核心组成部分：共同注意、象征性游戏、参与及监管（Kasari et al.，2015）。

共同注意（例如，以分享为目的、物体和人之间的注意协调）可以通过多种方式表现出来（例如，协调人和物体之间的眼神接触、指向分享、评论）（Kasari et al.，2010；Kasari et al.，2008）。共同注意、象征性游戏、参与和监管的技巧不仅强调通过示范来激发共同注意，还直接教儿童在游戏过程中展示共同注意行为。与对健康发育儿童的研究结果一致，孤独症儿童学会了共同注意；此外，他们的参与、交流和学习都得到了改善（Charman et al.，2005；Mundy，Sigman & Kasari，1990）。

在象征性游戏方面，共同注意、象征性游戏、参与和监管干预策略强调提高每名儿童游戏能力的多样性和复杂性，利用功能性游戏来建立象征性的交流。共同注意、象征性游戏、参与和监管的游戏虽然表面上看起来像是简单的游戏，但对目标游戏的干预包括一系列复杂的策略和目标。这种技能被称为个人参与游戏，可以针对缺乏物品游戏技能的儿童，也可以与物品游戏交替使用，以提供要求较低的游戏时间，还可以与难度较大的玩具游戏交替使用。在共同注意、象征性游戏、参与和监管模式中，干预的目标是游戏作为学习社会化和语言的场所，但也可以将教授游戏技能作为教学目标。

在共同注意、象征性游戏、参与和监管干预策略中，语言和言语交流目标的强度和核心关注点与其他自然发展行为干预模式不同；然而，在游戏互动过程中，语言是直接和间接的目标。共同注意、象征性游戏、参与和监管干预策略中用于构建语言发展框架的技术包括：成人对儿童的所有功能性交流尝试做出反应；成人在儿童层面的示范语言上更进一步（类似于早期介入丹佛模式）；成人为语言提供一些直接的提示；等等。语言目标通常集中在请求和使用语言以引起共同注意上。

共同注意、象征性游戏、参与和监管干预策略通过运用辅助手段帮助儿童从注意力不集中或对物体的单独关注转变为与其他人持续地联合参与。与此相关的是监管，它强调减少干扰其他三个核心组成部分直接发展的自我刺激行为。

共同注意、象征性游戏、参与和监管干预策略需要对照顾者（如家长、教师）进行培训，以确保泛化和维持。实施共同注意、象征性游戏、参与和监管干预策略的主要照顾者或干预者必须学习如何有效地利用环境设置来促进参与，有效地运用示范和模仿，并扩展语言和游戏行为。

每个干预环节的基本要素包括：（1）调整环境（即活动、程序、玩具选择）以迎合儿童的兴趣；（2）响应儿童的交流要求（都被视为功能性的）；（3）模拟共同注意、表达性交流和象征性游戏；（4）扩大儿童的共同注意、语言和游戏行为；（5）调整成人语言和游戏行为的节奏；（6）使用提示程序（使用最少到最多的方法）来唤起共同注意、语言和游戏。治疗师运用与其他自然发展行为干预相同的一般策略，包括环境设置、遵循儿童的引导、模仿儿童在玩具和语言上的动作，以及运用动机策略来构建目标行为。

共同注意、象征性游戏、参与和监管的泛化是对其他基于行为科学的孤独症干预措施的补充（例如，Kasari et al.，2014），也很容易融入融合教育和特殊教育课堂环境（例如，Goods et al.，2013）。共同注意、象征性游戏、参与和监管还强调父母在日常生活和活动中的参与和实施，在干预期间必须采用适合儿童发育的玩具和活动。

与其他自然发展行为干预的关系

与大多数自然发展行为干预不同，共同注意、象征性游戏、参与和监管干预并不被认为是一种综合治疗模式，而被认为是一种专门为改善社交沟通、游戏和提高参与度而设计的有针对性的干预。事实上，在一些研究中，它与强化式自然情境教学法或关键反应训练结合使用，以提高学习能力（例如，Kasari et al.，2014）。这些领域的成果不是附带的，而是精确实施干预的直接结果。实证研究表明，早期共同注意和参与技能的教学得到了强有力的支持，因为它预测了以后的语言使用情况。帮助家长成为沟通教师项目是为数不多的其他模式之一，该模式侧重于通过家长教育来教授共同注意的具体策略，使其不同于其他自然发展行为干预。最后，共同注意、象征性游戏、参与和监管干预策略有超过 15 年的研究和无数的临床试验来验证其治疗效果。

共同注意、象征性游戏、参与和监管干预策略借鉴了应用行为分析的许多教学策略，其发展重点在于以儿童为中心的干预（即遵循儿童的引导）、在自然情境中使用适合发展的玩具进行教学、自然强化、家庭参与以及日常生活和活动中的学习机会。共同注意、象征性游戏、参与和监管干预策略通过数据收集来衡量儿童的发展水平。目前正在出版一本手册，以便更广泛地对其进行宣传，其中包括对干预忠实度的测量。

关键反应训练

关键反应训练也称为关键反应治疗，与其他自然发展行为干预模式一样，建立在应用行为分析和发展理论的基础上。它侧重于将基于行为的教学试验嵌入自然的互动、活动和常规中，而不是像回合式教学那样以结构化的形式进行。在关键反应训练中，家长、照顾者、教育者和治疗师尽可能多地将这些教学试验嵌入儿童的日常生活中。因此，这种模式强调正在进行的嵌入式教学试验，而不是针对性的治疗。关键反应训练的前提是，某些"关键"领域可以成为目标，这将导致在非目标领域的广泛效果（Koegel et al.，1999），例如减少挑战性行为（Koegel，Koegel & Surratt，1992）和改善自发行为（Koegel，Koegel，Shoshan & McNerney，1999）。主要的"关键"领域是动机。关键反应训练原则在保持儿童动机的同时，着重于行为教学原则的应用。动机通常被认为是孤独症的一个核心缺陷（Dawson，Webb & McPartland，2005；Rogers &

Dawson，2010）；因此，这一领域被认为是纠正核心缺陷和让儿童参与有意义的学习机会的关键（Rogers & Dawson，2010）。文献中讨论的其他**关键领域**（pivotal areas）包括通过各种线索和教材（Reith，Stahmer，Suhrheinrich & Schreibman，2015；Schreibman & Koegel，1982，2005）、教学启动行为和学习**自我管理**（self-management）技能来拓宽注意力焦点（Genc & Vuran，2013）。

关键反应训练有七个组成部分，旨在针对动机和保持较高的干预忠实度（例如，清晰的辅助、后效强化和立即强化）。关键反应训练同样强调保持积极性和参与性，并嵌入教学试验，以便根据儿童的技能和动机不断调整个性化教学的节奏和难度。此外，**教学提示**（instructional cue）和材料在帮助儿童提升他们的注意力和泛化学习方面的程度也有所不同（Schreibman & Koegel，1982，2005）。关键反应训练一直被作为主要干预策略传授给家长（例如，Koegel，Bimbela & Schreibman，1996）；然而，近些年开发了关键反应训练的可替代模式，例如关键反应教学（CPRT）（Suhrheinrich，Stahmer & Schreibman，2007）。关键反应训练中的家长教育通常是在与治疗师和亲子二人组的课程中进行的。随着训练模式的发展，逐渐出现关键反应训练的短期模式和群体模式，且它们由于比那些需要更多临床医生支持的模式更易于传播，因而越来越受欢迎（例如，Hardan et al.，2015；Minjarez，Williams，Mercier & Hardan，2011）。

实证支持

关键反应训练被认为是一种既定的干预措施（National Autism Center，2015）且有循证支持（Wong et al.，2015）。对关键反应训练的实证支持主要来自单一被试研究，可证明其在教授一系列社交、沟通和游戏行为方面的有效性（Cadogan & McCrimmon，2015）。例如，关键反应训练与提问的改进（Koegel，Camarata，Valdez-Menchaca & Koegel，1998）、话语数量和长度的增加（Koegel，Carter & Koegel，2003）、自发语言（Koegel et al.，2003）、词汇和功能性交际话语（Hardan et al.，2015；Minjarez et al.，2011；Symon，2005）。在社交领域，关键反应训练在针对同伴互动（Boudreau，Corkum，Meko & Smith，2015；Koegel，Kuriakose，Singh & Koegel，2012）、社交主动性（Koegel et al.，1999；Pierce & Schreibman，1997）、对话技能（Genc & Vuran，2013）和参与方面表现出有效性。此外，游戏技能也得到了有效提高（例如，Stahmer，1995；Stahmer，Ingersoll & Carter，2003）。关键反应训练还支持减少挑战性行为（Koegel et al.，1992；Koegel，Stiebel & Koegel，1998）和重复性行为（Koegel & Koegel，1990）。这主要是通过结合使用关键反应训练策略和其他行为分析方法的功能性

沟通训练来完成的，如前事操控和**消退**（extinction）。

许多人已经学会运用关键反应训练技术。大多数关键反应训练研究都集中在父母教育模式上，证明父母能够成功地学习这些策略，并对实现儿童的治疗目标产生积极影响（Hardan et al.，2015；Koegel et al.，1996；Koegel，Symon & Koegel，2002；Minjarez et al.，2011）。研究还支持培训使父母产生积极的体验，包括缓解压力和增强能力（例如，Minjarez et al.，2013）。辅助专业人员，包括在学校和家庭托育机构工作的人员，也得到了成功的培训（Kim，Koegel & Koegel，2017；Koegel，Kim & Koegel，2014；Symon，2005）。一项研究表明，接受过临床医生关键反应训练培训的父母可以成功地培训自己的专业辅助人员，如儿童的照顾者（Symon，2005）。

通过培训教师在课堂上嵌入关键反应训练策略，关键反应教学在一系列社交、沟通和学业技能培养方面获得了越来越多的实证支持（Stahmer，Suhrheinrich & Rieth，2016；Suhrheinrich，2015；Suhrheinrich，Stahmer & Schreibman，2007）。同龄人也成功地学习了关键反应训练，通常针对的是在课堂环境中的社交和游戏行为（例如，Harper，Symon & Frea，2008；Pierce & Schreibman，1997）。

同时也出现了基于团体的关键反应训练模式。一些研究已经证明了短期模式的有效性，包括工作坊（例如，Bryson et al.，2007）和短期疗程（例如，Coolican，Smith & Bryson，2010；Smith et al.，2010）。也有研究证明一种短期的关键反应训练团体模式的有效性，该模式与父母获得关键反应训练技能和儿童言语沟通技能的有意义变化有关（Gengoux et al.，2015；Hardan et al.，2015；Minjarez et al.，2011）。

核心组成部分

在关键反应训练中，鼓励提供干预的成人在与儿童的自然互动中尽可能多地嵌入教学试验，同时保持动机和参与需要的平衡。教学试验由四部分组成，其中成人需要完成以下提示：（1）跟随儿童的引导，并获得对增强行为的共享控制；（2）给出提示和/或辅助唤起目标行为；（3）等待，直到行为被唤起；（4）根据行为提供强化。这个序列遵循典型的行为分析理论的"前事—行为—结果"模式。

关键反应训练有七个核心组成部分，它们在本质上主要是行为分析，但也集中在教学互动中增强动机：（1）儿童的注意力和清晰的提示；（2）**任务变化**（task variation）（维持和获得任务的人之间）；（3）跟随儿童的引导并获得共同的控制；（4）即时强化和后效强化；（5）自然强化；（6）强化尝试（即松散塑造的后效关联）；（7）通过改变教学线索和用于教授每个目标的材料来提高儿童的注意力。

与其他自然发展行为干预的关系

同其他所有自然发展行为干预一样，根据定义，关键反应训练将行为分析教学法与发展原则相结合，并将教学嵌入自然情境中。关键反应训练保持动机、参与和后效学习试验的平衡。当使用关键反应训练时，成人必须不断地评估儿童的动机，以便调整提出要求的速度和难度。与其他自然发展行为干预一样，动机和参与是关注的核心领域，被认为是嵌入尝试的先决条件；然而，关键反应训练更关注尝试的数量，并鼓励在儿童清醒时尽可能多地进行尝试。相比之下，一些自然发展行为干预模式减少了对明确需求的强调，更多地关注持续参与（例如，共同注意、象征性游戏、参与和监管）。

帮助家长成为沟通教师项目

帮助家长成为沟通教师项目是由布鲁克·英格索尔和安娜·德沃茨萨克开发的一个短期家长教育项目，重点是帮助孤独症儿童进行社交沟通。该项目于 2010 年作为手册和从业者指南出版，大多数具有应用行为分析背景并了解发展原则的从业者都可以轻松实施（Ingersoll & Dvortcsak，2010）。家长培训师必须符合干预忠实度标准，这些标准在已出版的手册中有明确的描述。家长培训师应该能够熟练地使用课程的技巧，并且能够向家长提供建设性的反馈。

这项家长培训项目适用于患有孤独症和社交障碍的儿童，年龄在 18 个月至 6 岁间。帮助家长成为沟通教师项目是一个实用且用户友好的项目，由一位语言治疗师和一位心理学家撰写，后者是委员会认证行为分析师（BCBA）。几十年的研究充分支持了让父母作为治疗师进行干预的有效性，这对于干预效果的可持续性尤其重要。

实证支持

迄今为止，有两份出版物显示了对这一家长教育项目的强有力的实证支持，其中许多组成部分在有针对性的行为干预的文献综述中得到了支持（例如，Kasari et al.，2006）。在一项针对 8 个参与组的多基线设计研究中，所有父母在父母教育干预期间改善了对技术的使用，并在 6 周后达到了干预忠实度标准（Ingersoll & Wainer，2013a）。此外，研究表明父母干预忠实度与儿童自发语言之间存在显著的正相关，这表明如果父母在使用这些技术方面有所改进，儿童的自发语言就会得到增益。

在一项更为严格的方法学研究中（Stadnick，Stahmer & Brookman-Frazee，2015），研究人员比较了干预组和对照组在社区环境中进行 30 年干预后的儿童和父母情况。与对照组相比，干预组儿童在交流方面表现出显著的提高。此外，与第一项研究一样，父母干预忠实度与儿童沟通能力的提高之间存在着积极的关系。相比之下，压力水平很高的父母可能不会从这种干预中获益，因为他们的儿童进步较小。这些发现需要进一步研究并得到重复验证。

帮助家长成为沟通教师项目也已在学前教育环境中实施（Ingersoll & Wainer，2013b）。研究结果表明，父母从干预前到干预后对治疗策略的使用存在显著改善，而儿童在家庭亲子互动中提高了语言使用率。家长和教师都从可行性和有效性两个方面对干预措施进行了正面评价，这些研究结果支持了在学前教育环境中使用帮助家长成为沟通教师项目。因为教师进行了家长培训，所以受过专业训练的自然发展行为干预治疗师不需要实施干预。

有些研究也探索了帮助家长成为沟通教师项目的其他培训方法，包括使用基于网络的教学、简短工作坊和远程咨询相结合的方法来教授社区治疗师（Wainer，Pickard & Ingersoll，2017）。研究结果表明，在社区环境中应用帮助家长成为沟通教师项目是可行的（Ingersoll & Berger，2015；Ingersoll，Wainer，Berger，Pickard & Bonter，2016；Pickard，Wainer，Bailey & Ingersoll，2016）。研究结果表明，父母在目标干预技能方面取得了进步，儿童在社交沟通技能方面取得了相应的进步。在一项研究中，自我指导和治疗师指导的在线模块被随机分配给父母（Ingersoll & Berger，2015）。尽管两组都成功地学习了这些策略并报告了对治疗的高满意度，但治疗师辅助版本的参与度更高，这表明父母在通过在线培训模块接受服务时可以不依赖于临床医生支持来获益。

与本章讲述的其他几项干预措施一样，在帮助家长成为沟通教师项目中使用的个别教学策略很容易得到有力的实证验证。这方面的例子包括遵循儿童的引导（例如，Kern et al.，1998）、激励和强化策略、环境设置（例如，McGee et al.，1999）和共同注意（例如，Kasari et al.，2006）。

核心组成部分

帮助家长成为沟通教师项目是一个短期的家长教育项目，可以一对一实施，也可以团体形式教授。一对一包括 12 周内每周两次的会议，总共 24 次会议。团体形式在小组会议（6 个 2 小时的小组）和一对一会议（总共 6 小时）之间交替。

该项目包含儿童目标和父母目标。儿童目标围绕着四个核心的儿童技能缺陷：（1）社交参与；（2）语言/交流；（3）社会模仿；（4）游戏。家长培训师使用简短的课程清单帮助家长确定和选择干预目标并设定目标。早期的教学技巧以父母对儿童的积极参与和一般反应为目标，例如，遵循儿童的引导，理解儿童的暗示（口头或非口头），并对儿童的行为做出有意义的反应。后面的教学技术包括提示和强化，这些强化被有意嵌入以教授特定的技能。这些例子包括环境设置、共享控制、强化目标行为，以及唤起共同注意和言语行为。

与其他自然发展行为干预的关系

帮助家长成为沟通教师项目与其他自然发展行为干预共享许多相同的应用行为分析策略（例如，环境设置、共享控制、自然强化、辅助、轮流、模仿）和发展框架。事实上，手册指出，这些策略是从所讨论的几个自然发展行为干预中提取的。此外，它还有一本完善的手册，包括家长手册和 DVD 教材（Ingersoll & Dvortcsak，2010）。帮助家长成为沟通教师项目还符合所有其他程序性自然发展行为干预特征，因为它收集数据来评估进度，并为家长和家长培训师制定了详细的干预忠实度检测程序。帮助家长成为沟通教师项目的独特之处在于其对家长教育的单一关注。像这样的家长培训项目也可能是对其他自然发展行为干预的一个具有较好的成本效益的补充，并且肯定可以作为对那些新诊断为患有孤独症的儿童的早期干预的第一步。

小　结

自然发展行为干预有许多名称或模式，但正如前文所述，它们的许多核心特征都源于应用行为分析和发展原则。表 2.1 也强调了这些关系，总结了各种治疗成分在每种模式中的作用。正如第 1 章所强调的，自然发展行为干预框架并不是另一项用于治疗孤独症的干预策略的模式重塑；相反，其目标是超越各种模式，提出一套有实证支持的实践方法。康复治疗师可以利用这些实践来制定个性化治疗计划，以针对不同年龄段孤独症患者的核心缺陷。这可能类似于社区治疗的"技术折中"方法（Odom，Hume，Boyd & Stabel，2012），针对每个项目有目的地选择循证干预（evidence-based interventions）策略。在一种技术折中的方法中，教学策略应该得到针对特定技能的实证支持；即使它们没有被作为综合治疗模式（comprehensive treatment model，CTM）进行研究，也应该结合起来，以针对一系列适合发展的个性化目标。

表 2.1　自然发展行为干预不同模式及其与自然发展行为干预框架的关系综述

自然发展行为干预共同要素	随机教学	共同注意、象征性游戏、参与和监管	关键反应训练	强化式自然情境教学法	早期介入丹佛模式	帮助家长成为沟通教师项目
核心组成部分						
应用行为分析	是	是	是	是	是	是
发展理论	未公开	是	未公开	是	是	是
常见程序要素						
手册化	未公开	未公开	是	未公开	是	是
干预忠实度	未公开	未公开	是	未公开	是	是
正在进行的测量	是	是	是	是	是	是
结构化策略						
三期后效关联的使用	是	是	是	是	是	是
设置环境	是	是	是	是	是	是
共享控制和自然强化	是	是	是	是	是	是
辅助和辅助消退	是	是	是	是	是	是
平衡轮流	是	是	是	是	是	是
示范	是	是	是	是	是	是
模仿儿童	否	是	否	是	是	是
注意力焦点的扩大	不明确	是	是	不明确	是	是
儿童主动发起的使用	是	是	是	是	是	是
文献						
操作手册或者描述此模式的文章	McGee, Morrier & Daly, 1999	Kasari, Paparella, Freeman & Jahromi, 2008	Koegel & Koegel, 2006	Kaiser & Hampton, 2017	Rogers & Dawson, 2010	Ingersoll & Dvortcsak, 2010

　　在不同的自然发展行为干预模式（如早期介入丹佛模式、强化式自然情境教学法、关键反应训练）下，一些相似的关键治疗策略被使用，将自然发展行为干预视为一种折中方法，侧重于基于应用行为分析原理和发展理论的关键循证策略，这可能是有所帮助的。因此，本书的目标是描述和定义自然发展行为干预共同的组成部分，它们可以用于选择个性化治疗策略和适合儿童发展的目标。

　　采用技术折中方法的一个挑战是，选择干预策略和目标的手册化材料并不容易获得，而个别治疗模式（如早期介入丹佛模式）的操作性更好。因此，临床医生可能会倾向于采用个体治疗模式，因为他们有路线可循，而采用技术折中的方法可能需要借鉴一系列可用的材料，可能需要更高水平的专业知识和培训。我们希望本书能帮助临床医生开发基于一系列自然发展行为干预策略的综合知识，而不仅仅是基于单个模式。

　　一般来说，所有的自然发展行为干预都有三个主要的指导原则，这在本书的其余章节中都有强调：（1）按照发展顺序教授自然情境中的**功能性技能**（functional skills）；（2）父母是主要的利益相关者；（3）与同龄人一起融入不受限制的社区环境中。

　　本书的其余部分着重于自然发展行为干预原则在为孤独症儿童开发高质量干预程序中的实际应用。尽管它在适当的地方考虑了本章所讨论的模式，但它侧重于描述治疗成分及其在治疗中对特定目标行为的应用，而不是这些方法可以归属于什么模式。上文所述的建议和策略可与任何干预模式一起使用，或作为技术折中方法的一部分。前面概述的三项指导原则和第 1 章概述的自然发展行为干预措施的 13 个特点也纳入了本次讨论。然而，重点和最终的目标是付诸实践，即设计和实施高质量的技术折中干预方案。

第二部分
自然发展行为干预模式为何有效

第 3 章

在自然情境中进行有意义的技能教学

格蕾丝·根古克斯、艾琳·麦克纳尼和门迪·明贾雷斯

强调在自然情境中进行有意义的技能教学是自然发展行为干预的基本要素(Schreibman et al.，2015)。鉴于社交沟通是孤独症儿童的核心缺陷，自然主义行为和发展方法历来都强调社交沟通技能的教学（Ingersoll，2010）。此外，国家研究委员会（National Research Council，2001）的报告指出，教育患有孤独症的儿童应优先考虑个体独立性和社会责任，就像教育所有其他儿童一样。然而，当决定哪些技能需要优先考虑时，治疗师和家庭通常会面临一个详尽的潜在目标行为列表，这通常会使任务变得令人望而生畏。在自然发展行为干预治疗计划中，技能领域的优先次序是基于技能对个人和家庭以后的独立和生活质量影响的大小，并根据适合发展的顺序进行教学。

在选择治疗目标时，技能的意义是首要的考虑因素。为了确定一项技能是否有意义，治疗师应该考虑以下几点：这项技能是否有效？也就是说，它会帮助儿童更充分地参与学校、家庭或社区活动吗？这是一项能提高儿童和家庭生活质量的技能吗？在所有潜在技能中，功能性技能的提高可能对个人的长期独立性和自我决策能力产生最重要的影响。事实上，研究表明，与个人认知能力相比，个人在功能性日常生活和社交技能方面的表现更能帮助预测其在生活任务中的责任感和独立性（Kao，Kramer，Liljenquist & Coster，2015）。教授功能性行为的另一个重要优势是，它更有可能引发环境的直接自然强化。这种频繁和自然的强化意味着功能性技能更容易学习、维持和泛化（Koegel & Koegel，2012；Williams，Koegel & Egel，1981）。本章后面将更详细地讨论功能性技能。

在制定有效的治疗目标时，还必须考虑发展顺序。在选择代表下一个发展

步骤的技能之前，必须评估儿童在特定领域的当前功能水平（Rogers & Dawson，2010）。所有的自然发展行为干预都考虑到技能习得的发展顺序，因此侧重于某些已知的基础能力，这些能力是其他关键功能性技能的先导。在典型的儿童发展过程中，一些早期出现的社交技能，如共同注意（Bates, Camaioni & Volterra, 1975；Baldwin, 1991；Mundy & Crowson, 1997；Mundy & Sigman, 1989；Mundy, Sigman & Kasari, 1990）、游戏技能（Shore, O'Connell & Bates, 1984；Sigman & Ruskin, 1999）和模仿（Uzgiris, 1981）与后来出现的更高级的社交和认知技能有关。考虑到这些技能在患有孤独症的儿童中往往是缺乏的，它们往往被认为是早期干预工作的合理发展目标（Charman & Stone, 2008）。一项技能也可以被认为是基础性的，如果这种行为的获得会在更广泛的发展领域产生连锁效应。例如，功能性沟通和自发性等技能是常见的优先干预事项，因为这些技能有可能对个人和个人与重要利益相关者的互动产生广泛的影响（Koegel, Koegel, Harrower & Carter, 1999）。

本章回顾了功能性技能选择的自然发展行为干预方法，并提出了在选择有意义的治疗目标时应优先考虑的几个问题，如考虑与家庭价值观和常规的拟合优度的重要性。本章还讨论了为什么自然情境是教学的理想场所，并探讨了家长和治疗师如何才能够有效地将各种环境中的学习机会结合起来。

自然发展行为干预方法的拟合优度

在制定针对自然情境中功能性技能的治疗计划时，从业者必须考虑治疗方法和具体策略的适合性。拟合优度，或情境拟合，意味着该治疗计划对自然情境（家庭、学校、社区）中的利益相关者有效，从而能够增强其长期使用的可能性（Albin, Lucyshyn, Horner & Flannery, 1996）。这样做的目的是避免出现精心设计的干预措施、效果差的问题，因为这些措施从未真正得到实施。自然发展行为干预是为适应环境的变化而设计的。负责实施所选干预策略的团队成员必须将所选干预策略视为重要的、有用的、可接受的和可行的策略，以确保实施过程始终如一并具有高度的忠实度（Odom, McConnell & Chandler, 1994；Snell, 2003；Stormont, Lewis & Smith, 2005）。当团队成员看到技能教学的短期或长期的意义和价值时，他们会被激励去实施策略。家长也会更倾向于实施那些与他们的价值观、个性和日常生活相一致的教学策略。因此，了解家庭文化和有效育儿的观念对于在自然情境中提供个性化和生态有效的治疗（定义见专栏 3.1）至关重要（Guler, de Vries, Seris, Shabalala & Franz,

2017；Rodriguez & Olswang，2003）。

专栏 3.1：生态效度

　　在研究中，**生态效度**是指研究结果能在多大程度上泛化到日常生活中。进行具有很强生态效度的干预研究以尽可能模拟现实生活的方式。在临床环境中，这一术语指的是干预措施在自然情境中是否可行，以及是否考虑到特定背景的障碍，如父母的参与和文化因素。

　　具有良好拟合优度的项目会保持与个人需求的一致性，尊重实施者的价值观和技能，认识到环境的约束性，最终使消费者满意度更高。例如，害羞的父母可能难以与潜在同龄人的父母建立联系，这表明该干预策略与父母的性格不匹配（有较差的**拟合优度**）。然而，同一位家长可能愿意在一份家长名单上签名，让他的孩子参加学校的同龄伙伴计划，这表明这种方法更符合家长的个性（有较好的拟合优度）。对于一个成员很少一起吃饭的家庭来说，临床医生建议在进餐时间练习社交对话是不合理的，但他可以建议一家人在乘车时练习社交对话。如果一个家庭的成员经常花时间在一起看电视或电影，临床医生可以建议家庭成员此时花几分钟时间练习社交对话，让家庭成员分享观点意见，并就他们所看到的内容相互提问，练习轮流提出和保持话题。有关评估项目生态和**社会效度**（social validity）的更多信息，请参见专栏 3.2。

准备，设置，实施！

专栏 3.2：评估效度

　　评估效度：评估项目的生态有效性和社会效度。通过与家人一起回顾他们的日常，确定他们目前的三大治疗重点，并询问他们在哪些常规治疗中最容易实施策略、哪些常规治疗最具挑战性。利用这个机会确保策略符合他们的需求、价值观和技能水平。此外，与家人进行头脑风暴，采用三种方法让他们在一周内尝试一项特别具有挑战性的策略，两周后再查看练习情况，根据需要进行头脑风暴，并做出修改。

文化在干预拟合优度中的作用

作为评估的一部分，临床医生需要了解家庭的文化和价值观，并应在整个治疗关系中考虑父母关于治疗优先事项的意见。治疗师可以通过赋能父母，让他们决定干预措施的优劣，并在决定干预策略的优先性方面起到积极的作用，只有这样，才是最佳的干预策略（Brookman-Frazee，2004）。实证研究表明，不同类型干预策略的可接受性因家庭文化因素而异（Mandell & Novak，2005）。

在与不同文化背景的家庭合作时，需要意识到欧美家庭认可的价值观可能与其他文化认可的价值观不同（Bernier，Mao & Yen，2010）。例如，在许多集体主义文化中，大家庭的参与是核心价值观（Jung，1998；Schwartz，1990）。在某些适当的情况下，将兄弟姐妹和大家庭纳入治疗可以显示出对这种文化优先权的尊重（Santarelli，Koegel，Casas & Koegel，2001）。同样，社会从众性（Daley，2004）和对权威的尊重（Rodriguez & Olswang，2003）在某些文化中也非常重要。对于一位其原生文化重视个人主义的治疗师来说，起初看起来可能过于严格的管教做法，实际上可能是父母关心、关爱或参与某些文化的表现（Chao，1994）。尽管许多以儿童为导向的自然发展行为干预可能会吸引拥有重视个体自主性的文化背景的家庭，但这似乎与尊重权威的价值观相冲突。一位认识到多视角有效性的临床医生可以通过尊重和合作的方式对家庭偏好做出反应。例如，治疗师可能会优先教儿童如何对祖父母使用礼貌用语，以及如何遵守成人的指示，因为知道这些行为对家庭十分重要。

文化在父母—专业人员合作中的作用

在考虑治疗方法的适宜性时，从业者应记住，专业人员和父母之间的关系将因几个重要的文化因素而有所不同（Bernier et al.，2010）。文化敏感性在父母—临床医生合作关系中发挥着重要作用（Brookman-Frazee，2004）。例如，有些家庭重视专家的意见。这些家庭可能期望治疗师和教育者成为主要的康复治疗师，如果在治疗关系早期被提供明确的指导和建议，他们可能会觉得治疗是最有用的。相比之下，其他家庭可能会喜欢与专业人士的平等关系，可能希望积极参与治疗决策，并可能对指导较少的干预模式做出最佳反应。无论文化规范如何，来自不同背景的父母如果认为治疗师有能力提供在文化层面更适合他们的干预，他们将更有可能获得康复治疗（Bernier et al.，2010）。

从业人员应表现出对每个家庭的文化背景和价值观的好奇心，并应以符合家庭价值观的方式进行循证实践。从业者花越多时间了解父母的观点，合作就越有效。当从业者将家庭价值观和偏好纳入治疗决策和整个父母培训中时，关键利益相关者将会更好地接受最终的治疗计划，并且更有可能持续实施下去。第 4 章将详细讨论家长与专业人员合作的有效策略，为父母赋能。

治疗方法的拟合优度不应与目标和目标行为的社会效度相混淆，下面将详细讨论这一点。为了制定能在自然情境中发挥最佳作用的自然发展行为干预计划，必须同时考虑这两者。

功能性技能

功能性技能，顾名思义，是日常生活所必需的技能。在日常生活中，功能性技能对特定个体是有用的，能使个体沿着更典型的发展轨迹前进，并最终独立发展。此外，功能性技能对个人来说应该是有意义的，并且应该通过个人满足自己需要的能力来获得。功能性技能还应具有社会效度（Schwartz & Baer，1991）（定义见专栏 3.3），符合家庭常规，符合家庭文化价值观。所有自然发展行为干预都注重功能性技能的干预（Schreibman et al.，2015），确保儿童或成人经常学习对他们有意义的技能，增强他们的独立性，并改善他们在社区中的社会功能（National Research Council，2001；Rogers & Dawson，2010）。优先考虑功能性技能与发展理论是一致的，它强调构建与个人当前的发展功能一致的技能的重要性，并通过为更复杂技能的发展奠定基础来改善干预效果。强调对社会有效的技能、与长期独立性相关的技能以及增强个人责任感也有来自行为治疗文献的强有力支持（Bosch & Fuqua，2001；Rosales-Ruiz & Baer，1997）。

通过优先考虑功能性技能，临床医生确保在日常生活中有用的技能在社区环境中也有用。例如，优先考虑将在更广泛的社区中被广泛理解的教学交流行为（例如，单词和常规手势，而不是专门的手语）（Ingersoll & Dvortcsak，2010）。这并不是说临床医生不会教授辨明特定的症状，但是，他们应该考虑每个人的背景和环境，以确保周围的人能够理解这个人。同样，最好是教授儿童询问或标记他们实际喜欢的对象和活动，而不是教他们单纯地说出名称（Koegel & Koegel，2012；Rogers & Dawson，2010），因为在现实生活中，儿童更可能在他所处的环境中使用这种技能与其他个体互动。

专栏 3.3：社会效度

社会效度指治疗目标或目标行为、干预程序和治疗结果的社会重要性和可接受性（Hayes，Barlow & Nelson-Gray，1999；Wolf，1978）。全面的社会效度观点考虑了从客户、治疗师、社区或社会的角度来看的可接受性；然而，通常更强调客户和家庭的观点。

功能性技能增强了独立性

一项技能是否具有功能性体现在以下几个方面。首先，功能性技能在日常生活中对个人是有用的，这些技能的展示使个人更加独立。因此，功能性沟通一直是治疗研究的重点。儿童的功能性沟通能力越强，儿童就越能进入典型的学习环境并独立发挥作用。例如，父母或治疗师可以教患有孤独症的 2 岁儿童说"请"和"谢谢"，因为许多这个年龄段的健康发育的儿童学习这些词，而且这些词通常在文化上是适当的，对父母来说是重要的。然而，如果患有孤独症的儿童表现出语言表达能力发展的延迟，那么更有意义的（功能性）目标可能包括给环境中的常见物品贴上标签，这些物品在家庭日常活动中使用，孩子可能想要获得或评论。尽管一名 2 岁的儿童说"请"和"谢谢"绝对是有礼貌的，但他可能仍然缺乏有意义的技能来提出更具体的要求，这也会妨碍他获得自然的强化。

其次，适应性技能或日常生活技能的持续表现，如自己吃饭、穿衣、如厕、烹饪、使用公共交通工具等，将同样直接有助于增强独立性。即使是患有孤独症的智力正常的人，在适应能力方面也常常存在很大的缺陷。因此，许多干预计划的总体目标是提高个人的自给自足能力（Kanne et al.，2011）。在对具有一般认知能力的个体进行的纵向研究中，适应性日常生活和社交技能与积极结果和成年期独立自主的相关性比与他们的智力水平的相关性更强（Farley et al.，2009）。也就是说，适应性技能和社交技能对于孤独症患者的长期积极结果可能比学业进步更为重要，在整个生命周期的治疗中应予以重视。例如，对于患有孤独症的学龄儿童，可以优先考虑培养生活自理能力（例如，刷牙、穿衣、洗澡），这样可以使他们获得更好的个人隐私和自理能力。对于患有孤独症的青少年，可以优先考虑培养安全技能（例如，过马路、拨打报警电话、适当地使用互联网），这可能会为他们在社区中获得更强的独立性提供机会。

同样，优先考虑有意义且实用的社交技能（例如，如何进入社交场合、午餐室的适当社交行为）为适当社交机会的增加提供了机会，并减小了遭受污名化和社交孤立的可能性。

功能性技能是关键

一项技能可以被认为是功能性技能，因为它是其他关键技能发展的基础。当选择一项技能作为目标时，要考虑它可能对其他技能领域产生的级联效应，以及它的出现如何影响个人参与的系统（如家庭、教室、社区）（Dunlap & Fox，1996）。这一概念类似于关键反应训练的关键行为（Koegel et al.，1999）。这样一来，功能性沟通技巧不但对独立性很重要，而且是孤独症干预获得长期积极结果的另一个重要预测因素（Fossum，Williams，Garon，Bryson & Smith，2018）。此外，其他一些前语言行为，如共同注意（Bates，Camaioni & Volterra，1975）、游戏技能（Sigman & McGovern，2005；Sigman & Ruskin，1999）和模仿（Uzgiris，1981），被认为是健康发育儿童和患有孤独症儿童语言习得的关键前提（Baldwin，1991；Mundy & Crowson，1997；Mundy & Sigman，1989；Mundy，Sigman & Kasari，1990；Sigman & McGovern，2005）。因此，临床医生在选择口语教学之前，应该选择治疗目标，为儿童的社会交往提供坚实的基础。

人们普遍认为共同注意在社会交往发展中起着至关重要的作用，因为许多技能都是从与他人的互动中学来的。在语言领域，当儿童学习一个新单词时，跟随他人的目光或手势的能力会提供关于环境中哪个方面与所说的单词相对应的关键信息。将共同注意的教学融入自然强化的活动中，可以使孤独症儿童的这项技能更具功能性。例如，临床医生可以安排教学环境，以便儿童根据成人的指点手势转移视线时体验到明显的自然强化（例如，看到令人兴奋的东西，找到一个丢失的想要的物品）。了解如何跟随共同注意，可以促进学习许多涉及与他人互动的新技能。

自然发展行为干预模式中强调的功能性技能

由于共同注意对儿童发展的重要性，自然发展行为干预模式中的共同注意、象征性游戏、参与和监管旨在针对共同注意提出干预措施；其他自然发展行为干预方法也强调了这一点（例如，Bruinsma，2004；Whalen & Schreibman，2003）。有系统地针对共同注意技能的干预措施显示了对非目标语言（Kasari，Paparella，Freeman & Jahromi，2008）以及游戏和模仿技能（Whalen，Schreibman & Ingersoll，2006）的重要影响。共同注意、象征性游戏、参与和监管方法还强调了象征性游戏的重要性，因为它与社会认知发展有着相似的联系（Shore，O'Connell & Bates，1984），因此在其他自然发展行为干预中也是一个优先事项（Stahmer，1995）。模仿是另一种被多种自然发展行为干预方法优先考虑的技能，包括早期介入丹佛模式和帮助家长成为沟通教师项目（Ingersoll & Schreibman，2006；Ingersoll，Lewis & Kroman，2007）。以象征性游戏（Kasari et al.，2008）和模仿（Ingersoll，2008）为目标的治疗与对照组相比，在表达性语言方面也取得了更大的进步。这些研究都支持这样一种观点，即在发展框架内的教学可以在关键技能领域带来广泛的发展改善。

尽管所有的自然发展行为干预都采用功能性和发展性的方法，但每种模式侧重的技能不同。例如，关键反应训练通常将最初的关注点放在社交沟通和语言，特别是请求行为上（Koegel & Koegel，2012），但关键反应训练也可用于干预其他领域，如社交和游戏技能（Schreibman，Stahmer & Pierce，2006）。强化式自然情境教学法以新的语言技能为目标，强调主动性（Kaiser & Trent，2007）。如前所述，共同注意、象征性游戏、参与和监管不太注重请求，而更注重教授象征性游戏和共同注意（Kasari，Freeman & Paparella，2006）。早期介入丹佛模式通常关注亲子互动背景下广泛的社交沟通和游戏技能（Rogers & Dawson，2010）。帮助家长成为沟通教师项目同样关注社会和沟通行为，包括模仿和游戏（Ingersoll & Wainer，2013；Stadnick，Stahmer & Brookman-Frazee，2015）。

目标设定的功能性技能评估

明确了解儿童当前的发展水平和跨技能领域的典型表现，对于制定个性化治疗目标至关重要。因此，在任何治疗计划中，功能性技能评估都是至关重要的第一步。除了出版的书籍和手册外，许多实用的治疗计划和实施资源现在都可以在线获得，包括用于评估的工具、数据收集表、教程、网上工作坊、教学软件程序以及由各种从业者和研究人员开发的课程计划。然而，如何选择最合适的干预措施仍然具有挑战性。在第 10 章，我们将更详细地讨论关于目标开发这个主题。这里将讨论一些有助于这个过程的评估策略。

标准化评估 识别目标技能的标准化测试的一个优点是可获得用于比较的规范，包括不同发展领域的年龄相关信息等。临床医生可以考虑几种不同的标准化评估，每种评估都有各自的优点。例如，发展测试，如马伦早期学习量表（Mullen，1995）或贝利婴幼儿发展量表（Bayley，2006）可用于评估儿童在发展领域的表现水平，如表达和接收语言、早期非语言认知能力、粗犷和精细运动技能。对于年龄较大的儿童，认知测试［例如，韦克斯勒儿童智力量表

（Wechsler，2014）、斯坦福-比奈智力量表（Roid，2003）、考夫曼儿童成套评估量表（Kaufman & Kaufman，2004）］可用于识别全球认知优势和劣势，以及儿童学习方式的特定方面。其他专业测试通过评估社交沟通技能，如沟通和象征性行为量表（CSBS）（Wetherby & Prizant，2003），可以提供有关其他前语言沟通技能、早期语言以及功能性和象征性游戏技能的详细信息。语言测试，如口语综合评估（CASL）（Carrow Woolfolk，2016），可以确定治疗中需要解决的**句法**（syntax）和**语用学**（pragmatics）方面的问题。最后，关于适应性行为的标准化家长访谈或检查表，如文兰适应性行为量表（Sparrow, Cicchetti & Saulnier，2016）或适应性行为评估系统（ABAS）（Harrison & Oakland，2015），可以识别广泛的适应性领域以解决治疗中的问题（例如，个人卫生、社区安全技能、休闲技能）。适应性测量的优点是能够反映自然情境和日常生活中的实际表现，因为它们关注这些实践技能，所以对这些措施的项目层面的分析也可以为直接教授有关具体技能提供有用的想法。尽管标准化评估有助于给出从何处开始的总体思路，但它们通常不能为目标的制定提供足够的细节，而且通常无助于指导治疗计划的实施进展。

行为观察方法　在自然发展行为干预中也经常使用行为观察方法。这些观察通常包括临床医生在一个或多个环境中观察和记录儿童的行为（例如，单独、与照顾者、与同伴、在家、在学校），以便收集与制定项目目标或监测进展相关的数据。行为观察可以是结构化的，也可以是非结构化的，这取决于所需的信息。当目标是跟踪一段时间的进度或比较儿童的行为时，遵循一套结构化的标准提示是很有帮助的。例如，对关键反应训练的研究通常包括对来自结构化实验观察（structured laboratory observations，SLO）的数据的研究（Hardane et al.，2015），而对共同注意、象征性游戏、参与和监管的研究通常包括对来自结构化游戏评估的数据的研究（Ungerer & Sigman，1984）。另一种方法——非结构化观察有助于评估儿童在特定感兴趣环境中如何发挥作用，以及他们表现出的技能的泛化程度。如果没有在当时收集观察数据，这些评估方法可能会很耗时，因为必须通过视频记录在之后对目标行为进行评估。

在临床环境中，行为观察的形式和目标可以有很大的不同，临床医生最终负责选择进行观察的最合适环境、观察期间可能提供或不提供的支持类型以及将测量哪些目标行为。标准化评估方案提供明确的管理指导和解释结果的规范，行为观察数据的有效性和有用性取决于临床医生的判断和专业知识。例如，有关儿童表现的数据必须在临床医生对相关发展里程碑的更广泛理解的背景下进行解释。早期社交沟通量表（ESCS）（Mundy et al.，2013）等测量方法可能有用，因为它们提供了评估和记录诸如共同注意等技能的标准化方法，尽管这一测量方法不是标准参考。此外，临床医生开发一组半结构化任务并不少见，这些任务是作为探索各种技能的一种方式引入的。然后，可以使用发展检查表或课程（如前面讨论的课程）记录此类互动的观察结果。

在目标制定中使用已发布的课程 为了获得更详细的信息，使评估和目标选择过程更加系统化，许多课程被创建，以供从业者和家长在创建自然发展行为干预项目时使用。例如，早期介入丹佛模式方法使用课程评估清单来确定目标（Rogers & Dawson，2010）。帮助家长成为沟通教师项目还采用了社交沟通技能清单（Ingersol & Dvortcsak，2010）。其他的自然发展行为干预模式提供了关于推荐的发展顺序的一般指导，以逐步针对更复杂的语言（Koegel & Koegel，2006）或游戏技能（Ungerer & Sigman，1984）。

由于缺乏更多可获得的自然发展行为干预的课程材料，因此临床医生被鼓励使用特殊教育和应用行为分析领域的材料，其中许多材料具有系统评估技能和将已发现的缺陷与治疗目标直接联系起来的优势。例如，孤独症幼儿相关的课程材料取自最近出版的适合孤独症发展的干预项目手册（Project DATA；Schwartz et al.，2017）。此外，还有已出版的有关幼儿教育的课程和目标发展材料，这些材料与健康发育的儿童和有特殊需要的儿童都有关［例如，《婴幼儿评估评价和规划系统》（*Assessment Evaluation and Programming System for Infants and Children*），第 2 版；Bricker et al.，2002］，或专门针对残疾儿童［例如，卡罗来纳特殊需要婴幼儿课程（The Carolina Curriculum for Infants and Toddlers with Special Needs)］（Johnson-Martin，Attermeier & Hacker，2004）。课程评估的进展与标准化措施的进展相关（Bacon et al.，2014），可以更频繁地用于指导治疗计划。来自应用行为分析领域的其他材料也可能有用，特别是当有关认知和语言目标的系统信息是适当的时候。例如，专门为确定应用行为分析项目的目标而开发的评估工具［例如，基本语言和学习技能评估（修订版）（Assessment of Basic Language and Learning Skills - Revised)（Partington，2006）；言语行为里程碑评估和安置项目（Verbal Behavior Milestones Assessment and Placement Program)（Sundberg，2008)］，已经出版的许多手册有助于指导应用行为分析治疗的实施（例如，Leaf，McEachin & Harsh，1999）。

鉴于这些课程材料大多没有标准化，而且主要是为幼儿设计的，因此综合评估方法可能是开发个性化方案和理解长期效果的最佳方法。此外，作为评估过程的一部分，收集关于儿童现有偏好和自然情境的信息（Rogers & Dawson，2010；Winton，1990）可以帮助实现干预计划的个性化。

功能性治疗目标的个性化

随着人们对人类发展的理解越来越深入，行为分析领域对目标技能个体化的重视已经成为许多治疗模式特别是自然发展行为干预的关注焦点。尽管最初似乎更容易将相同的教学课程应用于所有儿童，但每名儿童都有自己独特的优点和缺点，每个家庭都有一套独特的常规、价值观和优先事项。如果没有进行个体化干预，每名儿童的疗效可能都有所不同，所谓的医学进步对儿童和家庭的意义可能会降低。因此，针对所有患有孤独症的人必须专门设计个人治疗方案，以满足每个人的需要。临床医生必须优先考虑在特定时间最有用的技能，同时考虑到这可能因人而异（Anderson，2013）。在选择个性化目标时，应考虑到儿童、家庭和从业者这些变量（Stahmer，Schreibman & Cunningham，2011）。通过利用特定的儿童和家庭特征来选择目标行为，临床医生可以增强其有效性。

患有孤独症的儿童往往很难表现出与年龄相适应的技能，因此，根据对其年龄的期望来选择个性化的目标可能更有效果。由于患有孤独症的儿童往往表现出延迟的社交技能，而不是反常的行为模式（Morgan，Cutrer，Coplin & Rodrigue，1989；Snow，Hertzig & Shapiro，1987），教学应该按照发展顺序进行（Anderson & Romanczyk，1999）。当根据适当的发展顺序而不是基于年龄的期望来选择时，儿童实际上可能更容易获得技能（Lifter，Sulzer-Azaroff，Anderson & Cowdery，1993）。治疗师可以在儿童已有技能的基础上教授新技能。例如，当教授第一个单词时，治疗师可以选择单词 cup 来教授已经在说/k/音的儿童，也可以将单词 milk 教授给已经在说/m/音的儿童。基于儿童特点的个性化可以包括对教学内容的修改。教授青少年系鞋带似乎是一种有用的、实用的自助技能，但是，如果儿童不喜欢或从不穿有鞋带的鞋，这种技能就不能发挥作用。

以人为中心的规划（例如，Coyne & Fullerton，2014）是一个持续的合作过程，在这个过程中，利益相关者（例如，治疗师、父母、照顾者、学校人员）与患有孤独症（或任何发育或医疗状况）的个人合作，以实现他对生活和未来的愿景。以人为中心的规划是制定个体化治疗目标时的另一个重要关注领域，特别是对于患有孤独症的青少年和成人。在这种方法中，通过团队合作来确定机会并实施战略，重点是发展个人关系、参与社区活动、增强自主性以及发展实现这些目标所需的技能。以人为中心的关键原则包括：重视个人、自主性、重视个人的生活经历、理解关系和注重必要的环境支持。

随着越来越多的孤独症患者在不同的社区环境中接受治疗，自然发展行为干预将需要适应他们的需求。自主抉择是纳入治疗计划的重要原则，选择对个体有意义的治疗目标必须成为个体化治疗目标的另一种方式。有时，康复治疗或护理治疗师和患有孤独症的个人之间可能会就行为的适当性产生分歧。例如，如果一个患有孤独症的人由于严格的饮食模式而想每天吃三次比萨，但变得不健康和超重，那么设定目标以扩展饮食习惯可能更为重要，而不是如果这个人每周吃几次比萨，他的父母会认为不健康。与其他所有人一样，患有孤独症的个体也有自决权和自主权。这些权利必须与促进最佳运作和减少个人可能没有认识到的风险相平衡。在选择功能性干预目标时，采用以人为中心的规划策略是解决这些关键问题的重要途径之一。

个性化目标规划被证明是提高治疗效果的一种有希望的方法（Schreibman & Koegel，2005；Sherer & Schreibman，2005）。一种既能使程序个性化又能提高效率的方法是使用决策树。决策树是典型的可视化模式，它可以分解一个行动过程（计划），并根据个人的表现指导下一步行动。决策树之所以有用，是因为它们考虑了许多可能性，并为评估不同结果的可能性提供了框架。例如，早期介入丹佛模式使用决策树来指导治疗师决定如何处理对初始治疗无效的问题，通常是通过针对替代技能（Rogers & Dawson，2010）。例如，如果一名儿童在接受 3～6 个月的治疗后没有学会使用近义词，那么决策树可以引导治疗师通过引入**图片交换沟通系统**（Picture Exchange Communication System，PECS）或配有语音的标记来改善治疗效果。同样，关于共同注意、象征性游戏、参与和监管，以及强化式自然情境教学法结合使用的效果的研究表明，增加一个发声装置可能有助于那些没有语言和最初对干预没有反应的儿童（Kasari et al.，2014）。

预测自然发展行为干预治疗反应的特定因素的进展表明，基于儿童特征的个性化治疗选择可能很快取得进展（Stahmer，Schreibman et al.，2011）。在对预测因子的早期研究（Sherer & Schreibman，2005）进行回顾性分析后，研究者确定了预测关键反应训练的潜在行为特征。他们确定了几个儿童特征（对玩具的兴趣，言语自我刺激行为，最低限度的非言语自我刺激行为，容忍另一个人接近），确实在随后的针对六名儿童的前瞻性研究中预测了针对关键反应训练的积极响应。研究表明，针对玩具的兴趣可能对关键反应训练的积极响应特别重要，但不能预测针对一个回合式教学的反应（Schreibman，Stahmer，Barlett & Dufek，2009）。福萨姆及其同事（Fossum et al.，2018）在更大的社区样本中发现了类似的结论，包括儿童认知能力、积极情感和适当的玩具接触水平都预测了对关键反应训练的反应。哈丹及其同事（Hardan et al.，2015）报告说，在基线状态下视觉接受能力更强的儿童，经过关键反应训练后有更大的改善；而维万蒂及其同事（Vivanti et al.，2016）的研究表明，在接受早期介入丹佛模式治疗的幼儿中，治疗进入时的语言能力调节了治疗反应。杨及其同事（Yang et al.，2016）完成了一项非随机对照试验，发现功能性磁共振成像（fMRI）大脑对生物运动的反应和针对关键反应训练的积极响应之间存在关联。

其他研究表明，父母参与是自然发展行为干预治疗反应的一个重要预测因素，基线状态下父母压力水平高可能与儿童对治疗反应差有关（Stadnick et al.，2015）。一项关于帮助家长成为沟通教师项目的研究表明，父母对治疗策略的使用与儿童在语言测量方面的进步之间存在关联（Ingersoll & Wainer，2013）。在对共同注意、象征性游戏、参与和监管的一项研究中，父母的参与和策略的使用与儿童共同参与有关（Gulsrud，Hellemann，Shire & Kasari，2016）。

从日益增多的研究中可以清楚地看到，确定对自然发展行为干预反应的预测因子是未来研究的一个关键领域，将使目标选择和治疗方法更加个性化。确定与治疗积极响应有关的儿童和家庭因素取得了相当大的进展。那些能预测治疗反应的复杂因素决定了治疗方案的选择，以便最终可以根据儿童的特征选择治疗方案以达到良好的治疗效果。

自然情境

选择教授功能性技能的地点为个性化治疗和最大限度地关注有意义的目标提供了另一个机会。临床医生应该考虑广泛的潜在教学环境。根据儿童和家庭的需要，不同的环境可能具有不同的优势。当适应现实生活是干预计划的最终目标时，需要优先考虑在儿童日常生活的环境中教学。尽管"自然情境"通常意味着家庭或社区，"非自然"可能意味着诊所或办公室，但如果有相应的计划，许多诊所设置可以充当自然情境（例如，在诊所设置中履行的基于课堂的自然发展行为干预程序）。在某些情况下，通过提供额外结构化或在干扰更少的环境中教授特定技能，可以提高儿童学习新技能的速度。在这种情况下，将自然主义成分融入环境中对于加强技能在自然情境中的泛化也至关重要。临床医生应考虑如何最大限度地增强现有教学设置的有效性，以及在这些设置中教授帮助孩子在对其及家庭真正重要的环境中发挥作用的可能性。

在某些情况下，由于个人需要或学习速度特别慢，可能需要以更结构化和非文本化的形式进行教学，这至少是暂时的。对一些人来说，在一种高度结构化的方法下学习的速度比在完全语境化和自然主义的方法下更快。个体可以更容易地专注于显著的学习线索，并立即获得强化。技能也可以分解成更小的组成部分，重点可以放在系统性和渐进性的整体教学上。这种方法也有助于教授一些靠自然强化更难提供的技能，当它实际上可能还没有得到强化，或为了获得自然强化而需要熟练掌握技能时。最终目标是尽可能建立一个更加自然化和语境化的框架，使每个人都能从中受益，特别是技能的维持和泛化（定义见专栏 3.4）。

专栏 3.4：技能维持和泛化

技能维持：当教学阶段的额外强化消失后，儿童仍能继续表现出该技能时，该技能就得以维持。

技能泛化：将在一组条件下学习的技能转移到另一组条件下。这通常被认为是人、环境和行为之间的转移。

自然发展行为干预强调自然情境中的教学技能的原因很多，包括常识和实证支持。甚至有一些实证研究表明，儿童在自然情境中的行为可能与在诊所中的行为不同（Stronach & Wetherby，2014），而且由于在自然情境中的表现是最终目标，因此在自然情境中针对技能的干预往往是最有意义的。尽管行为治疗最初应用于与自然情境几乎没有相似之处的结构化环境（LeBlanc，Esch，Sidener & Firth，2006），但最早的自然主义行为治疗研究将在自然情境中教学作为一种策略，以增强技能的泛化和自发性使用（例如，Hart & Risley，1968）。随后的研究人员受到斯托克斯和贝尔（Stokes & Baer，1977）及其关于泛化的开创性工作的影响，推动了一系列治疗方法的发展，以在自然情境中实施，并受到照顾者和教师（即改变因素）的影响。几十年来的研究表明，在自然情境中进行教学是有效的，这不仅是为了掌握技能，也是为了对非目标行为产生附带影响（Hart & Risley，1980）。

在任何治疗中，技能获得、维持和泛化的速度都是需要考虑的重要特征。自然主义教学策略已被证明具有相当大的优势，它们在促进技能习得方面相当有效（Delprato，2001）；当在自然情境中教授技能时，它们通常保持更长的时间并更快地泛化（Dufek & Schreibman，2014；Ingersoll & Dvortcsak，2010；Rogers & Dawson，2010）。自然情境教学也允许在技能出现的环境中进行练习和反馈，由此产生的自然强化有助于所学技能更快地泛化和保持。长期以来，使用自然维持一直被认为是促进泛化的关键途径（Stokes & Baer，1977）。例如，一项研究表明，当教学发生在自然情境中时，儿童的语言能力会有更大的提高（Koegel，Camarata，Koegel，Ben-Tall & Smith，1998）。在自然情境中，家长培训更实用，更容易被接受，同时也能提高维持和泛化能力（Kaiser，Hancock & Nietfeld，2000；Kasari，Gulsrud，Paparella，Hellemann & Berry，2015；Koegel，Koegel，Kellegrew & Mullen，1996）。

在自然情境中的干预有助于与父母、照顾者、兄弟姐妹、同龄人或其他经常与孤独症患者互动的个人进行更多的接触和参与。这意味着，通过关键利益相关者的参与，针对自然情境的技能可以增加治疗的剂量和强度。例如，如果一项技能是在自然情境中与相关照顾者一起练习的，那么即使临床医生不在场，照顾者也会对儿童进行干预，从而增加剂量（Ingersoll & Dvortcsak，2010；Vismara，Colombi & Rogers，2009）。另一种促进在自然情境中增加剂量和练习的方法是直接向父母和其他照顾者传授干预策略。例如，对关键反应训练的研究支持，在群体中向父母传授这种自然发展行为干预方法与父母获得关键反应训练技能、增强父母能力和儿童语言习得有关（Hardan et al.，2015；Minjarez，Mercier，Williams & Hardan，2013；Minjarez，Williams，Mercier & Hardan，2011）。

因此，环境很重要，家长和教育者应该考虑在各种各样的环境中进行教学，以便教授儿童的技能可以得到最大限度的泛化和保持。虽然并非每一项技能都必须在每一个使用的环境得到准确的教授，也不是每个人都必须参与其中，但自然发展行为干预的一个共同概念是：环境越自然，参与和学习支持策略的利益相关者越多，技能就能泛化得越广，维持效果也会越好。关于综合规划的更多信息，请参见专栏 3.5。

 准备，设置，实施！

专栏 3.5：为泛化做计划

选择一位患者的干预项目，从一开始就将泛化写入计划中。看看每一个目标以及你是如何写出掌握标准的。患者应该和多少人一起练习这项技能？目标应该包括成人和同龄人吗？有多少设置应用于此目标？在你认为患者已经掌握了这项技能之前，你想让他们单独展示多少次，几天或几周？通过逐一查看每个目标来回答这些问题，你既可以确保个性化，也可以增强患者泛化（并维持）新学到的技能的可能性。

自然情境类型

自然情境是个人生活、学习、工作和/或从事社会或课外活动的环境。幼儿的自然情境可能包括家庭、幼儿园和任何其他社区环境，这些都是他家庭日常生活的一部分。随着个体的发展，自然情境可能会发生变化，涉及不同的环境或个体。对于青少年来说，这些环境可能包括家庭、学校、体育活动、社区（如购买商品和服务）以及社交环境或活动，如与同龄人的活动（如俱乐部、朋友之家）。对于成人来说，环境可能会改变，包括工作场所以及其他社交和社区环境（如健身房、酒吧或餐厅）。自然情境还包括家庭成员，照顾者和其他可能以教学、指导或监督者身份与儿童互动的人（如教师、教练、雇主）。虽然可能未被确定为传统的自然情境，但如果治疗环境（如诊所）是以模仿自然情境的方式设置的（如游戏室或教室环境），则可以将其包括在自然情境中。

家庭环境 家庭环境可能是最自然的环境，也是练习和实践许多有意义的技能的关键环境。例如，与不熟悉的诊所（这也可能提醒他们去看医生）相比，幼儿在家里更容易感到舒适。在家里，他们可以接触到熟悉的照顾者，接触到熟悉的玩具和活动。家庭环境还提供了各种各样的日常活动（厨房、游戏空间、室外区域），允许在自然情境中针对更多技能进行干预（Ingersoll & Dvortcsak，2010），同时还允许频繁的活动切换和日常活动的进行，这适合那些不需要每次参加一项活动超过数分钟的幼儿。

在家教学可以将技能嵌入家庭常规中。在自然发展行为干预方法中，日常教学被强调为确保经常练习功能性技能的最佳方法。例如，如果父母希望提高儿童口头请求的频率，那么在一天中确定儿童可以练习的多个特定时间通常是有用的（例如，要求在早上接送，要求吃某些早餐食物，要求开门出去，要求获得洗浴玩具）。通过反复练习，参与这些日常生活的简单动作可以开始提醒人们练习沟通技巧。家庭干预也让治疗师了解到如何让治疗方法真正适合家庭的日常生活。例如，治疗师可能会注意到，当一个家庭的儿童上学迟到时，家长有时很难等待儿童发出适当的口头请求。治疗师可以建议家长提供足够的时间等待儿童做出适当的响应。在家庭环境中，干预的社会效度很快变得清晰。如果需要对治疗目标或方法进行修改，以提高与家庭文化规范和价值观的契合度，在家庭环境中工作的专业人员可以帮助家庭进行这些修改。

此外，一些重要干预目标的行为可能只发生在家庭环境中。例如，如果治疗师希望对喂养、睡眠、穿衣或其他个人卫生行为进行干预，在家中进行干预可能是解决这些技能问题的最有效和最适当的方法。有时儿童在家庭环境中表现出挑战性行为，这是在诊所或学校没有观察到的。因此，在这种情况下，减少这些挑战性行为的干预是最有效的。家庭环境中的干预也可以使家庭成员更自然地参与，他们参与的时间可以是灵活的，并且符合特定的常规或活动。

有些情况下，家庭环境可能不是教学的最理想选择。家长和教育机构需要权衡在家教学与客观实际（共享的家庭空间和生活安排、家庭日程、同龄人的可用性和各种学习材料）之间的关系，并考虑替代环境是否对部分教学有益。

社区环境 　社区环境中的干预为教授儿童技能提供了独特的机会。在社区环境中的治疗也可以让其他人更加了解残疾人的需要，并促进尊重、接受以及包容。由于参与社区活动有限，许多孤独症儿童家庭感到孤立。通常这种情况会因为孩子不可预测的或破坏性的行为而加剧，而这种行为在家庭以外的地方则会让人感觉更有挑战性。如果治疗师可以在这种情况下进行干预，家长可以在以后的场合接受有效管理这些行为的指导。应帮助一个家庭发展行为支持，使其能够成功地去杂货店、餐厅或参加宗教仪式，从而大大提高生活质量。

对行为的期望也因社区环境而异。儿童的行为会因场所不同而有所不同，如在公园玩耍、参观图书馆、过马路或是在餐馆吃饭等。所以，跨环境练习技能可以让儿童得到最有效的训练。例如，可以在杂货店教授儿童如何与父母沟通，包括请求父母购买自己喜欢的物品、接受和容忍父母拒绝购买这些物品、排队等待，以及应对一些让他们感到不舒服的感官刺激等。在公园里，人们可能会更加关注社交和游戏技能，以及遵守安全指示。在教堂里，治疗更加关注技能的教授，比如被允许离开之前的等待，参与安静的活动，以及在特定环境中的日常活动，如进行交流。与家庭环境中所教授的技能相比，在不同环境中教授的技能范围更广，使儿童的技能得到泛化。

社区环境中也有不同类型的人，这为儿童提供了练习一系列社交技能和回应社交刺激的机会。如果某些有针对性的技能涉及与同伴的互动，那么在社区环境（如公园）中进行干预，可能会为儿童提供不断练习技能并获得反馈的机会。此外，为了发展安全技能，儿童学习如何与陌生人和熟悉的人互动是至关重要的，这类技能非常适合在现实社会环境中进行实践。

团队活动（如小组、夏令营、其他团队课外活动）是健康发育的儿童经常参与的活动，也是孤独症儿童的理想干预环境。参加课外活动、体育活动、夏令营和俱乐部的儿童有更多的机会发展友谊和培养社交技能。但是，研究表明，残疾儿童通常比一般发育的同龄人参与此类活动的机会要少（Solish, Perry & Minnes，2015）。参与课外活动可以让儿童在社会领域获得成就感（Brooks, Floyd, Robins & Chan，2015），在过程中学习，享受社会福利（Ashbaugh, Koegel & Koegel，2017；Palmer, Elliott & Cheatham，2017）。

基于自然发展行为干预遵循儿童主导和儿童选择的原则，最好的策略通常是选择与儿童特定兴趣相关的活动或俱乐部，以保持其参与度，并增加其与同伴见面的机会。其关键是要选择一项儿童会喜欢并能够参与的活动（必要时提供支持）。许多儿童在个人表演（武术、游泳、音乐课）的团体活动中表现最好，在竞技团体运动（如踢足球和打篮球）中表现一般。团队活动也需要大量的社会判断，这可能是具有挑战性的。自我管理（见第 13 章处理挑战性行为）也可用于促进在群体中独立使用重要的社交技能。

研究表明，在另一种自然情境（如夏令营环境）中进行干预，具有治疗效果。对于患有孤独症或有其他特殊需要的儿童，夏令营最初倾向于与其他儿童分隔开（Blas，2007；Hung & Thelander，1978）。然而，在融合性的夏令营环境中实施干预，儿童在社交技能方面会取得显著的进步（Brookman et al.，2003；Maich，Hall，van Rhijn & Quinlan，2015）。科比特及其同事（Corbett et al.，2014）发现，孤独症儿童参加以戏剧为基础的、以同伴为媒介的融合夏令营后，在社交领域，如面部感知和社交认知方面有所提高。

在整个生命周期中，参加团体活动可以产生社会效益和学业效益。帕尔默及其同事（Palmer et al.，2017）发现，参加课外活动的残疾学生与完成中学学业之间存在显著关联。阿什博及其同事（Ashbaugh et al.，2017）对患有孤独症的青少年采用了一种简单的结构化社会规划方法，发现他们基于社区的社会活动、课外活动和同伴互动的数量有所增加。

学校环境 学校环境是所有儿童的另一个核心自然情境。一般来说，健康发育的儿童每年要在学校生活至少 1 000 小时。根据 2004 年《残疾人教育改善法》（Individuals with Disabilities Education Improvement Act，IDEA）（PL 108 - 446），美国的残疾儿童有权在限制性最小的环境中接受免费的、适当的学校公共教育，这意味着儿童有在学校接受适当教育的基本权利。

学校作为教学环境为儿童带来了许多好处。首先，由于孤独症儿童熟悉学校环境和日常活动，因此这些常规就有助于儿童了解他们每天应当做什么。例如，每天的问候或游戏时间可以让孤独症儿童逐渐熟悉习惯并主动参与。始终如一的行为预期也可以帮助孤独症儿童学习和展示恰当的行为。例如，干扰性噪声或过量的运动并不适合学校环境，儿童需要学习减少这些行为来适应教室环境。许多教师使用多种教学策略，包括视觉和触觉支持，帮助那些有不同学习需求和特点的孤独症儿童。此外，许多孤独症儿童需要完成基本的学业任务，如字母识别和数数，这也有助于他们接受早期教育。小组学习形式对孤独症儿童来说可能是一种挑战，但也可以帮助儿童将技能从个人环境泛化到更真实的生活环境。一项荟萃分析研究结果表明，在自然情境中进行社交技能干预效果更好（Bellini et al.，2007；Gresham，Sugai & Horner，2001）。总的来说，如果儿童可以在学校待足够长的时间并有同伴一起互动玩耍，那么学校就是增强社交技能及和同伴互动的理想环境。

　　研究支持自然发展行为干预在学校环境中的应用，自然发展行为干预方法可以通过多种方式在学校环境中实现。在学前教育中，有许多使用自然发展行为干预方法来帮助孤独症儿童及其同伴融合的模式。例如，课堂设计可以通过自然发展行为干预情境变量来提供信息。如沃尔登幼儿项目（McGee et al.，1999），在该项目中，课堂划分为多个区域，以提供随机教学的机会。成人提供指导，以回应儿童发起的教学事件。在其他模式中，自然发展行为支持是在一个包容的学前教育项目的背景下提供的。例如，在亚力克萨（Alexa）的 PLAYC（幼儿游戏学习学院）项目中，所有儿童都在可预测的日常生活中接受适合发展的幼儿教育，并且可以根据需要提供情境（例如，视觉支持）或行为（例如，提示和强化）策略为孤独症儿童提供支持，随后逐渐弱化辅助，以促进培养其独立性（Stahmer & Ingersoll，2004）。另一种模式为个性化行为治疗和家长培训提供项目数据，作为在包容性环境中高质量幼儿教育的补充（Boulware，Schwartz，Sandall & McBride，2006；Schwartz，Sandall，McBride & Boulware，2004；Schwartz，Thomas，McBride & Sandall，2013）。对早期介入丹佛模式（Vivanti et al.，2014），以及共同注意、象征性游戏、参与和监管（Goods，Ishijima，Chang & Kasari，2013）的研究也表明，这些方法可以在学前教育环境中成功实施。LEAP 项目（Strain & Bovey，2011）强调了**同伴介导干预**（peer-mediated intervention）方法，支持孤独症儿童在融合的学前环境中进行学习。

　　目前，有关自然发展行为干预策略在小学儿童学校环境中应用的研究也正在兴起。例如，曼德尔和他的同事（Mandell et al.，2013）记录了基于孤独症研究的教学策略的实施情况，这是一个将回合式教学与关键反应训练相结合并在功能性程序内进行教学的项目。斯塔默及其同事（Stanmer et al.，2011）还出版了一本手册，概述了关键反应训练在小学早期儿童课堂设置中的应用。这项研究表明，许多教师可以接受培训，在课堂上使用基于实证研究的自然发展行为干预方法（Stahmer，Suhrheinrich & Rieth，2016），并确定了将这些做法嵌入现有学校系统存在的一些挑战（Suhrheinrich et al.，2013）。例如，可能需要对教师进行直接指导，以支持这些做法的持续实施（Suhrheinrich，2011）。另一种方法是，培养患有孤独症的个人的发起能力（Koegel，Kuria-kose，Singh & Koegel，2012）或通过帮助其实现自我管理（de Bruin，Deppeler，Moore & Diamond，2013）来提高其在学校环境中的表现，而无须在这种环境中进行密集干预。第 5 章回顾了将自然发展行为干预方法嵌入融合环境中的其他例子，第 14 章集中介绍了在学校里实施自然发展行为干预。

　　许多儿童参加学校的课程，在课堂上接受应用行为分析治疗。其他学校项目可与应用行为分析机构签订合同，根据需要向学校的特定儿童提供应用行为分析的干预。这两种类型的程序可能在治疗师使用自然主义行为策略的程度上有所不同，但了解自然发展行为干预组成部分的父母可以提倡纳入自然主义程序。例如，家长可以要求对儿童的学校计划进行具体修改，以支持参与、增强动机和提高泛化程度，例如将儿童的兴趣纳入作业、使用自然强化或实施自我管理计划。

　　为孤独症儿童实施循证应用行为分析或自然发展行为干预策略的学校项目可能是一项重大挑战。第一步是确保儿童的教育团队一致认为确定的缺陷领域（例如，学习技能和/或社交行为）是重要的干预目标。对于社会领域，需要确保在儿童的**个别化教育计划**（individualized education program，IEP）中有与同伴互动直接相关的目标。确定哪些成人（教师、辅助专业人员、言语病理学家、行为治疗师）直接负责每个学校环境（上课时间、午餐时间和课间休息时间）中的治疗实施也很重要。如果多个公共机构（例如，学校）和私人机构（例如，治疗诊所）的专业人员参与儿童照顾，那么跨治疗师协调目标和干预策略尤其重要。

　　诊所环境　诊所治疗通常是儿童干预计划的一部分。以诊所为基础的治疗可以带来特殊的好处，特别是作为对其他自然情境治疗的补充。当需要结构化技能实践时，诊所环境尤其有用，因为临床医生通常在诊所环境中对干预进程更有掌控力。在这些环境中，以有利于儿童学习的方式安排环境，或者在必要时减少干扰，可能更为可行。

　　考虑到在现实生活中培养相关技能的治疗优先权，在诊所环境中添加自然主义成分也可以促进技能的有意义泛化。当使用诊所设置时，有一些特定的策略可以使这些设置更自然、更适合干预。对于幼儿来说，可以从游戏和发展的角度来设计以诊所为基础的项目，并将其设置为模仿自然情境。确保提供适合儿童发展的玩具和材料，并安排房间模拟儿童目前可以或正在准备参与的其他重要的自然学习环境，这可能是有益的。例如，可以为幼儿设置一个治疗空间，以模拟游戏室或教室环境，其中有用于小组教学的空间，单独的工作空间，儿童尺寸的家具、玩具和书籍。此外，室外游乐区或指定的大运动场地以及特定的环境设置也会对儿童有所帮助，为儿童提供不易获得的物品。例如，当儿童想要放置在高处的物品时，这可能会激发儿童主动交流。

　　对于年龄较大的儿童，干预地点应包括学校或职业工作场所，以及供学习、娱乐和休闲的场所，如用于玩棋盘游戏、拼图或积木的桌子，用于社交或玩手持游戏设备的舒适椅子或沙发，以及用于练习运动的室外区域或健身房。对于准备在杂货店工作的人来说，教授其整理货架可能更合适。对于准备在酒店工作的个人来说，教授其使用洗衣机可能更有助于其学习重要的客房管理技能。一个青少年社交团体的治疗空间可以模仿学校的休息室来进行布置，里面有沙发、放音乐的扬声器和零食。一些诊所还可以模仿厨房等区域，或者可以创设模拟卧室或餐厅的区域，这可以提高儿童练习独立生活所需的各种技能的能力。诊所环境越是模仿与个人和家庭相关的其他现实生活环境，在诊所学到的技能就越容易在其他有意义的环境中得到泛化。

在诊所环境中进行干预时，还需要考虑其他一些因素。例如，诊所或办公室环境可能会对在场人员的数量以及可以教授或练习的情景类型造成限制。在诊所的参与更为困难，因为必须有人把儿童送到那里，然后把儿童放下，有时送儿童者在整个疗程期间都要留在那里。家长可能能够并且愿意参加 2 小时的课程，但是儿童的兄弟姐妹或同龄人可能无法参加。由于这些原因，在各种环境中提供干预的治疗方案有许多不同的优点，因此可以计划家庭和社区课程，结合基于诊所的教学，允许教授、实践和泛化各种相关技能。

自然情境的社会效度

治疗情境的社会效度也一直是自然发展行为干预研究的重点（Ogilvie & McCrudden，2017；Kim，Koegel & Koegel，2017）。实证研究表明，让儿童在自然情境中练习功能性技能是增强社会效度的关键途径。如前所述，社会效度应强调委托人和家庭对治疗可接受性的看法。临床医生应该考虑儿童的气质、认知特征、兴趣、学习历史和其他个人因素，这些因素可能会影响儿童对特定教学环境的反应。例如，治疗师可能会了解到儿童在运动类游戏中对教学的反应特别好，那么就可以结合户外活动和运动型的室内游戏调整治疗。另外，儿童在他的周围环境更加安静的时候可能学习得最好，治疗师可以尽量减少分心和噪声，以改善学习效果。研究表明，父母也可能更喜欢自然主义干预（Schreibman，Kaneko & Koegel，1991）。

利益相关者应该发挥干预的最大社会效益（Winett，Moore & Anderson，1991）。自然发展行为干预强调父母的参与，并将治疗嵌入日常生活中，这与优先顺序是一致的。当治疗师试图帮助父母将教学融入自然发生的活动中，而不是建议父母抽出时间在他们正常的活动之外练习时，治疗可能是最有效的。例如，父母可以让儿童在整理衣物时学习颜色。强化式自然情境教学法（Hancock & Kaiser，2002，2006）通过在现有的日常活动（安排环境、教学以促进功能性语境中的语言使用）中建立治疗程序来提高拟合优度。其他自然发展行为干预方法也鼓励在与自然相关的环境中练习技能。

一项有效的社会干预措施还应改善家庭生活质量。当儿童在家中和社区中学习和实践技能时，会对家庭产生真正的影响。例如，父母教他们的儿童技能，使得他们带儿童去餐馆、杂货店或教堂时不会有被孤立的不良体验。因此，治疗师应与家庭成员合作，确定提高家庭生活质量的干预环境。由于干预措施的长期效用取决于它们在家庭和社区环境中的整合程度，因此，仍然迫切需要继续发展切实可行的系统和工具，以增强干预措施的社会效度，提升与家庭价值观的拟合优度。

 案例

金

金（Jin）是一个六岁的亚裔美国男孩，在他三岁生日前被诊断出患有孤独症。金的父母最近搬到了一个新的城市，因此换了新的医疗机构。当他的父母第一次和临床医生讨论治疗重点时，他们表示想让金学习数字、颜色和形状。当进一步讨论治疗目标时，大家发现金仍然没有正确上厕所的观念。治疗主管想优先考虑这个目标，因为它会帮助金变得更加独立，金也表现出了发展准备就绪的迹象（例如，不喜欢脏兮兮的，试图擦拭自己，拉起自己的裤子）。

在完成初步评估后，临床医生回顾了治疗重点，并建议鉴于它们在长期积极预后和预防挑战性行为方面的作用，一些功能性沟通技能（如描述所需项目和要求休息）也应被视为一个关键的优先事项。临床医生与家庭一起制定了一项计划，将数字、颜色和形状的教学纳入更广泛的功能性沟通目标，以确保除了临床医生提出的目标外，家庭成员的优先事项也得到解决。尽管最初并不在家庭的治疗优先事项清单上，临床医生仍建议父母增加几个社交目标，以应对许多孤独症儿童在同伴互动中可能存在的问题。金的父母承认，他们没有很多机会观察他周围的其他儿童，但他们同意，这些额外的目标是有意义的。表3.1按领域列出了金的初始目标。

表3.1 金的初始目标

范围	功能性目标优先级	实践的自然情境
沟通	描述所需项目（按编号、颜色或形状）	家、学校
	请求休息	学校
日常生活技能	独立使用卫生间	家
社交技能	在群体环境中模仿同伴行为	学校、合气道课程
	提出适当的游戏材料要求	在家、学校玩
	倡导新的活动理念	停车、步行回家

　　研究小组考虑了多种自然情境进行治疗。他们认为，家是练习如厕技能的最佳场所，也是实现沟通和社交目标的关键环境。他们确定了学校是练习要求休息的环境，也是练习一些社会和学业前技能的地方。

　　随着金的治疗师开始实施家庭治疗，治疗主管也开始在家庭每周一次的预约中提供家长培训。从入学评估可知，金的父母持有许多传统的亚洲价值观，包括家庭的重要性。因此，治疗尽可能让父母双方都参与进来，并提出在金的祖父母到家时让他们参加课程。尽管金的父母起初似乎同意在进行教学交流时跟随金的想法，但他们在与金的互动中仍然非常有指导性。治疗师担心，如果金的父母问太多问题而不加以强化，金可能会失去沟通的动力。但父母不同意这种反馈。他们虽然想让金在家里服从他们的指示，但也不愿意直接顶撞治疗师，只是继续按照他们一贯的方式给予金指示。

　　治疗师决定询问更多关于家庭对有效育儿的观念，并了解到金的父母强烈认为儿童应该通过服从父母的指令来尊重父母的权威。治疗师努力理解家庭观点，并找到一个折中方案，让父母能够利用金的兴趣来激励他学习，同时保持他们作为家庭权威人物的角色。例如，家长和治疗师能够生成许多教学情境和目标行为的例子。在这些例子中，他们可以向金提供指导，或在激励活动或兴趣领域向他提问。通过这种方式，父母既可以保持他们的期望，同时也可以让金主动沟通和遵循指令。随着父母学习更多的技能，他们能够掌握一些策略，例如穿插维持和习得任务以及塑造，以便在成人指导的环境中给予金更多的指导，因为这些对他们很重要。

　　一旦家长和主管整合他们的方法，父母就会学会如何利用一整天偶然的机会练习描述性语言。一直要求金标记或描述（例如，按颜色）对象是很有诱惑力的，但是在治疗师示范并解释如何使用共享控制和自然强化策略来针对功能性请求之后，父母可以看到当这些动机策略被纳入时，金的反应是多么容易。金甚至开始自发地使用更复杂的描述性语言。例如，由于金喜欢玩他的火车轨道，他的父母学会了如何与金合作共同建造轨道，以及在互惠游戏的背景下引导他使用语言来准确描述他想要如何建造轨道（例如，为他示范短语，比如"把弯曲的轨道放在桥旁边"，并问他一些问题，比如"我应该把火车放在什么位置"）。

　　因为金正在上学，他的父母和治疗师考虑如何在学校环境中完成治疗目标。他的父母在个别化教育项目会议上主张将功能性目标放在金的教育项目中。除了学业目标外，他的父母还提倡金学习如何适当地要求休息，这样他就不会因为利用破坏性行为逃避困难的任务而得到负强化。他们还要求学校团队提示他使用描述性语言来要求所需的东西，因为他正在家里练习。该小组同意将这些目标添加到他的个别化教育项目中，并实施了家长和教师之间的协调计划。金的父母最初希望每天都能反馈金在学校的表现。在与老师讨论了这一点的可行性之后，他们一致认为每周的交流日志对老师来说更具可持续性，并且仍然允许家长每个周末带金去参加一次特别的郊游，庆祝他在学校一贯的适当行为。金的父母开始在日志中加入他们周末的照片，当孩子们在周一早上分享周末活动故事时，这有助于金描述最近发生的事情。

研究小组还考虑了治疗计划中的同伴互动机会。在与金的治疗师谈论社交目标时，金的父母意识到，学校是金有机会与同龄人互动的主要环境。金的父母最担心金经常一个人在操场上。他们在个别化教育项目会议上讨论了这个问题，并提出了一些与学校同伴互动相关的功能性目标，包括在课间增加同伴共同参与的时间。研究小组认为，对金来说，在他班上练习经常玩的标签游戏是最有用的。因为金和一个朋友在一起的时候更容易跟上比赛的节奏（这给了他一个模仿同龄人的机会），所以老师可以建议修改规则，让儿童们成双成对地玩。

金的父母很快意识到，如果金也有机会在校外进行同伴互动，他与同伴发展有意义关系的机会会更大。因为金在邻居中没有朋友，他的父母开始让一个表妹周末来玩一会儿。金的母亲准备了一些她认为两个儿童都会喜欢的有趣的活动（制作纸板机器人、装饰饼干）。金练习了一种功能性技能，每当他需要更多的材料来完成他的项目时，他都会主动向他的表妹索要物品（例如，给他的机器人涂胶水，给他的饼干撒糖）。第二周，金的母亲又安排了一个玩伴，她邀请了她的一个好朋友，她知道这个朋友有一个男孩，叫伊恩，和金差不多大。为了方便起见，金的母亲提出在一天放学后去接伊恩。男孩们在晚餐时装饰单独的比萨饼，一起制作纸质风筝并在私人车道上放飞，共同度过了一段愉快的时光。金在这两项活动中练习了向伊恩提出功能性社交建议。（例如，"你的比萨上要加意大利香肠还是橄榄？""你的风筝线要多长？"）伊恩的母亲来接伊恩时，他其实不想离开，但他还是照做了。父母同意让孩子们很快再一起玩。

在临床医生的支持下，金的父母还决定让金每周在放学后上一次合气道课程。他们认为他会喜欢这项活动，这将是一种很好的方式。金练习遵循指示和课堂常规，这对他来说是一项很好的模仿同龄人的活动。有时，他不能一次就听懂老师的指示，但父亲会提醒他看看其他孩子在做什么，这就给了他应该做什么的线索。合气道课程也是金的父母认识附近其他家庭的机会，他们确保每周上课提前几分钟到达，下课后留下几分钟，腾出时间和在场的其他家长聊天。金班上的另一个男生马克也住在离摄影棚步行不远的地方，这使得下课后他们一起走回家很容易实现。在接下来的几周里，金在回家的路上练习为共同的活动提出新的建议，比如停下来喝一杯冰冻酸奶，或者在公园里玩几分钟。金的父母很高兴金在实践这些新技能方面的努力。大多数时候，马克的父母都同意了这项计划，金的社交能力也得到了加强。随着这些家庭相互了解，金的母亲甚至提出择日一同参观当地的火车博物馆（金最喜欢的活动）。马克的家人很兴奋，因为他们想去那个博物馆已经有一段时间了。

小　结

治疗团队在选择治疗目标并确定其优先级时，应考虑各种因素，以确保这些目标对个人和环境中的人都有意义。此外，重要的是要考虑如何在最自然的环境中教授这些技能，以便最大限度地增强治疗效果，增进泛化和维持。技能的意义、对背景特征的认识、干预措施的适用性，以及治疗地点的实用性和后勤保障，都是在自然发展行为干预中规划个性化方案时必须考虑的关键因素。

第 4 章

通过家长培训和督导为父母赋能

门迪·明贾雷斯、伊丽莎白·卡普、奥宾·斯塔默和劳伦·布鲁克曼-弗雷泽

相关研究和临床指南（例如，National Research Council，2001；Wong et al.，2013）都提出必须考虑家庭背景，让父母和其他照顾者参与孤独症儿童的治疗。事实上，父母（在本章中，父母指的是所有主要照顾者）越来越被认为是干预的核心因素，特别是在自然发展行为干预中（例如，早期介入丹佛模式，关键反应训练，共同注意、象征性游戏、参与和监管）。这种对父母参与的关注与对关键利益相关者参与的关注是一致的，能够使干预效果最佳（Herschell，Calzada，Eyberg & McNeil，2002；Kazdin & Weisz，2003；Patterson，1982）。家庭在为儿童创造社交世界中起着核心作用，并且对儿童和儿童的成长环境有着最密切的了解（Bernheimer，Gallimore & Weisner，1990）。因此，考虑父母的喜好和目标（如第 3 章所讨论的，拟合优度）可以加强治疗师推荐的方法与从家庭角度来看的可行性和/或重要性之间的匹配。当治疗师考虑家庭背景时，家庭更有可能持续坚持实施干预策略，并且对治疗有很高的忠实度（Brookman-Frazee，2004）。

家长介导干预与自然发展行为干预

教导家长在与子女互动时使用自然发展行为干预策略，是在自然情境中由与儿童相处时间最长的人提供成本效益较高的干预手段的一种方式（例如，Kasari，Gulsrud，Wong，Kwon & Locke，2010；Koegel & Koegel，2006；Oono，Honey & McConachie，2013）。大多数（如果不是全部的话）自然发展

行为干预模式都包括某种形式的、父母介导的、对孤独症核心症状的干预（Schreibman et al.，2015）。对有些干预方法来说，父母可以是主要的治疗师（例如，共同注意、象征性游戏、参与和监管，关键反应训练，强化式自然情境教学法）。还有一些方法把家长培训作为加强临床干预的方法（例如，早期介入丹佛模式）。这些方法虽然形式不同，但都是自然发展行为干预的父母介导干预。

　　临床医生和父母联合的方式可以让儿童取得更大的进步。一方面，父母的干预提升了干预强度；另一方面，临床医生的参与可以确保在方案制定和维持方面有专业人士的参与（Nahmias & Mandell，2014；Rogers et al.，2012）。虽然父母总是应该被纳入计划和目标的发展之中，但是当建议使用父母介导的干预措施时，治疗师必须考虑到患儿的家庭背景、父母的资源、压力和时间要求。目标是最大限度地为儿童提供干预机会，并通过治疗师和父母之间的合作来增加家庭的参与（Stahmer & Pellecchia，2015）。

　　家长培训和教育是自然发展行为干预模式让父母参与治疗的主要方式。正如在整本书中所讨论的，自然发展行为干预强调了自然情境中的干预，以及使用熟人和情感关联作为干预的媒介。这使自然发展行为干预特别适合家庭成员和社区成员使用。例如，环境的策略设置（例如，随机教学）被认为是促进交流发展的一项关键策略。家庭成员可以在很难打开的透视容器中放置玩具，在用餐时间通过给予儿童小份的奖励来鼓励其使用多次机会要求更多的东西，或者等待儿童提出更多的要求。治疗师可以教导父母使用一些策略，例如自然强化、辅助、轮流交替、示范、成人模仿儿童行为，并追随儿童的要求。父母可以在自然家庭常规的背景下始终如一地实施这些策略（Hardan et al.，2015；Ingersoll & Wainer，2013；Kasari et al.，2014；Rogers et al.，2014；Wetherby et al.，2014）。

　　尽管大多数患有孤独症的儿童的父母不是专业的干预者，但他们可以借助自然发展行为干预，有时甚至通过少量的培训就能将这种技能传授给儿童（Coolican et al.，2010；Hardan et al.，2015；Minjarez，Williams，Mercier & Hardan，2011；Vismara，Colombi & Rogers，2009）。研究表明，父母可以成功地学习在自然情境中实施自然发展行为干预策略，其子女在技能方面也表现出相应的进步（Coolican et al.，2010；Hardan et al.，2015；Ingersoll & Wainer，2013；Kasari et al.，2010；Kasari et al.，2014；Rogers et al.，2014；Stadnick，Stahmer & Brookman-Frazee，2015；Wetherby et al.，2014）。当父母参与儿童的干预行动时，儿童的症状会在一些目标领域得到改善，例如，共同注意、沟通和与父母接触（Estes et al.，2015；Hardan et al.，2015；Kasari et al.，2010）。由于父母能够学会有效地实施干预，他们应该作

为干预的主要或辅助因素参与提供服务。

让父母参与孤独症干预对于帮助儿童泛化和维持新技能也是至关重要的。技能的泛化对于患有孤独症的儿童来说非常具有挑战性（Mesibov，Shea & Schopler，2005），涉及从父母或主要照顾者扩大到治疗之外的其他情况和个人。当父母在日常生活中运用自然发展行为干预策略时，也就增加了技能泛化和持续学习的机会（Lucyshyn，Dunlap & Albin，2002）。

家长培训可以在多种情况下进行，包括在一个群体中进行（Hardan et al.，2015；McIntyre，2008；Minjarez et al.，2011），也可以通过远程医疗和其他基于互联网的平台（Brookman-Frazee，Vismara，Drahota，Stahmer & Openden，2009；Vismara，Young & Rogers，2012；Wainer & Ingersoll，2013）。用这些方式进行家长培训有一定的好处。

小组家长教育

在小组形式中，父母可以相互支持，这表明其可以减轻父母的压力并赋能（Minjarez，Mercier，Williams & Hardan，2013）。减轻父母压力的最有效方法之一是增加他们的非正式社会支持，这很可能是小组培训模式所固有的（Benson，2006；Weiss，2002）。小组形式是有益的，因为它们为家长提供了一种从生态上更有效的方式来教授重要的内容。实证证明，小组形式是有效的，父母可以从参与中学习到高标准、高精确度的干预模式（Hardan et al.，2015；Minjarez et al.，2011）。

个体家长教育

父母也可以参加家长个人辅导，这也是大多数家长培训方案的实施方式（例如，Steiner，Koegel，Koegel & Ence，2012）。当父母在指导课程中学习如何运用一系列技能来教授一系列行为时，他们可以继续将所学到的知识应用于儿童整个生命周期的不同情况，尽量减少对专家或治疗师的依赖。个体家长教育结合家长的小组支持，是提供培训和支持的另一种方式（Hardan et al.，2015；Stahmer & Gist，2001）。在小组和个体家长培训中，当自然发展行为干预关注个性化的家庭需求时，干预的持续性可以得到增强（Murray，Ackerman-Spain，Williams & Ryley，2011）。

基于技术的父母介导干预

此外，由于其所处的地理位置，父母可能承担起为子女提供康复服务的主要责任（Kasari et al.，2010）。事实上，对于那些居住地很少有康复服务的家庭，越来越多的自然发展行为干预模式已经开始探索远程医疗和基于互联网的培训，并有初步实证研究支持这些模式（例如，Ingersoll，Wainer，Berger，Pickard & Bonter，2016；Pickard，Wainer，Bailey & Ingersoll，2016；Vismara et al.，2009）。

孤独症儿童父母的心理机能

在孤独症儿童的父母中，心理机能是决定父母介导或参与干预治疗的一个重要因素。研究表明，父母既可以影响治疗的结果，也会在治疗过程中受到不同因素的影响。虽然这一领域的研究仍在增加，但一些研究已开始侧重于纳入可以增强父母作用及其对治疗反应的策略。

父母压力

众所周知，孤独症儿童的父母承受着很大的压力，这种压力大于健康发育儿童的父母的，也大于其他发育障碍儿童的父母的（Baker-Ericzen，Brookman-Frazee & Stahmer，2006；Dunn，Burbine，Bowers & Tantleff-Dunn，2001）。一些研究也证明这种压力实际上是随着时间推移而增加的（Dale，Jahoda & Knott，2006），并且是长期的（Seltzer et al.，2010）。这些高度的压力会对父母的身心健康产生负面影响，使他们更容易患心脏病、睡眠障碍、自身免疫性疾病、肥胖和抑郁症（Motzer & Hertig，2004）。

一旦儿童接受治疗，父母压力会实际影响儿童治疗的结果。较小的父母压力会使儿童得到更好的治疗结果（Plienis，Robbins & Dunlab，1988；Robbins，Dunlap & Plienis，1991）。父母压力与儿童成长和发育之间的关系凸显了解决父母心理需求问题的必要性，而解决这一需求问题的一项重要策略便是让父母参与干预。

父母赋能

将促进父母赋能的策略纳入父母介导干预可能是调节或消除孤独症儿童父母面临的压力的一种方法。给家庭赋能有助于培养人们对满足家庭需要和为家庭获得必要资源及机会的信心（Murray，Handyside，Straka & Arton-Titus，2013）。因此，考虑为孤独症儿童的家长赋能或许特别重要。因为获得适当的资源（即服务）可能非常困难，所以家长必须掌握各种获得服务的途径（如学区、医疗保险、国家资源）。家长在理解许多类型的干预措施及其实证研究方面也可能面临挑战（Berquist & Charlop，2014）。被赋能的父母可能会更自信地引领整个过程，辨别哪些干预措施可能是最有帮助和最有效的。研究还表明，父母赋能与增加和治疗师的成功互动，同更积极地应对日常挑战相关（Garland，Haine-Schlagel，Accurso，Baker-Ericzén & Brookman-Frazee，2012；Koren，DeChillo & Friesen，1992）。此外，当父母认为自己的目标可以实现时，他们有更强的期待感，也有自己可以成为变化推动者的感觉（Lloyd & Hastings，2009）。专栏 4.1 概述了获得赋能的几项益处，这为开展家长培训和利用促进父母赋能的策略进行家长介导干预提供了支持。

专栏 4.1：赋能的益处

获得赋能的父母更有可能采取以下行动：

- 获得资源；
- 积极参与为儿童服务的决策；
- 改变他们的生活；
- 有较强的自我效能感；
- 感觉自己是群体的一部分；
- 对他们的生活和儿童的生活充满希望。

资料来源：Carpenter，1997；Dunst，2002；Lloyd & Hastings，2009；Murray & Curran，2008；Murray，Curran & Zellers，2008.

　　在选择赋能方法时，干预训练侧重于家庭优势而不是缺陷，营造与治疗师合作的氛围，帮助治疗师和家长将父母视为改变儿童生活的有效因素（Minjarez et al.，2013；Steiner，2011）。当父母参与以赋能为中心的干预措施时，他们对消极生活事件表现出更强的适应力，同时增加了自信，与儿童进行了更多的积极互动，并且与赋能程度较低的父母相比，他们的抑郁和压力水平较低（Brookman-Frazee，2004；Weiss，Cappadocia，MacMullin，Viecili & Lunsky，2012）。事实上，家长们报告说，对于自然发展行为干预，他们最喜欢的方面就是亲自参与的过程（Ingersoll & Dvortcsak，2006）。

　　此外，当采用以赋能为重点的干预措施时，儿童的参与度、反应性和影响力也会得到改善（Brookman-Frazee，2004），这表明使用策略增强父母赋能的治疗方法也可能对儿童的行为产生积极影响。学习行为策略的父母报告说，一旦儿童有挑战性行为发生，他们就对自己阻止这些行为的能力感到自信（Feldman & Werner，2002）。此外，患有孤独症的儿童的父母认为他们可以改变自己孩子的行为，他们在治疗环境之外也会使用干预策略（Moore & Symons，2011）。

由于自然发展行为干预的实现在很大程度上依赖于儿童和成人之间的关系，因此，自然地，关注父母赋能可能是一项重要的干预目标。在游戏和日常生活中使用激励程序（例如，遵循儿童的引导）实施自然发展行为干预，在很大程度上依赖于成人与儿童之间积极的互动。因此，有必要制定针对成人提高此种能力的策略。

父母参与对父母功能的影响

除了增加对子女的治疗强度和治疗效果的泛化外，父母的参与还可能对他们自身和家庭产生额外的积极影响。尽管关于父母压力的文献至今还没有定论，但有一些实证研究表明，对患有孤独症的儿童进行干预可能会减轻父母的压力，特别是与父母—儿童互动有关的压力（Minjarez et al.，2013）。参加自然发展行为干预的父母与其子女的积极互动有所增加（Koegel，Bimbela & Schreibman，1996；McConachie & Diggle，2006）。例如，一项研究表明，在互动过程中，父母对儿童更感兴趣，客观上会更快乐，压力更小，并且使用了更有效的沟通方式（Koegel et al.，1996）。另一项研究发现，父母参与干预与改善亲子关系和抑郁水平降低相关（McConachie & Diggle，2006）。这些研究都支持了父母参与干预的有效性。父母参与干预对父母本身以及儿童的治疗进展都将产生有益影响。尽管大多数研究结果都支持这一点，但如果父母压力非常大，他们中的一部分（可能高达 1/3）将无法从父母培训中受益（Robbins et al.，1991；Singer，2002；Stern，2000；Webster-Stratton & Reid，2003）。因此，父母的参与要根据家庭的需要和自身的能力进行个性化的设计。

有效的家长辅导实践

高质量的父母参与治疗，包括干预忠实度、治疗热情和对干预措施的信心，会影响儿童治疗的效果（Gulsrud，Hellemann，Shire & Kasari，2015；Kasari et al.，2010）。就像前面所说的，当父母相信他们可以让儿童发生改变时，他们将会更积极地参与干预，因此，他们的孩子可能会获得更大的收益（Solish & Perry，2008）。所以，临床医生应该知道如何帮助父母在治疗过程中获得投入感和赋能。然而，正如英格索尔和德沃茨萨克（Ingersoll &

Dvortcsak，2010）在他们的帮助家长成为沟通教师项目父母辅导手册中指出的那样，大多数为孤独症儿童提供干预的临床医生都接受过怎样与儿童合作的培训，但不一定接受过成人教育方面的正式培训。因此，教授家长的临床医生需要接受如何培养优秀的家长教练这一部分培训，包括成人学习原则的知识，以及增强家长能力的方法。本章概述了一些有效的家长辅导和指导实践方法，正如自然发展行为干预的相关文献中所表述的那样。

认识到这一问题，人们越来越重视如何提供有效的辅导，包括针对孤独症和发育迟缓患者的指导模式（例如，Amsbary & AFIRM Team，2017；Hardan et al.，2015；Rush & Sheldon，2011；Steiner et al.，2012）。一些自然发展行为干预（如帮助家长成为沟通教师项目、早期介入丹佛模式）为临床医生提供如何辅导家长的具体培训。接下来的内容总结了成功的策略，包括旨在加强家长协作和赋能的程序。越来越多的研究者支持与家长进行协作性和反应性的辅导互动（Barnett，Niec & Acevedo-Polakovich，2014；Brookman-Frazee，2004）。与**指导性辅导**（directive coaching）（即告诉家长该做什么）相比，反应性辅导实践（即加强家长对特定策略的使用）与家长在后续课程中的行为改变（Barnett，Niec & Acevedo-Polakovich，2014）、更快地掌握技能和更高的治疗完成率相关（Barnett et al.，2015）。反应性辅导实践对观察到的亲子互动和儿童反应以及参与的测量也有更积极的影响（Brookman-Frazee，2004）。

海恩-施拉格尔及其同事（Haine-Schlagel & Bustos，2013；Haine-Schlagel，Martinez，Roesch，Bustos & Janicki，2016）制定了一套干预者可以用来促进家庭参与儿童治疗的策略。这些策略强调以赋能为核心的方式进行干预，而不是将治疗师作为传授家长知识的专家，在这里，家长被认为是干预的关键合作伙伴（Brookman-Frazee，2004）。家长和照顾者积极参与工具包（Parent and Caregiver Active Participation Toolkit，PACT）（Haine-Schlagel & Bustos，2013；Haine-Schlagel et al.，2016）包括一套针对三个相关领域的协调工具：联盟、协作和赋能。最近，这些策略已被纳入自然发展行为干预中，例如帮助家长成为沟通教师项目，以帮助有孤独症风险的婴幼儿（Brookman-Frazee，Stahmer，Lewis，Feder & Reed，2012；Stahmer et al.，2017）。有关联盟、协作和赋能策略在针对幼儿的帮助家长成为沟通教师项目中的应用说明，请参见表4.1。

表 4.1　将父母和治疗师积极参与的策略纳入自然发展行为干预的示例

参与策略领域	策略	针对幼儿的帮助家长成为沟通教师项目的示例
联盟 目标：促进与照顾者的坦诚对话	积极倾听治疗师的意见。 传达一种照顾者—治疗师合作的感觉。 向照顾者传达积极的态度。	使用伙伴关系语言，例如我们。 明确地谈论你们将如何一起工作，例如，"让我们一起工作……"
协作 目标：与照顾者分享决策，增加参与和积极体验	提出建议，而不是给出指示。询问照顾者的意见。 家庭实践合作计划。	问："你对在家里使用这种策略有什么疑问？" 问："你认为你可以在哪些程序中使用这些策略？" 问："你在家工作的最大目标是什么？"
赋能 目标：帮助照顾者培养改变行为的技能和信心	认识并认可照顾者的优势和努力。 共同识别和解决障碍。	评论照顾者作为自己孩子的重要伙伴的经历。 认识到照顾者本身的优势。 认识到照顾者在治疗过程中的努力，并在治疗过程中和在家中尝试新技术。 问："××有什么难的？" 问："有什么办法可以处理这个问题？" 说："让我们考虑一个应对这项挑战的办法。"

资料来源：Haine-Schlagel，Martinez，Roesch，Bustos & Janicki，2016.

为有效的家长辅导做好准备

　　家长辅导的第一步是让家长和治疗师建立一种牢固的关系。家长和治疗师之间的融洽关系会影响家长对治疗策略的学习，并可能影响他们在门诊治疗期间与儿童一起使用这些策略。因此，专注于建立强有力的家长—临床医生伙伴关系是实施家长介导干预措施的一个重要方面，尤其是在社区环境中，家长可能难以满足抚养患有孤独症儿童的竞争性需求（例如，就业、参加治疗会议、照顾兄弟姐妹）。建立融洽关系可以通过尊重每个家庭的种族和文化背景、有效沟通、共同决策和发展对关系的信任来实现（McGrath，2005）。专业人士应该这样考虑，所有父母都对自己的孩子有着珍贵和独特的看法，而不是试图通过标签或诊断来对孩子进行特殊分类——这可能会阻碍更个性化的照顾（Hodge & Runswich-Cole，2008）。

　　在与家长合作时，可以使用一些策略来促进协作和增强赋能，包括：

- 询问父母他们希望孩子达到什么样的目标。
- 经常询问父母是否对所教授的治疗计划、目标或策略有疑问。
- 询问家长对治疗计划、目标和所教授策略的反馈。
- 询问父母是否预见到实施治疗计划、目标和策略的任何障碍。
- 请家长集思广益，举例说明如何在家制定资料目标、实施治疗计划和策略，而不是向他们提出建议。
- 请家长集思广益，举例说明如何在家中实施目标和治疗策略，重点放在家庭环境中可用的材料和活动上。

其中的几项策略集中运用父母头脑风暴的方式，临床医生可以帮助记录他们的想法。例如，正如最后一个要点所建议的，如果临床医生和父母正在集思广益，讨论如何在家里以口头请求、**模仿**和遵循指示为目标行为，他们可能会创建一个表格，记录想法，如表 4.2 所示。帮助父母明确考虑如何利用家庭环境中的玩具和活动来达到目标，这非常有用。

表 4.2　与父母一起集思广益，讨论如何在家里设定目标

使用这样一个表格，帮助父母写下"如何利用现有的材料在家里设定目标"这一策略的想法。

家里可用的玩具	目标 1：口头请求	目标 2：模仿	目标 3：遵循指导
列车	建造轨道时需要部件	模拟开快车或慢车	遵循与列车应该去哪里有关的指示
障碍物	在建造时需要部件	模仿动作，如在上面或下面加部件	遵循有关如何处理障碍物的说明
土豆头先生	在建造时需要身体部位	在把身体部位放在玩具上之前模仿它们的滑稽动作	按照说明放置身体部位

家长辅导的关键组成部分

以下是指导父母和其他照顾者辅导孤独症儿童时需要考虑的因素。一些针对孤独症儿童的家长辅导计划（Brookman-Frazee et al.，2012；Ingersoll & Dvortcsak，2010；Steiner et al.，2012）和早期干预家长辅导（例如，Rush & Sheldon，2011）也概述了类似的步骤。行为技能培训的步骤（例如，Clayton & Headley，2019）是应用行为分析文献中概述的一套标准培训程序，在此嵌入；但是，还添加了其他策略，以增强赋能和家长专业协作。前面讨论的家长和照顾者积极参与工具包策略可以纳入每一步。在指导家长时，临床医生应做好以下工作：

- 提供手册或书面内容。
- 以签到或反思开始每次会谈。
- 描述和讨论会谈中教授的技巧。
- 将技巧与儿童的个人治疗目标联系起来。
- 在与儿童直接接触中演示或示范技巧，讲述技巧的使用。
- 让家长在现场辅导下练习该技巧。
- 让家长参与互动的反思性讨论。
- 鼓励家庭实践干预技巧。

在接下来的章节中将详细描述这些要素。

提供手册或书面内容　临床医生应向家长提供书面内容，让他们在学习提供的治疗策略之前进行回顾。虽然并非所有的自然发展行为干预模式都有家长培训项目手册，但有些确实有，包括早期介入丹佛模式，帮助家长成为沟通教师项目，关键反应训练，共同注意、象征性游戏、参与和监管。例如，帮助家长成为沟通教师项目手册包含关于所教授的每项干预策略的简短章节。在课程中，家长有机会在接受每项技巧的指导前阅读信息。如果家长没有完成阅读，治疗师可以在沟通期间与家长一起查看。当然，临床医生在提供材料时应该考虑家庭的文化水平和语言水平。许多自然发展行为干预都有简短的讲义（例如，早期介入丹佛模式中的冰箱列表），可以促进家庭对主题的理解。对于没有家长手册化培训内容的自然发展行为干预，临床医生可能希望探索相关模式中的内容应当如何应用。例如，早期介入丹佛模式或帮助家长成为沟通教师项目中的内容包含相关信息，如果它是正在使用的主模式，则可以将这些信息提供给家长。在这种情况下，可能需要调整内容，这需要临床专业知识。对这种适应不满意的临床医生可能希望在进行家长培训时，专注于为家长提供手册化内容的自然发展行为干预模式。

以签到或反思开始每次会谈　在每次辅导会开始时，临床医生应安排时间签到或与家长进行简短的反思会谈。临床医生可以使用积极倾听的技巧来了解家长是如何使用前一次会谈的策略的，并与他们一起解决问题。这是认识到家长优点和努力的最佳时机，也是发现与家长的努力有关的儿童的优点和成功的绝佳时机。在会谈结束时，临床医生可以和家长一起选择会谈的主题和目标。

描述和讨论技巧　为了介绍一种新的技巧，临床医生应该简要地描述和讨论这种技巧，并将其与家长的日常活动和儿童的目标联系起来。临床医生应该首先标记和定义技巧。他们应该确保家长正在学习与该技巧相关的术语，以便后者理解随后在指导性辅导过程中提供的反馈。然后，临床医生可以根据需要提供的口头示例进行说明。让家长复述该技巧以评估家长的理解可能也很有用。还可以让家长提供该技巧的应用实例，作为评估家长的理解的另一种策略。

为这项技巧提供理论依据也很重要。例如，许多自然发展行为干预策略可以增强儿童的动机。一名希望专注于提高沟通技巧的家长可能不会立即理解如何增强儿童的动机以帮助实现这一目标。提供一个基本原理将帮助家长更好地理解为什么要使用一种技巧，进而增加他们接受并贯彻这一技巧的行为。临床医生应向家长提问，以确保家长了解这项技巧，并鼓励家长向他们询问该策略与儿童的关系。在这一阶段，向家长提供技巧的视频示范也可能有用。许多家长培训模式使用视频示范作为培训包的标准部分（例如，Hardan et al.，2015）。

将技巧与儿童的个人治疗目标联系起来 为了将技巧与儿童的目标联系起来，临床医生可以从提供实例开始，也可以通过让父母了解治疗技巧如何与儿童的目标联系起来的实例，以更积极的方式与父母接触。头脑风暴为父母提供了多个应用治疗技巧的例子，这一策略可能会增强父母技能的泛化（Stokes & Baer，1977）。治疗师离开后也是头脑风暴的好时机。与儿童一起在家中使用这种特定技巧可能会奏效，也可能会面临挑战。

在与儿童直接接触中演示或示范技巧 一旦家长了解了这项技巧以及它与儿童的目标之间的关系，下一步就是在与儿童直接接触的过程中简要示范这项技巧。临床医生可能会发现，向父母讲述他们是如何应用这项技巧的，以及这项技巧对儿童目前的行为有什么影响是有用的。随着父母理解程度的提高，他们可以被要求独立地识别正在使用的技巧。临床医生在展示这项技巧时，不应让家长们觉得自己不如他们，这会让父母对自己与孩子的互动感到沮丧。尽管为父母树立榜样的策略很重要，但指导性辅导是必不可少的，因为它为父母提供了练习技能的机会。因此，临床医生不应一直停留在示范阶段，应尽快让家长练习。

让家长在现场辅导下练习该技巧 一旦家长理解了这一策略，他们就可以继续在临床医生的指导和反馈下练习这些技巧。有些家长可能对练习犹豫不决。因此，临床医生可以提议制定一项关于如何分配治疗时间的操作常规。例如，在50分钟的会谈中，临床医生和家长可能会在最初的5分钟内签到，然后是10分钟的新材料说明和演示、20分钟的家长直接练习和反思、10分钟的一周回顾和提问、5分钟的布置下周的作业。无论其他会谈内容或教授方式如何，鼓励家长在会谈期间与儿童一起练习技能比不练习具有更好的干预效果（Kaminski，Valle，Filene & Boyle，2008）。

当辅导父母时，临床医生可以在他们和儿童一起工作时以及实践一项技巧后给予反馈。定期进行父母辅导和培训的临床医生可能需要有目的地提高他们的技能，以向父母提供反馈。对于临床医生来说，在父母和儿童一起工作的时候提供反馈尤其具有挑战性，这种技巧可能需要其他临床医生的培训、实践和反馈。当第一次教父母新技巧时，临床医生可以通过告诉父母重点是什么、然后一次只练习一项技能来开始一个练习环节（例如，"今天在你练习的时候，我将主要向你提供关于你使用自然强化的反馈"）。培训师应该把重点放在这项技巧上。在父母工作时提供的反馈需要简洁而集中，以避免干扰练习的流程（例如，"给他球是恰当使用自然强化"，"他恰当地表达要求，所以继续强化"）。简洁反馈的其他例子见专栏 4.2。随着家长掌握技能，在一次练习环节中专注于几项技能是可行的（例如，"今天我们将尝试一个新的教学环节，包括使用明确的提示、保持应变和使用自然强化"）。

 准备，设置，实施！

专栏 4.2：提供即时反馈

当父母和儿童一起工作时，提供给他们的反馈应该简短、简洁和具体。辅导者可以说：

- 你在模仿儿童的行为方面做得很好。
- 你现在的积极影响让他很投入。
- 继续保持对强化物的控制，直到他能恰当地进行沟通。
- 他指着玩具！去给他提供机会。
- 他看起来不像一分钟前那么积极。你觉得我们下一步该怎么办？
- 他真的很注意你正在示范的话语。
- 他没有注意你。你现在怎么引起他的注意？
- 你期待的眼神清楚地表明，你希望他请求你帮助他。

　　有时，反馈需要更详细，并可能引发讨论（例如，当家长明显不理解策略时）。在这些情况下，实践环节可能需要暂停，以便临床医生能够提供更详细的反馈、术语解释或回答家长的问题。在实践环节之后提供更详细的反馈也很有必要，这一点会在下一节关于实践之后的反思性讨论中详细说明。在这些讨论中，临床医生可以总结出父母做得好的方面以及可能需要做的工作。讨论父母的行为如何导致某个儿童的结果也是很有用的（例如，"你可能已经注意到，当你跟随他的领导时，他与你的关系变得更加密切了"）。相反，如果父母选择了不同的道路，探索可能发生的事情也可能是有用的（例如，"当你试图让他对火车感兴趣时，他的动机似乎下降了。跟随他的兴趣一起玩积木，也许会提高他的参与度"）。

如前所述，父母的实践对学习至关重要。因此，重要的是不要因为经常停下来讨论而使实践环节脱轨。如果这成为一个问题，临床医生可以提议制定一项计划，在一定时期内只提供指导，但不会进行讨论。临床医生可以在练习结束时做笔记作为讨论点。

文献中概述了提供有效反馈的几种策略（例如，Brookman-Frazee，2004；Haine-Schlagel & Martinez，2014；Ingersoll & Dvortcsak，2010）。这些在表 4.3 和表 4.4 中有描述。表 4.3 提供了不同类型反馈的示例（例如，标记策略的正确实施与错误实施），表 4.4 提供了有关如何进行以赋能为中心的反馈的信息。在治疗早期，父母可能需要更高水平的直接反馈；然而，父母的学习方式不尽相同，临床医生应努力评估在特定时间内哪种类型的反馈最适合父母及其技能。例如，有些父母可能会在多任务处理上遇到困难，因为这些多任务是接受反馈所必需的；而另一些父母可能会从这类反馈中受益，因为这与他们的行为直接相关。

表 4.3　在家长辅导期间提供有效反馈的策略

主题	定义	例子
给予行为特定的反馈	反馈应与父母和儿童的行为相关，具体且清晰。	当你跟着詹妮弗从泡泡间走到停机坪的时候，你很好地利用了儿童引导的技巧，她和你保持了很长时间的联系。
给予重点反馈	将每次对话或每组对话集中在单个或少量的技巧上。主要关注当前技巧的反馈。当父母学习更多的技巧时，回顾对以前学习过的技巧的反馈；不过，要确保与当前的聚焦技巧保持平衡。	当前技巧："当查理指着火车时，你给了他火车，这很好地利用了自然强化。"技巧回顾："你拦住查理的火车，等他回答，然后给他。这时你很好地跟随了他的引导，获得了共享控制，确立了一种教学试验，并提供了自然的强化。"
使用正确应用技巧的正面例子	为家长提供正确使用技巧的正面例子，而不是给出正确的反馈。	"很高兴能跟着儿童从街区走到标记处。""你对贴纸的共享控制非常明确。""你很快就会提供帮助了。"
必要时使用纠正建议	使用纠正建议对于确保成功也很重要。有些父母比其他人更容易接受反馈；你可能需要相应地调整你的反馈策略。	"你很好地利用了积极的影响来提高参与度。""朱尼尔似乎对这个游戏失去了兴趣。与其继续玩，不如看看他下一步怎么做。""既然朱尼尔刚刚通过交流解开了这个谜题，让我们给他一分钟时间来玩玩它。在他玩的时候，这是一个很好的机会，让你通过语言示范来训练他讲述自己正在做什么。"

表 4.4　辅导家长时使用的反馈类型

反馈类型	定义	何时使用	例子
直接反馈	提出一些具体的建议，或者告诉父母该怎么做。	现在就用这个来帮助父母在互动中取得成功。对于刚开始接受家长培训的家长来说，这可能更为合适。	"山姆刚要了球。如果你给他，这将加强他的沟通行为。"
间接建议	间接建议父母对情况做出判断并决定行动方案。	当有时间让父母在不失去儿童注意力的情况下进行反思时，使用此选项。这可能更适合那些在家长培训方面更进一步的家长。	"山姆现在好像没注意你。他的注意力在哪里?"
以赋能为核心的反馈	反馈的框架是根据父母可以做出的选择来决定如何在此时运用干预策略。	当有时间让父母在不失去儿童注意力的情况下进行反思时，使用此选项。这可以根据父母的实际水平进行调整。	"看来詹妮弗是有动力再次打开爆米花盒子的。你希望她做出什么交流行为?"

　　还应考虑家长对纠正性反馈的反应。尽管有些父母在听到关于如何提高自己技能的建设性反馈时没有困难，但也有一些父母在收到此类反馈时可能会产生防御性、不安全感或产生不自然感。根据父母对反馈的个人反应，积极评论和建设性评论的比例是很重要的。相对于每一项纠正性评论，最高五个积极评论的比例关系可能是改善学习效果的理想之选（Losada，1999；Losada & Heaphy，2004）。临床医生和家长教练经常使用至少三个积极评论对应一个纠正性评论这样的比例关系。

　　与父母之间的融洽关系也是一个重要的考虑因素，因为父母可能更愿意听取与他们关系紧密的人的建设性反馈。在治疗早期提供更积极的反馈，并在建立融洽关系之前非常谨慎地选择建设性评论可能是有用的，这将有助于家长获得更具建设性的反馈。使用以赋能为核心的反馈（见表 4.4）的一个明显优势是，由于父母参与评估他们自己的表现，并与治疗师讨论积极和消极的方面，因此他们接受建设性反馈的可能性更大，不那么对其充满敌意。

　　让家长参与互动的反思性讨论　为了提高家长的参与度和解决问题的能力，临床医生可以询问他们，在治疗过程中如何使用这些策略对他们自身和儿童是有效的。在每次家长实践后，临床医生应该留出时间对这些问题进行反思性讨论。他们可以通过描述他们在互动中看到的内容，并将父母所采用的策略与儿童的行为联系起来，对反思进行示范。他们应该让家长考虑什么方面进展顺利、什么方面存在挑战。临床医生和家长可以一起集思广益，找到应对这些挑战的方法。专栏 4.3 概述了为促进反思性讨论而提出的问题。这种反思性的讨论可以帮助父母在家中和下一次会谈中获得更成功的实践，并且可以更清楚地了解技巧。

准备，设置，实施！

专栏 4.3：促进与家长进行反思性讨论

在与儿童一起练习后，尝试问父母这些问题，以促进反思性讨论。

- 你认为哪些进展顺利？
- 你经历过哪些挑战？
- 你能想出一些例子来说明你的行动增强了儿童的动机和提升了其参与度吗？
- 你能举出一些例子来说明你在努力增强动机和提升参与度方面的情况吗？
- 当你和儿童一起工作时，你感觉如何？
- 你认为你的行为如何影响儿童的行为、表现或动机？
- 在与儿童一起工作时，如何倾听我的反馈并尝试将其融入其中？
- 你认为在家里如何使用这些技巧？
- 你能给我举几个在家里如何或何时实践这些技巧的例子吗？

鼓励家庭实践干预技巧　每次家长辅导会谈的最后一步是与家长合作，为在会谈之外实践干预技巧做出计划。这将有针对性地帮助家长学习和泛化干预技巧。临床医生可以要求父母选择一个特定的日期、时间点或一项活动实践这项技巧。同样，临床医生和家长可以花时间在讨论中排除预期的挑战并提出一些解决方案。课间活动还可以包括阅读接下来几周的材料，或录像追踪儿童的行为。为使家庭实践获得最大收益，干预人员应在随后的会谈中跟进讨论，以提供进一步的反馈并根据需要进行调整。

案例

盖布

　　盖布（Gabe）是一个 3 岁男孩，被诊断为患有孤独症。他在 30 个月大的时候就被确诊了，当时他的语言不超过 20 个单词。他对同龄人表现出极少的兴趣，并喜欢排列物品和拍手。在某些情况下，他的父母也开始注意到他不寻常的反应。例如，当他的小妹妹哭时，他会哭，并捂住耳朵；在生日聚会上，当大家开始唱《生日快乐》歌时，他会躲在桌子底下。盖布喜欢玩因果关系类的玩具，如弹跳球，以及音乐玩具和汽车坡道。尽管他对同龄人的兴趣微乎其微，但他可以很容易地和成人玩一些激烈的运动游戏，比如挠痒痒、追逐和旋转。

在盖布被确诊后，临床心理学家建议采用应用行为分析治疗。盖布的父母了解到应用行为分析治疗对于孤独症儿童是一种有效的治疗方法，但也希望自己学习以帮助儿子，因为盖布的母亲全职在家陪孩子。他们拜访了几家应用行为分析治疗机构，最终确定了一家机构。该机构每周定期为盖布提供康复治疗，并提供几小时的家长辅导。

盖布的父母与他的治疗师会面并共同制定治疗计划。治疗师与父母详细讨论了他们的治疗建议，并要求他们对所提出的建议以及治疗的优先事项提出意见。他们共同决定了在家长培训会谈中要达成的一系列目标。目标既包含针对盖布的技能，又包含父母将要学习的干预技能。尽管盖布在他的整体治疗计划中有更广泛的目标，但家长教育小组确定的儿童干预目标包括提高对物体的单字请求频率、在亲子游戏过程中增加对人的关注和偶然的发声、增加对动作的模仿、增加牵手技能，以及减少对公共场合的逃避行为。父母的治疗目标包括学习如何创造自然的交流机会，确立感官社交常规，增加模仿，以及实施一个在公共场合教授牵手行为的计划（见表 4.5）。

表 4.5　自然发展行为干预家长培训计划示例

儿童目标	父母的目标或治疗策略	教学试验示例	指导性家长辅导反馈示例	基于赋能的辅导反馈示例
请求物体	沟通试验的环境设置或共享控制	拿出一件喜欢的玩具或零食，等盖布口头要求。 把盖布最喜欢的玩具放在架子上，这样他就必须开始交流才能提出要求。	"盖布似乎真的很想再把球投进投球机里。这将是一个很好的时机，把它们举起来，看看他是否使用口语要求它们。" "举着球等盖布问，这是一个很好的、明确的共享控制的例子。" "干得好，他在提出要求之前一直举着球。很好的共享控制！" "记住，在他要求之前，我们不想让他拿到球。"	"盖布真的很喜欢那个投球机。你希望使用什么策略来实现共享控制？" "你认为盖布现在看起来有足够的动力去做一些沟通试验吗？" "你有很好的共享控制，但他似乎没有提要求。你觉得我们下一步该怎么办？"

续表

儿童目标	父母的目标或治疗策略	教学试验示例	指导性家长辅导反馈示例	基于赋能的辅导反馈示例
在亲子游戏过程中增加注意或发声的行为	感官社交常规	在挠痒痒的游戏中暂停,充满期待地举起双手,等待眼神接触或发声,然后再挠他。把盖布抱起来,旋转他,然后停下来等待眼神交流或发声,再旋转他。	"他喜欢挠痒痒!现在,停下来等他朝你看一眼,然后再挠痒痒。""在旋转他之后停下来是一种很好的通过等待来确立这个常规的做法。现在,等他发声,你再旋转他。"	"他喜欢挠痒痒!你现在能想办法建立一个感官社交常规吗?""在旋转他之后停下来,是建立这个常规的一个好方法。当你停下来时,你想练习注意力还是发声?"
模仿行为	共享控制和轮流交替	首先,用塑料动物模仿儿童的动作(例如,让他们走路、爬、跳),然后介绍让动物吃东西的新奇动作。一旦儿童模仿了,就要回到模仿儿童以作为强化。在引入撞车的新奇动作之前,用玩具车模仿儿童的动作(例如,驾驶),一旦儿童模仿,回到让儿童随心所欲地玩耍,以进行强化。	"模仿盖布真棒。现在是介绍一个新动作的好时机。""你很好地介绍了一个新颖的动作。既然他没有模仿你,那就再模仿一遍。"	"你能想出一个新颖的动作来让盖布模仿吗?""你介绍了一个新颖的动作,但他没有模仿。你有什么想法可以帮助他成功地模仿吗?"
在公共场合增加牵手的行为	牵手的自然强化;视觉暗示促进在公共场合的泛化	从一个可控的环境开始(例如,家里或诊所),通过设定一个基于时间的目标来练习牵手,促使盖布手牵着手走路,并在一个可以获得自然强化的地方结束,这个地方应该有儿童喜欢的玩具或是成人的关注来作为正确示范目标行为的强化。在反复的尝试中不断增加时间目标。然后,使用相似的强化策略泛化到社区中。	"你做得很好,对他牵手的期待很清楚。""他放了你的手,让我们重新开始。他没有得到强化。"	"他需要清楚地了解牵手的期望。你怎么跟他说呢?""他放开了你的手。下一步该怎么办?"

由于盖布父母的培训计划是针对不同发展领域的一系列技能而设计的，他的干预团队随后制定了一项计划，以此向盖布的父母传授技能，以避免一次太多目标给他们带来压力。首先，他们学习了以口头请求为目标的策略（例如，环境设置和共享控制），以及如何使用感官社交常规来促进社交参与。因为这些策略侧重于教家长在自然亲子互动中嵌入行为教学试验，所以首先学习它们也为一般的行为教学试验奠定了重要的基础。例如，它强调了共享控制和随机强化的重要性。一旦掌握了这些技能，盖布的父母就开始学习针对模仿的策略，比如模仿盖布以激发他的兴趣，然后使用轮流交替来暗示他去模仿，并通过不断地获得喜欢的材料来强化他这样做的能力。在掌握这些技能的同时，他们继续使用自然主义的交流试验和感官社交常规。随着他们对模仿教学的熟练程度提高，他们也开始在父母的培训会谈中学习功能评估的原理。然后，他们参加了一次功能评估面试，评估在公共场合逃避的情况，并开始在外出期间（例如，去杂货店或公园）获取 A-B-C 数据。

一旦儿童发生逃避行为，父母将参加与治疗小组的会议，共同制定针对逃避行为的干预计划。他们开始使用自然情境教学，在一个可控的环境中教授牵手的行为。例如，他们让盖布在家里或院子里牵手，通过获得喜欢的玩具或自然的社交活动（如挠痒痒）来不断增加时间以及强化行为，并让他四处转悠。一旦盖布能够在可控的环境中稳定地牵手，他们就开始在短暂的社区外出中（例如，去便利店买零食）泛化这些技能，并使用视觉提示来激发他在突发事件中对行为期望的表达（例如，先牵手，然后吃零食）。

使用的家长培训策略包括个人会议、家庭环境中的家长辅导和社区环境中的家长辅导，以帮助进行泛化。使用本章概述的策略介绍新技能时，例如，在介绍针对性请求、社交参与和模仿的策略时，临床医生首先在家长个人会议上口头回顾这些策略，并向家长提供阅读材料。当临床医生讨论主题时，他们将提供与盖布治疗目标相关的例子。临床医生随后向盖布的父母展示这些策略，同时讲述他们的教学试验，并讨论正在使用的治疗策略。然后，他们鼓励盖布的父母在与盖布的直接互动过程中、在家里或诊所的临床医生指导下，练习针对性的治疗策略。最后，一旦父母掌握了技能，他们就可以在临床医生的支持下、在适当的时候参加社区郊游，实现诸如牵手的目标。

小　结

本章概述了家长、家长培训和辅导在自然发展行为干预中的作用和重要性，并提出了一些有效的、以赋能为核心的家长辅导策略。这些策略并不专门针对任何一种自然发展行为干预模式，它们可以应用于任何以家长辅导为重点的干预。与儿童治疗目标一样，父母的目标和指导方法必须个性化，以满足每个家庭的需要。对父母实施干预策略的干预忠实度数据也很有价值（Meadan，Ostrosky，Zaghlawan & Yu，2009）。干预忠实度数据可以为培训和辅导方法提供信息，并有助于确定父母何时接受了足够的父母培训或辅导（即满足掌握的标准）。有关质量指标的干预忠实度策略在第 16 章中进行讨论。本章讨论的策略也可以与后几章相结合，这些章节侧重于在训练和辅导家长进行干预时教授特定技能（例如，第 11 章关于沟通）。不管所教授的自然发展行为干预策略是什么，本章包含的有实证支持的家长辅导策略对任何自然发展行为干预模式的家长培训都有效。

第 5 章

促进与同龄人和社区的融合

奥宾·斯塔默、王康妮、马修·塞格尔和詹妮弗·雷纳

根据疾病控制和预防中心（CDC，2018）的报告，融合意味着"让残疾人参与日常活动，并鼓励他们扮演与没有残疾的人、与同龄人相似的角色"。融合教育包括：调整课程，评估做法、制度，调整教学风格和物理环境，使所有人都能平等参与。联合国支持所有学生，包括患有孤独症的学生，赋予他们使用在他们社区中的优质免费融合教育的权利，并提供必要的支持使他们能够发挥自己的潜力。有效的融合不仅仅是简单的整合，后者可能只是简单地将患有孤独症的个体置于具有正常个体的情境中。社区、学校和其他机构必须做出改变，使个人能够充分参与所有活动，而不是期望患有孤独症的人去适应环境（Pellicano, Bölte & Stahmer，2018）。本章使用融合策略的实证研究，讨论融合的必要性，以及自然发展行为干预如何在融合环境中成功地支持孤独症患者。

融合的重要性

2004 年的《残疾人教育改善法》和 2001 年的《不让一个儿童掉队法》（No Child Left Behind Act，NCLB）（PL 107 - 110）都规定，残疾儿童，包括孤独症儿童，应在最小限制环境（least restrictive environment，LRE）中接受教育，这意味着使他们尽可能与发展中的同龄人一起接受教育。这确保了有特殊学习需求的儿童（包括那些参加个别化教育计划和 504 计划的儿童）不会被孤立。融合被认为是对孤独症儿童的最佳教育方式（DiSalvo & Oswald，2002）。

参见专栏 5.1。这一点很重要，因为在孤独症患者身上看到的挑战主要与在学校和工作中同朋友的社交互动和社交技能有关。随着这些政策的实施，患有孤独症的学生参加普通教育的人数逐年增加（Leach，2010）。不幸的是，患有孤独症的成人没有被纳入强制措施。1990 年的《美国残疾人法》（The Americans with Disabilities Act）（PL 101 - 336）规定，政府机构需在工作场所和大学校园为残疾人提供支持和住宿，这可能会鼓励他们融入社会。

准备，设置，实施！

专栏 5.1：什么是融合?

- 融合不只是提供一个场所。
- 融合是一种理念，它认为不管技能、才能如何或被诊断为何种疾病，每个人都是社区的一员。
- 融合不仅仅是简单的整合。
- 融合包括为每个人提供充分参与社区生活所需的支持。

大多数孤独症倡导组织支持融合实践的理念，帮助患有孤独症的个人应对他们在社会环境中面临的任何挑战。例如，孤独症自我倡导网络（ASAN）关于融合的立场声明指出："每个人都值得包容和尊重，无论他需要怎样的支持。"美国孤独症协会和孤独症研究基金会都倡导在整个生命周期内支持融合，并将融合与改善生活质量联系起来（Biggs & Carter，2016；Hong，Bishop-Fitzpatrick，Smith，Greenberg & Mailick，2016）。

实践中的融合

大多数关于融合的研究来自对学龄前儿童和小学儿童的研究。在融合的环境中，对孤独症儿童最常测量的维度是社交（Freeman，2003）。融合使得社交参与和社会支持增加，以及孤独症学生报告的友谊增加（Harrower & Dunlap，2001）。此外，参与社区和休闲活动与生活质量呈正相关，因为这些活动为患有孤独症的个人提供了与他人交往和发展友谊的机会（Biggs & Carter，2016；Chiang & Wineman，2014）。

在学校项目中，融合也有利于正常儿童的发展。融合的育儿环境鼓励所有儿童（包括那些非残疾儿童）进行积极互动和学习（Hestenes & Carroll，

2000）。一般来说，发育中的儿童会学会如何与他人相处以提高社交技能，这使得他们表现出更少的破坏性行为（Daly，1991；Strain & Cordisco，1994）。参与融合项目的儿童在参与后对残疾同龄人的接受程度也更高（Diamond，Hestenes，Carpenter & Innes，1997）。与同龄人相比，在孤独症融合计划中度过一天的、健康发育的幼儿通常表现良好，并且没有任何刻板或攻击性行为的增加（Stahmer & Carter，2005）。在学校课堂上，研究人员发现，当严重残疾的学生入读普通教育课堂时，对于一般发展中的学生来说，授课时间或学习方式没有差异。此外，当学生与有特殊需求的同龄人一起接受教育时，可能对他们的数学和阅读有一些好处（Bui，Quirk，Almazon & Valenti，2010）。

尽管融合为患有孤独症的儿童及其健康发育的同龄人带来了明显的益处，但仅仅采取融合的方式不足以促进社会融合（Chamberlain，Kasari & Rotheram-Fuller，2007）。在较高的年级中，融合更为复杂，这可能是因为游戏和社交互动变得更为复杂（Rotherham-Fuller，Kasari，Chamberlain & Locke，2010）。在高中，在融合环境中的学生经常报告说他们比同龄人感到孤独，并说他们希望获得更有意义的关系（Locke，Ishijima，Kasari & London，2010）。患有孤独症的儿童和青少年在生活质量方面的得分低于同龄人，特别是在与社会化相关的领域（Ikeda，Hinckson & Krägeloh，2014）。现实情况是，融合不仅仅是与其他人待在同一个地方。简单地将患有孤独症的人安置在教室或工作场所、与健康发育的同龄人一起，而不进行系统的治疗，好处是有限的（Harrower & Dunlap，2001）。也就是说，患有孤独症的学生需要学习交朋友，参与社交活动，并在忙碌的课堂上取得成功。因此，已得到证实的策略，如自然发展行为干预，是帮助孤独症患者在融合环境中取得成功的关键。

自然发展行为干预的主要目标之一是帮助家庭和治疗师在自然情境中使用基于实证的策略，确保孤独症患者能够学习在新的地方长时间使用他们的技能（见专栏 5.2）。当然，对每个人来说，无论年龄或被诊断为患有何种疾病，最自然的环境之一都是与社区和同龄人在一起。这包括上学并与健康发育的学生一起接受教育。自然发展行为干预通过培养学生跨环境的社交和沟通技能，帮助他们在许多环境中取得好成绩。自然发展行为干预在学校（例如，Crosland & Dunlap，2012；Koegel，Matos-Freden，Lang & Koegel，2012）、游戏日（Koegel，Werner，Vismara & Koegel，2005）和夏令营（Brookman et al.，2003）的融合环境中起到了良好的作用。许多研究使用行为策略来帮助处于融合环境中的儿童（参见 Harrower & Dunlap，2001）。孤独症国家标准项目表示，基于实证研究的技术，如自然发展行为干预，在普通教育环境下效果良好（例如，National Autism Center，2015）。自然发展行为干预的大多数数据是针对 14 岁以下的儿童的，而且对老年、青少年和成人的研究有限（Wong et al.，2015）。

准备，设置，实施！

专栏 5.2

　　自然发展行为干预的主要目标之一是在自然情境中使用有实证支持的策略，这些策略非常适合在融合环境中为孤独症患者提供支持。

在融合环境中使用自然发展行为干预

　　有多种自然发展行为干预策略在融合环境中得到成功应用。一些项目，特别是在学前环境中，开发了使用自然发展行为干预的综合项目，在包括健康发育的同龄人在内的环境中为患有孤独症的学生提供支持。此外，多种干预模式，如示范、同伴介导干预、自我管理和自我调节，以及结构化游戏，都使用自然发展行为干预策略支持从童年到成年的孤独症患者融入学校和社区环境中。本节描述了结合自然发展行为干预来成功纳入孤独症患者的模式。

丰富的学前教育项目

　　一些学前教育项目是专门为患有孤独症的儿童和同龄的正常儿童一起设计的，这些项目经常使用自然发展行为干预策略。对孤独症儿童综合治疗方案的回顾研究了四个融合方案，所有方案都采用了某种类型的自然发展行为干预策略。这些项目包括沃尔登学校（McGee，Morrier & Daly，1999）、学习经历——一个可供学龄前儿童和家长选择的项目（LEAP，Strain & Bovey，2011）、适合孤独症发展的干预项目（Schwartz，Sandall，McBride & Boulware，2004）和亚历克萨幼儿游戏学习学院（PLAYC，前身是幼儿学校）（Stahmer，Akshoomoff & Cunningham，2011；Stahmer & Ingersoll，2004）。这些项目都报告了积极的结果；只有 LEAP 有来自随机试验的比较数据，其他项目的结果来自准试验设计。

　　沃尔登幼儿项目采取随机教学方式。儿童每周在一种结构化的环境中待 20

小时左右，家长们在每周的家访中接受教育。沃尔登幼儿项目在语言和社交行为方面有极好的效果：麦吉及其同事（McGee et al.，1999）的一项研究表明，28 名患有孤独症的儿童中，82％的儿童在退出项目时使用口语，71％的儿童在退出时与其他儿童更亲近地玩耍。

适合孤独症发展的干预项目是与公立学校合作开发的，在生活质量课程的背景下，在课堂中使用自然行为策略。儿童还接受小组教育和定期家访，他们的家庭也接受家长教育。幼儿和学龄前儿童的干预结果显示，他们在社交沟通、社交技能和孤独症核心缺陷方面都有积极的变化（Boulware，Schwartz，Sandall & McBride，2006；Schwartz，Thomas，McBride & Sandall，2013）。

在一项对亚历克萨幼儿游戏学习学院 102 名患有孤独症的儿童的研究中，31％的儿童在 3 岁时处于正常的发育阶段（Stahmer et al.，2011）。此项目每周为儿童提供 20 小时的服务，结合使用自然发展行为干预（类似于第 2 章"帮助家长成为沟通教师项目"中所述）、环境设置、视觉支持，以及每两个月进行一次家访，包括运用自然发展行为干预进行家长指导。该项目的一项早期研究（Stahmer & Ingersoll，2004）发现，在 36 个月退出该项目的幼儿中，80％的幼儿提高了口语技能，孤独症行为的严重程度降低。参加该项目的大多数儿童都加入了普通小学的课堂（Akshoomoff，Stahmer，Corsello & Mahrer，2010）。

使用 LEAP 模式的项目还可以将基于实证的自然发展行为干预策略（随机教学）嵌入正在进行的课堂活动中，并使用结构化的同伴介导教学方法，其中健康发育的同伴是干预的一大部分。在 LEAP 中，同龄儿童学习与患有孤独症的同龄人互动是最佳方式，我们鼓励持续的互动。这个项目还包括家长辅导，以解决家庭和社区中的行为问题。LEAP 在记录智力发展和语言进步（Strain & Hoyson，2000）以及社交参与（Strain，Kohler & Goldstein，1996）的研究方面有着悠久的历史。

LEAP 是唯一一个具有大规模泛化功能、有实证依据的融合项目。一项在28 个教室进行的 LEAP 的对比试验发现，与常规治疗的学前教育项目相比，这种方法更有可能取得积极的效果（Strain & Bovey，2011）。研究者发现，为了完成 LEAP 所需的所有步骤，需要近 2 年的指导，若仅仅提供人工材料而不进行指导，并不能持续地使用大多数策略。这一点很重要，因为正确策略的使用与效果有关。此外，LEAP 模式的长期结果表明，随着时间的推移，孤独症儿童的症状持续得到改善（Strain & Hoyson，2000）。

贯穿整个生命周期的有针对性的干预

与针对孤独症幼儿的学前融合项目不同，在普通教育、大学或社区环境中，没有针对学龄儿童、青少年或成人孤独症的有明确定义和强有力研究支持的全面治疗模式。缺乏针对孤独症老年人的基于实证的融合项目可以归因于这样一个事实，即教育、工作和社区方案往往有可能不适用于综合治疗模式的政策和标准。例如，由于担心作弊，教育助理可能无法帮助学生参加大学课程考试。此外，老年人的融合环境中通常只有一个健康发育的个体。核心不是为患有孤独症的个体重组整个项目或活动，而是使用基于实证的重点干预实践来支持患有孤独症的个体，并不中断该项目的实施。

有针对性的干预实践是针对特定技能或目标的策略，可在现有项目中轻松使用。对孤独症干预文献的回顾确定了五种对融合教育非常有用的自然发展行为干预实践：综合自然发展行为干预（包括关键反应训练），示范，同伴介导干预，自我管理和自我调节，结构化游戏小组或社交技能小组（Wong et al.，2015）。每种实践都会在接下来的章节中简要介绍。这些项目的积极效果包括获得更好的学业和工作表现、独立生活的技能、社交互动和情绪管理技能。这些策略尽管在融合性高等教育项目中也有越来越多的使用，但依然是在基础学校中使用最为频繁（Hart，Grigal & Weir，2010）。这些课程通常是为有智力和发育障碍（包括孤独症）的年轻人设计的，给这些学生一个学习大学课程和工作的机会，同时也帮助其学习社会成长、独立生活和职业技能（Grigal & Hart，2010；Hart et al.，2010）。

综合的自然发展行为干预

一些实证数据支持针对患有孤独症的老年人在其日常生活环境、活动或常规中使用综合的自然发展行为干预模式也是有效的。与在特殊教育或个人环境中使用这些策略类似，治疗师通过环境、活动或常规安排来激发学习者对某项活动的兴趣，为学习者使用目标行为提供支持，在行为发生时拓展，或为目标行为或技能安排一些自然呈现的结果。一些自然发展行为干预策略已经被证明可以减少挑战性行为，包括自然强化、整合更简单的任务、奖励尝试和功能性沟通训练（Machalicek，O'Reilly，Beretvas，Sigafoos & Lancioni，2006）。卡马戈及其同事（Camargo et al.，2014）发现，随机教学的实证验证和同伴介导干预措施在融合环境中非常成功。

示范　示范、自我示范和视频示范都是孤独症患者在学校、家庭和社区环境中使用的重要策略。示范包括演示一种行为，让个体模仿它，然后奖励这种行为，帮助他以后再学习运用它。儿童根据在幼儿园、操场和其他社区环境中观察到的其他儿童的行为来学习相关技能，诸如围绕某种特定物品的玩耍、指示和游戏等。青少年在看电影、参加体育活动或午餐与朋友聊天时，可能会学习到常见的预期行为。成人可以通过观察他人来学习新的工作任务和工作场所的社会规范。在幼儿中，目标游戏的视频示范已经被证明可以增加适当的目标游戏（例如，D'Ateno，Mangiapanello & Taylor，2003；Hine & Wolery，2006；Nikopoulous & Keenan，2004）。

在融合的学校环境中，健康发育的同龄人会自然而然地示范一些行为，学龄期孤独症儿童会模仿这些行为，并在类似情景下展现出来。除了学业（例如，做基础数学课本中的一道应用题时，解释思考过程和展示解题过程）之外，同龄人可能会示范举手并等待被点名，然后大声说出答案，再比如在学校餐厅排队等候和在课间活动时按照规则做游戏。在青少年中，使用静态图片作为自我示范策略也被证明可以提高任务参与度，同时降低教师提示的频率（Cihak，Wright & Ayres，2010）。视频示范策略可用于教授许多独立的日常生活技能，如洗衣服、做饭和自我照顾。青少年学生甚至学会了额外的日常生活技能，这些是视频示范干预中并没有刻意强调的（Lasater & Brady，1995）。患有孤独症的年轻人被教导如何使用视频示范策略（Haring，Kennedy，Adams & Pitts-Conway，1987）来购买他们所需要的物品（如杂货、衣服），这可以鼓励他们培养在社区环境中的独立能力。相关策略包括向青少年展示脚本，然后慢慢消退来帮助他们提高问题识别能力，并在工作环境中寻求帮助（Dotto-Fojut，Reeve，Townsend & Progar，2011）。这些策略可以与其他自然发展行为干预策略一起使用，如直接强化和共同控制。

同伴介导干预 在同伴介导干预中，健康发育的同伴通过增加自然情境中的社交机会，学习如何与孤独症患者互动并帮助他们学习新的行为、沟通技能和社交技能。同龄人被教导如何让患有孤独症的个体参与到可以由老师引导或由患有孤独症的学生发起的社交互动中。一项对年龄在 4～21 岁的孤独症患者的同伴介导策略（Watkins et al.，2015）进行的评估表明，干预取得了积极的效果。在幼儿园，教育目标通常是儿童可以参与游戏活动；在小学，儿童可以在课间休息时学习发起游戏；而在高中，目标就包括主动开始对话。尽管对这些策略的大部分实证研究都集中在更年轻的学生身上，但朋友间干预是一种同伴介导干预，被证明对患有孤独症的高中学生有效（Schlieder，Maldonado & Baltes，2014），能够改善社交互动、赋能和增强幸福感。对患有孤独症的大学生进行同伴指导可以提高他们的学习成绩、对社会规则的认识和执行能力（例如，Taylor，2005；Van Bergeijk，Klin & Volkmar，2008）。此外，一些大学已经开始为患有孤独症的学生开设特别的一年级课程，直接教授他们运用功能性技能、情绪调节策略、社交规则和学习技能。通常，健康发育的同龄人往往是这类课程成功的一个重要组成部分（Wenzel & Rowley，2010）。

自我管理和自我调节 自我管理是一种程序，用于教导个人辨别自己的行为（例如，适当地坐在课堂上），并记录该行为的发生或不发生（Koegel，Koegel & Parks，1992）。它既是一种传授新技能的工具，也是一项重要的技能。自我调节包括在自我管理过程中跟踪自己的行为。自我管理和自我调节已经用于学龄儿童、青少年和成人，以发展适当的技能，提高他们参与社区环境的能力。幼儿园的儿童已经使用自我管理来成功地提高任务表现力和减少破坏性行为（Koegel，Harrower & Koegel，1999）。在另一个例子中，纽曼和同事（Newman et al.，1995）教授三名患有孤独症的青少年进行自我管理，并提供奖励，从而有助于他们顺利过渡到其他活动。同样，青少年也学会了通过自我管理策略提高社交互动中的提问能力（Palmen，Didden & Arts，2008）。为青少年学生提供第二天的日程安排和活动（如启动）有助于他们更好地参与学校任务（Koegel，Koegel，Frea & Green-Hopkins，2003）。限制他们选择的活动有助于孤独症青少年增加任务行为，减少与强烈兴趣相关的重复行为（Sigafoos，Green，Payne，O'Reilly & Lancioni，2009）。在工作环境中，自我调节策略被证明可以提高孤独症成人的任务完成率并增加口头请求（Ganz & Sigafoos，2005）。

结构化游戏小组 结构化的游戏小组利用小组来教授社交技能。这些游戏是在一个小范围内进行的，有非常具体的活动。参与者有健康发育的同龄人，并设定明确的主题和角色。尽管同龄人也参与其中，但游戏小组由成人领导，他们使用提示和架构来帮助学生学习新技能。在一个课后结构化游戏小组的例子中（Legoff & Sherman，2006），一名患有孤独症的学龄儿童通过示范辅助，与两名健康发育的同龄儿童以及一名成人主管共同完成了一个项目。与自然发展行为干预策略一致，成人选择乐高积木来激励学习，因为儿童对乐高感兴趣。每名小组成员都承担着不同的责任（如工程师、供应商、建造者），游戏小组则强调教授语言和非语言交流、协作解决问题、分享和轮流，包括在任务期间转换角色。参与小组完成积木搭建是在自然情境中发生的，对儿童来说也是直接强化物。研究发现，参与结构化游戏小组的孤独症儿童的沟通和社会化得分高于没有参与该小组的孤独症儿童（Legoff & Sherman，2006；Owens，Granader，Humphrey & Baron-Cohen，2008）。

将自然发展行为干预策略整合到社区活动中的实操建议

本节介绍用于社区活动的自然发展行为干预的关键要素。这意味着不但要制定融合计划，而且要有孤独症患者愿意参与社区活动。融合的目标是帮助孤独症患者参加与同龄人相同的活动，因此当孤独症患者想要参加夏令营、在商场工作、去主题公园或加入垒球队时，这些策略既可用于专门的融合环境，也可用于一般的社区活动。同样，这不是一个包含策略的详尽列表，但它特别介绍了促进融合的自然发展行为干预的方法。

制定个性化的治疗目标

任何好的治疗方案都必须制定个性化的目标。当在社区项目中实施自然发展行为干预策略时，目标应与融合环境的具体情况相关，具体的治疗目标包括社交互动、适应性技能或工作技能以及社交沟通。有些课程还制定了小组目标，其中可能包括对朋友说一些积极的事情、寻求帮助、分享材料等，具体目标和策略应与个体学习者的需求相一致。融合环境通常需要制定社会目标，例如在幼儿园分享玩具、在小学参加足球比赛、与同事共进午餐时交谈。在融合环境中，支持人员必须能够确定患有孤独症的人需要多少帮助，以及伴随着参与者独立运用技能的提高，制定减少支持的计划。与环境所需的社会技能和适应性技能相关的评估系统，如社交技能改进系统（Social Skills Improvement System，SSIS）（Gresham & Elliott，2007）或适应性行为评估系统（Adaptive Behavior Assessment System，ABAS）（Harrison & Oakland，2003），可能有助于适合年龄的学习目标的制定。对环境中所需使用的技能进行**任务分析**（task analysis）有助于目标的制定。观察孤独症患者和同龄人之间的互动也可能对实现目标有所帮助。第 10 章进一步探讨了制定目标的策略，但对于社区项目，这些目标可能需要针对融合环境所需的技能进行选择。

对干预忠实度的监控

在融合的环境中对干预忠实度进行监控是极富挑战性的，它同独立工作时一样重要。干预忠实度指的是干预按预期实施的程度，在第 16 章会有更为详细的讨论。许多干预措施都有特定的干预忠实度标准，可用于监测教师、辅助专业人员、职业教练、家长和其他专业人员使用自然发展行为干预策略的情况。即使对于同伴介导策略，干预忠实度测量也可以确定同伴是否接受了必要的监控、反馈和奖励，以帮助他们继续成功地帮助患有孤独症的学生。干预忠实度监控可以确保整个团队支持同一个体，并始终使用该策略。例如，在教育环境中的辅助专业人员可能很难理解辅助消退和通过支持独立性的方式淡出与学生的亲密关系的重要性。对干预忠实度的测量可以确保实施干预者在整个融合环境中提供最佳服务。

对环境的安排

在融合情境中合理安排环境以鼓励使用适当的技能，这对孤独症患者来说十分有益。在课堂环境中，这通常包括把想要或需要的东西放在伸手不可及的地方来鼓励语言表达，或者让同伴要求孤独症个体选择特定颜色的蜡笔来鼓励社交。在工作场所，通过安排环境以鼓励独立工作，或为午餐和休息提供舒适的社交互动环境可能有效。例如，将核对清单和其他视觉支持放在孤独症员工打卡处（以及其他工作情境中）的视野范围内，可以帮助他们更独立地使用技能。此外，在大组学习的背景下精心创建小组，可以在继续促进孤独症个体参与和社会互动的同时，减轻他们在社会和感官方面的压力。

例如，在一门大班制的高中体育课上，患有孤独症的学生可以分在 4～6 人的小组中（有适当的同伴训练和监督），他们对孤独症学生有兴趣，并可以促进适当的互助游戏的进行。在体育馆里指定一个空间是这样的小组的理想选择。在大学校园中，朋辈导师可以在校园餐厅内安排自己的位置，以便鼓励患有孤独症的学生使用适当的社交沟通技能。例如，"我可以加入吗？"他们可以在互动过程中使用自然发展行为干预策略，例如用讨论喜欢的话题来奖励适当的评论。

共享控制

共享控制的策略在学龄前儿童中最常见，同样也可以纳入老年人的活动中。共享控制是指一种平衡的互动。在共享控制中，孤独症患者在互动中和活动之间进行选择，并与另一个人分享这些选择。第 6 章会详细阐述这一策略。通常来说，共享控制在一对一的环境中更容易实现。例如，当成人对儿童想要的玩具有控制权时，等待儿童主动发起活动效果会更好。然而，儿童也可以在小组环境中发起教学活动。这与游戏和社交活动的类型尤其相关，在这些活动中，启动是确保建立友谊和提高一般社交技能的重要途径。

一种做法是围绕学生的特殊兴趣设计游戏，这样可以确保学生对活动感兴趣，也可以让学生在游戏中成为领导者。在一项研究中，研究人员帮助教师为一名对各州首府有浓厚兴趣的儿童开发了一款游戏。他们画了一张美国地图。老师说出一个州的首府，学生们争先恐后地找到相应的州（Baker，Koegel & Koegel，1998）。患有孤独症的学生很擅长这类游戏。也可以根据学生其他的兴趣开发类似的游戏。

课堂上的简单选择也是共享控制的例子，例如这堂课用哪种颜色的笔写字，或者完成作业的顺序。随着孤独症患者年龄的增长，加入其他人共同感兴趣的团体或组织可能会有所帮助。简单地选择午餐吃什么、办公桌放在哪里或者在会议中扮演什么角色，也可以在具有挑战性的情况下为他们提供一种控制感和舒适感。

使用自然强化

为该环境制定的目标应当以孤独症患者享受的活动或互动来呈现，并与自然奖励（即环境中可用的奖励）相关联。例如，与他人一起玩得不错可带来更长时间获得偏好的玩具和参与偏好的活动。学会在工作中表现良好会获得薪水和更强的工作独立性。对话是一个绝佳的目标，可以不必考虑年龄段直接进行奖励。例如，使用适当的会话技巧可以获得谈论一个喜欢的话题的奖励（Camargo et al.，2014）。同样，通过轮流和等待也可以提供类似的自然奖励，例如获得轮流的机会、积极的关注，以及时不时增加获得喜欢的项目或参与喜欢的活动的机会。一些数据持这样一种观点，即当儿童不受监督时，不可抗力因素可能会增加任务行为（Harrower & Dunlap，2001）。但是，有时这些联系并不紧密，治疗师可能需要使用其他方法将直接强化纳入特定的活动和目标中，特别是在对可能需要更多即时反馈的儿童开展工作时。

在青少年和成人的社会互动中，建立关系和友谊的自然回报至关重要。与其他团体治疗模式相似，关键是要确定能够持续出席并参与团体活动的成员（包括患有 ASD 的个人以及典型发育中的同龄人），从而创造出共享的乐趣和体验的自然强化。灌输认知策略以帮助关注和记忆另一个人的信息（如姓名、最喜欢的食物、感兴趣的话题），进一步帮助创造自然奖励，因为在未来，建立在过去的互动上的对话会更加成功。

辅助和辅助消退

辅助是一种很好的策略，也可以用于融合环境的设置。通常，辅助消退（即减少辅助以鼓励独立性）是自然发生的，因为提供干预者并不总是可以提供辅助。在以同伴为介导的策略中，同伴可以在需要时提供帮助；在融合环境中，可能会消退为仅传递口头提示，可能会限制辅助之间的响应时间，或者可能不会使用全部的辅助等级。审查干预忠实度对于确保在所有环境中获得适当支持、患有孤独症的患者有机会在融合环境中取得成功至关重要。

我们建议对老年人进行辅助、示范和强化，以协助他们掌握社区环境中所需的特定技能（Camargo et al.，2014）。辅助可以遵循与第 8 章中描述的相同的消退策略。它们可以由同伴提供、通过视觉提示提供，或者融合到小组指令或活动中；也可以借助技术手段提供，如借助电话或智能手表提醒。

轮流交替

在融合环境中，患者有更多机会与年龄相仿的同伴以及干预师或教师进行轮流交替。因此，鼓励孤独症个体与他人进行有来有往的交流是很重要的。这可能是在游戏中轮流进行，轮流分发课堂作业的材料，或者在午餐时轮流进行对话。在同伴介导的策略中，同伴之间鼓励轮流做事并帮助他们的朋友。

示范

当然，融合环境对于让其他儿童和成人示范适当的行为和互动模式以及完成社交、学业和工作相关的任务来说尤其适宜。孤独症个体可以学习观察他们的同龄人，以获得如何做事情的线索，比如玩游戏、离开派对前说再见、在讲座中安静地坐着，或者在舞会上跳舞。

扩大注意焦点

我们应为社交技能的干预提供更多机会，并在不同的环境中与不同的人一起尝试新事物。这使学生能够对不同的人和环境中的不同提示做出反应，并学会以适当的社交方式做出反应。例如，当对一个同伴说"嘿，怎么样"时，这可能是合适的；但是，和老师或主管在一起时，"你好，你今天好吗"也许是更合适的问候。有机会在各种社区环境中与教师、教练、朋友、熟人和其他人尝试新技能是融合环境的优势之一。这就要求孤独症患者关注环境的多个方面，例如他们在与谁交谈、他们在哪里，并因此做出相应的反应。

发起沟通和互动

发起沟通和互动是孤独症患者面临的挑战之一。融合环境的设置为孤独症患者提供了许多机会，例如，尝试加入一个小组、得体地坐在电影院里、在用餐时进行互动。这只是其中的几个例子。了解何时发起也很重要。课间休息时在操场对面对朋友大声喊叫或许可以接受，但在教堂做礼拜时做同样的事就不太可取了。

融合的共同挑战

尽管从目前的政策和证据来看，将孤独症患者融入健康发育人群所处的学校和社区活动中势在必行，但其也面临各种挑战。例如，如前所述，融合不仅仅是将患有孤独症的个人安置在普通教室中以期待他能够获得同样的学习机会。研究表明，如果在领导者支持的情况下，健康发育的同龄人理解孤独症并学习如何帮助患有孤独症的同龄人，干预师和父母掌握有效融合所需的数据，并且对干预师进行了有关孤独症和融合策略的教育，那么融合就更容易成功（Pellicano et al.，2018）。教授他人使用自然发展行为干预策略可以促进融合。自然发展行为干预策略通常对从业者是有意义的，并且比一些结构化策略更容易在融合环境中使用。它们是为孤独症患者融入社区环境而设计的。此外，自然发展行为干预策略已在学龄前儿童中获得了成功，并可以用来激励教室或团队中的每个人。因此，为这里讨论的一些自然发展行为干预策略提供培训和教育可以起到促进学习者和环境中其他人都有效融入的作用。表 5.1 描述了融合中的几项常见的挑战以及使用自然发展行为干预策略的可能的解决方案。

表 5.1　融合中的共同挑战

挑战	可能的解决方案
融合不仅仅是将个人安置于融合的环境中。	领导层需要确保有足够的支持来帮助患有孤独症的人取得成功。
在课堂上，很难在高效、准确地收集数据的同时，还促进多名儿童的学习和行为管理。	教师、家长和治疗师可以获取有关技能和行为的数据，以便在需要时倡导额外的支持。
激励健康发育的同龄人参与到与孤独症儿童的社交中并保持这一动机是有挑战性的。	融合环境中的治疗师可以学习自然发展行为干预策略和结构性支持。
参与社交互动的同龄人（或员工）不会主动创造自然的情景（如为孤独症患者做太多事情）。例如，当学生不知所措时，同伴会将学生带到休息区，而不是提示学生使用沟通策略来请求休息。	教师可以一次收集一名儿童的数据，也可以在每项活动结束时使用评分表来收集每周儿童取得进步的信息。 教师可以为健康发育的同龄人的参与提供奖励或认可。 教师可以使用同龄人和孤独症儿童都喜欢的活动（甚至按兴趣分组）。
与社会情感和沟通发展相比，教师过于强调学业发展（例如，我们没有时间研究社交技能，我们必须按照学业标准进行学习）。	教师可以改变健康发育儿童的动机，使其与孤独症学生整天在一起。 领导层可以通过特定的方法来培训同事和员工，包括辅助消退和等待发起。
教师允许患有孤独症的学生在学校的非结构化或自由活动中独处或静坐，而不是促进其与同伴互动和对话。	领导层可以监督同行和辅助专业人员所使用策略的执行情况。
教师使用强化和奖励只是为了提高学业	

续表

挑战	可能的解决方案
或行为技能；社交行为和适当的情绪状态也必须得到强化。	有经验的干预师可以提供持续的监督和评估，以帮助减少**辅助依赖**（prompt dependence）。
社交学习小组中的成员各有不同，因此，适用于某些小组成员的目标对其他小组成员并不适用（例如，目标是问候和眼神交流，但有些学生已经掌握了这项技能）。	有经验的同龄人可以提供同伴指导。 干预师可以提供持续的监督，以确保策略是适当、有效的。他们可以根据患者的需求或多或少调整策略。
教师对青少年和成人的重要技能，例如解决问题、设定目标、情绪调节、自我认知、自我倡导、自我决策、社会能力、时间管理、组织、成人独立生活技能（Wehmeyer，Palmer，Shogren，Williams-Diehm & Soukup，2010），没有良好的认知，并过分强调可推广性和功能性有限的学习活动（例如，理解世界文学中的文学主题）。	项目领导者可以强调社会情感成长的重要性，以及社交技能与日后工作成功和生活质量之间的联系。 教师可以优先安排社交技能课程的具体时间。 教师可以利用午餐、休息和课后活动来练习社交活动。 教师可以在教授社交互动和让患有孤独症的学生有时间独处之间取得平衡。 教师可以把学生和孤独症学生两两组队，这样他们就可以在一天中的某些时段随心所欲地进行互动。 教师可以使用一些策略，比如共享控制，以及混合简单和困难的任务，让患有孤独症的学生能够控制他们每天的互动量。 教师可以为孤独症学生参与社交活动和采取适当的社交行为（如要求休息）建立奖励和表彰制度。 教师可以保持自然奖励，这样个人就可以在其他场合使用这些技能。 因为这些社交行为对孤独症患者来说很难，所以奖励他们是很重要的。 教师可以将相似的学生分在同一组。如果他们不能这样做，还可以要求已掌握技能的学生担任

续表

挑战	可能的解决方案
	小组的领导者，这样他们就可以练习新技能，并为自己已经掌握的技能感到自豪。 教师可以把较大的小组分成更小的组来练习类似的技能。 领导层可以强调泛化技能对迁移和成人生活的重要性。 学习可以在许多环境中进行，包括实地考察；这些机会使孤独症患者能够练习诸如获取交通工具和利用技术进行时间管理与组织等技能。 父母可以将诸如烹饪或预算等生活技能融入社交活动中（例如，花 20 元采购食材并烹饪一道菜以参加聚会）。

 案例

学前教育项目

圣迭戈雷迪儿童医院的亚历克萨幼儿游戏学习学院是一个独特的早期教育项目，主要针对健康发育和有孤独症患病风险的儿童。此项目使用自然发展行为干预来教授适合发展的沟通、认知和社交技能，同时培养幼儿的独立性。

这个学院为年龄为 18 个月到幼儿园的儿童提供 5 个班级。教室中教育者与儿童的比率从 1∶3 到 1∶7 不等，班额从 12 名到 20 名儿童不等。每间教室患有孤独症的儿童不超过 5 名，每名儿童上课半天，以便让更多的学生能够走进教室。每间教室都有一个由幼儿教师和孤独症教育助理（AEA）组成的教学团队。

教师和孤独症教育助理会在课堂上扮演多重角色，如担任主导教师、处理尿布更换/如厕、主导围坐时间，以及开展活动。此外，孤独症教育助理还负责收集数据，并且每两个月对照顾者进行一次家访。干预忠实度检查表用于监测教育者执行特定任务和使用自然发展行为干预策略的情况，并且至少每半年使用一次，以确定优势领域和需要临床监督的领域。

　　一个由跨学科专家组成的团队为孤独症儿童制定个性化目标，其中包括职业治疗师、语言治疗师、心理学家、课堂教育者和家长。目标集中在几个发展领域，如接受性语言、表达性语言、实用语言、共同注意、物体游戏、社交技能、运动技能、功能性程序（如便溺、问候、过渡）和/或行为减少。早期介入丹佛模式手册（Rogers & Dawson，2010）中包含的评估工具用于评估技能和制定目标。儿童的目标被纳入每周的主题课程计划，每项活动的重点是为儿童之间的社会化和交流创造机会。任务的制定将满足所有儿童的发展需要。

　　该小组每两周通过各种数据收集方法测量每个儿童的进步。心理学家每5~6周评估一次目标进展和干预计划，更新当前水平，改变治疗计划，并与家人一起评估结果。在临床会议期间，整个团队审查每名儿童的目标，评估具体的行为计划，并探索需要修改的教学策略。

　　为了了解自然发展行为干预在教室环境中的实际应用，让我们来认识一下2岁的史蒂文（Steven），这是一名有孤独症患病风险的儿童。史蒂文进入了一个教育者与儿童的比率为1∶3的班级，每周有语言和职业治疗咨询，并与家人和孤独症教育助理每两个月进行一次家访。在22个月大的史蒂文进入学院时，史蒂文的家人对他早期的语言延迟和重复行为表示担忧。他不会"玩"玩具，而是在检查物体的某些部分，然后反复地玩数字、字母和各种形状。史蒂文会不停地打开和关闭电灯，清空容器再装满。

　　跨学科团队进行了评价和观察，并制定了目标。史蒂文的目标集中在以下几个方面：语言和手势、增加实用语言功能、与成人和同龄人互动、不断增强物体游戏的复杂性、提高有实物和无实物模仿能力。史蒂文最初的标准化测试分数在极低至低于平均水平的范围内。

　　他的教室里有一个固定的活动时间表，活动内容如围坐、自由玩耍、加餐、户外活动和午餐。史蒂文在活动之间的转换方面遇到了一些挑战，因此老师设置了一天的视觉日程表和具体的活动（如洗手）。这些策略对他是有效的，有助于在分离和过渡时期的自我调节。

　　老师们在史蒂文的课堂上实施了自然发展行为干预策略和原则。他们安排了教室，为自发的交流、社交和玩耍创造机会。例如，史蒂文最喜欢的电视人物雕像被放在他能看到但够不到的架子上，借此鼓励他使用语言和/或非语言沟通方式向成人寻求帮助。另外一些材料，如封闭的橡皮泥容器、装在透明箱子里的玩具以及加餐时提供的小分量食物，需要向指导老师请求帮助从而获得。在这些机会中，史蒂文被鼓励通过叫老师的名字或拍老师的肩膀来适当地吸引老师的注意。起初，他需要手把手地提示来引起注意，但很快他就开始独立地使用手势来吸引注意。史蒂文在绕圈子和自由玩耍的时候遇到了一些注意力方面的挑战，很难专注。因此，老师们重新布置了家具，为玩耍创造了明确的空间，阻断了进入教室某些区域的通道，并增强了儿童之间的亲密感。史蒂文对数字和字母的兴趣被系统地利用，通过控制接触和促进与同伴的轮流交替的互惠来保持参与。在每一项活动中，老师们都会跟随史蒂文来确定他在该活动中的动机，为游戏和社交沟通提供一种模式（或者让同伴提供一种模式），并创造机会来使其获得更复杂的技能。在小组活动中，老师们把史蒂文的注意力吸引到另一个儿童的游戏上，以扩大他的注意力范围，鼓励他模仿同龄人。

有许多机会支持新的学习并提供自然强化。例如，老师们利用史蒂文对数字、字母和形状的喜爱来鼓励他参与社交游戏，让他在围坐时间分发一些与其他学生名字相对应的信件，把信交给学生、说出他们的名字，并得到另一封信作为自然强化的手段。在物体游戏中，教育者和同伴能够控制对拼图块的接触以促进交流，他们通过向史蒂文提供拼图块并给予描述性口头表扬的方法，加强了史蒂文的交流意图。

跨学科小组为史蒂文的目标规定了辅助层次，不断进行评估并将其传达给每一位教学员工。例如，在一款社交追逐游戏中，史蒂文需要使用一种口头表达和一个手势辅助以进入一个前置游戏。教育者系统地进行辅助消退，直到他能够独立完成。接下来，团队制定了目标，以评估史蒂文继续进行社交活动的请求。有一次，他和几个同龄人玩追逐游戏，一位老师参加了这个活动。通过参与，教育者能够示范请求同伴执行程序的语言和非语言沟通。在为史蒂文提供机会使他重新发起例行程序时，等待时间和身体接近是最有效的。

当 36 个月大的史蒂文退出该项目时，根据标准化测试，他的发育水平处于平均水平范围内。虽然最初他不使用语言，但他后来可以使用句子，并使用他的语言来实现与年龄相符的语用功能。他的游戏包括简单的想象游戏，但仍然是重复性的，包括对字母的强烈兴趣。史蒂文学会了加入同龄人参与的社交游戏，显示出社交动机的增强。在退出该项目时，他仍被诊断为患有孤独症。由于无法获得公立学校的服务，他进入了一个有 20 名儿童和两名教师的私立幼儿园的班级。这对史蒂文来说是一个挑战。鉴于他在社交和游戏技能方面缺乏进步，他的父母要求学校对他重新进行评估。他被安置在一个有 20 名儿童的融合班级，其中有一名特教老师和一名普教老师。现在，史蒂文 6 岁，在一所普通幼儿园就读，没有接受任何支持服务；据报告，他和几个"朋友"有着相似的兴趣。

案例

成人项目

埃默里孤独症中心（Emory Autism Center）的"我的生活"（myLIFE）项目，是针对成年孤独症患者社交和生活技能的试点项目。"我的生活"项目的参与者与经过培训的同龄人一起参加自然情境中的社交、休闲和生活技能活动。

"我的生活"项目中的典型活动包括锻炼与健身活动、休闲活动（如打乒乓球、游泳、视频游戏）、购买与集体用餐、准备餐食、家庭生活技能（如打扫卫生、举办派对）、团队建设活动和使用公共交通工具。此外，通过邀请社区专家举办讲座对参与者的社会和独立生活技能进行直接指导。例如，参与者学习了做预算和资金管理、准备简历、社交互动、自我决策、园艺和其他适当的主题。

"我的生活"项目中患有孤独症的参与者按年龄（如成年早期、25～35 岁、35 岁及以上）和语言沟通技能（如有限的语言技能、最低限度的对话能力、交谈技能）进行分组。活动根据小组成员的兴趣和发展水平进行区分。小组规模从 4 个到 8 个孤独症患者不等，通常每周举行一次会议，安排 6 小时的自然常规活动。该项目旨在模拟大学的日程安排模式，因此，小组开会进行两次为期 5 周的会谈，在两次会谈之间休息一周（例如，秋季休息、春季休息）。大多数"我的生活"项目组的孤独症参与者与埃默里孤独症中心工作人员的志愿者的比率是 1 : 1，以促进小组的工作。

参与该项目的同龄人通常是埃默里大学社区的志愿者（如本科生、研究生、社区成员）。所有志愿者都会通过志愿者申请进行筛选，依据标准包括提交简历与否、参与时间、年龄组偏好、有无专业推荐信和犯罪背景调查情况。获批的有兴趣的志愿者参加了一项为期多天的培训，内容涉及：（1）成年孤独症患者的特点；（2）常用策略；（3）融合理念和常见的"我的生活"项目活动；（4）安全程序。

"我的生活"小组项目遵循日常程序。每周四上午 9：30 左右，由 18～24 岁的孤独症患者组成的"我的生活"小组抵达埃默里孤独症中心。参与者到达后，在多功能房间内安顿下来，并在其他小组成员到达时与其他患有孤独症的成人和小组志愿者进行随意交谈（例如，安排环境、轮流交替、辅助、自然强化）。上午10：00，社区的一名成员加入该小组，讲授家庭园艺和如何用小木盆种植蔬菜（如辣椒）。该课程将口头教学、视觉支持和动手学习机会（例如，示范、模仿）结合起来，并强调木工作业的安全程序（例如，自然强化）。

上午 11：00，该小组从中心转移到埃默里大学的校园班车站点。然后，小组乘坐班车前往埃默里大学校园的另一个区域。在到校园班车站点的过程中，参与者进行交谈，中心工作人员和志愿者利用辅助和重新定向策略促进适当的对话和社交互动（例如，示范、自然强化）。例如，如果参与者对某一评论的反应是将话题转移到自己感兴趣的话题上，志愿者就会按照培训所要求的那样，进行打断、重新引导并示范，鼓励参与者做出适当的回应。尽管非自然的赞美（例如，"做得很好，符合主题"）很少被纳入社交活动，但员工和志愿者通常会模仿典型的、自然的、适合年龄的社交赞美（例如，"这真的很有趣"）。

接下来，小组到达校园娱乐中心，参与休闲锻炼或健身活动（如打篮球、进行有氧运动）。他们与校园工作人员建立了牢固的关系，这使得他们有机会接受与娱乐中心相关的规则和安全程序的培训；此外，除非有要求，否则工作人员的参与是有限的（如示范、自然强化）。午后 12：30，小组再次转移到校园美食广场吃午餐。这个小组的参与者有能力独立选择和购买午餐（例如，自然强化）；其他"我的生活"小组在这项活动中可能需要更多的支持、辅助、示范和帮助。该小组一起吃午餐，练习各种社交技巧，包括为其他小组成员预留用餐空间，进行随意交谈，遵守适合年龄的用餐礼仪（如自然强化、轮流交替、安排环境）。员工和志愿者继续根据需要进行示范、重新定向和辅助，以促进适当的社交互动和就餐行为。

午餐后，小组步行至校园班车站点，乘坐班车前往校园内的公寓楼。埃默里孤独症中心租了一处校园公寓，在那里进行家庭生活和其他独立生活技能的练习。在公寓里，小组可以开始进行自我引导的放松（例如，躺在沙发上，看电视）。在短暂的休息之后（例如，自然强化），小组可以参与家庭生活技能，例如准备点心，然后清洁厨房。根据需要，学生通过口头指导和视觉支持的结合来学习技能或研究角色（他们总是在参与活动之前研究小组角色）。这一天结束时，大家一起从公寓走回埃默里孤独症中心，继续在参与者告别前进行随意交谈，下午 3：30 左右离开中心回家。

目前，"我的生活"项目的成果是通过非正式的方式（如轶事观察、自我报告）进行评估的。"我的生活"项目的参与者在独立的功能性技能方面有所提高，如种植或清洁厨房的水槽。随着时间的推移，许多参与者表现出社交能力的提高，例如在谈话中保持话题，尽管这对许多人来说仍然是一项难以掌握的技能。他们的自我报告显示了自信和自尊的提高，例如愿意在职业环境中进行社交聊天（例如，杂货店包装工）。最重要的是，"我的生活"的参与者报告了社会联系的增加，并且绝大多数参与者参加了多个小组会谈，并期待未来与他们的小组成员的互动。同龄志愿者报告说，他们在与患有孤独症的成人合作时，对有效策略的认识有所提高，对孤独症患者的态度也有所改善。

小　结

本章强调了在整个生命周期中，将孤独症患者纳入社区的重要性。这包括参与学校的融合项目、典型的社区活动（场合如教堂、体育联盟、夏令营、博物馆、电影院）、有意义的就业和融合的居所。成功的融合机会包括帮助孤独症儿童或成人积极参与活动或事件。融合是一项贯穿整个生命周期的权利，已被证实对技能发展、技能泛化和提高生活质量有效。由于强调自然情境、自然强化和功能性技能的发展，自然发展行为干预特别适合在融合环境中使用。

第三部分
自然发展行为干预策略的实施

第6章

实施动机策略

门迪·明贾雷斯和伊冯娜·布鲁因斯马

社交动机，是指对环境中的社会信息的偏好和关注。这是孤独症患者面临的一个核心挑战，因为它会带来社会回报（Rogers & Dawson，2010）。孤独症儿童对他人的关注和反应较少，人们从而产生了这样一种设想，即这些儿童对社交奖励相对缺乏敏感性。在这一领域已不乏研究成果。本章将重点介绍三个略有不同但互相补充的观点，即社交动机的作用和相关挑战在孤独症中的起源。

第一，从生物学的角度，研究人员已经提出，患有孤独症的儿童的大脑与健康发育的儿童的大脑连接方式不同。这意味着孤独症儿童对社会信息的感知和处理方式不同，这在对孤独症儿童的大脑活动研究中可以观察到（Dawson，Webb，Carver，Panagiotides & McPartland，2004）。道森和他的同事们讨论了一种潜在的生物学机制，该机制显示了"由于幼儿对社交奖励相对缺乏敏感性而产生的社交动机的根本缺陷"（Rogers & Dawson，2010；Dawson et al.，2002；Dawson et al.，2004；Dawson，Webb & McPartland，2005）。这种差异导致人们对社交信息（如面孔、声音、手势、言语）的偏好和关注度降低，进而导致随着时间的推移，技能（如模仿、分享情感、共同注意）受到更大的损害。换言之，缺乏彼此之间积极的社交经历可能导致社交退缩，从而产生一系列消极的连锁反应。而且随着时间的推移，学习能力会逐渐下降。

第二个视角来自发展性研究的文献。研究支持健康发育儿童的社交和沟通技能的发展发生在情感丰富的社交互动环境中，其中婴儿的注意力指向社交奖励信息（Kuhl，Tsao & Liu，2003）。也就是说，仅仅接触语言还不足以促进充分的发展；接触语言必须通过与照顾者之间充满情感的互动，发生在社会奖励环境中（Ingersoll & Dvortcsak，2010b）。充满情感的互动是一种交流，在这种交流中，照顾者在微笑、传递积极情感和抚摸儿童的同时，对儿童的任何行为都会有高度的反应。孤独症儿童可能不会感受到社会互动带来的强化和愉悦，从而损害他们的社交和语言发展。

第三，从行为的角度来看，研究表明孤独症儿童可能会经历**习得性无助**（learned helplessness），也就是说，他们没有察觉到自己的行为与环境之间的直接关系（Magnuson & Constantino，2011）。换言之，他们缺乏对反应和强化之间偶然关系的理解（Koegel & Egel，1979；Koegel，O'Dell & Dunlap，1988）。这种习得性无助导致较低的反应和发起的水平。因此，一些自然发展行为干预侧重于通过使用动机策略使儿童暴露于反应—强化的环境中，从而消除习得性无助（Koegel，Openden，Fredeen & Koegel，2006）。

这三个观点相辅相成，得出了同样的结论：增强社交动机应该是治疗的关键，因为它解决了一个核心挑战问题，如这一点未得到改善，孤独症儿童的发展将随着时间的推移产生连锁性的负面影响。在自然发展行为干预中，增强儿童在互动中的动机是提高儿童从社交环境中获得回报的能力的主要策略（见专栏 6.1）。

专栏 6.1：动机是关键！

增强社交动机应该是治疗的重点，因为它克服了孤独症儿童的核心缺陷！

自然发展行为干预与动机

自然发展行为干预的一些共同要素对儿童的动机有积极的影响。在自然情境中教学，包括在主要的成人—儿童（如父母—儿童）关系下教学，使用熟悉和令人愉快的惯例，以及采取喜欢的活动，是自然发展行为干预的关键原则，对动机有直接影响（Hancock & Kaiser，2012；Ingersoll & Dvortcsak，2010b；Koegel，Bimbela & Schreibman，1996；Rogers & Dawson，2010）。此外，为儿童提供对学习环境的某种控制的自然发展行为干预策略（即轮流交替和共享控制）也倾向于增强动机。这类策略的例子包括选择儿童有动机且喜欢的活动、对材料和强化的共享控制、跟随儿童的引导、提供选择以及运用轮流交替。最后，自然发展行为干预都使用自然强化和相关的增强动机的强化方法（例如，加强儿童对目标行为的尝试，对各种形式的交流做出反应）。运用轮流交替和跟随儿童的引导等策略，可以在自然主义行为教学试验中使用自然强化作为结果。轮流交替相关的策略，如强化尝试（也称为松散的塑造程序）和操纵强化物的获取（改变强化物在任何方向上的有效性的动机操作），也被用来增强动机。专栏 6.2 提供了这些策略如何影响强化的其他细节，这对动机有直接影响。与回合式教学中的父母影响相比，自然强化干预过程中的父母表现出更积极的影响（Schreibman，Kaneko & Koegel，1991）。

专栏 6.2：激励操作、建立操作和取消操作

　　激励操作（MO）：一种环境变量，它改变了强化物的有效性（即增强或减弱），因此，行为频率也随之改变（即或多或少变得频繁或剧烈）。

　　建立操作（EO）：一种以建立（增加）某些刺激、对象或事件作为强化物的有效的激励操作。

　　取消操作（AO）：一种降低刺激、目标或事件的强化效果的激励操作。

　　尽管各种自然发展行为干预模式在为儿童发起的教学事件提供机会时都会注重动机的作用，但它们在如何概念化和针对这一领域上却存在差异。这些差异通常与模式强调某一特定领域的程度有关，下面以应用行为分析教学法的使用为例。例如，早期介入丹佛模式使用从关键反应训练中提取的行为策略，以及从最初的丹佛模式中提取的基于情感和关系的策略的组合来针对动机。帮助家长成为沟通教师项目使用了类似的行为策略（例如，共享控制和自然强化）和基于发展的策略（例如，对儿童的模仿、富有活力的表现的影响）的组合。在关键反应训练中，动机被认为是一个关键领域，被定义为一个有针对性的领域，在非目标领域具有广泛的收益（Koegel，O'Dell & Koegel，1987）。为了解决动机方面的问题，关键反应训练侧重于具体的行为分析策略，例如运用自然强化、强化尝试和穿插维持（简单的）任务。此外，对关键反应训练的研究表明，社会因素在强化传递中起着关键作用，仅仅传递一个物体、玩具或活动作为一种自然强化物是不够的（Vernon et al.，2019；Vernon，Koegel，Dauterman & Stolen，2012），这同样支持其他的自然发展行为干预模式，如早期介入丹佛模式，它认为在丰富的社会互动环境中进行教学对学习有益。

测量动机

为了增强孤独症儿童有限的社交动机，临床医生必须首先确定和评估儿童的社交动机水平。动机是一个构念，刚开始测量起来似乎很有挑战性；然而，在行为学文献中，已经提出了几个**操作定义**（operational definitions），并成功地应用于研究中。例如，在关键反应训练的文献（Bruinsma & McNerney, 2012）中，动机的定义是基于：(1) 儿童对社会和环境刺激的反应次数；(2) 反应延迟的减少；(3) 儿童情绪的质量（参与、热情、没有挑战性行为）。也有人提出，当儿童动机更强时，需要的临床医生的辅助更少，对外在强化的需求减少，反应间歇较短，反应强度高（Bruinsma & McNerney, 2012; Ward, 2009）。早期介入丹佛模式通过注意社会导向、共同注意和模仿技能的提高来衡量社交动机（Waddington, van der Meer & Sigafoos, 2016）。尽管这些类型的行为可能不需要在每一项干预计划中都进行测量，但当儿童在动机方面挣扎时，这些行为可能非常有用，并且治疗策略正以更有针对性的方式增强动机。表 6.1 列出了可能有助于测量动机相关变量的结构。

表 6.1　我如何判断儿童是否有动机？

动机变量	操作定义	建议的测量策略
响应度	这个儿童多久回应我一次？	在 10 分钟内对社交或交流需求进行频率统计，并记录儿童的反应频率。 计算百分比。
相互性	儿童多久对成人的社交诉求做出一次同步的反应？	观察 10 分钟成人与儿童的互动。 记录每次成人对儿童发出社交诉求时，儿童同步做出反应的频率。 计算百分比。 反应必须紧随成人行为并与之直接相关，才能被认为是同步的。 同步反应包括手势、情绪或面部表情、眼神交流、对物体或玩具的动作、发声和其他行为。
响应潜伏期	儿童回应我的速度有多快？	在 20 个提示或暗示中，测量成人对沟通的提示或暗示与儿童的响应之间的时间。 计算出平均响应潜伏时间。 成人的提示或暗示不一定是连续的。有代表性的样本即可。

续表

动机变量	操作定义	建议的测量策略
儿童情感	情感：儿童有多幸福？我看到或听到或感受到了微笑、快乐的表情、笑声和充沛的能量吗？ 参与度：儿童有多投入？我是否看到儿童对这项活动很感兴趣，甚至很热情，轮流、继续活动并保持接近？ 行为：儿童表现出何种程度的挑战性行为？我是否看到儿童没有发脾气或没有采取其他具有挑战性的行为？如果儿童有挑战性行为，应该写下操作定义，以便评分者能够就是否发生这些行为达成一致。	情感：制定一个操作定义，并每隔 1 分钟对 10 分钟内成人与儿童之间的互动进行编码：（1）消极影响；（2）中性影响；（3）积极影响。 参与度：制定操作定义，每隔 1 分钟进行编码：（1）在区间内完全不参与；（2）在区间内部分参与、部分不参与；（3）在整个区间内连续参与。 行为：制定儿童挑战性行为的操作定义，每隔 1 分钟进行编码：（1）区间内是否存在挑战性行为；（2）有一些挑战性行为和没有挑战性行为的时间（即使儿童没有参与）；（3）在整个区间内没有观察到任何挑战性行为（即使儿童没有参与）。 如果情绪、参与度或行为是高度可变的，编码间隔可以更短。
社会导向	儿童在看着我吗？他的身体转向我了吗？	对 10 分钟内提出的社交或沟通需求进行频率统计，并记录提出需求时，儿童表现出适当身体朝向的频率。 计算百分比。
共同注意	儿童是否交替注视以分享乐趣？他是否在指点、展示或给予？	观察 10 分钟的游戏互动。 记录你观察到的共同注意行为的频率（例如，展示、给予、交替注视、指点、评论）。
模仿	儿童在模仿我的动作或声音吗？	观察 10 分钟成人—儿童的游戏互动。 统计儿童模仿成人动作、声音或单词的频率。
发起	儿童是主动与我交流、游戏和互动，还是只有在我主动发起时才有反应？	观察 10 分钟成人—儿童游戏互动，向儿童提供偏好的项目，成人社交伙伴坐在一旁观察儿童。如果儿童接近成人，可以回应并再次引导儿童。否则，在 10 分钟内不要发起互动。 记录儿童接近成人并发起互动的频率。 为了增强收集到的信息的复杂性，将这些主动行为分为：（1）要求物品；（2）要求帮助；（3）展示物品；（4）寻求安慰；（5）达成社交目标（例如，在成人面前微笑）。

根据行为分析原则，在测量动机时，做出操作定义是很有用的。操作定义是对行为的明确定义，用于在测量行为时确保可靠性。由于这些变量可能难以定义，建议的做法是编写针对儿童的定义，包括表示情绪状态（如积极情绪）的儿童的特有行为。尽管表 6.1 中讨论的测量策略有些笼统，但它们对于在临床环境中捕获这些建构物可能是有用的。此外，临床医生不一定要测量动机；更确切地说，他们可以在测量动机时以一般方式关注这些变量。他们还可能发现，教父母把这些变量作为解读儿童与动机相关线索的策略是有帮助的。

增强动机的策略

正如在第 1 章中所讨论的，自行为干预的首次研究证明其对这些儿童有效以来，解决孤独症治疗中的儿童动机问题得到了越来越多的关注。自然发展行为干预特别适用于解决缺乏社交动机的问题，因为它们往往涉及照顾者和其他家庭成员，并在愉快的游戏和日常生活中进行干预。接下来的内容概述了一些增强动机的自然发展行为干预策略。

促进参与、情感和共同享受

自然发展行为干预强调在干预期间在照顾者或干预师和儿童之间的关系中，积极、温暖的情感（一个人传达积极情绪的程度，如幸福、快乐、兴趣和警觉性）和共享（仅仅为了联系而与他人互动的愿望）的重要性。有关如何传递积极情绪，请参见专栏 6.3。在早期介入丹佛模式中，与儿童建立关系的策略为社会和沟通发展奠定了基础（Rogers & Dawson，2010）。罗杰斯和道森认为，生动且动态的互动是有利的。这些"生动的、动态的互动包括强烈的积极影响，这将引导儿童寻找社交伙伴一起参与自己最喜欢的活动"（Rogers & Dawson，2010：15）。换句话说，确保儿童在社交环境中获得乐趣和体验成功是干预的关键目标。

许多自然发展行为干预在治疗开始时非常重视感官社交常规。感官社交常规是一种活动参与常规，其中，每一方的注意力都集中在对方身上，而不是物体上，且游戏中双方的快乐和参与占主导地位（Rogers & Dawson，2010）。例如，挠痒痒游戏是一种常见的感官社交常规，在这种游戏中，成人在进行前会暂停并等待儿童的社交反应（如眼神交流、微笑）。第 12 章将更详细地描述在早期介入丹佛模式中特别强调的感官社交常规。

准备，设置，实施！

专栏 6.3：传递积极情绪

要传递积极的情绪，请考虑以下因素：

- 语调、音高和韵律；
- 语言模式中的词语选择；
- 肢体语言和手势；
- 身体朝向和身体与儿童的接近度；
- 面部表情；
- 使用富有活力的表现（例如，声音、面部表情、手势）；
- 正在示范的游戏或活动类型；
- 积极评价或表扬的频率；
- 与儿童当前状态相匹配的情绪。

　　物体游戏常规与感官社交常规相似，它们都是先建立起来，然后不断重复的。它们通过增加物体（如玩具或其他材料等）来集中三方注意。早期介入丹佛模式指出，这些常规将关注点落在物体—同伴—自身三个方面。一些自然发展行为干预，如共同注意、象征性游戏、参与和监管更加重视这些以物体为中心的常规，这可能会更好地帮助它们教授玩具游戏和吸引共同注意（Kasari，Fannin & Goods，2012）。与感官社交常规一样，物体游戏专注于让儿童的活动变得有趣和可预测。然后，成人通过暂停或改变行为打破常规，以鼓励社会交流。

　　虽然感官社交常规主要是针对幼儿和学龄前儿童，但物体游戏常规容易适应更广泛年龄段的儿童。任何日常生活自我管理行为或游戏都可以变成常规。常规的复杂性取决于儿童的发展水平。对一些儿童来说，活动必须简单且基于常规，以鼓励更多的交流（而更复杂的活动可能只存在几次交流）。对于年龄较大和水平较高的儿童，活动可以更持久，由复杂的行为链和更持久的互动组成。活动和每日常规的示例见表 6.2。虽然重复动作和短语在物体游戏常规中是有用的，但同样重要的是要确保它们不会造就语言重复或脚本式的言语和游戏，这就是为什么一旦儿童参与进来，沟通的伙伴应鼓励互惠互动中的变化。因此，他们应该根据儿童自身的需要来制定常规。

表 6.2　在物体游戏常规中可以重复和改变的行为示例

活动	设置	过程	结果
记忆游戏	在打开盒子之前，先摇动盒子里的卡片，同时说"摇一摇，摇一摇"。	在游戏中示范一些标准的短语和声音，比如"击掌"和"太棒了"匹配，或者说"哦，天哪"或"真遗憾"。	相互测量卡堆，并为游戏跳一支胜利的舞蹈。
洗澡时间	当去洗手间时，唱"滑溜溜的鱼去洗澡"。	先清洗玩偶的头发或身体，再清洗儿童的头发或身体。对玩偶和儿童分别说"洗，洗，洗头发"，然后说"洗，洗，洗身体"。	在烘干毛巾时玩挠痒痒或躲避游戏。擦干时讲述身体部位（例如，"擦干肚子""擦干手臂"）。
零食常规	准备点心，让儿童坐下，然后对每一个收到零食的人说："谁饿了？你饿了！"	加餐时，做一个游戏，假装互相喂食，或实际上互相喂食。然后每隔几口说一次："好吃，好吃的食物在我的肚子里！"	当儿童吃完后，做一个挠肚皮的游戏，然后说它已经吃饱了。

早期介入丹佛模式（Rogers & Dawson，2010）、帮助家长成为沟通教师项目（Ingersoll & Dvortcsak，2010b）和其他模式（例如，共同注意、象征性游戏、参与和监管，强化式自然情境教学法）概述了与情感和增强关系相关的一些教学实践，这些实践在自然发展行为干预中有很好的效果，包括：

有效利用情感　治疗师和照顾者应使用积极的情感，即成人表现出的真实和自然的积极情感（例如，幸福、快乐、傻眼、开心），还应与儿童的情感相匹配，这样他们就不会给儿童太大的压力。使用积极的情感为儿童创建一种积极的情绪状态，并增强社交互动的奖励价值（即在社交方面激励儿童）。有些模式（例如，共同注意、象征性游戏、参与和监管）更加强调匹配儿童的情感，并将适当的情感示范作为促进儿童调节的一种方式（如示范调节情绪，以及在适当时使用积极情绪）。

有效使用富有活力的表达　这是一种强调情绪表达和情感分享的方式。富有活力的表达可以包括夸张的手势、面部表情和声音质量。同样重要的是，当它对儿童来说可能过多，或者当儿童可以从成人的调节和减少活力或情感的示范中受益时，要进行调节。有了这种策略，再配合情感的运用，干预师可以通过使用成人的调节和在适当的时候配合儿童的情绪状态，帮助儿童保持适当唤醒水平。

对儿童的交流提示做出一致反应　干预师和照顾者应该对儿童的交流线索做出反应，包括与儿童的状态、动机和感觉保持一致；解读儿童；对交流提示（口头和非口头）做出反应；采取行动以加强儿童的沟通行为。

对儿童的情绪暗示做出一致反应　干预师和照顾者应通过反映和验证情绪表现出对情绪的理解和同理心。通过这种方式，成人可以在不强化不良行为的情况下，对儿童的暗示给予肯定。

成人的积极情感和创造共享情境的策略，可以在许多情境和教学互动中使用。然而，一些自然发展行为干预模式更多地关注匹配儿童的情感或建立适当的情感，而不是仅仅关注积极情感在教学互动中的作用。例如，早期介入丹佛模式，以及共同注意、象征性游戏、参与和监管，都把关注儿童的情感匹配作为促进自我调节的一种策略，但是在儿童变得过度兴奋或受到过度刺激的情况下，成人可以示范平静的情感来促进调节。此外，对于某些儿童来说，高强度的情感可能太过具有压倒性，而成人配合儿童更低沉的情绪，事实上可能更有激励作用。与所有治疗策略一样，成人运用情感激发儿童的动机和提高儿童的参与度，应根据他们的需要进行调整。

模仿儿童的动作

一些自然发展行为干预包含成人对儿童行为的模仿，包括强化式自然情境教学法，帮助家长成为沟通教师项目，共同注意、象征性游戏、参与和监管，以及早期介入丹佛模式。强化式自然情境教学法和帮助家长成为沟通教师项目表明，模仿儿童的行为会增强社会动机，因为这样做的话，成人会自动跟随儿童的引导（Hancock & Kaiser，2006；Ingersoll & Dvortscak，2010b）。成人对儿童语言、游戏或身体动作的模仿被用作自然发展行为干预中的一种动机策略；事实上，它经常被用作感官社交常规和共同活动常规的一部分。不过，成人的模仿值得额外关注，因为有几项研究表明，仅此一点就可以解释令人印象深刻的儿童的进步。例如，这种策略似乎与注意力的提高有关（Dawson & Adams，1984），这当然对动机和参与有积极的影响。它也与社会参与、模仿技能、适当行为，以及自发的语言和游戏的增加有关（Ingersoll & Dvortscak，2010b）。模仿策略只能在适当的行为可以被模仿时使用。不适当的或挑战性的行为不应该被模仿。

自然发展行为干预模式使用多种策略促进模仿。下面将概述这些策略，并在表 6.3 中进行简要总结。

表 6.3　促进模仿的策略

模仿的类型	描述	例子
模仿对物体的动作	模仿儿童对物体所做的适当动作。	敲鼓。 搭积木。 开车。 喂宝宝。
在用语言叙述时反映儿童的行为	通过增加叙述，进一步扩展对物体的动作的模仿。	一边让动物吃一边说："马在吃!" 一边开车一边说："火车开得很快!"
模仿手势和身体动作	对很少玩玩具或别的东西的儿童使用这一策略。 用夸张、细腻的手势促进儿童的反应。	在歌曲中使用手部动作。 弹指。 儿童拍手时拍手。 进行大运动：跳跃、旋转、伸展、跳舞。
模仿新动作	通过引入新的动作来扩展对物体动作的模仿。 让儿童做几个动作，然后介绍一个新动作，这样儿童就可以模仿它了。 这类似于交互模仿训练（Ingersoll，2010）。	玩偶游戏：模仿儿童。抚摸婴儿，摇晃婴儿，将婴儿放在肩膀上，然后假装喂养婴儿。 洗车玩具：模仿儿童。开车上坡道，开车下坡道，将汽车放入电梯中，然后假装洗车。
模仿声音或言语	模仿尚未有语言表达的儿童的声音。 模仿会说话的儿童所说的词语或短语。 只模仿适当的发音或言语。 模仿并扩展话语表达。	模仿儿童发出的任何适当声音。 当有气泡时，模仿儿童说"bu-bu-bu-bu"。 如果儿童说"开车"，重复一遍。 如果儿童说"开车"，就说"开绿色的汽车"。

模仿对物体的动作　成人可以模仿儿童对物体采取的任何适当动作（Kasari et al.，2012；Rogers，Dawson & Vismara，2012）。例如，当玩乐器时，成人可能会模仿儿童摇沙锤或敲鼓。模仿玩玩具（Ingersoll & Dvortcsak，2010b；Kasari，Freeman & Paparella，2006）是一种类似的但更高阶的对物体的动作的模仿行为。在这种策略下，鼓励成人将每种玩具准备两套。当儿童开始玩玩具时，成人可以选择同一个玩具，模仿儿童的动作。例如，如果儿童捡起一个娃娃并拥抱它，成人可以捡起另一个娃娃并模仿这个动作。这些策略

也被用于交互模仿训练（reciprocal imitation training，RIT），这是一种用来教授模仿的教学方案，重点是利用成人的模仿来激励儿童（Ingersoll，2010）。交互模仿训练的组成部分也用于其他自然发展行为干预，如帮助家长成为沟通教师项目。

在用语言叙述时反映儿童的行为　该策略通过增加对模仿动作的口头描述拓展了第一项策略（Hancock & Kaiser，2006，2012；Ingersoll，2010）。叙述必须适当或略高于儿童的发展水平。例如，如果儿童正在驾驶火车，父母可以模仿这个动作，并增加语言，说："开火车。"

模仿手势和身体动作　这种策略可能特别适用于玩具游戏最少的儿童（Ingersoll & Dvortcsak，2010b；Rogers et al.，2012）。卡萨里及其同事（Kasari et al.，2006）还指出，与缺乏玩具游戏的儿童进行更多基于关系的活动（如感官社交常规）可能会有所帮助，而模仿手势和身体动作就是这样一种策略。有时，儿童可能不会做很多手势或身体动作；相反，他们可能漫无目的地游荡或不参与。英格索尔和德沃茨萨克（Ingersol & Dvortcsak，2010b）建议，模仿和夸大儿童的身体动作可能是有用的，即使它们很微小。罗杰斯、道森和维斯马拉（Rogers，Dawson & Vismara，2012）描述了在手指游戏和歌曲等活动中进行模仿教学；在这些活动中，成人可以暂停播放，进行辅助模仿，再继续播放歌曲。

模仿新动作　对动作的模仿和扩展也包括对物体动作的模仿，但增加了引入新动作的额外步骤（Ingersoll，2010；Rogers et al.，2012）。当使用这种策略时，成人首先模仿几个儿童的动作，然后引入一个新的动作，这样儿童就可以模仿它。这是交互模仿训练中使用的一般程序（Ingersoll，2010）。这也类似于早期介入丹佛模式中共同活动常规中变化的概念。

模仿声音或言语　模仿声音与儿童发声增加有关（Ingersoll & Dvortcsak，2010b；Kasari et al.，2012；Rogers，2006a；Rogers et al.，2012）。成人应只模仿适当的声音，并且可能希望根据儿童的语言目标或技能水平选择要模仿的声音。对于尚未使用语言交流的儿童，建议模仿声音。对有语言能力的儿童，成人可以根据发展水平和目标模仿词语、短语和句子。当模仿声音时，成人也可以扩展儿童所说的内容，以便为交流发展的下一步提供一个模型。在早期介入丹佛模式中，这被称为**加一规则**（one-up rule），意思是成人在模仿儿童的词语时加上一个单词（Rogers & Dawson，2010）。例如，如果儿童说"卡车"，成人可能会模仿并加上一个单词："卡车发动！"

采用儿童选择的、高度偏好的活动

所有自然发展行为干预都专注于采用儿童选择的、高度偏好的活动。儿童选择的、高度偏好的活动是指儿童在教学互动时（即此刻）选择的活动。在这样的活动中，可以增强儿童的积极性和提升其参与度，以及增强其对成人的反应能力（Kaiser，Yoder & Keetz，1992）。这种策略在自然发展行为干预模式中的使用是相似的。例如，卡萨里和他的同事（Kasari et al.，2012）描述说，在教授共同注意和游戏技能的共同注意、象征性游戏、参与和监管模式中，干预是在游戏活动的背景下进行的。在游戏活动中，一旦儿童对某个玩具产生兴趣，就可以示范共同注意和其他目标行为。使用这个框架需要建立一个适宜发展的环境，其中有适合的玩具，可以促进游戏程序的建立。汉考克和凯泽（Hancock & Kaiser，2012）强调了强化自然情境教学法中的发展性语用沟通方法，强调在高兴趣活动中教授沟通和社交技能，以此作为激励儿童与成人沟通的策略之一（Rogers，2006b）。同样，早期介入丹佛模式、关键反应训练、帮助家长成为沟通教师项目和随机教学也包括利用高兴趣度、儿童选择和发起的激励活动作为学习的背景（Ingersoll & Dvortcsak，2010b；Koegel & Koegel，2006；McGee，Morrier & Daly，1999；Rogers & Dawson，2010）。

临床医生应该记住，激励活动是由儿童定义的，可能会随时改变。例如，儿童可能对火车有短时间的兴趣，然后很快地进入其他区块中。为了在激励情境中继续教学，临床医生必须与儿童一起行动，或者遵循本章中概述的儿童的另一项动机增强策略。儿童选择的活动也可能不总是基于游戏。事实上，对于孤独症儿童来说，他们选择的活动甚至可能是不寻常的。例如，儿童可能会被学习活动（例如，字母、数字、阅读、数学）、基于主题的活动（例如，观看关于受限制兴趣的首选主题的在线视频）或重复行为（例如，排列物品，连续跳跃类的连续运动）激励。研究表明，当在教学环境中作为强化手段时，重复性行为和限制性兴趣不会增加或加剧（Charlop，Kurtz & Casey，1990）。因此，当此类活动是孤独症儿童的主要动机来源时，其应该经常被鼓励。

某些孤独症儿童起初很少受到活动或玩具的启发，因此确定其动机可能具有挑战性。专栏6.4包含了确定和扩大其兴趣的想法。

仔细考虑如何扩大儿童的兴趣可能也会有帮助。例如，如果一个兴趣被确定，考虑一下这个对象或活动的动机是什么。这是一项运动吗？也许包括运动在内的类似活动也会引起兴趣。是视觉活动吗？也许可以探索其他视觉刺激活动。表6.4提供了一些有关如何根据当前兴趣扩展兴趣的示例。

准备，设置，实施！

专栏 6.4：识别兴趣的技巧

以下策略可能有助于确定和扩展儿童的兴趣：

- 无论沟通能力如何，都要注意身体语言。儿童是否伸手？是否转向或远离玩具或游戏伙伴？是主动的吗？
- 放弃有目的地玩玩具或游戏有规则的想法。四子棋可能是一个复杂的游戏，但用棋子填满格子并看着它们掉出来往往是非常有动力的。没有必要制定规则！
- 轮换玩具和活动，以防止无聊和可预测性。把玩具放在箱子里，每隔几天到几周轮换一次，这样每次只有一部分玩具可以使用，可以让儿童保持新鲜感。
- 不要忘记，受限的兴趣和重复的行为可以成为触发动机的学习背景。
- 有时，儿童似乎对任何东西都不感兴趣。如果出现这种情况，请观察儿童在可以接触到玩具和其他物品或活动的自由游戏情况下做什么。儿童会做一些事情，而这些事情可以被用作强化剂。这方面的例子包括拨动电灯开关、重复敲击桌子、在眼前挥动铅笔。

表 6.4 扩展儿童的兴趣

儿童喜欢	这可能是	儿童也可能喜欢
泡泡	视觉上有趣	气球 球类或汽车坡道 陀螺 带有液体的感官玩具（如闪光棒）
游泳	动感的	在椅子上旋转 挠痒痒游戏 把儿童裹在毯子里
在因果玩具上按按钮	听觉的	乐器 冰舞 有韵律的书 唱歌 假装打喷嚏游戏

续表

儿童喜欢	这可能是	儿童也可能喜欢
通过碾压和滚动探索黏土或油灰	感官的	干燥的米和豆类 剃须膏 指甲油 动力沙（一款玩具名）

跟随儿童的引导

所有的自然发展行为干预都注重以某种方式跟随儿童的引导。根据自然发展行为干预的不同模式，跟随儿童的引导有几种定义。其中一种是指在当下观察儿童对什么玩具、其他物品或活动感兴趣，并将其作为教学背景。如果儿童转向一项新的活动，大人就会跟着他进行下一项感兴趣的活动。例如，如果儿童在玩汽车，并决定转向涂色活动，成人也会跟着一起涂色，并继续在新活动中嵌入教学策略。对于较大的儿童，成人可能会跟随儿童的谈话，从一个喜欢的话题转到下一个（例如，谈论儿童最喜欢的电子游戏，然后跟着他的话题转到恐龙）。通过这种方式，自然发展行为干预教学继续嵌入儿童选择的活动中，即使儿童从一项活动转向下一项活动。

在一项活动中，跟随儿童的引导也可能发生。例如，在玩火车时，儿童的注意力或兴趣可能从建造火车轨道转向想在轨道上驾驶火车。同样，当儿童进行着色活动时，他们的注意力可能会从画画转向想写信。这种跟随儿童的引导的微妙形式可能是在一项活动中保持动机的一种关键方法。有人认为，将儿童喜欢的活动作为教学背景和在活动中遵循儿童的引导之间的区别很重要，而两者都是有益的（Yoder, Kaiser, Alpers & Fischer, 1993）。

一些自然发展行为干预模式还强调在要求练习技能时跟随儿童的引导。也就是说，成人可能会等待儿童开始一种交流行为（例如，伸手），然后强化这种行为，或者把这种主动提出的行为作为一个机会，促使儿童提出更复杂的交流行为（例如，口头请求）。这三种形式的跟随儿童的引导（活动之间、活动内和启动相关）都是为了对动机产生积极的影响，因为成人正将教学与儿童的注意力、兴趣和交流动机紧密地结合在一起。

这些跟随儿童引导的不同形式是密切相关的，人们对这一策略的重要性有着广泛的共识（Kern et al., 1998）。自然发展行为干预在强调每个变化的程度上有所不同。一些包含发展性语用沟通方法的模式，如强化式自然情境教学法

(Hancock & Kaiser，2012)，帮助家长成为沟通教师项目（Ingersoll & Dvortcsak，2006，2010b)，更加重视通过跟随儿童的交流引导来促进儿童的主动，并对所有的交流尝试做出反应，就好像它们是有目的的一样。随机教学也强调需要等待儿童发起活动（McGee et al.，1999)。关键反应训练鼓励为主动发起做出计划，但不一定要等儿童开始学习，可能用更加积极的辅助提供学习机会。

　　总的来说，研究支持在儿童喜欢的活动背景下使用教学，并遵循儿童的引导。例如，使用儿童喜欢的活动会减少社交回避行为，并增加对话互动的时间（Koegel, Dyer & Bell，1987)。西勒和西格曼（Siller & Sigman，2002）证明，成人的行为与儿童的行为"同步"（即跟随儿童的引导，提供少量的重定向）会引发更好的共同注意和提高语言能力（Siller & Sigman，2002)。

　　有时，在跟随儿童的引导方面可能会出现挑战。例如，一些儿童漫无目的地游荡，在参与活动方面存在困难，而另一些儿童可能会在成人试图加入时离开某个区域或活动。不可避免的是，儿童有时会选择无法实施或者成人不希望他们接触的活动（例如，在晚餐前吃零食)。有关处理这些问题的方法，请参见表 6.5，本书在共享控制部分也会更详细地讨论这些方法。在行为分析文献中，也有许多策略用于增强动机，并以更系统的方式获得对治疗的参与。诸如偏好评估、可视化日程安排、先—后计划和启动等策略可以与表 6.5 中列出的策略相结合，并且此类干预措施应针对个别儿童的需求进行调整。

表 6.5　跟随儿童的引导迎接挑战

挑战	可能的解决方案	例子
儿童漫无目的地游荡，不参与活动	给儿童提供选择。 玩玩具或发起一项活动，以吸引儿童的注意。 提供**非后效强化**（noncontingent reinforcement）（例如，高度偏爱的物品或玩具，没有要求的感官社交常规)，以激励儿童留在该区域。然后，提出要求或转向其他活动。	比如说："你想玩叠星星还是积木?" 拿出一个坡道模型，把球顺坡道滚下，然后专注地看着儿童。你也可以兴奋地评论、赞叹或打手势。 给儿童一件他最喜欢的东西。如果儿童拿走了它，要求他保持在这个区域玩。 尝试让儿童参与一种高度刺激的感官社交常规。如果他参与进来，那么开始提出要求，然后转向其他活动。

续表

挑战	可能的解决方案	例子
当成人尝试加入时，儿童离开区域或正在进行的活动	提供高水平的非后效强化，特别是当儿童不能独立地获得强化时（即试着将自己与非后效强化配对）。缓慢地提出要求，从维护任务开始，以儿童能够忍受的速度进行。 在提出要求之前，使用**行为动力**（behavioral momentum）策略来吸引儿童。 当你加入这项活动时，引入以前没有使用过的非后效强化。 从非常短的时间间隔或少量预期行为开始构建任务，以便要求儿童在适当地结束活动之前（例如，完成清理或说"一切都完成了"，然后继续进行下一个项目）在短期内保持任务状态。 随着时间的推移，增加对维持这项活动的期望。	如果儿童试图建造大理石坡道，坐下来加入，但不要开始轮流交替或控制任何材料，除非儿童允许你自由进入。因为大理石轨道很难建造，所以你开始提供帮助。把弹珠拿来，帮儿童把它们放进去。当弹珠滑下斜坡时，热情地欢呼。 如果你愿意，在几次重复之后，开始轮流交替，并利用成人的一轮来获得对弹珠的共同控制，提出维持任务的要求（行为动力策略）。 当你和儿童一起玩布娃娃的时候，带上一些新奇的东西，比如医生的工具包或者食物。不连续地提供这些东西以吸引儿童留下来，扩大他们的游戏范围。不要一开始就提出要求。如果你最终提出要求，它们应该是维持任务。 如果你坐下来玩积木，而儿童试图离开这个区域，要阻止儿童，并进行辅助，"先搭五个积木，然后全部完成"或"再做一分钟"。如果需要的话，使用身体辅助来获得遵从。完成后，辅助儿童收拾好东西再进行后续的活动。当儿童来到一项新的活动前时，嵌入一个沟通试验，这样在活动之间移动就不会起到逃避要求的作用。
为了逃避要求，儿童在各种活动之间迅速移动	跟着儿童从一项活动到下一项活动，并为每一项活动提出交流要求，这样终止活动不会导致逃避任务。 之前所有关于儿童何时试图离开这个区域的策略在这里同样适用。 考虑使用"先后时间表"或其他行为分析干预策略，以减少回避。	如果儿童在你坐下时离开积木区，移到艺术桌前，跟着他的思路，嵌入一个沟通试验，以获得艺术材料。如果儿童再次移动，这次是移动到娃娃屋，就跟随他的脚步，嵌入沟通试验，以获得进入娃娃屋的机会。所有的沟通试验都是维持性任务，因为儿童表现出低动机。

续表

挑战	可能的解决方案	例子
儿童选择无法实施或者不属于当前选择的活动	在这种情况下，你必须与儿童一起设定并维持一个限制。无论该物品或活动是否真的无法获得（例如，零食已经没有了），或者大人不希望儿童获得（例如，晚餐前的零食），限制都必须明确。然后可以将儿童重新引导到可以选择的活动上。如果产生挑战性行为，应保持限制，忽略该行为。一旦儿童平静下来，就可以提供可用的活动。设定适当的限制是与儿童分享控制的一部分。	如果儿童想画画，但没有可用的绘画工具，请保持限制（例如，"现在不能选择绘画"）并提供其他选择（例如，"你可以粘贴贴纸"）。 如果儿童希望在晚餐前吃零食，请保持限制（例如，"晚餐在 5 分钟内。我们现在没有零食"）并提供其他选择（例如，"你可以在等待时喝一杯水或帮我准备好晚餐"）。

提供选择

　　研究还支持这样一种观点，即在教学互动过程中为儿童提供选择可以增强动机（Carter，2001）。一项关于合并选择的开创性研究发现，与非选择的成人主导的条件相比，选择条件下的挑战性行为水平较低，而适当的社交游戏和语言技能水平较高（Carter，2001）。

　　即使在儿童选择的活动中，也可以提供选择。有效地提供选择需要成人对材料实现共享控制（参见关于共享控制的部分），以使儿童不能随意获得环境中所有喜欢的物品。这种策略包括给儿童一个明确的指示（口头或非言语），让他可以选择他正在玩的东西，如何玩，或者接下来会发生什么。例如，当儿童没有积极参与选择物品或活动时，让他选择有动机的或偏爱的项目。在活动中，儿童也可以选择如何玩玩具。这可以通过多种方式进行，包括：（1）选择儿童下一步想要什么（例如，更多的火车或轨道）；（2）选择参与什么行动或如何玩玩具（例如，让动物吃或跑）；（3）更细致或具体地选择如何玩玩具，唤起更复杂的语言和游戏（例如，让动物跑得慢或快）。当一个儿童不再进行目标导向的游戏或交流时，他也可以选择下一步该做什么。（例如，"你想继续画画，还是我们应该选择一个新的活动？"）

　　根据情境、活动和儿童的参与度，一些或所有与提供选择有关的策略都可能有助于增强动机，从而在学习情境中保持参与度。提供选择为儿童提供了一些获得控制权或控制的建议，这对动机有积极的影响。表 6.6 提供了不同类型的选择以及在教学互动中使用它们的例子。

表 6.6　提供的选择类型和不同发展水平的例子

选择类型	幼儿实例	大一点的儿童的例子
玩什么、做什么或谈论什么（例如，在与大一点的儿童交谈时） 如何玩或如何做	地板活动："你想玩火车还是滚珠坡道?" 桌面活动："你想画画还是玩拼图?" 假装游戏："你想当婴儿还是动物?" 运动或感官："你想要荡秋千还是挠痒痒?"	活动："你想用磁铁还是积木搭房子?" 对话："你想谈论恐龙还是动物?" 社区："你想要咖啡还是冰淇淋?"
• 在活动中玩什么或下一步做什么	火车："你想要更多的铁轨还是火车?" 艺术："你想再要一支马克笔或一张贴纸吗?" 玩偶："你要奶瓶还是奶嘴?" 感官："我们荡秋千还是停止?"	活动："我们应该建一座塔还是一架飞机?" 对话："接下来，你想谈论恐龙的什么方面?" 社区："你想要什么样的冰淇淋?"
• 关于动作或如何玩的选择	火车："火车要开车还是停车?" 艺术："我们涂色还是画点别的?" 玩偶："婴儿要吃饭还是睡觉?" 感官："我们应该荡秋千还是跳跃?"	活动："我们应该把它建成高的还是矮的?" 对话："我们应该讨论恐龙生活在哪里或者它们吃什么吗?" 社区："你想要杯装冰淇淋还是蛋筒冰淇淋?"
• 有关如何游戏或主题的更复杂或细微的选择	火车："火车应该向前开还是向后倒?" 艺术："我们应该把贴纸贴在这里还是那里?" 玩偶："婴儿要牛奶还是果汁?" 感官："你想要荡秋千荡得快一点还是慢一点?"	活动："谁将住在这座塔里?" 对话："我们来聊聊我的还是你的恐龙博物馆之旅?" 社区："你想坐在哪里吃冰淇淋?"
接下来做什么	地板活动："你是已经玩够了火车，还是想继续玩?" 桌面活动："我们应该继续涂颜色，还是你现在需要一些胶水?" 假装游戏："你是想让玩偶吃东西，还是我们应该到农场动物那里去?" 运动或感官："你是想继续荡秋千，还是我们一起玩追逐游戏?"	活动："你都建好了，还是我们应该继续?" 对话："接下来，我们该聊些什么呢?" 社区："你想回家还是我们先去散散步?"

　　虽然提供选择能增强动机，但必须避免几个常见的陷阱。首先，成人必须考虑儿童是否有能力清楚地表达自己的选择。如果儿童无法通过接触、指向、言语表达或使用其他清晰的策略来表示他的偏好，那么成人必须依赖其他线

索，这些线索有时可能更为微妙。许多还不知道如何沟通选择的儿童在有两个
选择时会去拿偏爱的物品。但有些儿童不明白这两个物品提示他们做出选择；
在这种情况下，成人可能不得不依赖更微妙的暗示，比如看一看偏爱的物品。
以其他方式提供选择也可能有效，例如将两个或三个物品放在桌子上或某个区
域，同时限制对其他物品的接触，以查看儿童是否倾向于其中的一个。这项策
略类似于遵循前面讨论过的跟随儿童的引导。明确地教儿童做选择也可能
有效。

当成人无法继续提供选择时，会产生另一个陷阱。虽然这似乎是一个明显
需要避免的错误，但这是一个常见的陷阱。在提供选择时，成人必须确保两种
选择都可用。如果一种选择不可用，那么成人必须设定限制以清楚地传达这不
是一个选项，并且他们可能需要延迟那一刻的目标。成人还必须确保两种选择
都能立即得到。当给儿童提供一个必须选择的机会时，成人应做好为自己的做
法提供强化的准备。如果由于选择尚未准备好而延迟强化（例如，儿童要求成
人提供食物），学习可能会受到负面影响。

根据儿童的技能考虑提供选择的形式也很有效。例如，如果选择是口头提
供的，儿童是否有理解语言的能力？在这种情况下，视觉提示可能很有用。如
果一名儿童一直在使用视觉提示来做出选择，那么决定何时进行辅助消退并教
会儿童依赖语言提示可能会很有用。如前所述，在提供选择时，环境管理可能
也很重要。例如，移除不是选项的物品，仅显示供选择的物品，可能会有
帮助。

共享控制

共享控制对于所有自然发展行为干预模式都是必不可少的，因为它是发展
互惠和实施后效强化的基础。自然发展行为干预在强调共享控制的各个方面不
同于其他模式。共享控制通过强调在互动中促进互惠来增强社交动力。共享控
制策略包括跟随儿童的引导；与儿童轮流交替；然后利用成人轮流来建立参
与，示范新技能，模仿动作或嵌入教学试验，其中的材料或活动可以作为强化
物。共享控制还指的是遵循儿童的引导和根据需要设置限制之间的平衡，因为
儿童不可能总是有机会获得偏好的活动或物品。为了使成人能够与儿童建立互
动，并提供有条件的强化，需要对材料或活动进行共享控制。共享控制为成人
提供了机会，使他们可以控制活动中偏好的项目或后续步骤，以便根据嵌入式
教学试验中的正确响应提供自然强化。将行为分析"前事—行为—结果"框架
应用于嵌入式教学试验时，成人对材料的控制可以说是在为教学试验提供前事
或提示之前必须完成的步骤。

共享控制的定义中包含先前讨论过的其他动机策略，例如在儿童喜欢的活动中进行教学、跟随儿童的引导或提供选择。这些策略将使成人了解，在这个教学时刻，哪些项目（如玩具、食物）、活动（如挠痒痒、荡秋千）或可能的结果（如提供帮助、抱起儿童）正在激发儿童的动机。因为共享控制还包括轮流交替，引发成人对互动的主导和对强化的瞬间控制，所以它也被认为是一种动机策略。如果在这种情况下，成人无法控制强化，儿童将有不受控制的非后效接触，这将使成人更难嵌入教学试验并唤起儿童的预期反应。

成人或儿童对某项活动或物体保有过多的控制，可能会减弱儿童的动机，原因可能是儿童没有足够的机会接触该物品，或者他所获得的是非后效接触，这可能无法让他保持社交参与。相反，共享控制应该引发一种自然互惠的互动。在这种互动中，成人和儿童轮流交替。例如，当玩多件玩具（如拼图、积木、艺术活动）时，成人可能会尝试嵌入强化试验；然而，这样做可能会导致要求太多、强化太少，使得互动不平衡、不自然。为了以这种方式调整教学节奏，成人可以考虑几种策略，包括：（1）提供几种强化物，而不是一次提供一个；（2）在教学试验之间提供非后效强化（"赠品"）；（3）在活动开始时提供非后效强化，以便促进参与和兴趣的提升，减少活动开始时有时出现的回避现象；（4）在不明确嵌入试验的情况下，穿插其他促进发展的策略，如口头叙述、模仿儿童的动作和示范戏剧表演；（5）以有趣和吸引人的方式与儿童轮流活动，允许改变活动和建立社会互动。

共享控制也有更广泛的定义，这意味着关注的是跟随儿童的引导并提供选择，但也必须根据需要设置限制。也就是说，儿童可以选择活动、物品等，但成人在任何时候都要控制选择的内容。例如，儿童可能会受到一种稀有的零食，或者家长由于其他原因希望限制的活动（例如，重复的行为、看电子设备的时间、饭前零食）、无法实施的活动（例如，去一个偏爱的地方，如最喜欢的商店或公园）和不可用的物品（例如，留在学校的玩具）的激励。在家长培训期间，家长经常会问他们在这些情况下应该做什么，因为自然发展行为干预非常重视跟随儿童的引导，并在儿童喜欢的活动中进行教学。当然，尽管自然发展行为干预注重在这些情况下最大限度地提高教学的效果，但当首选的强化物由于一些原因无法使用时，也必须有限制。在这些情况下，共享控制包括根据需要设置限制，同时为儿童提供可能引发高度兴趣的其他可用选择。当儿童选择的强化物不可用，并且这种类型的共享控制正在被执行时，在一种新的强化物被确定之前，不应该促使儿童参与任何目标行为。也就是说，不应促使儿童参与无法获得的强化物的目标行为。

自然发展行为干预中使用了许多共享控制策略。表 6.7 列出并进行了分类，同时给出了每个策略的定义和示例。

表 6.7　共享控制策略的定义和示例

共享控制策略	定义	示例
环境设置：组织环境优化学习		
环境：看得见，够不到	将物品放置在儿童看得见但够不到的地方。	安排一间治疗室，将物品存放在高处和/或透明的箱子中，使学生在未与成人沟通的情况下无法获得这些物品。
材料：看得见，够不到	设置一项活动，使儿童可以看到材料但无法获得。	将黏土和其他物品（如滚子、刀、剪刀）摆放在桌子上成人可以够到的地方，但如果不与成人沟通，儿童就无法拿到。
好玩的阻碍策略：当儿童的想法或需求可能被了解时，减少预期；在儿童得到他想要或需要的东西之前，设置儿童需要沟通的环境		
控制接触；共享控制	保持对物品的控制；将物品放在儿童接触不到的地方，直到儿童参与到目标行为中。	拿着玩具或零食，等儿童交流。
中断常规	在一个已知的常规中间暂停，使儿童在继续之前必须进行交流。	站在门口准备出门时，先停下来等儿童主动交流再出门。 刷牙前，等儿童主动交流，再把牙刷递给他。
协助	设置儿童需要成人协助的活动或情境；当儿童需要帮助的自然机会出现时，减少大人对儿童需求的预期。	递给儿童一袋未开封的薯片或一盒未开封的果汁。 当儿童在组合玩具遇到困难时，通过在一旁等待唤起儿童寻求帮助的想法。 把零食或玩具放在较难打开的容器里。
不足够的部分；分解	每次提供几个零件或部分，以引出多次交流试验；这项策略最适用于由多件或多套物品组成的玩具或零食。	在碗里放几块金鱼饼干，同时把袋子放在看得见的地方。 做手工的时候，可以看到一些贴纸，让儿童知道还有更多。 准备一些乐高玩具，把剩下的装在盒子里。

续表

共享控制策略	定义	示例
刻意忽略	刻意忽略儿童,特别是当儿童需要帮助或大人那里有他偏爱的物品时,以创造机会适当地获得注意。	放下玩具,然后把它从儿童身边移开,以唤起儿童拍打成人的肩膀或叫成人的名字的机会。
游戏性中断或阻碍	玩耍着打断儿童的游戏,这样儿童就必须通过交流消除干扰。	在挠痒痒游戏中暂停,等待儿童做出反应。 假装一棵树倒在了火车轨道上,必须把它移走。 让一个娃娃掉在玩具屋的楼梯上,这样它就需要帮助才能站起来。
抗议	设置已知会让儿童不安的情境,以便给儿童提供练习适当请求和抗议的机会。	提供不喜欢的食品或物品。打断僵化的常规和重复的行为(例如,把物品排成一队)。
愚蠢的情况;扮演天真的成人	设置明显愚蠢的情况或以愚蠢的方式打破已知的常规。	打开因果玩具的电源开关,然后大笑或说:"哦,不!怎么了?" 把裤子套在头上,然后说:"这就是它要去的地方吗?" 在学校走错路,然后说:"这就是我们要去的地方吗?"
破坏	提供活动的一部分材料,同时保留明显必要的部分。	提供谷类食品,但不给勺子。 提供一个打地鼠玩具,但是不给锤子。 提供颜料,但是不给画笔。

共享控制的一般策略

| 轮流交替或轮流 | 与儿童轮流玩,要求他放下物品,以表示轮流的结束;在一些模式中进行,包括在成人的轮流中示范新的游戏动作。 | 简单地取下弹出式玩具,并举起它。
简单地移开玩具车,启动一次并暂停。 |

续表

共享控制策略	定义	示例
动力	连续多次重复一个高度强化的动作，然后突然暂停提供物品或活动，以此为儿童创造动力。	轮流快速地来回敲打工作台，然后当你拿着锤子时突然停下来。 将几块积木连在一起加到积木塔上，同时发出有趣的声音，然后暂停。 荡秋千时，推几次儿童，然后将儿童向后拉住。
积极添加	添加或用新奇的物品吸引儿童（注意：当大人不再控制物品时，这种策略是有帮助的，因为儿童已经拥有所有的部件。这是为打断或要求轮流做出的一个很好的选择）。	在建塔游戏里，完成后在上面添加"小人"来维持平衡。 一旦建造了火车轨道并且火车在上面，就可以在火车上添加人或动物。 在和婴儿玩耍时，趁机介绍食物玩具模型。

有时，对共享控制策略的选择必须十分谨慎。例如，如表 6.7 所示，有些策略比其他策略更适合教授某些行为（例如，帮助策略是专门为教授儿童请求帮助而定制的）。共享控制策略也应根据活动（例如，将有多个零件的玩具拆分或为其寻找部件）和儿童来选择。一些儿童可能会因为一些策略而感到不安，比如玩耍式的打断或阻碍、打断常规、破坏或抗议，特别是那些容易出现刻板行为模式或非常自我导向或计划驱动的儿童。

轮流交替

轮流交替或轮流是自然发展行为干预中使用的另一种动机策略。轮流是一种用于共享控制的策略，因为成人可以在轮到他时控制强化物或活动，然后根据儿童的下一个适当反应来实施强化。此外，成人可以利用轮到自己的机会来示范更广泛和更复杂的行为。活动中的轮流使儿童有机会提要求、模仿、观看成人反映的行动，并在再次轮到他时得到自然强化。根据定义，它教导互惠，并且总是在儿童所选活动的动机背景下进行。

在自然发展行为干预模式中，轮流交替的概念化方式略有不同。例如，在关键反应训练中，成人遵循儿童的引导，提供选择，并以均衡的方式共享控制，从而促进目标动机和嵌入行为教学试验之间的平衡（Koegel，Koegel，Bruinsma，Brookman & Fredeen，2003；Koegel，Koegel，Harrower & Carter，1999；Koegel et al.，1989）。在早期介入丹佛模式中，轮流和相互参与贯穿于教学互动中，因此"互惠和社交参与渗透到教学活动中"（Rogers & Dawson，2010：24）。在强化式自然情境教学法中，言语和非言语轮流被描述为反应性互动的一部分（Hancock & Kaiser，2012）。对适当行为的**非言语反映**（nonverbal mirroring）被明确地鼓励，以增加成人和儿童之间的非言语联系，就像其他模式鼓励模仿一样。帮助家长成为沟通教师项目手册（Ingersoll & Dvortcsak，2010a，2010b）中的家长培训会谈纲要提到 24 次会谈，其中有 2 次会谈专门用于轮流交替，并强调轮流是一种基本策略，有助于创造语言的学习机会，并被用来示范和扩展游戏。

如表 6.7 所示，轮流也经常被用作共享控制策略。当以更明确的方式使用轮流策略（例如，"轮到我了"或"轮到你了"）时，成人应该考虑这个框架是否适合那些还没有准备好学习这项技能的幼儿。在这种情况下，以一种更自然的方式创造互惠关系（即通过谁控制材料的自然变化来实现轮流交替）可能更为合适。

整合任务的变化和维持任务的穿插

任务的变化和维持（即已经掌握或轻松完成任务）的穿插是两个相关的策略，主要源于行为分析文献。任务的变化的定义是在嵌入式教学试验中针对不同的行为，改变教学材料以及改变其正在使用的方式。研究表明，任务的变化能够增强学生的积极性和提升其参与度（Dunlap，1984）。

穿插性维持任务是任务变化的一种类型。它是一种用来增强动机的前事策略。此策略来自一般行为分析文献，其中穿插性维持任务被用来建立行为动力（Belfiore，Lee，Scheeler & Klein，2002；Bruinsma & McNerney，2012；Kennedy，Itkonen & Lindquist，1995），从而增强动机。此策略还用于增强总体遵从性（Singer、Singer & Horner，1987）。在关键反应训练文献中，穿插性维持任务的定义最为明确；这种策略专门用于通过低努力、高成功率的试验来增强动机，否则被定义为儿童已经掌握的任务。研究表明，当维持任务穿插进行时，参与者的反应率和稳定性提升，观察者对儿童积极情绪的评价也增加（例如，Dunlap，1984；Dunlap & Koegel，1980；Koegel & Koegel，1986）。

维持任务是根据儿童的个人目标和进度定义的。由于自然发展行为干预均纳入了行为分析原则，因此应提出明确定义的目标和掌握的标准（例如，连续 3 天收集的数据的正确响应率为 80%）。然后，可以使用这类目标的进度来确定何时到达目标领域（即获取任务），并可以进入维持阶段。此时，该目标可以开始作为一项主要的维持任务穿插进行。该策略可确保技能的维持，同时增强了动力。

使用这一策略需要在临床上判断教学试验应该由维持任务还是习得任务组成。开展针对儿童的教学试验的成人必须立即评估儿童的动机和参与度，并决定该教学试验是一项维持任务（旨在针对动机）还是一项习得任务（旨在针对技能习得）。维持任务和习得任务不一定有预先确定的比例；相反，成人必须学会阅读儿童关于动机水平的提示，并据此决定治疗过程中的下一步行动。例如，如果成人认为儿童的动力正在减弱，那么他可以把重点放在维持任务上，以重新建立起动机。当儿童的动机很强时，成人可以更多地以习得任务为目标。有时，考虑按照 50∶50 的比率设置较容易和较具挑战性的提示，并根据儿童的动机和行为改变这两种提示的频率，会有所帮助。

使用自然强化

与自然发展行为干预的行为分析焦点一致，后效强化经常用于在嵌入自然常规和活动的行为教学试验中教授技能。后效强化被定义为仅在目标行为发生后才进行的强化。也就是说，强化是根据目标行为的表现来实施的。因为自然发展行为干预也是由自然主义方法定义的，所以，通常使用的后效强化类型是自然的。

自然强化被定义为与目标行为直接相关并嵌入教学互动中的强化（例如，儿童要求一块积木并得到积木作为强化，儿童指向一节火车车厢并得到它作为强化，儿童在挠痒痒时进行眼神接触并得到挠痒痒的强化）。相反，不相关的强化与目标行为或行为被教导的背景没有关系（例如，儿童给积木贴上颜色标签并获得感官玩具作为强化，儿童正确地指向图片中的可接受的标签并获得食物作为强化）。不相关的强化对教授技能也是有效的，但自然强化更有助于提高学习动机和泛化能力。

自然强化在自然发展行为干预模式中具有不同的特点。例如，强化式自然情境教学法将其称为当代应用行为分析（Hancock & Kaiser, 2012；Prizant, Wetherby & Rydell, 2000），并将其定义为在自然常规中使用后效强化来增强沟通技能。关键反应训练领域的研究表明，使用自然强化能比不相关的强化更有效地增强动机（例如，当儿童说"球"时，给儿童球比给儿童一个可食用的强化物更有效）（Koegel, O'Dell, et al., 1987）。此外，研究表明，与不相关的强化相比，使用自然强化可以更快、更稳定地获得目标技能（Koegel & Williams, 1980；Williams, Koegel & Egel, 1981），并通过加强自然发生的直接的"反应—强化"关系，促进自然情境中技能的泛化（Schreibman, Stahmer & Suhrheinrich, 2009）。在共同注意、象征性游戏、参与和监管模式中，重点是用适合发展的玩具设置环境，这些玩具可以作为建立游戏常规的自然强化物（Kasari et al.，2012）。关于强化策略及其临床应用的详细讨论见第 9 章。

使用强化尝试或塑造程序

自然发展行为干预在许多自然发展行为干预中都采用了强化尝试或宽松的塑造程序作为增强动机和改善学习效果的策略。强化尝试的定义是强化对目标行为的任何合理尝试，然后塑造连续的近似行为，直到唤起完整的目标行为。例如，对于正在学习第一个词的儿童，说"泡泡"（bubbles）一词的最初合理尝试可能是先发出"buh"这个音。一旦儿童完成了这项尝试任务，成人可以开始强化一种与目标行为近似度更高的行为，例如说出"buh-buh"，直到儿童最终能够说出"bubbles"一词。在严格的塑造中，一旦下一种近似行为成为目标，该词的先前近似尝试将不再得到强化。但是，这种策略可能会使儿童感到沮丧，因此，经常使用宽松的塑造后效关联，即每次强化一种以上的近似行为，直到儿童明显掌握了更难的行为。例如，对于正在学习说"泡泡"的儿童，成人可能会同时强化"buh"和"buh-buh"，直到更困难的尝试被不断地唤起。本质上，后效强化的尝试增加了尝试行为。这反过来又会引发更多的尝试。

在自然发展行为干预中，大多数模式都使用了强化尝试。在强化式自然情境教学法中，反应性互动框架的一个组成部分是对目标行为的任意和所有尝试进行后效强化。这一战略也被纳入帮助家长成为沟通教师项目，特别是在语言目标方面。在关键反应训练中，强化尝试是一种旨在增强动机的结果策略。它被定义为强化"合理的"交流尝试，而不是塑造连续发出的近似的说话声音（Bruinsma & McNerney，2012）。在一项强化尝试条件的研究中，研究者指出，相对于运动塑造，儿童表现出更大的进步，儿童更快乐且表现出更适当的行为（Koegel et al.，1988）。

小　结

自然发展行为干预利用各种策略来增强孤独症患者的社会动机。这些策略得到了大量实证的支持，并为孤独症干预提供了明确的重点。虽然行为分析教学程序对所针对的特定技能很有用，但毋庸置疑，增强动机的程序在孤独症治疗中扮演着重要的角色，特别是因为临床医生不能依靠通常能够激励健康发育的儿童学习的、相同水平的社交动机。本章概述的策略是专门为增强治疗的动机而设计的，在制定目标和治疗计划时应慎重考虑。接下来的章节将会更详细地讨论这些策略中的一部分，因为它们涉及教授特定的技能组合以及减少挑战性行为。

第 7 章

应用前事策略

詹妮弗·西蒙、伊冯娜·布鲁因斯马和艾琳·麦克纳尼

人们都是在一定的社会环境中学习的。环境向个体提供反馈，然后个体通过改变行为来回应环境。这种反馈循环导致了行为改变或发展出基于个人经验的学习。通常，前事是环境事件或先前事件，它为随后的活动或行为设定时机并影响其后续行为。它是应用行为分析中三期后效关联（前事—行为—结果）的第一部分。前事可以唤起特定的行为，允许个体辨别何时可以进行强化，并改变行为（Cooper，Heron & Heward，2007）。三期后效关联中的行为是指个体的任何行为，而不仅仅是挑战性行为。

前事直接发生在行为之前，并且可以指示个体以一种将已知结果发生的可能性最大化的方式来执行习得的行为。前事的例子包括教学提示（例如，"请刷牙"）或唤起特定行为的情境（例如，在厨房里，孩子可能会要求吃点零食，因为在厨房里，提出要求往往可以使他得到食物；而当孩子到达牙医诊所后，他可能会采取一些挑战性行为来拒绝牙医进行治疗）。有时，更早发生的事件也可以为以后产生的行为做好应对准备。这些设置事件使前事更有可能引起某种行为。例如，在夜间不睡觉可能会导致第二天由于劳累而增加挑战性行为发生的可能性。设置事件也可能是生物性的，例如头痛或痛经（见专栏 7.1）。

基于**前事干预**（antecedent interventions）可以优化学习环境，以增强成功学习的可能性，专业人士或家长要操纵教学环境的要素，这些要素包括物理环境、材料、提供干预的人员以及呈现机会的方式。通过更改"前事—行为—结果"序列的第一部分来优化学习环境是一个持续的过程，而不是一劳永逸的事，因为在教学过程中后效关联和环境变量会发生变化。本章提供了许多此类计划有变的示例，特别涉及在学校、家庭和社区环境中教授的一系列技能。

> **专栏 7.1：设置事件**
>
> **设置事件**是增加前事触发行为的可能性的事件（例如，社会或生理事件）。

基于前事干预对于减少挑战性行为和干扰行为十分有效。广泛的实证支持显示，这种干预能够改变前事，以减小未来挑战性行为发生的可能性（例如，Kern & Clemens，2007；Wong et al.，2014）。研究表明，改变前事巧妙地减少了孤独症的挑战性行为，并且增加了游戏技巧、加强了入学准备和提高了中小学孤独症患者的学业能力，同时也表明孤独症患者从幼儿期到成年期的核心问题得到改善（Wong et al.，2014）。当孤独症患者采取挑战性行为作为交流手段，以此获得偏爱的活动或者避免或逃避任务时，基于前事干预策略可能会通过弱化刺激物与后续结果之间的联系来降低维持这些行为的强化物的有效性（Cooper et al.，2007）。减少引起挑战性行为的设置事件（例如，在家庭作业期间调小音乐音量）可以增加学习的可能性。因此，基于前事方法的好处是以预防为主；有计划的环境设计可以消除干扰行为（Kern & Clemens，2007）。

第 13 章探讨使用基于前事干预以及其他类型的干预来减少挑战性行为。本章研究了前事对教学的影响，包括更广泛的语境变量和环境刺激，这些条件为提供教学机会奠定了基础。它讨论了如何计划和优化教学环境以支持成功的学习机会。

在应用行为分析的理论支持下，基于前事干预在自然发展行为干预理论中被广泛应用。总体而言，自然发展行为干预创造了一种吸引人的学习环境，吸引了学习者，并为激发积极性和参与社交的愿望奠定了基础。的确，当需要的学习环境准备充分并且最佳时，"一分预防胜于十分治疗"这句话就可以得到充分诠释。以下各节概述了自然发展行为干预策略，该策略为成功嵌入学习机会（三期后效关联中的前事部分）做好了准备。本章提供了自然发展行为干预所使用的前事策略的具体实例。

准备教学

学习是通过注意力来介导的，注意力受到信息表达和接收方式的影响。以不同方式呈现的相同刺激可能会对学习结果产生不同的影响。例如，天空中有一群呈金字塔状飞过的鸟。当该鸟群在飞行过程中改变方向并形成一条线时，该动作可能会立即引起个人的注意。然而，相同种类和数量的鸟类，在街灯上一字排开，或在咖啡馆外的地面上成群结队地啄食，则可能不会被注意或被忽视。刺激的呈现会影响个人是否参加其中，最终会影响个人是否从中学习。在学习环境中，基于前事干预遵循类似的原则被引入；为了创造可教学的时刻，教育者以最佳方式构建环境，即通过吸引特定学习者注意力的方式呈现材料或刺激，从而最大限度地增加成功学习的可能性。

自然发展行为干预在个人的日常生活中创造出可教学的时刻。因此，嵌入学习机会是一项核心特征。在幼儿文学中，针对典型和新颖的活动和常规进行有计划的教学规划（即规划前事策略）是一种行之有效的推荐做法（例如，Snyder et al.，2015）。自然发展行为干预坚持这种做法，通过将其融入所有日常生活活动来增加治疗时间和学习机会。此外，使用自然规律进行教学与自然发展行为干预是一致的。在自然发展行为干预中，父母作为改变因素和干预者受到高度重视（Dunst，Trivette & Masiello，2010）。自然发展行为干预最终的关注点在于增强学习者的独立性。日常生活中的嵌入式教学通过在很多自然情境下提供大量的教学机会来支持独立性进步。但是，必须组织和准备环境，以最大限度地进行成功教学。接下来讨论组织和准备环境的一些策略。

安排环境

在创造社交互动和学习新技能的机会之前，重要的是首先考虑学习发生的情境或环境。在教授新技能时，仔细规划环境对于自然发展行为干预尤其重要，因为干预通常发生在自然情境中；与高度结构化的环境相比，自然情境中可能没有那么多固有的控制。有目的地规划环境来促进学习，包括在房间中有策略性地放置家具，以减少潜在的干扰（例如，噪声水平、照明、在场人数），并仔细组织、设置和管理资料与活动。

已有研究证明，在教室中有计划地放置家具和安置学生，可以增强学生之间的交流（Kaiser，Ostrosky & Alpert，1993；Odom，McConnell & Chandler，1994）。例如，座位的布置和材料的位置可以促进或阻碍对同伴的注意。安排教室的环境可以包括让患有孤独症的学生坐在具有相同兴趣的同学旁边，以增加社交互动的机会并增强参与的动机。如果将一名患有孤独症的学生的课桌放在被同学包围的环境中，他观察和模仿正确反应的机会可能会增加。或者，如果教室中的所有学生都得到了自己的材料，则他们可能不需要传达对诸如笔、纸或橡皮之类物品的需求。取而代之的是，老师可以设置活动以确保学生需要沟通才能从同伴那里获得材料（例如，第一名学生可以使用彩色美术纸，第二名学生可以使用剪刀，而第三名学生可以使用彩色铅笔），这将为分享材料提供便利的机会。它最终可能导致同伴之间的交流增多（另请参见第 12 章"合作安排"部分）。

　　还可以安排环境，以使学生必须在走到门口之前在家具周围走动，这就增加了出走所需的精力，从而减小了出走的可能性。在诊所中，孩子们可能会坐在一张小桌子旁，进行他们最喜欢的桌面活动来集中注意力（Chang，Shire，Shih，Gelfand & Kasari，2016）。在社区中，父母或治疗师可能会故意穿过彩色的喷泉，为增加交流机会和社交活动提供平台，因为他们知道孩子可能会表现出兴趣并停止尝试寻求共同注意。在家庭环境中，照顾者可以将玩具整理到透明的箱子中，将这些箱子放在看得见却够不着的地方，以引起孤独症儿童的兴趣，使得他们互动玩耍。

　　所有自然发展行为干预都强调环境设置，只是强调的类型有细微的差别。共同注意、象征性游戏、参与和监管，早期介入丹佛模式，帮助家长成为沟通教师项目明确建议在干预初期尽量减少干扰（Chang et al.，2016；Ingersoll & Dvortsak，2010；Rogers，Dawson & Vismara，2012）。减少干扰可以提高教学的效率，因为个人可以更容易地注意到最显著的线索，包括交流对象。随着孩子技能的提高，可以重新引入干扰因素，以反映最终个体将要练习该技能的真实环境并确保泛化。

　　前面的示例说明了如何安排更广泛的环境，然而改变学习材料的呈现方式也可以大大增加学习机会。例如，在教学互动过程中对玩具放置的轻微调整，也可以提升参与度和增加学习机会。如果玩具汽车从坡道滑落到孩子的腿上，孩子几乎不需要参与社交活动，然后孩子就可以不受干扰地继续滚动汽车。此时只需转动坡道，使玩具汽车刚好滑过（或滑入成人的手中），就可以为孩子提供机会去索要物品或寻求帮助。它使成人成为交互的核心，而不是请求的对象。此外，如果孩子真的很喜欢坡道，并且他需要的汽车在高架子上，则此举已经为孩子创造了一个发起请求或寻求帮助的机会。

　　同样，考虑成人在互动中的位置也是有帮助的。例如，当将孩子推到秋千上时，为了更轻松地推孩子，父母可能会站在孩子的后面，但是这样就失去了有效的分享和参与的重要机会。一起读书有时会使孩子坐在父母的膝盖上，但是，彼此相邻或相对而坐可能会提供更多面对面接触的机会，并可能提升社交参与度。当教学互动的目标是同伴参与时，成人的位置可能会有所不同。在这种情况下，成人可以考虑站在患有孤独症的孩子之后，以减少孩子对成人的关注并能够暗中提示。

虽然这里主要讨论将组织环境作为一种计划工具，但在教学过程中持续管理玩具和材料同样重要。随时控制玩具或材料的数量，当孩子对物品失去兴趣时，将物品放在孩子看不见的地方让孩子去捡，这些都是对孩子有帮助的。日常活动从新的玩具或材料开始，并在完成活动时整理玩具，这是维持组织和防止教学环境混乱的宝贵工具。同样，当你拿出玩具或材料时，了解孩子最感兴趣的部分是什么，并至少控制其中的一部分是很有帮助的。例如，如果孩子正在用透明塑料袋中三个小雕像说出游戏动作的名称，并且其中一个小雕像引起了孩子极大的兴趣，那么最后拿出孩子最喜爱的那个小雕像可以确保孩子保持较强的积极性。最后，当使用大量材料（例如，具有轨道、桥梁和火车的火车组，具有多种材料的艺术项目）时，材料的位置是关键，并且在活动不再需要它们时要将其收走。

选择材料

自然发展行为干预要求精心准备材料和选择玩具，以促进具体的教学目标的教学。例如，在共同注意、象征性游戏、参与和监管中，成人正是在儿童的游戏发展水平上选择合适的材料，以达到共同注意和积极参与的目的。选定的玩具和材料应该足够刺激和有趣，以引起孩子的兴趣。但是，像其他自然发展行为干预一样，共同注意、象征性游戏、参与和监管通常建议避免使用不能扩展游戏范围的玩具，因为它们只有一种功能，或者因为它们过于自成体系（例如，发光的音乐玩具、带有电子按钮的玩具）。共同注意、象征性游戏、参与和监管通常建议使用两组相同的玩具，以确保成人可以示范玩耍的行为，除非该玩具已经具有多个部件（例如，形状分类器、环形堆垛器、投入硬币的存钱罐）。选择适合孩子游戏水平的玩具可以增加协调和共同注意技能的学习机会。例如，太容易或太困难的玩具可能会导致孩子过于专注于物体，限制孩子的参与程度和共同注意技能的表现，而处于正确游戏水平的材料则更具吸引力、趣味性和激励性。孩子可能更熟悉和知道如何使用这些材料，这使他们能够集中精力学习新技能。

其他模式，例如早期介入丹佛模式和关键反应训练，建议使用与年龄相适应的玩具和材料，这很可能会吸引孩子表现出兴趣和探索。适龄玩具（而不是适合发展的玩具）之所以受到重视，是因为它们可能会引起同龄人的高度兴趣，这与将教学技能泛化到与同伴的社会交往中的最终目标相一致。早期介入丹佛模式还根据教学主题考虑玩具的选择，并选择围绕主题的材料和活动。例如，教师、临床医生或父母可以围绕儿童可能感兴趣的主题集中教学技能（例如，词语和游戏动作、社交对话）。对于幼儿，可以使用球类来创建与弹跳和投掷相关的主题。当孩子变得更喜欢具有象征意义的玩具时，积木、汽车、小雕像、圆锥体、坡道和标记物可以成为赛车的主题，而房屋、玩偶、床、积木、动物、食物玩具和标记物则是围绕家庭游戏主题创造教学机会的最佳组合。

在课堂上，老师可以设计课程并围绕儿童感兴趣的主题创造教学机会，从而使课程计划更加有针对性，并且更有可能在每堂课中吸引孩子的注意力。例如，老师可以决定以交通为主题单元。在这种情况下，游戏核心可以包括火车、自行车、小汽车、卡车、飞机和火箭。单词拼写或日记写作可以集中于与运输相关的单词和主题。幼儿数学的教具可以包括诸如轮胎、车辆和可放入卡车的物品。对于年龄较大的学生，可以在数学课中使用与交通有关的速度和距离的计算。在课堂环境之外，教师可以创建与运输主题或与同伴社交游戏有关的填字游戏，例如运输障碍课程。用多种玩具组合成某种游戏主题时，组合方式是无限的，而单个玩具或同类型的玩具则很难实现。

在日常常规和活动中积极计划

自然发展行为干预专注于在日常活动、自然常规和/或游戏中嵌入教学（Hancock & Kaiser，2006；Ingersoll & Dvortcsak，2010；Kasari，Freeman & Paparella，2006；Koegel，Koegel，Harrower & Carter，1999；McGee，Morrier & Daly，1999）。洗澡、换尿布、吃零食或进餐、步行到公园以及在超市购物都是较好的家庭和社区教学环境。学校的日常活动还可以为孤独症学生提供无数的机会，使其可以经常练习技能。在每一项日常活动中，照顾者、临床医生和教师都可以有意识地计划学习机会。计划时要考虑的问题包括：在每项活动中要针对哪些目标行为进行维持或掌握？将包括哪些习得任务或新目标？需要创建或提供哪些材料？将提供哪些教学提示和辅助？目标将以什么顺序呈现？

例如，患有孤独症的儿童的照顾者在计划带儿童去商店时可能会考虑几个设置事件，作为教授新技能和技能泛化的适当设置。一般性的计划考虑因素包括在商店不太忙且照顾者不是很匆忙的时候去商店。如果孩子之前去过几次商店，且每次都或多或少遵循相同的程序，则也很有帮助。此外，重要的是要确保孩子得到充分的休息（例如，不要占用午睡时间）并且不饿（例如，照顾者可以带些小点心，也可以用作强化物）。在出门之前，照顾者要确定好以哪些技能作为目标（例如，练习社交问候、盘点物品、阅读食品标签、请求）、哪些目标需要维持（孩子已经掌握的技能）以及哪些新技能是要习得的。照顾者还可以确定孩子喜欢的物品（例如，喜欢的食物）和活动（例如，推推车、坐在推车上），用作强化来提高参与度。可能还需要制定一项挑战性的行为计划，以及一些与发展水平相匹配的一般规则（例如，与妈妈待在一起、只可以选择一种麦片等）。有关社区外出计划的更多信息，请参见专栏 7.2。

 准备，设置，实施！

专栏 7.2：为社区外出做准备

出门前要做好准备，并做好应对挑战的计划。在车上放一个小袋子或旅行箱，并装满一些物品，以便孩子在额外的等待时间内保持忙碌。请记住，这些都是前事策略，所以要先为孩子做好准备，以防止孩子的挑战性行为，而不是在挑战性行为开始后才提供。下面是一个示例列表，可让儿童在餐厅等待时保持忙碌。要有创意！

- 小拼图
- 魔方
- 卡片组
- 小积木
- 疯狂填词游戏或其他文字游戏
- 干擦马克笔和一块小白板
- 贴纸
- 珠子
- 书籍或杂志
- 橡皮泥

同样，学校教师也可以计划在所有学业和课外活动（包括课间休息和特殊集会）中教授特定技能。例如，幼儿教师可以在上课时间为一个患有孤独症并喜欢数字的学生创造交流机会，因为上课时间有许多孩子，它为教师的教学设置了一个舞台，让教师可以提示学生数一数在场的学生人数、穿长袖的学生人数，或者有多少同龄人报名点了热腾腾的午餐。小学老师可以改变环境，为学生创造交流机会，例如让学生在写日记之前可以使用不同类型的记号笔；他们可以要求从事自己喜欢的课堂任务（例如，要求担任领队或铅笔监督员，而不是被分配一个角色），或者可以选择一个好友一起去外面休息。高中教师也可以通过事先询问每个学生他们计划写什么主题，或者在完成日记作业后他们想和哪个同学一起检查他们的作业，从而创造社交沟通和积极参与的机会。围绕这些日常活动中自然发生的机会制定前事策略，可以增加一天中可以呈现的学习机会的数量和种类。

　　表 7.1 提供了如何在有计划的活动中设置目标的示例。这个表格展示了一些社交沟通目标的例子，比如做出适当的社交评论或与同伴分享玩具，这些都是家长或专业人士认为的可能会适合孤独症儿童的一些目标。然后，对于表格中的每个示例目标，活动都被呈现出来。因为针对不同孩子，这些活动可能会被修改，以便为孩子提供因材施教的机会。

表 7.1　社交沟通的目标和活动

目标	积木	汽车坡道	周围的粉笔	橡皮泥
将一个词扩展为两个词	一起建一座塔，以不同的方式让它倒塌：通过起重机，通过飞行的超级英雄。让孩子用脚踢塔。在踢塔之前，让孩子用一两个词提出要求。	给下坡道的汽车添加描述性的词语（颜色、速度和大小是最明显的。但也可以考虑一些无意义的描述，比如有臭味的汽车）。使用额外的物体来阻止汽车从坡道上下来，以便练习两个词的短语，如"移动它"或"帮助我"。	练习颜色辨别和绘制不同的形状（画"×"或使用蓝色粉笔）。动物、字母和交通工具往往是最受欢迎的绘画项目。用粉笔画海中的岛屿或熔岩。玩一个游戏：从一个岛跳到另一个岛，用一条腿跳或出于安全两腿齐跳。让孩子说出接下来的步骤，例如"跳过去"。	名词加动词可以使用"剪切""滚动""推动"这些词一起练习。橡皮泥往往难以从容器中倒出来，从而提供了口头请求帮助的机会。在橡皮泥中添加其他材料，例如棉签、闪光粉或牙签，以制作非同寻常的艺术品。
按照要求使用介词	将最喜欢的角色藏在积木的后面、下面或上面。用积木为角色做一个笼子。	只能使用一辆汽车，然后将汽车藏在附近。孩子必须按照指示（包括介词）找到汽车，然后才能在坡道上玩汽车。当汽车从坡道上下来时抓住它，让它飞到一个新的地方。问孩子车在哪里。（例如，"在枕头下面还是上面？"）	在绘制喜欢的小雕像或物体的组合过程中使用介词。（例如，"这是火箭。""我应该把超级英雄放在哪里？"）让孩子躺下，在人行道上画出他的身体轮廓。下一步练习在轮廓旁边或顶部绘制喜欢的对象。	向孩子展示不同颜色的橡皮泥，让孩子在玩之前先找到枕头下面的橡皮泥。当着孩子的面把工具藏在碗下面，然后问孩子工具在哪里。

续表

目标	积木	汽车坡道	周围的粉笔	橡皮泥
模仿假装游戏动作	用积木做一个有笼子的动物园,用来饲养塑料小动物。把动物放在床上,带它们去散步,喂它们,等等。 有些积木可以是想象中的动物、人物或物体。对物体做出假装动作并提示孩子进行模仿。	在坡道上让两辆车比赛,并假装速度较慢的车在哭是因为失败了。与孩子一起安慰"悲伤"的汽车,并给它"吃"些零食,以帮助它感觉更好。	在最喜欢的兴趣区域或最喜欢的书或电视节目周围绘制一个假装的场景。一起模仿动作。	用橡皮泥捏制角色,并提供孩子可以模仿的不同动作的模式。
使用社交短语	在塔快要倒塌的时候,说"哦,不!哦,不!"以建立对塔倒塌的预期。当塔倒下时,提示孩子说"轰,倒了"。	当汽车被撞或被卡住时,提示说"哦,不"或"哦,伙计"。将坡道移至靠近桌边的位置,并使汽车驶离桌面。提示"哦,哦""糟糕""没关系"。	对孩子的绘画使用提示性评论,例如:"很好!""哇,太棒了!" 用粉笔在围栏或墙上画出目标,用水球或小球击中目标。使用社交短语对击中和未击中进行评论。	当孩子制作橡皮泥人物或艺术品时,提示说"来看看"或"看",并让他们将启动行为与展示行为相结合(举起物品,指点/注视)。当治疗师制作橡皮泥人物时,根据治疗师的行为提示孩子说"好"或"很棒"。
模仿绘画圆圈/线	用积木堆成一座山并在纸上画一个圆圈。假装圆圈是直升机或超级英雄起飞的平台。提示孩子画圆圈以寻找其他着陆平台。	通过在道路上画线并在停车点或冰淇淋店旁画圆圈来为汽车铺路。	用粉笔画线和圆圈,画出雪人、动物和太阳。把粉笔加水并用一把大刷子来"画画"。	使用橡皮泥制作各种大小的圆圈,然后使用喜欢的书写工具(例如,记号笔、彩色笔、铅笔)在纸上把圆圈画下来。

续表

目标	积木	汽车坡道	周围的粉笔	橡皮泥
运用和理解比较	积木塔倒塌后，将积木分成两堆，然后问孩子哪堆更大。如果答案正确，孩子可以用那堆积木建造新的塔。	在汽车坡道上放置多辆车，询问哪一堆车的数量最多/最少，然后让孩子使用那堆车。	画完孩子的身体和兄弟姐妹的身体后，问谁更高。	用橡皮泥做一些球，分为两部分，一部分较少，一部分较多，然后提示孩子把多的那部分球堆起来。

根据个人偏好选择材料

结合个人的偏好会增加儿童对学习的兴趣，特别是当任务艰巨时。研究表明，高兴趣材料的教学大大提高了孤独症儿童的学习能力（Dunst, Trivette & Masiello，2010，2011）。此外，与老师选择玩具相比，孩子们在主动选择玩具时表现出更高的参与度和更少的问题行为（Reinhartsen, Garfinkle & Wolery，2002）。当让患有孤独症和语言发育延迟的孩子自主选择材料时，他们会表现出更好的语言表达能力和游戏技巧，并减少破坏性行为（Carter，2001）。当让孤独症学生在活动之间做选择时，与活动内的选择相比，他们表现出的问题行为更少（Rispoli et al.，2013）。

当孩子的喜好不清楚时，临床医生可以使用工具来确定激励活动或项目。例如，他们可以通过观察和识别个人兴趣来正式或非正式地完成偏好评估。进行系统偏好评估有多种程序，如**自由操作偏好评估**（free operant preference assessment）和**配对选择偏好评估**（paired choice preference assessment）。这些程序在适应性行为评估文献中有详细描述（例如，Hagopian, Long & Rush，2004）。偏好不是静态的，偏好和兴趣甚至可以在会话中改变。此外，关键反应训练和早期介入丹佛模式都支持将特殊或不寻常的兴趣纳入干预，以便通过这些兴趣获取动机，即使它们涉及的活动或材料不是典型发育性的。

持久的兴趣可以用来增强同伴游戏和社交互动的动机（Baker，2000；Baker, Koegel & Koegel，1998；Koegel et al.，2012；Koegel, Kim, Koegel & Schwartzman，2013）。修改教学游戏以融入受限制的兴趣，可以产生更合适的社交游戏，维持并泛化习得的技能。学校或课外项目的俱乐部也可以围绕孩子的兴趣来设计（如《我的世界》、火车、恐龙、迪士尼中的角色）。如果兴趣很狭窄，则可以围绕更广泛的主题建立俱乐部，以吸引足够多的儿童群体。例如，对特定科学主题感兴趣的儿童可以参加青年发明家俱乐部，对数字或形状感兴趣的儿童可以加入烹饪俱乐部，对某个卡通人物感兴趣的儿童可以加入电影爱好者俱乐部。

建立亲和感并建立关系

在自然发展行为干预中，成人以及成人与儿童之间的关系是干预的核心。事实上，这种关系的优化有助于儿童在学习环境中取得成功。因为这种关系是在教学之前建立的，所以这是一种基于前事的策略。自然发展行为干预旨在让孩子在情感丰富的互动中专注于交流的伙伴。研究显示，成人仅仅提供强化是不够的，还要在提供强化的过程中积极参与，这样可以提升儿童的社交参与度和主动性（Koegel，Vernon & Koegel，2009）（见专栏 7.3）。当照顾者与孩子一起玩耍并融入社会强化时，例如与孩子一起在蹦床上跳跃，而不是让孩子独自跳跃，则孩子会更频繁地发起社交邀请。另外，如果成人与孩子一起进行活动，则孩子会对照顾者表现出积极的情感，同时提出更高的要求。

 准备，设置，实施！

专栏 7.3：一切都是关于你的！

有时，物品会妨碍你。请记住，玩具和物品是参与的工具，而孩子与其他成人或孩子的参与是关键！如果动机降低（例如，孩子的反应频率降低，积极的情感正在减少，孩子通过离开或转回到大人身边来避免互动），则将物品放到一边，然后回归基本的参与策略，如模仿或感官社交常规。社交动机很重要，一旦动机再次增强，慢慢地把玩具带回活动中。

在孤独症患者与父母或教师之间建立积极的治疗关系或融洽关系是自然发展行为干预的一个重要特征。研究表明，一般来说，积极的融洽关系会比消极的融洽关系导致更少的挑战性行为（Koegel，Koegel & Dunlap，2006；Magito McLaughlin & Carr，2005），这最终可以提高患者的反应率，使他们更多地参与活动，并改善社交效果。

由于自然发展行为干预从业人员提供的强化水平高，他们通常容易建立亲和感和积极的治疗关系。他们不仅将自己与通常会激发孩子积极性的玩具、材料和活动配对在一起，而且经常提供非后效强化（见专栏 7.4），从而进一步加强成人与孩子之间的关系。

专栏 7.4：非后效强化

非后效强化是独立于行为而提供的强化。

创建时间表

　　尽管不是自然发展行为干预的特定组成部分，但在常规之间和常规中创建清晰的时间表可提供结构性和可预测性。清晰的时间表也可以作为减少挑战性行为和增强独立性的有力前事策略。可预测性非常有用，特别是对于孤独症患者以及那些在接受日常序列事件方面有一定困难的人，他们在复杂的社会环境中会感到沮丧或焦虑。摄影活动时间表可以增加患有孤独症的儿童在操场上的游戏行为（Akers，Higbee，Pollard，Pellegrino & Gerencser，2016）；视觉时间表可以改善学生在课堂上的任务行为（MacDonald，Trembath，Ashburner，Costley & Keen，2018）。在课堂上，向学生传达他们应该在不喜欢的学习任务上保持多长时间的注意力可以减少走神行为。同样，时间表可以使孤独症患者做好准备，因为他们可以清楚地看到何时会发生不喜欢的活动。然后，时间表可以通过提示何时提供他们喜欢的活动来激励学生。

　　时间表可以根据每个人的需要、偏好和能力进行个性化设置。可以使用物品、照片、物品图片、打印的图标或书面文字来制定时间表。必须评估个人的技能和背景，以确定最合适的时间表类型。个体理解一个物体、一张照片或代表一项活动的图标的能力（例如，象似性），或者个人是否可以阅读，是决定使用什么类型的时间表的影响因素。此外，与理解一种简单的先后顺序相比，个人理解一长串活动顺序的能力也会影响时间表的设计。对于那些理解或学习了时间概念的人，可以在时间表上描绘与每项活动相关的时间。将个人喜好（例如，偏好的颜色、主题、人物）和选择（例如，在休息时选择户外活动）纳入个人时间表可以激发个人的积极性，从而增强依从性。例如，一个对《星球大战》感兴趣的人可能会因为自己的时间表上有相关人物或主题词而受到激励。

　　时间表也可以在技术的帮助下进行个性化设置，尤其是在个人受技术激励的情况下。听觉提示或即将进行的活动的录音可以代替视觉工具。在科技设备上使用提醒列表或日历还可以减少社会污名，并允许个人努力提高独立性。已有研究通过数字化自我管理时间表成功教授了孤独症儿童社区技能（Cheung，Schulze，Lead & Rudrud，2016）。

一些孤独症患者在常规改变时会遇到困难，因此安排灵活的时间表可能会有所帮助。例如，如果一个学生在每个星期三都接受语言治疗，那么轮换会谈时间，这样他就不会连续错过同一部分课程，但这可能会导致学生的困惑。因此，即使未知确切时间，提供表示灵活性的符号（例如，在语音治疗图标旁边放置一个问号或语言治疗师耸肩的照片）也可以为个人提供一些可预测性，以使他为会谈做准备。在另一个示例中，由于天气条件恶劣，当学生在室内上体育课时，他们可能会表现出挑战性行为。在这种情况下，各种图标或照片可能代表体育课设置的选项（室内和室外）。在每日的时间表中，这些选项可以根据具体情况而变化。在第三个例子中，孤独症患者可能不知道如何独立地参加无组织的休闲活动。时间表可能会包括在这些时间段内可供选择的选项（例如，读书、使用手机、吃零食）。

启动

与时间表有助于明确一系列即将到来的活动和常规的方式类似，启动是另一种让个人为未来事件做好准备的方式。启动是一种行为干预，包括在低需求、高强化的背景下，在预期实施适当行为之前，呈现即将开展的活动（Gengoux，2015；Wilde，Koegel & Koegel，1992；Zanolli，Daggett & Adams，1996）。例如，一个患有孤独症的孩子在操场上参加非结构化游戏时被孤立，他的目标可能是增加与同龄人的社交互动。使用启动作为前事策略，从业人员或父母可以在休息前以一种更结构化的一对一设置使孩子接触一些以前学过的操场游戏（例如，捉迷藏、贴标签）。同样，从业人员或父母可以回顾各种各样的社交启动，以便孩子在进入情境前被期望发起活动时与孩子一起在操场上玩耍。

在与同龄人一起玩游戏之前提醒如何玩游戏并学习启动的类型，可以在行为需要显示之前强化预期行为。启动对于挑战性行为和在新情况下有困难的孤独症患者尤其有用。同时，它也是提高技能的有用工具（例如，提醒在休息时找一个朋友玩）。提前提供一个预习机会和练习困难的社交和/或沟通技巧的机会可以增加成功的概率，同时减少挑战性行为发生的可能性。

可以通过不同的方式完成启动，包括：

● 口头解释和/或提醒（例如，"今天走进学校时，请记住与朋友打招呼"）。
● 视觉支持（例如，显示适当行为预期的图片或图标）。
● 可视时间表显示即将发生的事件序列。

- 实际接触和实践即将到来的活动（例如，拜访牙医，坐在椅子上，查看工具，但实际上没有完成任何牙科工作）。

启动在让个体为各种即将发生的事件做好准备方面的功效得到了研究的支持，包括课堂作业启动（Koegel，Koegel，Frea & Green-hopkins，2003）、联合课程活动、与同伴的社交互动（Bellini & Peters，2008；Gengoux，2015）、过渡（Schreibman，Whalen & Stahmer，2000）和自我照顾（Bainbridge & Myles，1999）。

启动可以包括简单的言语提示、照片或更先进的技术，例如视频短片。家庭成员、临床医生和老师可以制作视频，并在可能发生挑战性行为的情况下将其展示给参与者，以提醒他们如何表现出或保持适当的行为。在到达新学校之前，新生可以查看他被分配的储物柜、教室、书桌，或者老师的照片或视频。学生也可以在上课的第一天之前走遍校园，熟悉环境和产生预期。同样，教师也可以在课间休息前播放一段简短的视频，提醒学生如何开始参与操场游戏，并在游戏中保持良好的体育精神。在家里，在参加生日聚会之前，父母可以向他们的孩子展示一些简短的视频，介绍典型的活动，例如将礼物送给过生日的孩子、参加游戏和活动、唱《生日快乐》歌以及感谢主人。

建立明确的规则或预期

建立明确的规则并设定行为预期是一种基于前事的策略，可增加适当行为的可能性并减少挑战性行为（Kern & Clemens，2007）。明确传达教室或家庭的规则和预期，以及传达特定行为的后果（在行为发生之前），是提供明确行为预期的示例。

一般而言，应该清楚地阐明规则，并确定预期的行为，而不是期望孩子不要做什么（例如，"允许离开座位"而不是"不要离开座位"；"走路"而不是"别跑"）。此外，规则制定者应确保在个人有机会不遵守指示之前，明确说明不遵守规则或不遵守预期的后果。例如，在工作环境中，一个人可能被告知："员工每天必须准时上班。如果迟到 5 分钟以上，将在第二次收到书面警告。"这种期望清楚地表明，准时上班很重要，而未能达到期望则会受到纪律处分。

有明确的行为预期的另一个好处是，随着时间的推移，这些预期会变成隐性的，不需要额外的复述。相反，它们变成了"我们做事的方式"。例如，如果一个孩子每天晚上要求吃甜点，而父母制定了一项甜点之夜的规则，即只能在星期三和星期六的晚上吃甜点，那么孩子就会接受这一事实。通过这种方式，制定简单的家庭规则有助于防止不必要的挑战性行为。

在自然发展行为干预中创造机会

在计划阶段之后，优化教学环境和条件的下一步是优化教学机会的呈现。自然发展行为干预融合了多种前事策略，包括参与和诱导、使用常规创造机会、引起孩子的注意、使用行为动力和改变任务、跟随孩子的引导和使用共享控制来增加成功的可能性。接下来简要回顾每种策略。最后，在本章的末尾，将结合自然发展行为干预中基于前事的各个部分的示例进行介绍，这些示例解决了家庭（例如，洗澡时间、穿衣服和脱衣服、就寝时间、家务）和社区（例如，购物、散步）中的特定常规。第 6 章（关于动机）、第 11 章（关于沟通）和第 12 章（关于社交技能）也提供了一系列可能对读者有所帮助的策略和示例。

参与和诱导

如前所述，自然发展行为干预高度重视社交参与，并强调孤独症患者与他的交流伙伴（无论是照顾者、教师还是临床医生）之间的社会互惠。强化式自然情境教学法和随机教学将促进参与作为维持互动的重要特征（参见 Hancock & Kaiser，2006；McGee et al.，1999）。强化式自然情境教学法治疗师会进行回应式互动，其中包括提升参与度的行为，例如非言语反映或模仿、跟随孩子的引导、调整互动节奏以便为孩子的启动留出空间。早期介入丹佛模式，帮助家长成为沟通教师项目，以及共同注意、象征性游戏、参与和监管包含类似的部分，特别是包括成人富有活力的表现以引起兴趣（Ingersoll & Dvortscak，2010；Kasari et al.，2006；Rogers & Dawson，2010）。成人使用自己的声调、音量和情感来激发孩子的兴趣，使孩子对材料或活动感到兴奋（例如，"猜猜有什么？""哦，看看这辆超酷的火车！"）。其他诱导的例子包括：当孩子运用数字和房子表示到了睡觉时间时，要表现出困倦和低语；当假装在生日聚会上吹灭蜡烛时，要表现得非常兴奋；当孩子叫醒你使用的蜘蛛玩偶时，要表现得很暴躁。早期介入丹佛模式，以及共同注意、象征性游戏、参与和监管强调了考虑孩子的喜好和性情的重要性。情感和富有活力的表现可用于帮助调节孩子的唤醒和注意。例如，当孩子变得太兴奋时，成人可能会调整自己的情绪和调低或调慢语调，以帮助孩子冷静下来。

叙述是诱导孩子参与游戏的另一种方式。成人可以叙述他的行为（例如，"我正在用黏土在做一条蛇"）或孩子的行为（例如，"你的蓝色汽车行驶得很快"）。以这种方式进行叙述（包括添加声音效果或歌曲）有助于建立和优化共享互动，并鼓励孩子与同伴互动。

当吸引和诱导孩子玩耍时，幽默也会有所帮助。意外的动作（例如，夸张地打喷嚏，把小东西从你的头上打下来）或傻里傻气的声音（例如，球弹跳时发出傻里傻气的声音）会引起孩子的兴趣。然而，成人应该注意，这种策略会引出反复的互动和学习机会，成人不能只是为了娱乐孩子。

使用常规创造机会

自然发展行为干预旨在建立社交常规并创造可以进行社交互动的教学时间。例如，早期介入丹佛模式强调在大人和儿童之间创建常规作为教学工具。成人和儿童都有共同的关注点，一旦确立了常规，儿童就会预见到成人的行为。早期介入丹佛模式区分儿童和成人之间的双向游戏（感官社交常规）和儿童对有趣的物体共享注意力的三元互动（共同活动常规）。举一个双向游戏的例子：一位母亲可能会拿起一条毯子，在游戏开始的时候遮住脸，开玩笑地问"妈妈在哪里"，然后把她脸上的毯子拉下来，给孩子挠痒痒。母亲可能会重复几次以吸引孩子，观察孩子是否开始表现出愉悦的参与感（微笑、注视、伸手、发声），并要求重复常规的一部分。然后，一旦孩子对母亲微笑、大笑和/或朝母亲看去，她可能会在再次将毯子盖在头上之前使用一个时间延迟（暂停），为孩子提供另一个通过目光接触、微笑、指向手势或发声来交流的机会，从而有意创造交流机会。该常规可以通过多种方式进一步扩展，包括将毯子盖在孩子的头上，或者将毯子盖在父母的头上。这种常规的关键组成部分是初始重复和相同性，以便孩子能够理解并预期。一旦建立了相同性并让孩子参与其中，成人就可以确定该活动的动机，并为孩子创造在该常规中练习新技能（以及更容易的、已经习得的技能）的机会。

引起孩子的注意

在提供教学提示或辅助之前，成人必须引起孩子的注意。自然发展行为干预积极采用多种策略来引起孩子的注意。称呼孩子的名字、以口头（例如，说"是"或"什么"）或非口头（例如，面向成人）的方式认可交流伙伴对某些人或在某些情况下十分有效。但是，为了增加孩子在被呼唤他的名字时始终都能做出反应的可能性，可以对强化物进行配对，例如举起一盒孩子喜欢的物品，或者中断动作，这通常会让他们共享一项活动的乐趣。还有其他吸引注意力的方法，例如打断孩子的游戏动作、进入孩子的视野、轻轻地触摸孩子以及使用前面讨论的**诱导策略**（enticing strategies）（例如，富有活力的表现、叙事、模仿、幽默）。此外，如前所述，当以鼓励注意力的方式安排环境时，此策略通常可以发挥最佳效果。

当在一项有趣的活动中教学时，照顾者或治疗师可能需要偶尔中断动作，以引起孩子的注意并提供学习机会。在打断孩子的动作时，交流伙伴必须首先确定孩子仍然对某项活动感兴趣并且尚未满足。交流伙伴可以轻柔或不显眼地干扰孩子的动作，从而导致孩子注意到该伙伴。例如，在餐厅享用晚餐后，一个还不会说话的孩子可能会注意到一台大型口香糖机，该机器将每个巨大的口香糖球送到一个螺旋状的坡道上。父母可以给孩子一枚硬币投入机器，并通过稍微扭转金属操纵杆，立即引起孩子的注意。当父母将自己的手放在操纵杆上时，孩子可能会通过目光接触开始交流互动。此时，父母将手移开并允许孩子扭转操纵杆。

交流伙伴可能需要练习来判断孩子何时注意到了对象，因为许多孤独症患者不愿与他人进行目光交流。通常，当孩子朝向或定位于交流伙伴时，表示他正在参与。孩子参与的其他迹象可能是在游戏动作的附近徘徊或观看。临床医生、教师和家长可以密切观察孩子的身体姿势和面部神情，以了解孩子何时注意到了成人，并可以学习在适当的时间呈现线索。

使用行为动力和改变任务

研究表明，在困难任务或学习目标之前先提出简单（维持）任务来创造行为动力，会提升参与度并改善行为（Belfiore，Lee，Scheeler & Klein，2002；Kennedy，Itkonen & Lindquist，1995；Kern & Clemens，2007）。简而言之，如果孩子正在成功地完成某些任务（例如，当孩子面临许多相对较容易、已经学过的维持任务时），那么他就更有可能尝试对新任务或习得任务做出反应。把困难的任务和已经学过的任务穿插在一起的有效性已经得到了研究的支持（例如，Charlop，Kurtz & Milstein，1992；Dunlap，1984）。

简单任务与新颖或困难任务的比例在很大程度上取决于临床判断。如果孩子有很强的动机（关于动机的定义和相关内容，请参见第 6 章），则与动机低时相比可以穿插更困难的任务。例如，家长可以为他们患有孤独症的三年级孩子安排教学机会，在周末邀请邻居过来几个小时，让他们的孩子与同龄人一起进行主题式问答。对于这些孩子，与同伴的持续互动可能很困难。为了保持参与的动机，父母可以计划让孩子在一项活动中练习提问，这种活动对孩子来说是有激励作用的、容易的、低难度的（例如，玩电子游戏）。但是，在开始玩电子游戏之前，他们可以一起制作冰淇淋圣代，这也是一项容易的任务，并且是孩子喜欢的，可以进行社交对话练习。在制作和食用冰淇淋圣代时，孩子们会讨论感兴趣的话题（电子游戏），并分享冰淇淋圣代的配料、冰淇淋口味等。这种互动包括练习各种维持技能，例如询问和回答简单的问题。在这种情况下，患有孤独症的孩子在做圣代时唯一的习得目标可能是在活动中练习提出五次主题性问题。在一项非常受欢迎的活动中，相对容易的对话要求，加上更具挑战性的目标如持续的同伴互动和提出主题性问题，可能会使这个孩子获得成功。

在创造教学机会时，计划和确定已掌握的技能以及目标技能是基于前事策略的训练的一部分。有关维持和习得的更深入的讨论，请参阅第 6 章的动机部分。

跟随孩子的引导和使用共享控制

所有自然发展行为干预都采用跟随孩子的引导和使用共享控制作为增强孩子动机的方法。第 6 章详细讨论了这些策略的细节。然而，这里再次强调这些策略作为前事操作工具对于最大限度地改善学习效果的重要性。关键是要识别出激励儿童的因素，并以平衡的方式共享对该行为或目标的某种控制，以提供学习机会并建立互动。

表 7.2 详细地列出了使用这些自然发展行为干预中基于前事策略的详细的家庭和社区示例。每个示例都提供了一种常见或典型的日常常规，通过自然发展行为干预可以嵌入环境准备、个人准备和教学机会准备。表 7.2 汇总了本章中讨论的前事策略，展示了一些具体的示例，在对孤独症核心症状进行干预的同时，使孤独症儿童参与活动并激发他们的兴趣。这些具体示例提供了有关如何使用自然发展行为干预的具体说明，并且可以作为其他常规中创造力的跳板。

表 7.2　优化常规

做好准备	关注你的孩子	创造机会
进餐/点心时间		
为成功做好准备 等待一个机会，当你知道你的孩子饿了（但不是很饿以至于脾气暴躁）时，你可以晚几分钟进餐。 将餐点或零食作为互动的主要组成部分；清理桌子，关闭电视和电子设备，并带走所有吵闹的玩具。 提供支撑，例如高脚椅或加高座椅。 有多种食物或饮料可供选择，包括一些孩子喜欢的选择。 可以考虑允许你的孩子吃饭，然后离开餐桌，甚至在家庭其他成员都吃完之前（尽管一旦孩子离开，就意味着他应该吃完饭了）。	**跟随孩子的引导** 举起两种食物给孩子提供选择，让孩子告诉你他想要的食物（例如，"苹果还是葡萄？"）。随着技能的发展，逐渐发展到指向或口头表示选择。 允许你的孩子选择垫子、盘子或杯子来作为餐具。 如果可能的话，在吃饭时与孩子面对面坐着，这样你就可以对他微妙的沟通迹象做出反应。 **模仿你的孩子** 模仿孩子的样子吃饼干或麦片。 模仿孩子的饮食方式、孩子吃饭时发出的声音以及面部表情。以与孩子相同的速度将食物放入口中。	**来回游戏** 尝试与孩子分享点心。给孩子吃一口，然后自己吃一口。来回直到吃完。 如果你的孩子自己吃东西，则可以给孩子一种较大的食物（例如，全麦饼干），或者一次给孩子一份零食。让孩子与爸爸、泰迪熊或兄弟一起表演或分享。 **沟通的诱导** 提供一小部分喜欢的食物，其余的食物放在显眼的地方，以便你的孩子可以要求更多。

续表

做好准备	关注你的孩子	创造机会
可以考虑在吃点心和晚餐前后安排一种常规：孩子可以把一些东西拿到餐桌上，或者把一些东西作为"工作"带到厨房。 对于年龄较大的孩子应该吃多少有一个行为上的预期并制定一项甜点规则。 **调整富有活力的表现** 咬一口孩子喜欢的食物，舔舔嘴唇，摸摸肚子，然后说："好吃！" 咬一口不喜欢的食物或假装吃不喜欢的食物，然后皱起眉头，伸出舌头，夸张地说："真难吃！"	**沟通模式** 反复描述你的孩子在吃什么。说："香蕉……好吃……香蕉……吃香蕉。"（每次你说出这个单词时，都指向香蕉；或者当你说"好吃"时，摸摸肚子。） 描述你在用餐或准备餐点时正在做什么。比如说："我在给你倒麦片。好吃！" 咬一口苹果，舔舔嘴唇，摸摸肚子，然后说："好吃！" 标注给孩子吃的食物的各种特征，例如气味、温度、稠度或颜色。	从较大的水罐中倒取少量的水来装满孩子的杯子。将大水罐放在桌上，这样孩子可以向你要求更多。 提供孩子不喜欢的食物，以便他练习抗议。确保提供孩子喜欢的食物，以免孩子感到沮丧。

洗澡时间

为成功做好准备	跟随孩子的引导	来回游戏
在你的孩子进入浴缸之前，请做好一切准备。可以准备一些玩具、泡沫、游戏用的面巾以及一条毛巾，永远不要让孩子独自一人。 设置洗澡时间常规，以便你的孩子知道会发生什么。尽量每次都尝试保持一些常规。例如去浴室、打开水龙头、帮助孩子脱下衣服、关闭水龙头、放玩具、入水、洗身体、洗头发、玩耍、出去。 如果在洗澡时间有困难的时刻（例如，洗头），那么要在洗头前提供警示，必要时在洗澡之前做好准备。 请调至适合孩子的水温，并且不要将浴缸灌满水。 你可以给孩子带些防水的玩具。 **调整富有活力的表现** 给孩子洗澡，一次洗一个身体部位。对你要洗的部位做个明显手势［"我要洗你的……脚趾"（指向脚趾）］。	注意孩子的特殊兴趣。你的孩子喜欢把东西倒在水里溅起水花还是泡在水里？模仿并扩展这些动作。 让你的孩子选择先洗哪个身体部位。 让孩子选择洗澡时间的长短。如果你的孩子喜欢在水中嬉戏，洗完澡后要多留些时间。如果你的孩子想出去，请迅速结束洗澡。 **模仿你的孩子** 模仿孩子的泼水动作，看看水下的物品，或者看着水从物体上流过。 如果你在模仿泼水，请向你的孩子展示泼出大大小小的水花，以帮助他学会以一种不会弄得一团糟的方式泼水。 模仿孩子玩玩具，例如水车、杯子或其他容器、过滤器、漂浮玩具、发条浴缸玩具、蜡笔、洗涤器或泡沫等玩具。 在洗澡时模仿孩子的声音和言语。	将玩具按入水中，然后看它弹出。然后让你的孩子也做同样的事情。 用一根伸缩管或吸管在水面吹泡泡。 来回推泡泡，或轮流将气泡推到墙上。 给一只橡皮鸭洗澡，并鼓励你的孩子帮忙。 **沟通的诱导** 把孩子最喜欢的沐浴用品放在有盖子的透明塑料容器里。把装有玩具的容器放在浴缸里，看它浮起来。 一次洗一个身体部位，然后停下来等孩子告诉你继续。或向你的孩子发出指令："给我毛巾"，然后等待回复。如果你的孩子在洗澡前需要脱衣服的帮助，则一次只帮忙脱一件衣服，然后等待你的

续表

做好准备	关注你的孩子	创造机会
假装闻到每个身体部位的气味，说它很脏。捏住你的鼻子，皱起眉头，然后说："哦，臭死了!"清洗过后，再次闻一闻（"啊，都洗干净了!"）。	**沟通模式** 通过在洗澡时描述身体部位来帮助你的孩子学习这些身体部位。例如："我正在洗你的……脚趾!"（一边用毛巾嬉戏般地擦洗脚趾）"我正在洗你的……脚!""我正在洗你的……腿!"	孩子告诉你他想让你帮他脱更多的衣服。

去商店

为成功做好准备	跟随孩子的引导	来回游戏
当你有很多时间去商店并且不是很急时，请尝试这些策略。 在去商店之前给孩子吃零食（这样孩子就不会饿了）。 给孩子带一件外套以防商店里有空调。 在不太忙的时候去商店，以免孩子受不了。 在去商店之前，先计划好你的需求。 如果去商店对你的孩子来说非常困难，请在不需要购买任何东西或只买一件东西就可以离开的时候，练习去商店，这将帮助你的孩子建立起去商店的耐心。 每次都去同一家商店，围绕要购买的物品的清单建立行程，然后去同一个收银台结账。 在购物期间需要为你的孩子设定一些限制（例如，孩子只能购买一种麦片，他必须和妈妈待在一起）。 请注意孩子在商店中的社交线索。考虑戴上帽子、太阳镜或耳机，以帮助改善感官体验。	举起两个相似的物品，并让你的孩子选择要放入购物车中并购买的物品。 让你的孩子用手指指引你到商店的下一个区域。 **模仿你的孩子** 如果你的孩子在购物车中发出声音或做手势，请模仿他们。 如果你的孩子正在看你递给他的物品，请查看孩子旁边的类似物品。 **沟通模式** 为你放入购物车中的物品提供标注。 指向价格标签上的数字，并分别标注它们。 标注你在商店中看到的物品或指出喜欢的角色。（例如，"我看见一只老虎!"） 叙述接下来要做的事情。（例如，"现在我们需要到收银台付款!"） 记下你在商店中听到的声音和闻到的气味，因为你的孩子可能也在体验。（例如，当你打开冰箱门时，说："哦，太冷了!"或者当你将一袋薯片放入购物车时，说："起皱的薯片。"）	挑选商品或多件物品时，请将每件交给你的孩子，让他将其放入袋子。 **沟通的诱导** 如果你的孩子喜欢坐在购物车中，请停止推动，然后等待孩子要求再继续推动。 询问你的孩子想要"快还是慢"，然后等待他做决定。 当你递给孩子多件东西时，请暂停，等待他要求，然后将下一件东西放入袋子。 玩"视觉大发现"（I SPY）游戏，然后说："我在农产品区寻找苹果! 你能找到它们吗?"

续表

做好准备	关注你的孩子	创造机会
调整富有活力的表现 在购物中，请使用安静、平静的声音，甚至是对你的孩子耳语。 尝试将你的孩子放在购物车中，以创造一个面对面的机会。如果孩子想走路，可以考虑弯下腰来和孩子交流重要的信息。 即使你在商店里很忙，当你的孩子表现良好时，也至少每隔几分钟给他一次关注。		

资料来源：Project ImPSACT for Toddlers，Socal Bridge Collaborative，2020，Unpublished Manual.

 案例

泰

  泰（Ty）是一名被诊断为患有孤独症的 11 岁的六年级学生。泰与父母和一个姐姐住在一起，并就读于当地的公立学校。泰在学业上达到或接近年级水平，其数学技能与同龄人相当，阅读水平则等于或略低于年级水平。泰喜欢听流行音乐和看电影。凭借对电影的出色记忆和浓厚兴趣，泰会记住整部电影中所有演员的姓名以及制片人、导演和发行日期。泰在全日制的普通教育课堂中接受教育，得到专家的行为矫正的帮助。

  泰通常在上课时表现良好，但经常显得心不在焉。当被直接点名时，泰会参与全班讨论，而且大多数回答都是准确或相关的。但是，泰经常需要成人提示才能继续执行任务；没有口头或手势提示，泰会有一些与任务无关的行为，包括在不参与课堂任务时反复地在眼前弹手指以及轻微地晃动身体。这些行为会影响泰在提交不完整的作业时的成绩，因为他无法完成任务，也没有参与到学习活动中。

  泰将其他孩子称为朋友；然而，每到课间休息时，他总是独自吃着零食，在校园和跑道周围闲逛。有时，他走进教学楼并在大厅里闲逛。泰仅在被提示时与同伴互动，并且更喜欢与老师和其他成人交谈。泰尝试发起对话，包括对歌曲的歌词和标签的评论，或者对电影上映日期、导演、制片人或工作室名称等事实的评论。但是，班上其他喜欢音乐和电影的学生一般会谈论艺术家、演员或电影情节，并讨论他们的观点、喜恶。泰只能以死记硬背的方式来维持对话。但是，即使其他孩子喜欢该主题，他也很难产生对谈话的参与感和兴趣，并很快就终止了互动。在上学年，根据个性化教学计划团队的建议，泰选修了一学期的戏剧课。没有预定的会议时间、没有与戏剧老师合作的计划以及没有明确的策略，这种尝试是不会成功的，因为泰不参加任何课外或课后活动。

使用前事策略，教师和治疗师可以促进泰对课堂和学校活动的积极参与，并且帮助其在课外活动中积极地与同伴进行社交互动。确保泰以尽量减少干扰的方式坐着，这是提高他对任务的注意力和课堂参与度的第一步。注意环境中可能会分散注意力的刺激物（例如，灯光、噪声），改善这些因素可以帮助他保持对课程的投入。此外，让泰坐在有共同兴趣的同学旁边，并将学生的兴趣（例如，创作电影、戏剧元素）与启动相结合，是增加任务行为的其他前事方法。

为了让泰为即将到来的事件准备，每周和/或每天制定一个时间表，在时间表的每一部分都有目标，这可能是有益的。此外，启动的实现方式多种多样。对于课堂课程，老师会提前向泰提供一系列要提问的问题，并提前向泰提供可供选择的材料。通过这些策略，泰应该更有可能参加到课程中并为将要提出的问题做好准备。通过选择所提供的材料，泰可能会显示出更高的参与度和更明显的完成任务的态度。在非结构化活动和过渡期间，指导助手可以通过列出同伴之间共同感兴趣的主题列表来为泰的社交活动提升做准备。这种预先计划可能会促使泰提高非结构化社交场合所需的技能。然后，在午餐时间结束之前，老师或助手可以创建一种可视化工具来阐明明确的规则和期望，为适当的社交行为奠定基础，从而为泰提供支持。

基于前事策略也可以用于提高和改善泰的会话能力。根据描述，泰有许多兴趣和出色的记忆力。共享控制策略和自然常规中的教学也可以纳入干预计划。例如，泰可以选择一个喜欢的对话主题，经过几次交流后，同伴可以选择一个主题。然后，泰和同伴可以轮流讨论他们感兴趣的事物，向对方提问或对他们所听到的内容进行评论。泰可能需要最初的辅助才能遵循此计划，但是启动可以帮助他取得更大的成功。此外，在家里或在其他场合与熟悉的成人练习对话，可以帮助泰拓展现有的技能，以便在同龄人之间泛化新技能。选择适当的结果也是这种干预的关键部分，结果策略将在第 9 章中详细讨论。

最后，泰对戏剧感兴趣。为了提高戏剧课的成功率和参与度，可以在学年或学期开始之前安排与戏剧老师会面，讨论课程安排和期望，并了解泰的喜好和兴趣。因此，通过积极使用各种前事策略，泰可以更有效地利用已经掌握的技能并练习新技能，同时成为课堂上更加积极的参与者，与同伴互动并享受课外活动。

小　结

本章介绍了在自然发展行为干预中如何使用基于前事策略，从提前规划一直到教学环境的应用。自然发展行为干预中包括了一些前事策略，以最大限度地激发发起、反应和维持社交互动的动机，从而改善技能的习得。早期成功的学习经历可以为孤独症患者的学习提供坚实的基础。当优化教学环境中的变量来使学习者体验成功并享受互动时，就为有能力且积极主动的终身学习者创造了条件，这对他的教育和人际关系产生了积极影响。在计划并准备好环境背景以提升儿童的兴趣和参与度并减少干扰行为后，自然发展行为干预的下一步致力于解决如何呈现特定的指示并提供辅助这一问题。

第 8 章
实施教学提示和辅助策略

凯尔·弗罗斯特、布鲁克·英格索尔、伊冯娜·布鲁因斯马和门迪·明贾雷斯

孤独症儿童在学习新技能时通常需要额外的帮助。由于自然发展行为干预模式的根源在于行为原则和**操作制约**（operant conditioning），因此它们都使用教学提示和辅助策略来帮助儿童获得现有技能之外的新技能。自然发展行为干预还从发展方法和对典型发育的理解中获得信息，因此，在自然互动中嵌入学习机会会比更传统的行为方式更灵活。本章的目的是概述各种自然发展行为干预模式如何在自然的、持续的交互作用中提供教学提示，并使用辅助来支持儿童学习。

定 义

尽管自然发展行为干预模式侧重于将教学机会嵌入日常常规和游戏等自然情境中，但这些教学原则源自行为模式，遵循操作制约原则。在这里，我们将简要介绍本章中使用的行为术语。

学习机会

学习机会，也称为后效关联或教学试验，由前事、行为和结果组成（Cooper，Heron & Heward，2007）。学习机会包括在行为发生之前的环境和教学提示、行为本身以及在行为发生之后产生的结果，这些都会提升或降低行为更频繁地遵循前事的可能性。本章的重点是特定类型的前事：辅助。

前事

前事是一个广义的术语，指的是在行为之前发生的事情，由此影响或暗示

了一种行为（Cooper et al.，2007）。这可能涉及具体的指示、环境提示和/或辅助，以支持孩子的正确反应。前事在第 7 章已经详细讨论。

教学提示

教学提示或区辨刺激是与特定行为配对的前事，因此通过学习，它更有可能引起那种行为（Cooper et al.，2007）。在实践中，术语"教学提示"通常在其不断引发目标行为之前使用。另外，尤其是在教学初期，可能需要提示（接下来讨论）来唤起行为。例如，一位母亲说："该穿鞋了！"然后，她将儿子领到他的鞋子前，帮他穿上。在这种情况下，母亲的指导可以作为一种提示或区辨刺激来让儿子穿上鞋子；尽管儿子需要帮助才能完成这项任务（辅助），但是，母亲的目标是教他独立地遵循指导。

辅助

辅助是指可以与教学提示一起或紧随其后呈现的其他提示（Cooper et al.，2007）。辅助为孩子提供了额外的提示或支持，以便引起正确的反应，因此孩子的行为可以得到强化。辅助从高度支持（例如，身体指导、示范）到程度较低的支持（例如，微妙的手势、口头评论）不等，如果使用正确，可以根据孩子当前的目标行为技能水平进行调整。另外，辅助可以根据需要彼此组合（例如，在指向两个选项时提供口头选择）。随着时间的推移，辅助逐渐减少或消失，以支持独立的正确反应。

刺激区辨与泛化

刺激区辨（stimulus discrimination）和**刺激泛化**（stimulus generalization）是两个相反的相关概念。刺激区辨是指一种刺激在多大程度上能引起对排斥其他刺激的特定反应（Cooper et al.，2007）。例如，如果一个孩子学会对别人叫他的名字做出反应，那么当母亲叫他的名字而不是姐姐的名字时，他会抬头看。刺激泛化是指相关或相似的刺激引起相同的反应（Cooper et al.，2007）。例如，当老师说"给我球""我能拿球吗""轮到我拿球了"时，孩子学会做出反应，把球给他的老师。区辨和泛化的平衡对于在情境中形成概念和灵活应用技能很重要。

本章使用这些术语来描述各种自然发展行为干预模式如何将学习机会嵌入以儿童为导向的活动和日常常规中，以及如何使用辅助来促进儿童学习。

自然发展行为干预模式中的学习机会

尽管自然发展行为干预中的学习机会都具有相同的基本"前事—行为—结果"后效关联结构，但与更为结构化的"应用行为分析"干预措施相比，它们的定义和应用有时更为宽松。尤其是教学提示和辅助之间的区别通常不如更结构化的应用行为分析干预那么清晰，整个教学过程通常被称为辅助或教学情节。当同时呈现提示和辅助时，尤其如此。例如，成人说"轮到我了"，同时伸出他的手，手掌向上，靠近孩子——这包括与手势提示（辅助）同时发出的口头提示（教学提示），以帮助儿童通过递给成人玩具来做出反应。

一些自然发展行为干预还允许孩子有多种机会对学习机会做出反应，成人则可以根据需要提高对儿童的支持水平。例如，单个自然发展行为干预的学习机会可以采用以下形式：成人提出问题（"你想要什么?"），短暂暂停以允许回应，并以额外的提示支持孩子，直到孩子成功掌握目标技能（"蓝车还是红车"……"蓝车"）。这与更传统的应用行为分析方法形成了对比。在传统的应用行为分析方法中，成人提供单个提示（单独提示或与辅助结合使用），并根据孩子对提示的反应提供后效强化。从传统的应用行为分析方法的角度来看，该示例将被视为三项教学试验，它们之间有短暂的间隔或暂停。换句话说，有时与更传统的应用行为分析方法相比，在自然发展行为干预中使用辅助的方式以及何时认为试验完成的定义有所不同。这反映了自然发展行为干预模式的特点，即强调自然主义和发展性知识的教学。

由于学习机会自然地嵌入日常常规和游戏中，因此教学的频率也可能因活动而异，并取决于其他因素，例如孩子的动机。

嵌入式试验

自然发展行为干预模式中的学习机会出现在嵌入式试验中。这些是在日常常规和游戏中发生的教学情节，而不是在无干扰的治疗环境中进行的教学。在自然情境中教授技能有很多好处。它促进了技能的泛化，学习机会不仅可以在多种情况下发生，还可以在孩子所处的自然情境中发生。另外，这种类型的嵌入式学习允许自然强化，而不是人为引入学习环境中的强化。例如，当孩子要求出门玩耍时，成人可以利用这个自然的机会来教孩子拉上外套的拉链。孩子拉上拉链后再出门玩耍，这一行为会自然地得到强化。有关如何嵌入学习试验和机会的更多想法，请参见专栏 8.1。

准备，设置，实施！

专栏 8.1：嵌入学习机会

- 按照偏好常规进行教学，如游戏时间、小组活动时间和零食。
- 利用自然发生的机会教授有意义的技能。
- 等待，直到你引起了孩子的注意。
- 使用明确的指令，表明需要做出反应。
- 使用各种提示来促进泛化。

嵌入学习机会的方式有多种，这取决于儿童或成人发起学习机会的程度。表 8.1 包含各种类型的嵌入式学习机会的示例，在这些机会中，可能会有预期的沟通反应。尽管成人可能会操纵环境的各个方面或暂时中断孩子的活动，从而为进行嵌入式教学试验奠定基础，但学习机会也应尽可能是自然的。

表 8.1　嵌入式学习机会的不同方法示例

正在进行的活动	示例
成人和儿童轮流在弹珠轨道上扔弹珠。	成人停下来，把弹珠放在弹孔内，然后期待地看着孩子。 成人在弹珠滚下时嬉戏般地挡住弹珠，说："停！" 成人紧紧地盖上弹珠罐，然后把它放在视线之外。 当弹珠到达弹珠轨道的底部时，成人会收集所有的弹珠。当孩子伸手去拿的时候，成人问："你想要什么？"
在零食时间，孩子想要一碗麦片。	成人递给孩子一碗麦片，但把牛奶留在柜台上。 成人只将几片麦片倒入碗中，然后交给孩子。 成人拿着两种麦片，然后等孩子选择一种。 成人说："嗯，该我吃一口了！"然后吃一勺麦片，停下来，把勺子还给孩子。
在去户外玩耍之前，成人帮助孩子穿上鞋子和袜子。	孩子伸手去拿袜子。成人举起袜子和鞋子说："想要袜子还是鞋子？" 成人给孩子穿上一只袜子，然后期待地看着孩子，等待孩子的反应。 成人假装以愚蠢和夸张的方式将孩子的鞋子放在自己的脚上。 成人递给孩子一只袜子（孩子需要帮助才能穿上）。

自然发展行为干预模式描述了轮流或轮流交替的重要性，认为这是一种嵌入学习机会的自然方式，可以增加联合参与和唤起沟通（例如，共同注意、象

征性游戏、参与和监管）（Kasari，Gulsrud，Wong，Kwon & Locke，2010）。其他干预方式则建立了共享积极情感的机会［例如，早期介入丹佛模式（Rogers & Dawson，2010）；社交前事—行为—结果（Brian，Smith，Zwaigenbaum & Bryson，2017）］。另一种策略是在提示孩子学习更高级的技能之前，等待孩子先发起学习（例如，强化式自然情境教学法）（Hemmeter & Kaiser，1994；Hancock，Ledbetter-Cho，Howell & Lang，2016），也被称为随机教学（Hart & Risley，1975；McGee，Morrier & Daly，1999）。例如，如果孩子伸手去拿饼干，那么成人可以利用这个机会教孩子用手指或发声来要求饼干。

　　成人还可以刻意为孩子创造明确的交流机会。这可以通过使用环境设置和交流引导来实现，例如，成人可以将期望的物品放在视线范围内但无法触及的地方，在活动中使用明显的停顿并与期待的表情搭配，拒绝给部分玩具，或嬉戏般地阻止儿童玩耍（例如，帮助家长成为沟通教师项目）（Ingersoll & Dvortcsak，2009）。在其他自然发展行为干预模式中，学习机会的呈现可能会更加成熟。例如，在关键反应训练中，成人可以在等待孩子发起之前提供学习机会（当孩子进入厨房时取出饼干盒时，问孩子是否想要一个）；然而，这些机会仍然嵌入一项正在进行的有激励作用的活动中（Koegel et al.，1989）。

教学节奏

　　知道何时提供学习机会与知道如何提供学习机会一样重要。与其他模式相比，一些自然发展行为干预模式规定了更频繁的学习机会，一些模式规定每分钟超过一次［例如，社交前事—行为—结果（Brian et al.，2017）；早期介入丹佛模式（Rogers & Dawson，2010）；关键反应训练（Koegel et al.，1989）］，一些建议每 1～2 分钟一次［例如，帮助家长成为沟通教师项目（Ingersoll & Dvortcsak，2009）］，其他模式建议更少地提供学习机会从而留出空间供孩子进行发起和成人示范［例如，强化式自然情境教学法（Hancock et al.，2016）］。但是，所有自然发展行为干预模式都同意，在两次学习机会之间应该有一段时间，允许孩子引导游戏活动。此外，由于教学是在正在进行的活动中进行的，自然发展行为干预中嵌入学习机会的频率因许多因素而异。这些因素包括孩子的动机、活动的性质、任务或目标行为的难度、强化物的价值以及孩子的个性。

　　在各种自然发展行为干预模式中，在提供学习机会之前建立高水平的儿童参与度是至关重要的。这意味着孩子应该对正在进行的活动保持专注和感兴趣。在孩子有强动机时，学习机会可以更频繁地嵌入。在这些活动中，孩子更有可能保持注意力，并不断尝试对教学提示做出反应。此外，孩子在享受活动的同时不太可能因反复的教学而感到沮丧。在喜欢的活动或常规中，或在活动涉及价值很高的强化物时，孩子可能会受到激励。自然发展行为干预策略（例如，跟随孩子的引导）通过允许孩子选择自己喜欢的活动来增强孩子的动机。但是，教学仍然可以在其他较不被孩子喜欢的活动中进行，例如穿衣或做家务。在这种类型的活动中，提高强化物的水平或使用其他社交参与策略可能有助于增强孩子的动机（例如，增加富有活力的表现、唱《清洗歌》、穿衣服时挠痒痒）。但是，在这些较不被孩子喜欢的活动中，学习机会的呈现频率应该降低。

此外，临床医生应考虑目标技能的学习对于孩子当前技能水平而言是否有难度。例如，对于使用三根手指握铅笔的孩子来说，绘制形状或写字母可能是合适的目标。但是，对于一个用一只手握记号笔的孩子来说，这项任务要困难得多，而且频繁重复可能会令孩子沮丧。同样，让一个孩子连续几次要积木可能对一个有短语语言能力的孩子来说是可行的和适当的，但对一个没有语言能力的孩子来说是困难的。更具体地说，任务难度与强化物价值的比值很关键；当任务难度高时，如果强化物价值也非常高，就可以进行更频繁的教学。换句话说，如果孩子积极性很高，他们更有可能坚持不懈地完成艰巨的任务（见图 8.1）。但是，如果任务艰巨而强化物价值很低，那么这可能不是一种可以嵌入学习机会的有效环境。

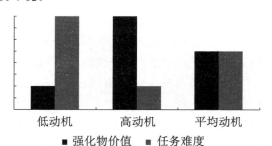

低动机　　　　高动机　　　　平均动机
■ 强化物价值　■ 任务难度

图 8.1　任务难度与强化物价值的比值

成人在决定是否开始学习机会时应考虑这些因素，以在使孩子获得成功最大化的概率下发起学习机会。此外，学习机会只是自然发展行为干预模式的一个组成部分，并应与本书其他地方详细介绍的其他策略（例如，促进社交参与的策略）穿插在一起使用。干预的长期目标是让孩子独立和自发地展示技能（即没有成人的支持或提示）。因此，在儿童自发地展示（或接近）技能的情况下，成人可以选择加强这种行为，而不是辅助孩子使用更高级的技能。例如，一直在教穿衣技巧的父母可能会加强孩子自发地拿起衬衫的能力，即使他没有独立地穿上衬衫。这鼓励孩子独立完成穿衣的各个方面，即使他可能仍需要支持才能完全完成任务。

明确的指令

在整个自然发展行为干预中，已经达成共识：以开始教学试验为目标的指令必须明确。在没有明确的期望指令的情况下，不能期望儿童产生有针对性的行为。明确的指令应明确表明预期的行为，可以是言语的或非言语的，应适合儿童的技能水平，并应与情境和/或教材直接相关。如果使用辅助等级结构（接下来讨论），则有关行为的指令应与孩子在先前试验中的表现相关。也就是说，指令应该与孩子当前的独立水平相匹配。

言语指令不同于自然发展行为干预中常用的其他成人言语行为，这些言语是为了有针对性地参与和丰富治疗环境（如评论、示范、标注）。例如，当为一个有很少语言的孩子示范语言时，在指向孩子正在玩的玩具的同时提供单个单词的标注（评论或叙述）与在举起玩具并期待地看着孩子时提供的标注（嵌入式教学试验）有很大的不同。同样，为一个语言发展较好的儿童进行的游戏解说（例如，"你的火车开得这么快！"）与嬉戏般打断孩子并问一个明确的问题（例如，"火车开得慢还是快?"）不同。评论、标注和叙述是成人的行为，有助于在教学过程中使孩子接触适当的语言模式。当在共享控制和后效关联的环境之外使用时，这些成人行为不是教学试验的一部分。在这种情况下，成人应通过短语、手势、语气和身体语言将语言模式与指令和辅助区分开。注意成人是否在游戏中给出反问句而他们实际上是想叙述，是很有用的，因为这些反问句可能被孩子视为指令或辅助。缺少孩子的反应可能会给一个信号，就是不需要孩子持续的反应。成人还应确保评论和叙述适合儿童的发展水平，以便进行恰当的语言示范，而不是用儿童不理解的语言来使孩子感到压力。有关叙述和成人语言模式的其他详细信息，请参见第 11 章的沟通部分。

自然而多样的教学指令

另一个重要的共享自然发展行为干预学习机会的指导方针是，即使在处理相同行为时，教学指令也应有所不同。这种使用各种指令的方法使自然发展行为干预与更结构化的行为方法区别开来，后者通常规定使用系统的提示，这些指令在儿童掌握任务之前保持一致。

通常，发展中的儿童会对各种环境提示或口头指令做出反应。自然发展行为干预模式试图创建一种学习环境，其中包括各种教学指令，从一开始就更接近环境中的自然提示。这可以增强刺激泛化，因为孩子更可能对各种指令做出反应，而无须进行特定的编程。

自然发展行为干预的教学指令或多或少是直接的。例如，指令可以包括目标词（"吹泡泡"）或明确要求某种行为（"指向泡泡"），也可以是仅暗示或建议期望的行为（握住泡泡并期待地等待）。语言能力有限的孩子在第一次学习新单词时（例如，语言模式）可能需要更直接、更一致的指导，而技能更多的孩子可能能够对间接指令做出反应（例如，开放性问题或时间延迟）。表 8.2 概述了各种教学指令的示例，其中一些是直接的、一些是间接的。

表 8.2　各种教学提示的示例

技能	各种说明
接受性语言：识别球	直接： 　给我球。 　球在哪里？ 　指向球。 间接： 　我看到球了！ 　我想知道球在哪里。
表达性语言：要求获得球	直接： 　球。 　球还是车？ 　你要球吗？ 间接： 　你想玩什么？ 　我能给你什么？ 　你需要什么？ 　举起球，期待地看（时间延迟）。
游戏动作：喂宝宝	直接： 　喂宝宝。 　给宝宝吃些食物。 间接： 　宝宝饿了！ 　宝宝想要他的奶瓶。

任务变化和维持任务

一些自然发展行为干预模式为新任务和已掌握的任务提供了学习机会。它具有几项功能。首先，它通过给孩子机会练习不再是直接目标的技能来促进技能的维持。其次，如前几章所述，这种策略可以增强孩子的动机。最后，在学习一项具有挑战性的新技能时，穿插新任务和已掌握的任务可以让孩子更容易成功，从而减少挫败感。根据技能是新技能还是已经掌握的技能，成人应采用不同的提示方式。

辅助策略

在支持幼儿学习时，成人应考虑儿童已经具备的能力以及可能需要学习的知识。例如，孩子可能需要学习自行提起并系上他的裤子。起初，孩子可能需要帮助或辅助才能完成这些多步骤任务。重要的是，成人要通过最初提供必要的支持来教孩子如何实践这项技能，然后必须随着时间的推移减少辅助，最终为孩子提供一个可以独立提起和系上裤子的机会。辅助支持学习，并在嵌入学习机会中增强孩子成功反应的能力。通常，成人希望孩子尽可能地成功，并为孩子提供成功反应所需的最低水平的支持，以逐步促成其独立性。然而，一开始孩子可能需要大量的支持。随着孩子掌握技能，辅助会迅速减少甚至消失，并且将技能泛化到其他情境。当孩子无法熟练掌握技能时，成人可能会暂时提供更多支持性辅助以帮助孩子维持该技能。以下是对在提供学习机会时选择何种辅助产生影响的几个因素，包括目标技能的性质、孩子当前的技能水平、环境或情境因素以及孩子特质的个体差异。

辅助类型

辅助可以采取几种不同的形式。例如，辅助可以是视觉的（如手势、示范、环境提示）、语言的（如开放式问题、语言示范）和身体的。身体引导通常被认为是最有支持性或侵入性的辅助类型（Cooper et al.，2007）。但是，身体引导以及语言和视觉辅助在支持程度上有所不同。例如，身体辅助的范围从高度支持（如手把手支持来帮助完成任务）到低度支持（如轻拍肘部以提示更复杂的行为）不等。同样，语言和视觉辅助也可能是高度支持的（如向孩子确切地表明要做什么或说什么）或低度支持的（如细微的或间接的提示，例如看向正确的物品）。

表 8.3 和表 8.4 提供了几种辅助类型的示例，这些辅助可用于在支持水平不同的情况下教授语言和非语言技能。这些示例通常是按从最高到最低的支持级别来组织的，但是，各种自然发展行为干预模式可能以不同的顺序使用这些辅助，并且可能会或可能不会使用每种辅助。自然发展行为干预模式在强调或表达特定类型的辅助的程度上有所不同。这些干预模式坚持严格的辅助等级和

交替使用彼此相似的提示来增加刺激变化的程度也有所不同。例如，强化式自然情境教学法建议使用一套特定的辅助来教授语言技能。但是，关键反应训练并未规定要使用特定辅助，只是提及辅助的支持程度有所不同，并且应该随着时间的推移逐渐消失。

表 8.3　不同类型的语言技能辅助示例（从支持程度高到支持程度低）

辅助	定义	特点	示例
语言模式辅助	成人提供完整的单词或单词的组合，要求孩子逐字重复。	辅助必须迅速消退。 如果孩子已经学会模仿语言，这不是一个好的选择。 它常常伴随着疑问语调。	"饼干？" "我想要球。"
移除模式辅助	成人提供完整的单词或单词的组合，要求孩子逐字重复，但最后还要加上其他单词。	它可以帮助防止孩子进行自动引导。 它有助于防止或阻止重复。	"饼干？你想要什么？"
部分语言模式	成人模仿目标单词或短语中的第一个语音。	它有助于鼓励独立的反应。 当孩子依靠重复语言模式时，此功能很有用。	"泡……"
选择辅助	成人为孩子提供反应选项以供选择。	当孩子依靠重复语言模式（首先考虑孩子的喜好）时，此功能很有用。 当对象不存在时，则更加困难。	"玩球还是玩车？" "果汁还是水？"
填空辅助	成人在活动期间使用完整的短语后，会在短语的最后一个单词之前暂停。	非常适合重复性的玩耍动作（例如，跑步、旋转、跳跃）。 填空是儿童早期单词学习的一部分，所以可以使用许多早期学习的韵律和歌曲。	"准备，开始，出发！准备，开始，出发！准备，开始……" "公共汽车的门开着……" "那只极小极小的蜘蛛爬到了水里……"
开放式辅助	成人问孩子一个开放性的问题。	辅助必须多样化。 辅助不包含答案。 成人应该避免"是"或"否"的问题，除非致力于教"是"和"否"！	"你想要什么？" "哪一个？" "我该怎么办？"

续表

辅助	定义	特点	示例
间接语言辅助	成人暗示了某些事情，却没有给出明确的提示。	成人给出暗示或引导性评论。 这些辅助是低支持度的。当试图引起孩子的兴趣时，这种辅助很有用。	"最上面的架子上有饼干。" "我有一个玩具在这个盒子里!"
时间延迟	提供视觉提示，但不提供听觉提示。	提示是一种期待的表情或明确的暂停。 这是迈向独立的重要一步。孩子必须独立检索单词。	成人举起吹泡泡玩具，假装要吹，但没有吹出来。

表 8.4　语言技能和非语言技能的不同辅助类型的示例（从支持程度高到支持程度低）

辅助	定义	特点	示例
完全身体辅助	成人运用身体引导孩子完成目标行为。	成人手把手的帮助。 辅助属于高度支持。 辅助不应是强制性的。	成人将他的手放在孩子的手上，以引导孩子拿起记号笔，然后将孩子拿着记号笔的手引导到桌子上。
轻度或部分身体辅助	成人使用身体指导来支持儿童的一些独立反应。	成人使用他的手指提示。 成人帮助孩子开始行为或完成行为，但不能两者都做。	成人轻轻触摸孩子的手臂以让其拿起记号笔，或轻轻引导孩子到桌子旁。
动作模式辅助	成人演示一个动作、玩法或手势来向孩子展示该做什么。	成人通过模仿来帮助孩子学习。	成人指着装有零食的塑料容器。
视觉辅助	成人提供图片、图标或打印的文本，以帮助儿童做出正确的反应。	成人提供非语言提示来为孩子提供额外的支持。	当你教孩子说"是"或"否"时，如果孩子一直以重复的方式做出反应（"你想要吃饼干吗? 是"），那么在问题"你想要吃饼干吗"之后立即给出视觉提示，确保孩子不能重复问题和答案。
手势辅助	成人用手势表示正确答案或支持理解。	成人提供预期的提示。	成人伸出手说："把它给我。"

续表

辅助	定义	特点	示例
位置辅助	成人将正确的物品移近儿童。	成人提供额外的支持，以增加孩子选择正确项目的机会。	桌子上有一辆蓝色的汽车和一辆红色的汽车。成人将蓝色的汽车拿到孩子旁边，说："请给我蓝色的汽车。"
直接语言辅助	成人直接指示孩子做出动作、手势或采取游戏行为。	迈向独立的重要一步。孩子必须自己实施技能。	"给宝宝喝点东西。""指向球。""穿上鞋子。"
开放式辅助	成人问一个问题以暗示某种行为。	辅助必须多样化。辅助不包含答案。	"宝宝现在应该做什么？""我们出去之前需要什么？"
间接语言辅助	成人给出口头提示，但不明确提出问题或给出指示。	成人给出暗示或引导性评论。这些辅助是低支持度的。	"告诉我去哪里。""前进。""宝宝看起来好渴啊！"

不同类型的目标技能可能适合采用不同类型的辅助。视觉辅助对于正在学习模仿手势、遵循指示、使用**辅助和替代性沟通**（augmentative and alternative communication，AAC）或使用视觉时间表的儿童可能特别有用。语言辅助对于教授语言技能或为孩子在学习方面取得的进步提供更细微的辅助特别有用。此外，儿童特征可能会影响成人选择的辅助类型。例如，视觉辅助可能适合那些不适当地重复成人的语言或依赖语言模式对指令做出反应的儿童。相反，一些孩子可能不会注意细微的语言提示，可能需要更明确的语言提示来吸引他们的注意力。本章的最后一部分提供了可用于教授不同类型技能的不同类型辅助的示例。

辅助等级

为了帮助孩子随着时间的推移而提高独立性，自然发展行为干预通常包括一种辅助等级。辅助等级包括按提供的顺序呈现的不同级别的辅助。这些辅助可以按照辅助等级从最大到最小，或者从最小到最大排列。成人可以灵活地使用不同程度的辅助，当孩子的回答不正确或不完全时增加支持，当孩子学习技能时减少支持。

如前所述，自然发展行为干预模式在遵循辅助等级的程度上有所不同，有些模式使用了明确定义的层次结构（例如，随机教学、强化式自然情境教学法、共同注意、象征性游戏、参与和监管）（Hancock & Kaiser，2012；Kasari，Fannin & Goods，2012；McGee et al.，1999），其他模式更灵活地使用层次结构（例如，关键反应训练）。

使用从最高到最低的支持性辅助　辅助可以通过从最高到最低的支持性辅助来呈现——最初提供最具侵入性或最有用的辅助，然后在随后的学习机会中逐渐减少（Cooper et al.，2007）。在学习新技能时，这种从最高到最低的方法可以用来提供零错误教学法，以最大限度地提高孩子的成功反应能力。零错误教学法可以使孩子在所有早期学习机会中获得成功，从而可以经常进行强化。这种方法通常用于教授新技能，以减轻学习过程中的挫败感。

使用从最低到最高的支持性辅助　辅助也可以通过从最低到最高的支持性辅助来呈现——最初提供的是支持性最低的辅助，通常首先是为孩子提供独立参与反应的机会（Cooper et al.，2007）。如果孩子在开始时（在教学提示的几秒钟内）没有正确反应，则成人会在随后的学习机会中提供越来越多的支持性辅助，直到孩子成功做出反应。为了防止辅助依赖，成人在接下来的学习机会中提供更高水平的支持，然后使这种辅助迅速消退。这种方法经常被用来帮助孩子形成在支持下完成技能的独立性。

选择辅助等级　辅助的支持性旨在匹配孩子的技能水平，目的是为孩子提供足够的支持以正确做出反应，同时为孩子提供尽可能独立做出反应的机会。一些自然发展行为干预模式概述了用于教授新技能的特定辅助等级。例如，帮助家长成为沟通教师项目和随机教学建议使用从最低到最高的辅助等级以及特定类型的辅助。但是，其他自然发展行为干预模式没有清楚地阐明等级，而是建议辅助尽快消退。

指导选择自然发展行为干预的辅助层次结构的研究很少。回合式教学中对辅助等级进行研究的结果有所不同。一项研究表明，从最高到最低的辅助可以使正在学习单步指令的孤独症学龄前儿童获得更有效的学习（Cengher et al.，2016）。另一项研究考察了个体学习使用积木构建结构的技能，发现从最低到最高的辅助过程更有效，因为它允许个人跳过辅助等级中的步骤，而在从最高到最低情况下则不是这样（Seaver & Bourret，2014）。但是，在两项研究中，儿童在使用不同的辅助等级获得独立反应的速度方面都有个体差异。此外，尚不清楚这些结果是否能泛化到自然式教学中的辅助。

辅助消退

自然发展行为干预和其他教学模式的目标是让孩子自发独立地发起活动，而无需辅助或其他支持，例如成人的期待性暂停。因此，成人必须随着时间的推移减少支持性辅助。这意味着成人必须仅在必要的范围内提供辅助。随着时间的推移不断地提供支持性辅助，可能会导致儿童在没有辅助或帮助的情况下没有参与行为。这有时称为辅助依赖。换句话说，孩子可能会依赖于完成技能的辅助，而不是获得独立完成技能的能力。另一种可能是，成人可能会迅速提供过多支持性辅助，而没有给孩子足够的时间来独立练习技能，从而过度辅助。逐渐消退使用非常微弱的辅助，以及延迟使用辅助的时间，以让孩子有时间独立做出反应，支持孩子独立使用技能的能力。许多自然发展行为干预模式还采用了诸如环境设置等策略，以促进儿童自发的启动行为，以此作为逐渐消退成人支持的最后一步（更多信息，请参见第 7 章）。

根据需要对辅助等级进行调整，从而消退或逐渐减少辅助（请参见专栏 8.2）。另外，随着儿童的成长，辅助的类型可以随着时间推移而调整（例如，从语言到视觉、从身体到语言）。进度不一定是线性的，并且可能需要经过几次尝试才能成功消退辅助。

准备，设置，实施！

专栏 8.2：辅助消退

● 辅助应与孩子的技能水平相匹配。一项全新技能可能需要高度支持的辅助。

● 只为孩子提供刚好足够做出反应的支持。

● 当孩子学习技能时，迅速减少支持性辅助。

● 如果需要，提供越来越多的支持性辅助，直到孩子成功为止。

● 使用符合情况和孩子特征的辅助。有创意！

特定技能辅助的示例

接下来列出了针对特定技能的不同类型辅助的一些示例，以说明成人如何在各种领域支持孩子学习新技能。不同的自然发展行为干预模式侧重于更具体的教学目标（例如，共同注意、象征性游戏、参与和监管中的注意技能，强化式自然情境教学法中的表达性语言），而其他模式的范围更广（例如，早期介入丹佛模式和帮助家长成为沟通教师项目）。但是，在整个自然发展行为干预中，个性化的教学目标以及基于孩子的技能和需求水平的辅助被认为是重要的。在提供辅助时，成人应该灵活、富有创造力并且对孩子的需求做出反应。

表达性沟通

表达性沟通是一个广义术语，描述了个人出于各种目的而进行的沟通，包括表现出兴趣、与他人联系以及获得需求。表达性沟通手段包括语言、手势、辅助和替代性沟通手段、其他非语言行为。

语言　不同类型的辅助可用于教授语言表达性交流。语言辅助可用于语言技能示范并提供儿童可以回应的自然对话线索。但是，有些儿童会依赖于模仿语言辅助，或者很少在没有成人语言提示的情况下做出反应。对于这些儿童，视觉和手势辅助可以支持他们更独立地做出反应。另外，成人可以策略性地使用儿童不可能重复的语言辅助（例如，填空，首先陈述所需项目的选择辅助）。更高级的语言技能，如提问或使用代词，可以通过创造有趣的情境，让孩子使用（例如，隐藏玩具以便孩子可以问"它在哪里"，在玩《视觉大发现》游戏时使用代词）。

- 成人和儿童正在给洋娃娃洗澡。将洋娃娃从浴缸中取出后，大人手中拿着毛巾说："宝宝很冷！"（间接语言辅助）片刻之后，他说："我们应该怎么做？"（开放式辅助）当孩子仍然没有反应时，成人说："宝宝擦干了吗？"（直接语言辅助）
- 孩子要求吃零食后，成人问："你要巧克力冰淇淋还是香草冰淇淋？"（知道孩子想要巧克力冰淇淋）（选择辅助）在吾出要求口味的冰淇淋后，成人将没有勺子的碗递给孩子，然后等待（时间延迟辅助）。

手势　身体辅助以及对期望的行为进行示范是特别有用的方式，可以帮助孩子学习手势、示意动作或使用共同注意技能。

- 孩子完成一幅画并想开始绘制另一幅画。成人一边牵引着孩子的手拿起图画（完全身体辅助），一边说"看，妈妈！"（语言模式辅助）来使孩子向家长展示图画。
- 成人与孩子一起唱《公车上的轮子》，每唱一段就停下来并随着歌曲一起做手势。当孩子自发地做手势时，成人会嬉戏般地触摸孩子的手，以提示他继续做手势（部分身体辅助）。

辅助和替代性沟通　对于使用辅助和替代性沟通的孩子，可以像往常一样嵌入学习机会，并且辅助和替代性沟通设备或图片交换沟通系统手册可以在成人和孩子都能接触到的地方使用。除了提供语言辅助外，成人还可以向辅助和替代性沟通设备做出手势、触摸或模仿沟通。如果需要，成人也可以将孩子的手塑造成指向状，以便使用触摸屏或引导孩子的手朝向辅助和替代性沟通设备。

- 成人递给孩子一个他打不开的垃圾箱。当孩子抬头时，成人将辅助和替代性沟通设备推向孩子（位置辅助）。当孩子不使用它时，成人指向（手势辅助）标有"打开"的图标，并说出"打开"这个词（语言示范辅助）。
- 给孩子吃零食时，成人在碗里放三片薯片，然后拿起薯片袋。当孩子把手伸向薯片袋时，成人将孩子的手塑造成指向状（部分身体辅助），并帮助他按下"更多零食"（完全身体辅助）。
- 成人给出一个选择——"火车还是铁轨"，同时指向儿童图片交换沟通系统手册上的相关部分（选择辅助）。
- 成人使用手把手的身体辅助（完全身体辅助）来帮助孩子选择正确的图标。

接受性语言

接受性语言侧重于对语言的理解。接受性语言的目标可以以多种方式嵌入自然情境中，并且使用一系列辅助来实现。接受性标记可以结合语言和手势辅助进行教学，有时可以结合位置辅助（例如，将正确的物体放置在靠近儿童的位置）。以下指导可以针对简单的动作（例如，给我、得到、投入、给予），并通过动作示范或手势或身体辅助来支持。第一次教时，通常会使用语言和非语言辅助的结合，然后随着儿童获得技能，非语言辅助通常会消退。

- 与孩子一起上色时，成人说"使用红笔"（直接语言辅助），并指向红笔（手势辅助）。
- 与孩子一起购物时，成人说"放入麦片"（直接语言辅助），然后示范将麦片放入购物车（动作示范辅助）。成人将麦片放回架子上，等待孩子将麦片放到购物车中（时间延迟）。

游戏技能

根据孩子当前的游戏技能和接受性语言技能，游戏中使用的辅助可以是语言的或非语言的。对于接受性语言技能有限的孩子，示范游戏动作以及身体辅助会帮助他们提高新的游戏技能。对于具有更强语言能力的孩子，成人可以建议或暗示要执行的新游戏动作。

- 在有玩具食物的情况下，成人拿起热狗，假装吃掉它，然后将其交给孩子（动作示范辅助）。

- 当孩子推着汽车时，成人递给他一个玩具人，并说"小男孩要坐小汽车"，以帮助孩子把玩具放在一起（间接语言辅助）。
- 当孩子玩橡皮泥时，成人示范将橡皮泥揉成蛇形，向孩子展示如何用橡皮泥制作新东西（动作示范辅助）。

社交技能

就像游戏中的技能一样，可以通过语言或非语言辅助来支持社交技能的使用。这个决定主要取决于孩子的接受性语言能力。

- 当孩子进入教室时，成人会向最接近孩子的同学说"嗨"（语言示范辅助），然后期待地看着孩子（时间延迟辅助）。
- 当孩子画完图画后，成人说"给你的姐姐看"（直接语言辅助），并示范拿起图画让姐姐看（动作示范辅助）。
- 在一项艺术活动中，成人给孩子一个记号笔，说"把笔给你的朋友"（直接语言辅助），然后指着他旁边的孩子（手势辅助）。接着，成人会通过轻轻地将儿童的肘部移向朋友的方式，引导儿童将笔交给他的同伴（部分身体辅助）。

日常生活技能

可以使用语言或非语言辅助来支持日常生活技能，具体取决于孩子的接受性语言技能和所需的支持水平。能够独立完成任务但需要提醒的孩子可能会从语言辅助或视觉提示中受益，以帮助自己发起技能学习。对于需要支持才能执行新动作的孩子，成人可以示范技能，也可以在身体上指导孩子完成动作。

- 准备去外面玩耍时，成人会在孩子面前放一件夹克，然后等待（位置辅助）。
- 成人将洗手时间表的图片放在水槽旁边（视觉辅助）。当帮助孩子洗手时，成人指着每个步骤。

 案例

利亚

利亚（Leah）是一个 5 岁的女孩，语言能力有限。她的父亲已经接受自然发展行为干预策略的培训，正在和她一起玩。他们进入游戏室，她的父亲将她最喜欢的一些玩具放在架子上。他看到她抬头看着玩具谷仓，然后指着玩具谷仓等待。她把手伸向玩具谷仓，所以在将玩具谷仓从架子上拿下来之前，父亲将她的手塑造成指向状，并说："拿下谷仓!"

玩了几分钟，把动物放进去又拿出来后，利亚的父亲停下来，将母牛放在谷仓旁边，说："母牛进来了……"利亚没有回应。在确认她还在注意他之后，父亲说："母牛进了……"利亚回答："谷仓。"父亲嬉戏般地让母牛夸张地走进谷仓，并说："是的，在谷仓里！"然后继续玩耍。

几分钟后，利亚走到门前，看着窗外。她想去外面玩。她父亲决定利用这个机会来帮助利亚学会更独立地穿袜子和鞋子。他说"拿你的鞋"，并引导利亚走向她的袜子和鞋子。父亲把她的袜子放在更靠近她的地方，以便她先伸手去拿，并在她准备出门时讲述这个过程。当她准备系上鞋带时，父亲说"系上鞋带"，然后指向鞋带，并手把手地帮助她系紧鞋带。最后，父亲跟着她到外面去进行下一项活动。

小　结

所有自然发展行为干预都使用了辅助和辅助消退，并且大多数使用辅助等级，尽管某些层次结构比其他层次结构更明确。对于高质量的教学，辅助类型的认识是很重要的，尤其是因为辅助消退通常需要采取系统的步骤，而这些步骤可能需要提前计划。尽管不是所有的自然发展行为干预都有清晰的系统，但是系统地跟踪辅助级别可以促进一致的教学程序和适当的辅助消退程序，这些程序是基于对每种提示水平的表现状况的分析。尽管自然发展行为干预经常以比传统应用行为分析模式更宽松的方式消退辅助，但在某些情况下，依赖应用行为分析文献中概述的系统的辅助消退程序可能是有用的。本章概述了这些程序如何在自然发展行为干预中应用以及如何在自然情境中实现。

第9章

使用结果策略

艾莉森·乔宾和劳拉·施赖布曼

正如第7章和第8章所讨论的，了解前事事件（设置环境和教学提示）如何影响行为是设计和实施有效且高效的教学策略的重要组成部分。在实施自然发展行为干预策略中，同样重要的是恰当地使用结果，这是"前事—行为—结果"序列的第三部分。与使用前事策略相比，大多数人可能更习惯于策略性地使用行为结果。诸如正强化和惩罚之类的结果术语在通俗的语言中是常用词，大多数教育者在许多场合都使用了这些术语和策略。但是，正确实施结果需要非常具体的定义和程序，而这些定义和程序要比这些口头交流使用的术语精确得多。本章重点介绍自然发展行为干预教学策略中结果事件的实施、性质和影响。尽管这些策略中的大多数用于更广泛的应用行为分析干预领域，但本章讨论它们在自然发展行为干预中的具体应用。

前事刺激仅在承诺或预测某种结果的情况下才能获得对行为的控制（Cooper，Heron & Heward，2007）。例如，一位特殊教育老师可能会注意到，孤独症班上的一个男孩会受到成人问候的激励。当他对老师卡罗琳女士说"早上好"时，她总是面带微笑、愉快地回应，例如"你也早上好"。但当他以同样的方式向理查德先生打招呼时，理查德先生通常不回以同样的问候。不久之后，学生每天早晨就只向卡罗琳女士打招呼，但不向理查德先生打招呼。卡罗琳女士是一种预示着给他的问候带来积极的社交结果的前事刺激，而理查德先生是一种预示着不给他问候的前事刺激。该学生对这些前事的问候行为受其结果控制。另一个非常熟悉的例子是孩子如何学会向父亲或母亲要东西。如果母亲通常在晚餐前对孩子吃饼干的要求说"不"，而父亲通常会对孩子吃饼干的要求做出让步，那么孩子就会知道父母中的哪个人是对吃饼干的要求有积极结果的前事刺激。

在改变或教授一种行为时，重点是改变这种**行为强度**（strength of the behavior）。行为强度是根据行为的频率（行为多久发生一次，例如一天发几次脾气）、潜伏期（前事后多久发生行为，例如当父亲出现时，孩子说"爸爸"的速度）以及大小（行为发生的力量，例如尖叫的分贝水平）来衡量的（Cooper et al.，2007）。

改变行为有两个基本方向：增加或减少行为。接下来的部分研究了结果的使用如何促成这种变化。

提升行为强度

如表 9.1 所示，有两种提升行为强度的主要方法。第一种是在行为出现之后呈现积极刺激（如物体或事件）。积极刺激是个人喜欢或享受的任何东西。呈现积极刺激被称为正强化，这是一种常用的程序。因此，当在一个孩子面前呈现一只毛绒玩具猫时，他会说"猫"。正确的反应之后是积极的刺激，例如"是的！没错！"并开始玩玩具猫。这一系列事件有助于提升正确反应的强度。有时，使用正强化被称为奖励行为。人们对后者可能更熟悉。任何使用积极刺激后的行为都会随着时间的推移而增强。

提升行为强度的第二种方法是在行为之后移除或成功逃避或避免厌恶或不愉快的刺激。许多驾驶员会记得扣紧安全带，因为扣紧安全带会阻止汽车发出烦人的嗡嗡声。同样，孩子可能会在放学回家后立即开始写家庭作业，以避免母亲的唠叨。这种提升行为强度的方法称为**负强化**（negative reinforcement）。被避免的厌恶刺激是负强化物。负强化后的行为会随着时间的推移而提升强度。

表 9.1　结果类型

	将来更有可能发生的行为	将来不太可能发生的行为
增加刺激	正强化	正惩罚
移除刺激	负强化	负惩罚
消退	避免在先前已经进行过强化的行为后提供强化	

降低行为强度

有三种降低反应强度的策略。一种策略是在发生反应之后呈现厌恶刺激。

厌恶刺激（惩罚物）是其不喜欢的任何东西。此过程称为"应用惩罚"或"**正惩罚**"（positive punishment），是一种常用的策略。人们总是会遇到惩罚事件。如果苏珊伸手触摸热炉并烫伤了手指，则她不太可能再次触摸热炉——这种行为受到疼痛的不愉快体验的惩罚。

另一种策略是在反应之后消除或避免积极刺激。如果一个孩子咬了他的妹妹，父母就会把他从房间里带出来，并让他在休息时间无法玩喜欢的玩具或看电视。由于孩子在咬他的妹妹后失去了喜欢的东西，因此他将来咬妹妹的可能性较小。让人失去喜欢的东西，这种策略称为"撤回惩罚"或"**负惩罚**"（negative punishment）。

降低行为强度的第三种策略是在先前已进行强化的行为之后不再提供强化。该策略被称为消退，有时被描述为计划忽视。在通常情况下，有这样一位母亲，她的孩子已经知道当他发脾气时可以引起母亲的注意。过去，由于母亲的注意，发脾气得到了正强化（很可能是无意间）。当孩子发脾气时，母亲可以通过不注意来消退该行为。如果母亲能够始终忽略孩子发脾气，孩子就会知道这种行为不再引起注意，行为将减少。

最初实施消退时，通常在行为减弱之前，行为强度会暂时提升［称为**消退突增**（extinction burst）］。至关重要的是，一个使用消退策略的个体应该预料到这一点，这样他就不会认为这项策略没有效果而过早地放弃。例如，如果孩子习惯发脾气导致行为增强，当父母第一次开始忽略这种行为时，孩子可能就会认为，加倍努力（例如，大声哭泣、扔东西）会起作用。如果父母做出了回应，孩子就会知道哭得更厉害、更大声等是有效的。父母必须了解这种可预见的现象，并在这个短暂的爆发期间继续忽略该行为。

消退的另一个重要细节是人或环境必须能够容忍这种暂时的行为增加。对于严重的行为，例如自我伤害或对他人的攻击，将禁用该策略。在选择最有效和适当的行为改变结果时，考虑这些因素很重要。父母、教师和其他照顾者应仔细考虑基于消退的干预措施是否适合特定的行为或环境。由于环境原因而难以忽视的行为（例如，在公共场合发脾气）也可能不适合消退。在这些情况下，可能需要更适当的前事干预措施，有关详细信息请参见第 13 章中关于解决挑战性行为问题的内容。

应用普墨克原则

专业人士和照顾者经常使用的策略是**普墨克原则**（Premack Principle）。这种方法涉及在较低概率行为发生之后（或视情况而定）定位较高概率行为，以便增加较低概率行为发生的可能性（Cooper et al.，2007）。例如，父母可能对孩子说，"首先，我需要你先做作业，然后你才能玩 iPad"（请参阅图 9.1）或"如果你读完书中的一章，你就可以玩滑板车"。通过改变孩子可能已经在做的活动的顺序，使孩子更喜欢的活动紧随在其更不喜欢的活动之后，孩子更有可能在所有这些活动中取得成功！普墨克原则有时被称为"首先，然后"、"如果，那么"或"高概率、低概率"技术。无数祖母诱使亲人在吃美味饼干之前先吃西兰花的历史，更衍生出"祖母法则"。普墨克原则可以通过构建期望的顺序并强调当孩子表现出较新的、较不受欢迎的技能时能参加喜欢的活动，对孩子积极的行为改变产生重大影响。

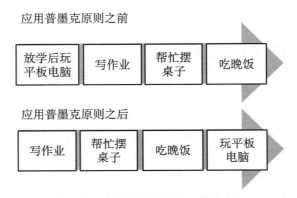

图 9.1 应用普墨克原则之前和之后

促进结果效力

后效结果是由于已经做出特定行为而产生的结果（Cooper et al.，2007）。为了提升孩子说"谢谢"的频率，成人只有在产生该口头反应时才应用积极结果，而不是在产生其他口头反应或没有反应时应用积极结果。

结果必须在行为发生后立即应用或尽可能严格地应用。这是因为在行为发生之后立即产生的结果对行为的影响最大。例如，一个孩子在后院发脾气。母亲想对孩子的发脾气给予消极结果，但是等到她出门时，孩子已经安静下来，正在很开心地玩玩具车。如果母亲随后将孩子带回屋内休息一段时间，不让他在后院活动，那么她实质上是在惩罚孩子——不让孩子玩这辆漂亮的玩具车。这是因为最接近休息前的行为是玩玩具车。一般规则是，在做出反应后，结果呈现得越快,其效果就越强。

在很大程度上,行为之后的结果呈现的次数将影响结果强度。因此,反应之后呈现许多次的结果将比仅呈现几次的结果要强。孩子说"谢谢"之后加上积极的强化物的次数越多,将来孩子说"谢谢"的频率就越高。

结果的大小也可能决定其影响。咬一口大棒棒糖可能比咬一口小棒棒糖更有效果。

如第 6 章中讨论的,临床医生和家长还可以使用激励操作来增强或减弱结果的影响。建立操作是一种环境事件,由于剥夺而增强了刺激的效果,在这种情况下是增加了结果的效果(Cooper et al.,2007)。为了增加特定玩具的强化价值,该玩具应该只在所需的行为发生时可用。同样,随时可用的玩具的价值可能低于仅在某些情况下可用的特殊玩具。确实,取消操作是由于满足而使强化物的价值下降。在另一个示例中,饥饿的孩子可能会发现食物是一种强大的强化物,而刚吃完饭的孩子可能会发现食物不是一种那么强大的强化物。

个体差异始终在任何结果的有效性中发挥作用。确实,人们总是必须灵活而不拘泥于特定的结果。对于同一个孩子,某种结果的价值甚至可能会根据一天的变化而变化。在孩子的引导下进行偏好评估以及运用相关的策略有助于确定结果是否会强化行为(有关额外信息,参见第 7 章有关前事策略的内容)。影响结果有效性的因素总结见专栏 9.1,这些因素在实践中应如何考虑的例子见表 9.2。

表 9.2 应用结果时的注意事项

要问的问题	反应
例如:利亚正在学习刷牙,并在最后把水倒出来。	
强化物是否直接依赖于孩子的反应?	是的!利亚完成了刷牙的其他步骤后,立即把水倒出来。她的父亲拿着杯子,所以她只有在刷完牙后才能将水倒出来。
强化的频率和幅度合适吗?	是的!利亚刚开始自己刷牙。每次她展示这个技巧的时候,她都会把水倒出来。
强化物真的对孩子有激励作用吗?	是的!她真的很喜欢看水流入下水道。她的父亲每隔几天就换一次杯子,并试着放两只杯子在台子上以供选择。她的父母一直把玩水的时间限制在刷牙的时候,因为她过去常常在空闲时间玩把水倒入杯子的游戏。
强化物是否与孩子的行为直接相关?	是的!刷牙后,倒杯子里的水是自然而然的。利亚先刷牙,然后她喝了一些水,吐了出来。最后一步是倒水,这是利亚喜欢做的!利亚更有可能坚持刷牙,因为最后一步是她喜欢的,它促成了学习刷牙的步骤。

专栏 9.1：影响结果有效性的因素

- 后效关联（立即并取决于行为）
- 结果数量（在特定行为之后呈现）
- 幅度（结果的数量或强度）
- 激励操作（建立操作和取消操作）
- 个体差异（价值取决于谁和何时出现）

应用行为分析是一门科学和技术。因此，它使用非常具体的词语来描述自己。这就导致了一些词语有令人相当不愉快和消极的口语含义。例如惩罚、负强化、消退和控制只是其中的一部分。但是，当在行为分析干预策略的情境中使用时，这些术语表示非常特定的过程。

此外，这些术语指的是该程序对行为的影响。这意味着根据结果的功能，也就是它对行为的影响，来确定结果的性质。因此，正强化物是一种结果刺激，当它在行为之后出现时，它具有增强行为的功能。实际上，这是定义正强化物的唯一方法。

例如，患有孤独症的学生本经常向他的老师麦克斯韦尔女士打招呼。麦克斯韦尔女士决定每次本向她打招呼时都给他一个拥抱，以加强问候的效果。尽管麦克斯韦尔女士认为问候会增加，但当问候减少时，她感到惊讶。根据定义，这些拥抱对于本而言不是正强化物，而是惩罚物——在问候之后拥抱，问候行为会减少。本有可能（而且并非没有可能）并不喜欢拥抱，因为这样的表达会让某些患有孤独症的儿童很反感。

现在看看玛吉，她在课堂上从椅子上跳下来，抓住了其他学生的卷子。她的老师决定通过口头训斥来惩罚她，说："玛吉，马上回到你的座位上去！我告诉过你，不要乱动你的手！"他期望玛吉改善自己的行为，但发现玛吉变得更捣乱了。口头训斥在这里充当了正强化物——当破坏性行为发生后呈现口头训斥，行为增加。华盛顿先生认为训斥是令人反感的，因为它对于大多数人而言是有用的。但是，玛吉是一个任何注意——即使是消极注意——都可以对其产生积极刺激的孩子。

正如这些示例中所强调的那样，教育者、临床医生、父母和从业者必须记住，他们并非总是能够预先确定刺激的功能，并且只能通过其对行为的影响来识别其功能。有时，在给定情况下，被选择用作强化物的刺激可能实际上并未像给定的情形一样发挥作用。这应该作为治疗师或教师尝试新事物以增加目标技能的线索。重要的是，要灵活地对待教学方法以及学生和服务对象！

另一点是，行为分析学家和干预主义者使用惩罚一词的方式不一定意味着痛苦。通常，痛苦与惩罚无关。一项很常见的惩罚就是对孩子说"不"。如果治疗师的皱眉、母亲冰冷的目光和父亲双手叉腰都能减少行为，那么这些都是惩罚物。惩罚物是指某种行为出现之后呈现的能减少该行为的任何刺激。就像在拥抱孩子后，孩子停止向老师打招呼一样，假定的积极刺激实际上可以作为惩罚物。

暂停也一样。事实上，许多孩子为了逃避他们不喜欢的任务而做出破坏性行为。想象一下，一个名叫加布里埃尔的青少年，每当父亲叫他把碗碟放到水槽里时，他都会低下头走开。每次，他都被告知要去他的房间（即暂停）。实际上，这种行为得到了加强或强化，因为这导致他从一开始就避免了要逃避的任务。在其他时间，对于其他孩子，暂停可能是一种非常有效的策略。

在决定将惩罚或消退作为减少行为的一种手段时，临床医生应该熟悉这两种策略的不同特征和作用（Cooper et al. ，2007）。主要区别在于惩罚（正确使用时）会导致行为迅速减少，并且与最初的暂时性增加无关。如前所述，消退通常始于行为的暂时增加，然后逐渐减弱强度。消退还有一个优点，就是不涉及令人厌恶的刺激的呈现。这些考虑对于确定为某种情况提供哪种结果至关重要。

要考虑的另一点是惩罚还有其他限制。惩罚教孩子不要做什么，但不一定教孩子要做什么。因此，惩罚不是一道独立的程序，因为它应该伴随着教导其他反应。例如，当弗朗西在眼睛前摆动手时，教育者对弗朗西说"不"（"不"作为惩罚物，因为她停止了手指的摆动），但弗朗西还需要用手做其他事情。因此，当弗朗西用她的手拼拼图或者随着音乐拍手时，教育者可能会通过口头赞扬弗朗西来奖励她。最后，仅使用惩罚程序来减少挑战性行为可能导致较差的泛化，因为行为变化仅在惩罚物在场时发生。通常，自然发展行为干预倾向于使用前事和奖励策略，并限制惩罚物的使用。

利用结果维持行为改变

实施自然发展行为干预的目标是保持效果。实际上，如果不维持所实现的行为改变，那么干预就几乎没有完成。不同的强化时间表被用来维持行为改变，并提供更像自然情境的教学环境。这意味着成人以不同的方式提供结果，旨在使行为改变更持久（Cooper et al.，2007）。由于现实世界很少会在每次反应后提供结果，因此教师不会在每次反应后都提供结果。

首次教授新行为时，通常最好是强化每次出现的行为，因为这样可使反应和结果之间的联系最清晰。这称为**连续强化计划**（continuous reinforcer schedule，CRF 或 CRS），也称为习得计划，因为它在教学的习得阶段使用。个体一旦学会了这种行为，就逐渐减少强化物的数量和降低其出现频率，以便接近于现实世界。而且，实行连续强化计划后的行为很容易消退（可惜的是，它确实一直在现实世界中发生）。因此，通常的做法是逐渐从连续强化计划过渡到维持计划，该计划是为了使行为更持久、更不容易消退而实施的。

表 9.3 总结了维持计划的主要类型，包括比率计划和时距计划。在**比率强化计划**（ratio schedules of reinforcement）中，不是每种反应之后都呈现强化物，相反，强化物的呈现是由目标行为最后一次强化后的反应数量决定的。在**固定比率强化计划**（fixed ratio schedule of reinforcement）中，强化物所需的反应次数是一致的。例如，孩子每完成对 15 个数学问题的解答就会获得 5 分钟的视频游戏时间。在**可变比率强化计划**（variable ratio schedule of reinforcement）中，不同强化的反应次数会有所不同。当然，可变比率强化计划的最佳示例是赌博。一个人必须激活拉斯维加斯老虎机才能赢的次数各不相同。赌博行为很强烈，对机器编程的个人是真正在人群中建立快速持久行为的专家！比率计划可用于建立很高的反应比率和持久的反应级别。（但是，临床医生必须小心，不要使比率过高，否则可能导致消退。）

表 9.3　强化计划

计划	描述
连续	每次行为发生后都进行强化
可变比率	行为发生次数不定（平均数左右）后进行强化
固定比率	固定次数的行为发生后进行强化
可变时距	可变时间（大约平均时间）后进行强化
固定时距	固定时间后进行强化

在**时距强化计划**（interval schedules of reinforcement）中，强化物会在指定的时间后呈现。不过，强化物并非免费提供，而是在间隔时间结束的第一种反应发生后，它才可用。对于**固定时距强化计划**（fixed interval schedule of reinforcement），时间间隔是一致的。因此，一个孩子在进行 15 分钟的数学练习后将获得 5 分钟的视频游戏时间。完成多少数学题并不重要，重要的是孩子花了多少时间进行适当的学习。**可变时距强化计划**（variable interval schedule of reinforcement）是指在指定的时间间隔后可以使用强化物，但间隔是变化的。孩子可能会获得 5 分钟的视频游戏时间，但在数学上花费的时间不同。他在一段 5 分钟的时间间隔后获得游戏时间，但在下一段 20 分钟的时间间隔后获得游戏时间，以此类推。时距强化计划通常与中等但稳定的反应水平相关。

塑造和行为链

有时，治疗师希望强化一种不会发生的行为。在这种情况下，他需要建立起这种行为。实现此目的的两种主要方法是塑造和行为链（Cooper et al.，2007）。塑造发生在治疗师为反应提供结果时，而这些反应逐渐导致最终的反应。治疗师通过强化目标反应的逐次逼近来做到这一点。为了说明这一点，治疗师想教孩子在看到玩具狗的时候说"狗"（dog）。起初，孩子无法说出这个单词，因此治疗师会呈现狗；一旦孩子发声，治疗师就会提供强化物（"说得好！"和一只玩具狗）。当在呈现狗的同时孩子始终发声时，治疗师会等待，直到发声接近/d/声音为止才呈现强化物。因为其他声音没有被强化，所以它们会消退。当呈现狗的同时孩子始终发出/d/声音时，治疗师会等到他的发声听起来像"da"或"du"后再称赞。治疗师会继续强化对"狗"一词的逐次逼近，直到孩子持续对玩具做出"狗"的发音反应。在塑造中，哪种反应需要强化（即目标行为的下一个版本）、哪种反应需要消退（即目标行为的前一版本）被严格定义。许多自然发展行为干预使用较宽松的塑造后效关联，例如关键反应训练中的强化尝试（Koegel，Schreibman，Good，Cerniglia，Murphy & Koegel，1989），其中逐步逼近得到强化，而先前逼近的强化会随着孩子获得技能或对帮助家长成为沟通教师项目（Ingersoll & Dvortcsak，2009）中所有的沟通邀请做出反应而逐渐消失，以增加发起并建立特定的语言和手势。

行为链是建立更复杂的目标行为的另一种方法。在行为链上，并非等待个体在行为上取得下一个进步（如在塑造上），而是由指导者决定进步的步骤。行为链包括将行为分解为组成步骤，并按顺序分别教授这些步骤，这样当这些步骤按顺序执行时，就可以实现目标行为。自助技能通常以这种方式进行教授。在教孩子穿裤子时，教师可能首先会让孩子双脚站立在裤子的裤管之间。教师说"向上穿裤子"时，可能会辅助孩子俯身去摸裤子。教师强化这种反应。当孩子在被告知"向上穿裤子"时持续触摸他的裤子，说明将继续进行到行为链的下一步。这涉及孩子抓住裤腰，也许一开始会有辅助。一旦掌握了这一步骤，就要求孩子将裤子拉高到他的膝盖，之后便呈现强化物。一旦掌握了这一点，就要求孩子将裤子一直拉到他的腰部。这是**顺向行为链**（forward chaining）的一个示例，其中指令从完整反应的开头开始。

可以使用**逆向行为链**（backward chaining）来教授大多数反应，即从行为链步骤的最后一步到开始教授。以教授穿裤子为例，教师首先要拉起裤子，然后开始强化触摸裤腰。行为链的下一步是从把裤子拉到离腰部只有几英寸的位置开始，孩子必须一直把裤子往上拉。下一步可能是从膝盖处的裤子开始，孩子会把它们一直拉到最高处，依此类推。

到目前为止，本章已经讨论了自然发展行为干预中结果策略的所有组成部分和所有基于行为的干预。但是，结果策略在自然发展行为干预中有独特的应用方式。下一节介绍自然发展行为干预特有的结果策略的应用，并重点介绍自然发展行为干预可能不同于其他常用行为干预策略的方式。

利用自然结果

自然发展行为干预在目标行为之后使用自然的而非无关的强化（例如，Ingersoll & Schreibman，2006；Koegel，Camarata，Koegel，Ben-Tall & Smith，1998）。自然强化是不断地提供与孩子的行为直接相关的项目、活动或反应。它通常模仿孩子在自然、真实的环境中展示目标技能时可能发生的自然结果。在某些情况下，自然结果很容易确定。对于一个刚刚学会使用单词的孩子来说，母亲运用自然发展行为干预时会用吹泡泡来强化女儿对"buh"的发音。一个正在学习将语言扩展到完整句子的小男孩会得到强化，使他通过说"我需要休息一下"来停止一项不喜欢的任务（例如，完成家庭作业）。

使用自然强化也可能更加复杂。想象一下，一位老师正在教 7 岁的马特奥邀请另一个孩子和他一起玩。老师告诉马特奥在两个喜欢的游戏（四子棋和优诺牌）之间选择一个，并请另一个孩子和他一起玩。当马特奥问他的同伴"你想和我一起玩优诺牌吗"时，马特奥和他的朋友开始玩这个游戏。在此示例中，说"你想和我一起玩优诺牌吗"通过玩游戏直接得到强化。

有时，自然结果被称为直接强化物，因为孩子的反应与他根据该反应得到的强化物之间存在直接关系。例如，所罗门正在学习模仿行为。他喜欢用乐器敲击地面和桌子来玩乐。治疗师辅助所罗门模仿敲钹，然后让他自由地敲钹。所罗门选择在他面前的桌子上敲钹，以此作为模仿治疗师行为的强化。在另一个示例中，模仿一种象征性游戏行为可以用喜欢的玩具来强化，即通过使孩子不断地获得喜欢的玩具和自由地玩孩子想要的游戏（通常伴随着社交注意）来强化。

　　反应与强化物之间的这种关系促进了学习技能的维持和泛化（Schreibman &
Koegel，2005）。例如，当使用自然发展行为干预来教马特奥邀请他的同伴玩
游戏时，他的行为通过玩游戏得到了强化。当马特奥在家里或公园里玩的时候
使用这项技巧，他的行为可能会以类似的方式得到强化——至少在某些时候是
这样。当其他孩子通过玩马特奥建议的游戏来回应他时，他会在现实世界中得
到这种行为的强化，从而随着时间的推移和环境的变化而保持这种技能。这与
更传统的行为策略形成对比，后者可能涉及孩子完成一项任务来获得与所教特
定行为无关的奖励。例如，一个孩子为了获得代币或和老师击掌，在课堂上练
习适当的社交用语时学会说："你愿意和我一起玩吗？"该代币与说"你愿意和
我一起玩吗"无关，而玩游戏与提出问题直接相关。

　　当自然强化物匹配并且特定于所演示的语言或行为时，这是最佳选择。例
如，如果一个孩子说"请给我球"时，最好给他一个球。但是，如果他说"把
球滚过来"，治疗师应该把球滚给孩子，而不是直接将球递给他。社交表扬在
结果策略中也起着重要作用。在自然发展行为干预中，有形的自然强化应与社
交表扬搭配使用（例如，"你做到了！"）。在可能的、发展适当的情况下，建议
使用特定的社交表扬（例如，"太好了！你向我问了一个有关主题的问题！"），
以更好地将反馈与目标行为联系起来。

　　有时，自然的结果是基于社会的。例如，西尔维亚正在学习扩大与同伴的
对话。当她使用适当的连接词或以前从未使用过的连接词时，治疗师可能会对
她微笑，并以有趣的逸事回应。儿童对社交表扬或社交结果感兴趣的程度有所
不同。不管这些结果类型是否具有当前价值，都应与更实际的回报相结合。这
不仅可以帮助孩子将社交表扬与积极的、喜欢的结果联系在一起——这反过来
会增加社交表扬的价值，还可以增加治疗师作为第一强化者的价值。

　　间接或无关的强化物在行为干预中也起着重要作用，有时可能是最合适的
结果（Lohrmann-O'Rourke & Browder，1998）。间接或无关的强化涉及提供
一个后效关联项目、活动或反应，这些对于个别儿童是可取的，但与儿童的行
为无关。有些特定目标不一定适合自然强化。一些技能，例如上厕所训练或避
免用铅笔反复敲打书桌，似乎没有相关的激励因素。考虑是否有自然结果可能
会激发孩子的兴趣。是否有一种自然结果鼓励其他人继续保持这种行为？

　　如果不存在自然强化物，则可以形成间接强化物。一个孩子在用完便盆后
可能会得到一些非常喜欢的东西，或者因为在数学课上保持双手交叉放在膝盖
上而获得代币加在自己的自我管理图表中。由于自然发展行为干预侧重于自然
强化的使用，因此临床医生在努力确定这种类型的结果时应创造性地考虑。例
如，如果孩子需要为学校写一份非虚构类的报告，那么选择一个偏好的主题

（如恐龙），然后用与该主题相关的对象（如恐龙玩具、贴纸、电视节目）来强化这个主题，比用糖果来强化更自然。同样，对于喜欢乐高积木的孩子来说，用乐高积木而不是数熊来练习数学可能会是一种更自然的强化；在完成每一道数学题后，他们可以把乐高玩具加到乐高塔上。

最后要强调的一点是：当同时使用自然发展行为干预通用的前事策略和结果策略时，通常更容易识别出有效的强化物。例如，在使用高度激励性的材料来教孩子模仿一个假装的游戏序列（例如，"猴子爬上藤蔓，然后跳上树，并在丛林里采摘香蕉"的游戏结构）的前事策略之后，孩子可以用玩具猴子和"丛林"自由地玩一会儿，这对模仿序列起到正强化作用。当然，如果治疗师选择了任意或预选的一组假装游戏材料来教授模仿，那么之后自由使用这些材料将不会起到强化作用。这就是包含喜欢的材料会对治疗效果产生重大影响的原因之一。同样，在设置行为灵活性的教学机会时，治疗师可能会拿走孩子最喜欢的乐高积木。在孩子按照治疗师的想法建造城堡进行灵活性练习之后，治疗师按照孩子的想法建造了泰坦尼克号这样的船。尽管自然发展行为干预的前事策略和结果策略在不同的章节中进行了讨论，但是指导它们如何真正共同发挥作用是很重要的。图 9.2 包括几个涉及不同类型的活动、常规和技能的示例，以演示行动中自然强化的可能性。

强化尝试

与自然强化相关的过程是使用松散的强化后效关联，也称为松散塑造或强化尝试（Koegel，O'Dell & Dunlap，1988）。这个组成部分不仅包括为请求行为提供强化（例如，让孩子清理地板上的所有玩具），还包括为在正确方向上的目标定向尝试提供强化（例如，孩子清理积木和汽车，但不清理火车组）。该策略的目标是保持孩子的积极性，并在教授新行为时强化尝试或发起。

在 NDBI 中，有一些变化，即孩子的表现与目标相匹配，以获得强化物。而且，随着行为发展到越来越接近最终目标，可能被强化的反应范围也会逐渐改变。例如，莫妮卡正在学习说"走出去"来请求去后院玩耍。起初，她的父亲可能会为"去""外面""去外"提供强化。一旦她开始不断地这样做，父亲可能只会强化两个音节的发起。在莫妮卡准备好进行更复杂的发起之前，反应的范围可能会逐渐缩小。

当孩子以前可以（而且已经）做得更好时，再去强化尝试可能会觉得困难。但是，重要的是要记住，强化尝试会伴随着"良好的尝试"和积极结果。反

沟通	· 通过说 "休息" 或递一张休息卡来获得一次休息 · 在学生指着架子上的玩具后，给学生一个 · 在孩子和治疗师进行眼神交流后做一个傻乎乎的鬼脸 · 在孩子选择饼干或金鱼后，给他选择的东西 · 当孩子遵循 "穿上你的鞋子和夹克" 的指示后，出去玩 · 在孩子指出和评论他所看到的内容后，翻开他最喜欢的书中的一页
游戏	· 玩游戏后，上下拍打棋盘游戏卡 · 建造一个虚拟的城堡后，将所有的乐高积木块倒入另一个容器中（倾倒是学生们最喜欢的感官活动） · 在遵循治疗师的建议后，分享一个喜欢的关于海盗船的游戏点子 · 假装给油箱加满油，再去洗车，然后赢得一个自由玩耍的机会（例如，把车排成一排，把车停好）
社交互动	· 在问了一个不太喜欢的话题之后，谈论一个最喜欢的话题——火山 · 在邀请同伴一起玩游戏后选择游戏 · 停顿时，在歌词中填空，然后跟随手势继续唱一首歌 · 在响应同伴的请求后，在游戏活动中添加更多喜欢的人物雕像 · 在和同伴玩了5分钟后，开始独自玩耍
日常生活技能	· 让孩子在如厕后自己冲厕所 · 在孩子穿上裤子后，由他自己挑选一件最喜欢的衬衫 · 让孩子第一次洗完澡后听一首滑稽的洗澡歌 · 让爱洗澡的孩子先拿浴巾再进入浴缸

图 9.2 自然强化物的示例

过来，这又强化了尝试或发起，从而导致更多的尝试和更多的发起——这对于获得新技能至关重要!

对孩子的反应进行示范和扩展

对孩子的反应进行示范和扩展包括成人在互动过程中表现出适当的行为（例如，Ingersoll, Lewis & Kroman，2007；Ingersoll & Schreibman, 2006）。

例如，治疗师可能会赞美孩子在建的东西（例如，"文森特，我喜欢那座高塔!"）或叙述他在做什么（例如，"我正在用跳水板建造游泳池"）。扩展孩子的反应（也称为重塑）涉及添加孩子所说或所做的事情，通常会提供强化。例如，乔安娜正在给女儿莫莉洗澡。莫莉让橡皮鸭在水里上下弹跳，溅起一片水花。乔安娜惊呼道："小鸭子! 哗哗哗，哗哗哗!"她也拿一只橡皮鸭在水中弹跳。对孩子的反应进行示范和扩展应遵循儿童的兴趣焦点，并经常展示其感兴趣的目标技能。

如前所述，自然发展行为干预在学习机会中可以最佳地同时使用多个组成部分。关于示范和扩展，这些策略实际上既可以用作前事策略（即在孩子做出反应之前），又可以用作结果策略（即回应儿童展示目标技能）。这些策略将在自然发展行为干预的结果方法中进行讨论。第 7 章进一步讨论了它们作为前事策略的用途。

示范用于教授许多领域的目标技能，包括语言、模仿、社交、游戏、认知技能、运动技能，甚至一些自我照顾技能。对孩子的反应进行示范和扩展的基本原理是，它为孩子提供了额外的机会，使孩子可以听到或观察到适当且更复杂的反应。在自然发展行为干预中，孩子们经常紧接着反应或在另一段时间内练习示范的反应。某些自然发展行为干预方法将示范用作特定的辅助策略，以使孩子可以模仿示范的动作或语言。在这些情况下，该模式既可以作为较早反应的结果，又可以作为下一个教学时刻奠定基础的前事。在其他自然发展行为干预方法中，示范为孩子提供了一个从观察中学习的机会，但是不希望孩子展示其技能（尽管孩子经常这样做）。示范的行为是在考虑到发展因素的情况下精心选择的，例如比孩子当前的发展能力稍强的示范行为。

模仿孩子的反应

许多自然发展行为干预常用的另一项技术是模仿孩子的反应。这通常称为后效模仿、镜像或相互模仿。该策略用于增强孩子对成人的反应能力和注意力，增进孩子将来对成人行为的模仿，并促进互动的继续。例如，祖母和孙女正在公园的草地上玩耍。她们有一套野餐用品。孙女把两个杯子拍在一起，她的祖母也跟着拍。很快，两人来回摇晃，拍打着杯子。当孙女放下杯子时，祖母拿起杯子，假装喝了一大口水。然后，孙女拿起另一个杯子，也放到她的嘴边。

模仿孩子的反应是另一种策略，一开始使用时有时会感到不自然，尤其是在孩子产生异常行为或声音的情况下。但是，对于许多孩子来说，模仿他们的声音和动作可以真正提升他们的参与度并帮助他们分享自己的活动。这为参与期间的其他学习机会打开了大门。研究表明，患有孤独症的儿童和健康发育中的儿童在被系统模仿时，对成人伙伴的注意力都会增强（Dawson & Adams，1984；Dawson & Galpert，1990）。自然发展行为干预在模仿孩子的程度上有所不同的是干预的主要特征，没有人建议模仿不适当或危险的行为。结果策略（包括模仿和示范）如何有效实施的例子见表 9.4。

表 9.4　应用结果策略时自然发展行为干预的特殊考虑事项

要问的问题	反应
例子：凯蒂正在学习和另一个孩子杰克逊轮流玩火车。当她将火车轨道给杰克逊玩后，她得到了另一辆火车并将其放到轨道上。杰克逊得到了更多的小雕像，他将其添加到游戏场景中，与凯蒂轮流玩并轮流回应。	
强化物真的对孩子有激励作用吗？	是的！凯蒂喜欢交通工具，包括火车。因为杰克逊不太喜欢火车，这位治疗师认为他最喜欢的活动是玩小雕像。治疗师将火车、火车轨道和小雕像融入游戏材料中。杰克逊通过演示轮流做法获得小雕像，凯蒂通过获得火车得到强化。
强化物是否与孩子的行为直接相关？	是的！孩子们正在学习轮流玩耍。当凯蒂要求火车轮流玩时，她得到了一辆火车。（有时，治疗师不得不帮助杰克逊把车交给她。）当杰克逊回应轮流要求时，凯蒂递给杰克逊一个小雕像。
尝试是否得到加强？	是的！杰克逊和凯蒂不但在轮流玩后各自得到强化，而且在他们需要辅助后得到强化。凯蒂获得了她的强化物，即使当杰克逊说"轮到我的小男孩（小雕像）"时，她也给了他一辆火车。
是否对儿童的反应进行示范和扩展？	是的！当要求轮到自己玩火车时，凯蒂通常说："轮……我。"然后，她的治疗师会说："轮到我了。"有时，她会指着自己喜欢的玩具，要求轮到自己玩。然后，她的治疗师会扩展一遍她的反应，说"轮到我了"，此时杰克逊把玩具给了她。
是否模仿孩子的反应？	是的！治疗师模仿要求的目标反应和轮流的反应。治疗师还通过观察来模仿凯蒂和杰克逊的游戏行为，比如连接火车轨道、让小雕像互相交谈、让火车在空中飞行等独特的行为。

自然发展行为干预结果策略难题解决

尽管自然发展行为干预策略在很多时候都是有效的，但在此过程中可能会遇到障碍。本节提供了一些解决难题的方法，并避免了一些最常见的陷阱。总体而言，关于自然发展行为干预实施的最合理的建议是学习和理解基本原理。在牢牢把握这些基本原理后，实践者可以退一步，评估每个障碍，并在保持模式完整性的同时更有效地调整方法。

● "这没有用。"

当干预似乎不起作用时，有几个问题需要考虑。第一个是："互动的目标是什么？"尽管乍看之下这似乎是一个愚蠢的问题，但是自然发展行为干预无论看上去还是给人的感觉都像是游戏或设计的自然日常互动。有时，这可能会导致缺乏明确的学习机会。实施自然发展行为干预时必须设定一个明确的目标。例如，目标可能是在别人选择的话题上建立对话技巧，就同一主题进行合作游戏或进行适当抗议。这个问题可能会帮助补充孩子成功所需的缺失结构。

第二个最重要的问题是："强化物是什么？"如果答案不明确，请考虑重组机会，要包括一个明确而有动力的强化物。当做出行为后期望的结果出现时，个人更有可能学习新的东西。遵循这些原则，记住有效使用结果的基本原则。必须在目标反应出现后立即（或尽快）提供潜在的强化物。如果强化物似乎没有起作用，请考虑是否按正确的强化计划（是否足够一致？）和正确的效力提供强化。奖励值得用来强化这种行为吗？强化物是仅限于教学机会，还是在有关孩子的治疗会谈期间和之外都提供？

● "我的孩子对任何事情都没有动力！"

实施自然发展行为干预的另一个常见障碍是强化不起作用。这种说法本身是错误的。根据定义，强化物会增强其未来行为发生的可能性。因此，如果在行为之后呈现结果，行为却没有随着时间的推移而改变，那么它实际上并不是强化物。这不是一个罕见的问题，因为动机可以随时改变。而且，许多孤独症儿童会受到不那么传统的物品和活动的激励。

解决自然发展行为干预实施中的这一潜在问题的方法有多种。第一步是评估强化的使用。对于小女孩来说，iPad 可能是非常想要的产品。但是，小女孩可以随时在 iPad 上玩游戏，无论她是否展示了新技能。或者，因为 iPad 必须先充电，所以女孩从获得 iPad 到可以使用 iPad 可能会有时间间隔。或者，也许孩子在练习了关于自己最喜欢的游戏《我的世界》的对话后，会短暂地离开 iPad 休息一会儿，但她想玩的游戏需要花费几分钟以上的时间，从而会使强化物失去作用。

确定增加正向行为的有效结果的最可靠策略是进行强化评估。这可能包括在自由操作的情况下简单地观察孩子，在这种情况下，孩子可以自由使用他面前的材料。观察结果应阐明如果让孩子自由支配环境，孩子会怎么做。在使用任何类型的自然发展行为干预之前，这种自由操作观察都是一种很好的方法。

在寻找强化物时，灵活是很重要的，因为孩子的强化物可能不是预料中的。如果处于自由活动状态的孩子只是坐在地板上并旋转汽车的轮子，可能会让人觉得他对环境中的任何东西都不感兴趣，但实际上强化物是旋转。因为孩子有许多与旋转有关的行为（以及许多旋转的玩具），所以将旋转纳入反应和结果中可能是有效的。可以提示孩子说"旋转"，然后允许他旋转他喜欢旋转的物体。

旋转不一定是临床医生想要鼓励孤独症儿童的行为，因为它通常是不恰当的刻板行为。但是，如果这是临床医生可以利用的唯一行为，那么临床医生就可以利用它。随着孩子的成长，通过切换到合适的旋转玩具，强化物将不再是旋转，而是使用更广泛的强化结果。除了非正式地观察孩子以确定强化物外，还有更结构化和正式的强化评估程序，这些程序通常用于更广泛的应用行为分析领域，以及可供购买或免费在线使用的工具（Kang, O'Reilly, Lancioni & Falcomata，2013）。

● "我的孩子展示了目标技能，但其他孩子没有反应，因此他没有得到强化！"

有时，强化是通过另一个孩子的社交行为来实现的。创造机会与他人进行社交沟通、社交互动或与同伴玩耍的技能通常是促进泛化和使用最自然结果的理想选择。但是，依赖同伴时可能会出现困难。

例如，杰克逊正在学习如何请求轮流。他要的玩具是他真正想要的东西（所以，它强化了"请求轮流"的行为）。然而，当杰克逊请求时，他的同伴米切尔却没有给他玩具。一种可能是米切尔不知道杰克逊要玩具，因为杰克逊忘了叫米切尔的名字，而此时他们正在吵闹的操场上。在这种情况下，老师可能会告诉杰克逊米切尔没有听到他的声音，并提示他再试一次，同时叫出米切尔的名字。在这里，老师强调自然结果，然后教杰克逊一些新的东西。另一种可能是杰克逊提出了很好的轮流请求，但米切尔不想放弃玩具。在这种情况下，老师可能会提示杰克逊等一会儿再问，或者考虑米切尔的动机。当将同伴纳入自然发展行为干预的实施时，所有参与者（包括同伴模式）必须具有适当的动机或强化所展示目标技能。在这个例子中，也许老师通过给孩子一个不同的玩具或者提醒他们在短短几分钟内请求轮流的方式，来强化那些对轮流请求做出积极响应的孩子。

● "我不想贿赂我的孩子。"

　　有时，人们将强化视为一种贿赂形式，并对使用它感到不舒服。但是，贿赂通常是一个人用来使某人做错事的东西，而自然发展行为干预则为成人希望鼓励的正向行为提供强化。此外，贿赂通常是在行为发生之前提出的，而强化物是在行为发生之后提出的。例如，给孩子一块糖果，让他去打另一个孩子，就是贿赂。给同一个孩子一块糖果，因为他没有打另一个孩子，这是一种强化。更重要的是，成人有时可能会觉得，如果他们把奖励与期望结合在一起，他们就丧失了话语的权威。实际上，他们通过将话语与孩子喜欢的项目相结合来加强话语的力量。此外，在日常生活中，奖励对于正向行为而言是非常自然而普遍的。对于儿童和成人来说，强化是日常生活中常见的部分，不仅仅是在可能被视为贿赂的情况下。当成人获得工作报酬时，他们当然不认为这是贿赂！

● "我不知道如何使用自然发展行为干预来教授更高级的技能。"

　　正如本章前面所讨论的那样，使用自然发展行为干预来教授早期学习技能会更加简单，因为早期学习技能具有明确的直接强化物和目标技能。例如，当教孩子第一个用于表达要求或抗议的单词时，教育者应该围绕孩子的主要兴趣和抱怨的事物来选择单词。强化就是接受那些孩子喜欢的项目（或停止那些不喜欢的活动）。另外，针对年龄较大的孩子和更高水平的技能来实施自然发展行为干预可能会令人气馁。确定抽象的社交技巧（例如，对非语言社交线索做出反应）或更复杂的社交互动（例如，在午餐时间进行相互交谈）的自然结果更加困难。如果使用自然发展行为干预教授这些更高级的技能，需要考虑其他人参与目标技能的动机，并探索随之而来的自然结果——至少在某些时候是这样。这一策略的巧妙之处就在于它为直接强化提供了机会。

　　例如，迈克尔今年 8 岁，喜欢与他人交谈，但只谈论自己喜欢的话题：恐龙和地震。针对他的目标之一是将对话扩展到他不太喜欢的主题，尤其是其他同伴选择的主题。现在，如果另一个人开始谈论另一个话题，他就会把话题换成他最喜欢的，或者干脆不回复。为了利用自然发展行为干预的结果策略，他的治疗师告诉他可以轮流选择对话的话题。一旦他就同伴选择的话题进行了 3～4 次交流，他就可以选择自己喜欢的话题了（即直接强化物）。治疗师通过继续讨论另一个话题来强化尝试，有时是在就一个中性或不喜欢的话题进行了一次交流之后，有时是在至少进行了三次交流之后。

小　结

　　这些结果策略的应用对于有效实施自然发展行为干预至关重要。结果策略建立在传统的应用行为分析方法中，但在自然发展行为干预中也有独特的适应性。这些策略不但可以支持新技能的教学，而且可以维持以前的学习。如果将结果策略与前面章节中已讨论的其他策略有效地结合在一起，则将产生最大的影响。

　　提醒一下，所有自然发展行为干预的学习机会都发生在三期后效关联或"前事—行为—结果"学习序列的背景下。因此，在着手使用自然发展行为干预时，首先要考虑前事策略，为学习奠定基础并创造有效的教学机会。还要确定孩子需要强化的行为和不需要强化的行为。最后，如本章所述，需要决定如何回应孩子以促进持久学习。即使自然发展行为干预通常看起来和感觉上像是游戏和在自然的、真实生活中的互动，知情的观察者也会发现"前事—行为—结果"序列的多次迭代。既然你已经熟悉了自然发展行为干预的核心前事策略和结果策略，接下来的章节将探索教授特定的新技能。

第 10 章

指导有意义的目标发展

格蕾丝·根古克斯、艾琳·苏亚雷斯和伊冯娜·布鲁因斯马

在前几章中强调自然发展行为干预方法着重于有意义的目标的选择。前面的许多章节都强调了如何在特定技能领域（如沟通、社交技能、适应行为和学业）选择功能性目标，以及在使用自然发展行为干预策略的情况下如何按发展顺序教授这些技能。本章扩展了这些讨论，以提供实用的指导：关于如何清晰地实施目标可以使跟踪进展和掌握技能变得容易，以及自然发展行为治疗师如何跨发展领域做选择并优先考虑有意义的目标。

家长和治疗师可能会发现很难制定出能够充分反映他们所希望的促进儿童或青少年发展的有意义的动态的目标。实际上，在制定自然发展行为干预目标时，面临的主要挑战是最重要的目标难以衡量。例如，当真正的目标是促进社会互惠时，该目标似乎很难被划分为可以在治疗过程和日常活动中实践的子目标（例如，模仿动作）。

自然发展行为干预方法在强调孤独症个体选择有意义、可测量和可实现的目标的重要性方面是统一的。它们突出了遵循发展顺序、提高孩子独立能力的教学目标。自然发展行为干预固有的建构主义方法意味着应该在吸引孩子注意力的环境中教授目标，让他们将新技能与以前掌握的技能联系起来，并有层次地提高目标技能的难度。设定超越孩子当前知识仅一步之遥就能达成的目标，有助于促进成功以及目标技能的泛化。另外，建议目标包括全方位的发展领域（认知、社交、沟通、日常生活技能、运动和游戏），并跨领域整合知识。这种方法提高了所学技能的泛化能力。当以离散或孤立的方式教授技能时，儿童会难以吸收它们，并且不能在其他环境中进行练习。取而代之的是，自然发展行为干预方法建议安排人员在他们的日常互动和活动中使用各种不同的材料向儿

童传授技能，从而为有效且高效的学习提供坚实的基础。

　　儿童发展理论表明，技能是按一定顺序发展的。因此，在教学时遵循此顺序是有意义的。实际上，基于自然发展行为干预方法的发展理论的一项重要贡献是强调确保治疗目标刚好高于儿童当前的技能水平，因此，符合发展技能顺序。按课程表中预定的严格顺序选择技能可能很方便，但也可能导致技能维持不足。此外，不知情的目标选择过程可能会导致孩子已经掌握目标或设定了过高的目标的情况。此外，儿童应该学会与许多沟通伙伴在不同条件下使用技能（泛化），并且该技能应具有足够的深度和熟练度，以真正对儿童有用。发展顺序和泛化的重要结构是自然发展行为干预目标选择方法的核心，并且是本章讨论的重点。

制定目标

　　在制定自然发展行为干预目标时，治疗师必须创建目标技能并编写目标，这些目标不仅对每个孩子来说是功能性的、适合发展的和个性化的，而且与孩子的文化和价值观有关，并受到家庭的重视。在详细讨论这些问题之前，本节提供了在不同发展领域编写和实现可衡量目标的实践指南。

　　自然发展行为干预目标应与教学计划一起编写，该计划应概述如何实现这些目标，以确保所有治疗师都以一种协调的方式教授技能。例如，孤独症幼儿发展项目模式建议编写指导性程序，以清楚地描述目标技能、目标技能的步骤、教授该技能的示例、掌握标准（如何知道该技能已被有效学习）以及促进泛化和维持的方式。

　　正如各种自然发展行为干预所倡导的那样，跨领域精心编写的目标具有许多共同特征。目标应该是具体的、可测量的、具有掌握标准的，并根据典型的发展顺序来编写。目标技能和目标也应该与孩子的文化有关，并且孩子的家庭也很重要。当家庭成员认为目标有意义时，他们更有可能为孩子提供自然机会来练习和维持技能，从而促进泛化。

可测量的目标

　　所有自然发展行为干预一致强调目标行为的可测量性。可测量的目标需要明确说明预期的任何行为。应该用足够的描述性信息来编写，并且行为应该是可观察的和具体的。如果首要目标是培养和练习共同注意，则可观察到的行为可能是指向某物、与同伴注视相同的方向或将头转向另一个人注视的物体。这些目标是通过观察来测量的，因此成人可以通过浏览目标和观察他的游戏来判断孩子是否成功。以下示例是以自然发展行为干预格式编写的目标：

> 当一个同伴指着远处的一个物体时，阿马德会跟着看这个物体，然后与同伴进行眼神交流。他将在三个连续的游戏环节中，与至少三个不同的同伴表现出这种行为两次以上。

目标还应列出目标行为的前事。这有助于为技能提供背景，并概述具有明确标识符的目标，以在各种教学中保持一致性。例如，如果孩子的目标是独立使用洗手间，那么前事可能是确定是否需要使用洗手间。或者，如果孩子的目标技能是在见到或遇到新朋友时互相说"嗨"，则另一个说"嗨"的人将作为前事。

例如，在有关阿马德的示例中，添加以下规范将使该目标的前事更加明确：

> 当一个同伴站在离阿马德不超过 5 英尺远的地方，指向房间对面的一个物体并同时说"嘿，看那个"（前事）时，阿马德将做出回应——当同伴指向远处的物体时目光追随，看着该物体，然后与同伴对视。他将在三个连续的游戏环节中，与至少三个不同的同伴表现出这种行为两次以上。

掌握标准

如前面的示例所示，在用自然发展行为干预方法编写目标时，合理和可测量的掌握标准也至关重要。掌握标准专门定义了治疗师如何判断孩子是否学会了特定行为，以及孩子对目标行为的掌握程度。目标包括掌握标准可确保教学重点突出并保持清晰度。如果没有明确的掌握标准，治疗师将难以确定孩子何时成功地学习了一项技能、何时才能掌握更高级的技能。掌握标准还可以通过在儿童的发展和个人能力范围内提供限时的目标来帮助确定儿童学习技能的速度。

在前面的示例中，评估者会认为阿马德与三个不同的同伴在三个连续的游戏环节中两次完成该行为后，已经掌握了特定的共同注意任务。重要的是要注意，当掌握标准使用百分比时，应格外小心（如阿马德将有 75% 的时间看向目标物）。百分比并不能很好地描述目标已经达成。就像在之前的目标例子中，这是很难衡量的；如果试验少了，就毫无意义了。此外，在针对自发行为或是独立于同伴或老师的行为编写目标时，百分比尤其没有帮助，因为提供者很难定义机会。

维持与泛化

自然发展行为干预目标指定了维持和泛化每种目标行为的标准。重视维持可以确保技能随着时间的推移得到维持，从而保存在孩子的技能工具箱中，以便定期和重复使用。对于泛化，技能也必须在面对不同的自然情境和不同的人时成功地执行。当处于新的情况或遇到新的人时，目标行为出现，这通常是一种技能泛化的迹象。目标应该详细说明有关情景、材料和个人与谁在一起时应展示技能，还可以包括有关技能应维持多长时间的标准。经过充分的练习后，学到的技能应足够稳固，可以在所有相关环境中得到一致证明。

表 10.1 列出了几个针对 3 岁孤独症儿童的可测量目标的示例。样本目标横跨几个重要领域，包括共同注意、模仿、游戏和自我照顾。每个目标都明确规定了相关的环境或前事，以及掌握和泛化的标准。然后，目标被分为五个或六个步骤，以说明治疗师可以如何向孩子依次教授目标的组成部分。目标要写得清楚简洁，并且包括情景、关注的特定行为、前事（如果适用）以及掌握和泛化标准。

表 10.1 特定前事以及掌握和泛化标准的可测量目标的示例

共同注意目标	在常规（情景）中玩玩具时，儿童会自发地与附近的成人（3～6 英尺远）分享微笑。方法是在 3 个不同的治疗日（掌握标准）中，与母亲和治疗师进行 3 种不同的目标活动（泛化），每项活动中将目光从活动对象转移到成人和对象上，再转移到另一个物体上，同时用微笑来分享快乐（行为），这种行为在 10 分钟的社交游戏时间内进行 3 次或 3 次以上。
步骤 1（基线）	在协调游戏过程中，儿童与同伴进行眼神交流，同时微笑 2～3 秒。
步骤 2	在物体活动过程中，儿童通过部分转移视线（从物体到成人或从成人到物体）与附近的成人分享微笑。
步骤 3	在物体活动过程中，儿童通过在 10 分钟的游戏过程中至少 1 次将目光从物体转移到成人再转移回物体来与附近的成人分享微笑。
步骤 4	在物体活动过程中，儿童通过在 10 分钟的游戏过程中至少 3 次将目光从物体转移到成人再转移回物体来与附近的成人分享微笑。
步骤 5	在物体活动过程中，儿童与附近的成人（3～6 英尺远）分享微笑。方法是在 3 个不同的治疗日，与母亲和治疗师进行 3 种不同的活动，每项活动中在 10 分钟的游戏时间内将目光从物体转移到成人再转回物体 3 次或 3 次以上。

续表

模仿目标	当在干预过程中演唱歌曲（情景）、成人模仿一种新的动作（前事）时，儿童将进行独立的模仿，方法是儿童与母亲和治疗师在家中和诊所中（泛化），在 3 个连续的干预期间呈现 5 个或更多不同的动作和 3 首或更多的歌曲，能在第一种模式（行为）出现的 5 秒内模仿相同的或近似的行为（掌握标准）。
步骤 1（基线）	儿童在第一种模式出现的 5 秒钟内独立模仿 3 种熟悉的行为。
步骤 2	在没有成人辅助的情况下，儿童在第一种模式出现的 5 秒内，独立模仿 5 首歌曲中 10 种不同的熟悉行为。
步骤 3	儿童在第一种或第二种模式出现的 5 秒钟内独立模仿一种新的行为。
步骤 4	儿童在第一种模式出现的 5 秒内，独立地模仿两首歌曲中 3 种新的行为。
步骤 5	在与母亲或治疗师在家和诊所进行的一次干预中，儿童会独立模仿 3 首歌曲中 5 种新的行为。
步骤 6	在与母亲或治疗师在家和诊所进行的 3 次连续的干预期间，儿童会独立模仿 3 首歌曲中 5 种新的行为。
游戏目标	在独立游戏时间内（当成人被其他事情占用精力时，在临床期间或干预期间的指定时间；情景），儿童在一天中的 3 段连续期间内独立获取开放式或封闭式活动的材料，带到桌子或其他游戏空间，完成游戏任务，独立玩耍至少 15 分钟，每段期间至少放回（行为）两次（掌握标准），在家和诊所进行 3 种不同的活动（泛化）。
步骤 1（基线）	在成人偶尔的指导下，儿童可以适当地自行玩火车长达 10 分钟。
步骤 2	当儿童被口头提示拿游戏材料时，他会把物品拿到游戏空间，并独立玩至少 10 分钟；儿童可能需要帮助（示范和反复的手势辅助）才能收拾好。
步骤 3	儿童独立拿到游戏材料，带到游戏空间并完成至少 10 分钟的任务；儿童可能需要口头辅助才能收拾好。
步骤 4	儿童拿到材料，带到游戏空间，完成游戏任务，独立玩耍至少 10 分钟，其间至少放回 1 次。
步骤 5	儿童在一天中的 3 个连续期间内独立拿到材料，带到游戏空间，完成游戏任务，独立玩耍至少 15 分钟，每个期间至少放回 2 次。
自我照顾目标	早上或晚上在浴室进行自我照顾时（情景），成人指导儿童刷牙（前事）；儿童在母亲和祖母的陪同下，分别在自己家和祖母家（泛化）独立刷牙（上下牙和前后牙；行为），每天 2 次，连续 3 天（掌握标准）。
步骤 1（基线）	儿童独立将牙刷放入口中。
步骤 2	儿童在有手势辅助的情况下，用牙刷刷后牙（上下牙）。

续表

步骤 3	儿童在有手势辅助的情况下，用牙刷刷门牙（上下牙）。
步骤 4	儿童每天独立刷一次全部的牙，连续 2 天。
步骤 5	儿童在母亲和祖母的陪同下，分别在自己家和祖母家独立刷全部的牙，每天 2 次，连续 3 天。

家长培训目标

　　家长培训目标可以根据治疗开始时对家长技能的评估来确定，也可以根据家长对自己学习的优先级的讨论来确定。就像儿童技能习得的目标一样，家长培训目标应该是有意义的、个性化的、明确可操作的。许多自然发展行为干预计划都有干预忠实度的标准，这些既可以用于评估治疗师的干预忠实度，也可以用于评估父母的干预忠实度。然而，家长培训目标也可以涵盖范围广泛的其他技能，这取决于家长的学习优先级。

　　家长培训目标可以分为几类。如前所述，这些目标可能与父母习得特定技能有关。父母可以断定他们想学习实践一种特殊的、具有治疗保真度的自然发展行为干预方法。例如，关键反应训练，共同注意、象征性游戏、参与和监管，帮助家长成为沟通教师项目。通常将家长培训作为干预的核心部分，并系统地教导父母实施治疗师正在使用的相同程序。父母也可以选择一种特定的治疗策略来学习和练习（例如，自然强化和强化尝试）。目标制定的另一种方法是选择特定的儿童技能，然后教父母如何使用自然发展行为干预技术来针对该技能进行干预。例如，父母可能断定他们想学习如何将自然发展行为干预策略融入促进同伴游戏或家庭作业中。

　　目标也可能与互动方式有关。例如，在早期介入丹佛模式治疗中，重点是教父母使用响应性互动方式来补充早期介入丹佛模式治疗师提供的治疗。父母的目标也可能是练习的频率。治疗师可能建议每天练习 30 分钟，而父母的目标可能是始终如一地实现这一目标。另一种选择是设定目标，将实践纳入特定的日常工作中。在这种情况下，父母的目标可能是每次洗澡时至少辅助五种沟通行为和三种游戏技能。不管确切的重点是什么，明确的家长培训目标都是优先考虑的，它们可以成为协作和有效治疗进展的基础。专栏 10.1 提供了一种在编写目标时组织思想的简单方法。

准备，设置，实施！

专栏 10.1：确定目标

想一种你要教的新行为，然后将其写在纸的中央。确保你提供了足够的可观察细节，以使任何观察者都可以清楚地知道该行为是否发生。接下来，在页面顶部，添加关于行为应该发生的情境以及首次出现的任何提示或辅助的信息。在页面底部，写下观察到多少次行为可被视为熟练掌握，以及这些行为在哪些泛化情境中被观察到。你现在应该有了一个明确的书面目标，包括前事、行为、掌握和泛化标准。

评 估

在为每个孩子制定目标之前，治疗师必须进行仔细的评估，以了解孩子在每个感兴趣领域中的基本能力水平。评估孤独症儿童的实践参数强调，有关认知发展、适应性技能、沟通能力和家庭环境的信息对于纳入任何全面评估都是至关重要的（Volkmar et al.，2014）。评估可以是正式的，包括标准化测试，但也应包括在自然情境中的观察以及父母和照顾者的意见。根据许多因素，包括年龄、发展水平和能力，每个孩子的评估看起来都不同。自然发展行为干预方法通常利用标准化评估、课程清单和行为观察相结合来制定孤独症儿童的目标。每种方法都提供与目标选择有关的不同类型的信息。

标准化评估

标准化评估已被开发出来，以便在儿童之间以一致的方式进行评估。当由受过培训的治疗师进行管理时，这些评估的结果应具有直接可比性，而且更容易被接受过评估的受训从业者在不同的环境中理解。一些标准化评估涉及与训练有素的评估员的直接互动，其他评估则涉及父母或照顾者对一组标准问题的回答。许多标准化评估可用的规范还提供了有用的基线，可以供孩子的当前表现水平与典型发育的同龄人的表现水平进行比较。

规范参照的标准化评估通常用来衡量儿童的发展水平。这些评估量表包括马伦早期学习量表（Mullen，1995）、贝利婴幼儿发展量表（Bayley，2006）、差异能力量表（Elliott，2007）以及韦氏幼儿智力量表（Wechsler，2012）。智力测验〔例如，韦克斯勒儿童智力量表（Wechsler et al.，2003）、斯坦福-比奈智力量表（Roid，2012）、考夫曼儿童成套评估量表（Kaufman & Kaufman，2004）、伍德考克-约翰逊认知能力测试（Schrank，Mather & McGrew，2014）］可以提供有关认知功能的广泛方面以及学龄儿童和青少年在学习和信息处理方面的相对优势和劣势的类似信息。还有各种各样的标准化语言和沟通测验［例如，学前语言量表（第 5 版）（Zimmerman，Steiner & Pond，2011）、沟通和象征性行为量表（Wetherby & Prizant，2003）］经常用于孤独症患儿。

标准化的、规范参考的测试可提供有关儿童发展水平最全面的信息。它们没有确定干预中要解决的特定目标行为，而是确定儿童可能在预期水平以下表现的广泛功能区域。由于其重点广泛，这些措施通常不经常使用，因为它们对变化不太敏感。一个孩子的进步很可能是通过行为观察或技能检查表来观察的，这比在发展测试或智力测试中被发现要早得多。但是，对于自然发展行为干预实施而言，了解孩子的发展水平或认知状况对于帮助治疗师设计适合其发展的目标可能是非常宝贵的。

例如，在治疗开始时，马伦早期学习量表的视觉接收子量表或贝利婴幼儿发展量表的认知子量表上的低分可能表明儿童对视觉符号的理解有限。对于这个孩子，优先考虑与玩玩具和实物而不是图片和书籍有关的目标是适当的。相反，另一个孩子可能在差异能力量表中的非语言推理能力或韦克斯勒儿童智力量表中的视觉空间量表上显示出相对的优势，这可能表明在初始治疗目标中包含视觉支持将有助于他更快地成长。再举一个例子，如果非语言儿童在马伦早期学习量表或贝利婴幼儿发展量表上表现出相对较强的接受性语言能力，那么这些信息可以指导治疗师在教授更难表达的沟通行为时，使用诸如遵循语言指令（即接受性语言技能）等活动作为维持任务。因此，了解广泛领域的优势和劣势可以帮助教师为教学确定适当的个性化发展顺序。

许多父母/照顾者报告的测量方法也已经标准化，可以将报告的儿童技能与大量的标准样本进行比较。例如，测量适应性行为［文兰适应性行为量表（Sparrow，Cicchetti & Saulnier，2016）、适应性行为评估系统（Harrison & Oakland，2003）］、沟通［麦克阿瑟-贝茨沟通发展量表（Fenson，Marchman，Thal，Dale，Reznick & Bates，2007）、沟通和象征性行为量表婴幼儿发展概况清单（Prizant & Wetherby，2002）］和社交技能［社交反应量表（Constantino & Gruber，2012）、社交技能改善系统（Gresham & Eliott，2008）］的这些量表通常用于评估孤独症儿童。尽管不是专门为确定治疗目标而开发的，但是来自这些类型的评估信息也与目标选择高度相关。这些措施中的某些项目足够具体，以至于可以将它们视为可能的治疗目标（例如，说出常见物体的名称、向熟悉的人打招呼、洗脸）。其他一些项目则建议在技能缺陷更大范围内制定一系列的后续目标（例如，二年级水平的阅读、模仿游戏行为、处理割伤或刮伤）。由于这些措施通常是由父母完成的，因此他们往往能对孩子在自然情境中的典型表现提供重要的见解，这是规划治疗重点时的一个关键考虑因素。例如，如果一个孩子在表达性语言的标准测试中表现良好，但是父母的报告表明自然情境中的适应性沟通技能仍然明显受损，那么尽管测试语言能力很强，但仍需要对沟通技能进行额外的治疗。

课程清单

技能清单是识别自然发展行为干预中潜在治疗目标的另一种有用方法。这些工具通常按领域和发展顺序列出技能，从而使它们易于确定儿童治疗的下一个步骤。这些工具通常在设计时就考虑了治疗方式，并且已经嵌入了关于哪些类型的技能将成为重要目标的假设（例如，高密度的社交沟通技能，强调诸如共同注意和模仿等行为）。有许多可用的清单，既有针对特定的自然发展行为干预方法开发的清单，也有针对应用行为分析编程更普遍使用而开发的清单。推荐的管理方法因工具而异，但通常包括家长对技能的报告以及家长对孩子的观察。

例如，早期介入丹佛模式通常使用基于游戏的方法，在一系列发展区域内对儿童的技能进行评估，并通过父母报告儿童在家里的典型表现来补充临床医生的观察结果，尤其是对于那些在临床环境中难以观察到的技能。干预者根据课程清单确定一个或多个游戏时段，观察各种类型的游戏（父母—儿童游戏、儿童独自游戏、评估者指导的游戏），并采访家人，以全面了解儿童在关键发展时期的典型表现（Rogers & Dawson，2010）。一旦完成，该信息将形成根据发展领域（例如，表达性和接受性语言、社交技能、运动技能）组织的评估概况。该概况可以生成有关已牢固确立并始终执行的技能的信息，以及部分已确立并间歇性展示的技能的信息。初步评估完成后，孩子的团队和父母可以合作制定目标计划，以基于游戏的自然式教学方式向孩子讲授目标。例如，可以将每个发展领域的 2～3 个目标确定为 12 周干预期的优先干预对象（Rogers & Dawson，2010）。

清单还被其他几种自然发展行为干预方法用来确定治疗的关键目标行为（共同注意、象征性游戏、参与和监管中使用的结构化游戏评估，帮助家长成为沟通教师项目中使用的社交沟通技能清单）。尽管这些工具与幼儿最相关，并且尚未广泛传播或标准化，但它们具有高度针对自然发展行为干预治疗的优势。请参阅以下案例，以了解明确可操作且基于发展的学习目标的示例。

案例

何塞

何塞（José）是一个 22 个月大的男孩，最近被诊断出患有孤独症。他的语言能力有限，缺乏眼神交流，喜欢把玩具排成一排来玩耍，然后独自进行另一项活动。表 10.2 按发展领域列出了可能为何塞制定的目标实例。

表 10.2　按发展领域制定的何塞的目标

接受性沟通	何塞将在 50 分钟的疗程中遵循五个单步指示中的四个指示（例如，"坐下"），并与至少两个不同的成人进行连续三次治疗。
表达性沟通	与家长一起玩游戏时，何塞会在三个连续期间至少有两项不同活动的情况下，五次机会中有四次通过指定游戏名称或说"再玩一次"来要求继续游戏。
共同注意	何塞将在连续三天的五次机会中的四次中，目光跟随某人指向远处的一个新物体，并且至少有三种不同类型的物品（例如，食物、玩具、人）。
社交参与	在与父母的社交活动中，何塞会持续参与，通过适当的眼神、面部表情、手势、身体朝向或声音进行交流；在与父母连续三次的交流中，每五次中有四次至少持续 45 秒。
同伴互动	何塞将在五次机会中有四次通过说"更多的零食"来请求一个朋友与他分享零食，并且是与至少三个不同的同伴在三个连续期间都能做到。
精细运动技能	何塞将连续三天在家中和诊所中独立打开一个容器，五次机会中有四次成功，并且至少有三种不同类型的容器（包括带螺旋盖的容器）。
粗犷运动技能	在与母亲和治疗师在家里和诊所里唱歌的过程中，当一个成人做出粗犷运动动作时，何塞会在三个连续期间不由自主地（在三秒内）模仿三种不同的歌曲中的至少四种动作。

其他类型的课程评估也可能有助于确定特定的治疗目标，即使它们不包括与典型发育儿童进行比较的标准。这些工具测量的是可以直接作为治疗目标的单一行为，与之前讨论的评估整体功能区域的发育测试形成对比。例如，诸如基本语言和学习技能评估（ABLLS）（Partington，2010）以及言语行为里程碑评估和安置程序（VBMAPP）（Sundberg，2014）等工具对于自然发展行为治疗师可能有用，因为它们是专门为确定应用行为分析治疗目标而开发的。通过

比较孩子在这些综合评估中的表现，治疗师可以确定需要优先考虑的特殊问题领域。相反，如果已经确定了重要的发展领域（如共同注意），则可以使用诸如早期社交沟通量表（Mundy，Hogan & Doelring，1996）之类的工具来获得有关该技能各个方面表现的详细信息（例如，共同注意发起与共同注意反应）。这些措施很有用，因为结果直接确定了可以在治疗过程中教授的行为。

针对应用行为分析治疗和儿童早期教育，已经开发了更广泛的清单，其中许多工具对自然发展行为干预提供者也很有用。例如，适合孤独症发展的干预项目（Schwartz，Ashmun，McBride，Scott & Sandall，2017）发布的技能清单与自然发展行为干预方法高度兼容，可用于确定孤独症学龄前儿童的行为教学目标。自然发展行为干预项目，特别是那些嵌入式或格式化的，如学龄前儿童项目，也经常利用已出版的目标发展材料，这些材料是为早期儿童教育环境设计的［例如，卡罗来纳特殊需要婴幼儿课程（Johnson-Martin，Attermeier & Hacker，2004），《婴幼儿评估评价和规划系统》（Bricker，2002）］。当治疗师寻求使治疗目标与适用于同一年龄段内健康发育儿童的标准相一致时（例如，针对具有不同能力的孩子的集体指导），或者当总体目标是让孤独症患儿在包容性的学前环境中尽可能独立地发挥功能时，这可能会特别有用。本着同样的精神，可以使用患有孤独症的学龄儿童在课堂上使用的课程材料，作为选择与该儿童课堂参与相关的治疗目标的基础。

行为观察

患有孤独症的儿童通常表现出不均衡的技能，或所谓的分裂技能。因此，仅使用基于一般实际年龄或总体发育年龄的课程可能是不够的。仔细观察孩子在每个技能领域的表现，并确定孩子能够独立掌握哪些技能，哪些技能孩子需要支持但可以部分掌握，以及哪些技能即使有帮助，孩子也完全无法掌握，可能会更有帮助。

观察通常还提供有关技能表现的有价值的数据。有时，孩子已经习得了一项技能，但并不能可靠地或独立地使用该技能。这种技能表现方面的挑战可能源于多种原因，包括技能熟练度不高、挑战泛化或环境障碍。在这种情况下，观察结果可能会揭示提高或限制儿童技能表现的中介变量，例如父母或照顾者的技能水平、兄弟姐妹或同伴的帮助或干扰、影响表现的环境因素。对这些变量的了解可能会导致目标更加具体和个性化，同时还要考虑到孩子行为的中介因素。例如，如果存在环境问题使技能表现困难，那么就可以消除障碍，或者教授照顾者其他行为。在教孩子洗手时，确保孩子可以打开肥皂盒是一种简单的解决方法；同样，确保孩子可以够到水龙头把手或拿到一条毛巾也是简单的。但看护人坚持让孩子按顺序洗手，以确保清洁，是一个更难解决的障碍。表 10.3 包括了可能影响儿童技能表现的外部变量的更多示例。

表 10.3　可能影响儿童技能表现的外部变量示例

影响技能表现的变量	限制变量	增强变量
照顾者或教师	成人过度辅助，不允许孩子回答。教师没有明确的辅助。	教师正在给学生提示。照顾者安排环境以优化学生参与目标行为的机会。
兄弟姐妹或同伴	具有挑战性行为的兄弟姐妹或同伴可能会阻止孤独症儿童表现出适当的分享行为。	当孩子分心时，兄弟姐妹或同伴会坚持辅助问候行为。
环境因素	玩具可自由获得，而无须儿童要求。每个玩具只有单一副本，限制了游戏模仿的可能性。	玩具被放到孩子不能够到的地方以促进要求。可以使用重复的项目来促进模仿。

　　一些自然发展行为干预项目已经开发了用于观察评估的特定协议，这些协议依赖于通过现场观察或回顾录像互动或转录文本来获得用于评估基线功能和跟踪治疗进展的详细行为数据。例如，强化式自然情境教学法强调了仔细评估语言水平的重要性，并从儿童与父母或干预者之间的游戏和日常互动中分析语言样本（Hancock & Kaiser，2002）。随后检查语言样本，以确定孩子的发音（平均发音长度）、单词总数、不同单词的数量、一定长度的话语数量以及自发和辅助的目标单词的数量。转录后，强化式自然情境教学法还使用语言文字的系统分析（systematic analysis of language transcripts，SALT）（Miller & Chapman，1985）来生成详细的分析结果。

　　观察还可以提供有价值的信息，了解父母已经在使用的策略，以促进孩子的发展，并提供洞察，提供有关哪些父母培训的目标在初始会谈中可能最重要的意见。一些自然发展行为干预项目将父母技能的评估作为治疗计划过程的一部分。这可以通过非正式的观察和讨论来实现。在其他时候，评估则侧重于测量特定治疗策略的父母干预忠实度。例如，在关键反应训练和早期介入丹佛模式中的家长培训通常涉及对家长实施目标动机策略的观察性评估。这些信息可用于计划后续的家长培训课程，以教授评估中未观察到的特定干预策略。如果父母已经在使用清晰的辅助和后效强化来教授新技能，则父母的培训反馈可能主要集中在结合孩子的兴趣和穿插维持任务上，或者在充满情感的互动环境中利用这些辅助和强化技能。相反，如果观察到父母在基线时经常提出问题而没有使用后效强化，则治疗师可以首先集中于对自然强化的益处的共享理解，并指导父母在游戏过程中制定对感兴趣项目的共享控制策略。

无论是否使用标准化评估、清单、行为观察或（理想情况下）多种方法的组合，在选择目标和确定目标优先级时，临床判断都是至关重要的。下一节概述了家庭和文化因素，以及与儿童有关的发展考虑因素，可以帮助治疗师有效地使用评估结果来选择对儿童及其家庭最有意义的目标。

选择目标的考虑因素

如果一个孩子的技能在多个发展领域都有明显的延迟发展，那么父母或治疗师要做出的最困难的决定之一就是确定目标的优先级。即使是最密集的项目，也经常需要减少目标的数量，以确保每个目标都得到足够的实践来改进。在日常生活中与孩子一起工作的父母也会发现日子过得很快。如果每天没有一项明确的要针对哪些目标进行练习的计划，那么在实现重要目标上的进度可能会很慢。但是，当有许多可能的技能可供选择时，选择似乎会让人不知所措。因此，明确优先级可以帮助治疗团队中的每个人朝着同一目标努力，并提供最有效的治疗。

文化考虑因素

有意义的目标选择的一个关键方面，包括考虑家庭价值观和文化，以及生态拟合优度（即所选择的目标在多大程度上与孩子所处的自然情境相关，以及在多大程度上与家庭的日常常规保持一致）。有大量文献强调了以家庭为中心的干预方法的重要性（Sukkar，Dunst & Kirby，2016），以及让父母作为利益相关者以及平等而重要的伙伴参与干预的重要性（Keilty，2010）。将家庭文化和价值观纳入治疗计划的过程始于评估期间。如果治疗师正在使用标准化评估来建立基线能力，那么积极寻求父母的意见，以确定孩子在标准化测试中的表现多大程度上代表自然情境中的实际技能的表现就尤为重要。即使该技能在测试过程中似乎已经被掌握，如果孩子在家里或重要的社区环境中不经常表现该技能，那么也可以将其纳入关键目标。例如，在测试过程中，孩子可能表现出回应其名字或遵循简单指令的能力；但是，如果这些行为在家中通常不被执行，则应将其纳入治疗计划。

在治疗计划的早期阶段，应请家长和其他照顾者提供他们的意见和期望。如果父母认为一个特定目标对家庭很重要，则应在初始治疗计划中强烈考虑该目标。例如，在某些家庭中，孩子学会与家人打招呼、在进入房屋之前脱鞋或使用餐具吃饭是很重要的。在其他情况下，展示独自玩耍技能、学业能力和独立如厕对家庭成员而言可能更为重要。

在确定家长培训目标时，这一考虑尤为重要。父母必须参与有关他们需要学习哪些技能的决策。尽管需要进一步研究如何修改孤独症治疗，使不同种族和文化背景的家庭受益，但文化信仰明显影响特定目标（例如，依从性、主动性、减少自我刺激行为）对家庭成员的重要性。实际上，许多基于实证的治疗方案可能会区别于主流的欧美文化的价值观，例如个人主义、竞争、速度和明确沟通的重要性，并且可能需要进行修改以适用于不同家庭（McDermott，2001）。在治疗开始时就更加认真地考虑家庭价值观，这种治疗可能会对家庭产生长期的、更大的积极影响，因为父母更有可能实现被他们认为是优先事项的目标。

照顾者参与的重要性

父母和照顾者通常对重要的目标技能有明确的偏好，治疗师应仔细考虑这些因素。例如，一些家庭认为自助目标是重中之重，因为它们对减轻父母压力和改善家庭生活质量具有直接影响。其他家庭则优先考虑安全技能，减少特定挑战性行为或特定价值的沟通目标，例如说"妈妈"或"爸爸"。

如果父母对治疗师表达出对远远超出孩子当前能力水平的目标抱有强烈的期望，则治疗师可以与父母合作选择临时目标，使孩子朝着长期目标迈进。例如，父母经常希望他们的孩子回答关于白天在学校发生的事情的问题。对于尚不知道如何回答任何开放性问题的孩子，治疗师可以先鼓励他们专注于回答紧急事件发生时的问题所需要的描述性语言。一个已经能够回答有关当前事件的问题的孩子，可以继续回答父母已知的有关过去事件的问题（父母可以在需要时提示正确的答案；如果他们不知道学校发生了什么，他们就不能这么做）。

事实上，家庭成员重视特定目标是将该目标作为优先事项的重要原因，因为这样做将使家庭成员成为积极的利益相关者并增强参与。在制定首要目标的简短清单时，治疗师应养成在计划早期就向父母征求意见的习惯，以便任何强烈的偏好都可以直接纳入治疗计划中。尤其重要的是，要让家长认同他们自己的学习目标，因此，父母也应密切参与选择父母培训的目标。治疗师应与父母合作，制定与父母表现出浓厚学习兴趣的技能相一致的父母培训目标。这样的父母培训目标不但可以帮助父母支持和教育他们的孩子，而且可以尊重他们的价值观和教养子女的优先级。专栏 10.2 总结了目标发展的拟合优度，并提供了一些样本问题来调查利益相关者的参与。

准备，设置，实施！

专栏 10.2：考虑家庭价值观和偏好

为了探索新目标的拟合优度，你将需要考虑家庭价值观、文化习俗和日常常规。列出至少三个你可以向家庭成员提出的具体问题，以确定拟议的目标是否适合家庭。这里有些例子：

1. 这个目标是否符合你的首要任务？
2. 改变这种行为会给你的生活带来有意义的改变吗？
3. 你将有很多机会实践这一目标吗？
4. 这个目标是否与你的家庭日常生活相关且重要？
5. 这个目标是否符合你家庭的价值观？
6. 这个目标是否有助于你实现对孩子和家庭的长期目标？

选择功能性技能

"功能性"一词是指确保所教的任何东西都与学生的生活相关并可以立即使用的重要特征。第 3 章回顾了自然发展行为干预中选择功能性技能的重要性；本节给出了目标行为选择的实际应用。确定一项技能是否有效的一种方法是评估一项技能是否会对人的生活产生重大影响。新技能对个人是否有价值（即提高生活质量或为个人提供更高程度的独立性）？例如，如果孩子正在努力学习说话，治疗师可能想教一些可以帮助他更加独立的单词。与对实际物品的教学要求相比，在该阶段教说或写"谢谢"的意义较小，功能也不强。以下案例强调了这些重要的考虑因素。

案例

珍娜

珍娜（Jenna）是一个患有孤独症的 2 岁女孩，她还不会说话，但会做出高水平的挑战性行为。她喜欢和父母一起玩吹泡泡、挠痒痒的游戏。她当前的目标是学习功能性单词：当珍娜想要一个物品或一项活动时，她会在 10 分钟内与至少三个沟通伙伴在至少两个情境中，独立使用 10 个单词来要求该物品或动作。

　　这个目标是功能性的吗？也许是的。珍娜的治疗师应为珍娜喜欢和经常遇到的物品或动作选择词语。其中一些关键词包括气泡、挠痒痒和饼干。由于珍娜表现出挑战性行为，因此选择能够具备与问题行为相同的功能的单词（例如，教孩子说"不"来表示逃避、说"妈妈"来引起注意）也很重要。

　　这些技能会产生有意义的影响吗？是的。学习第一个单词将对珍娜的独立性产生重大影响。选择对成人很重要（例如，"嗨""谢谢"），或适用于许多活动（例如，"更多""去吧"）的第一个关键词可能很有吸引力，但是孤独症儿童在要求他们真正想要的东西或者当每个新单词的自然结果不同时（如挠痒痒、饼干和气泡）通常学习得最好。此外，珍娜的治疗师应避免教一个可以用于所有事物的单词，而应讲实际物品、动作或活动的名称。

 案例

卡莱布

　　卡莱布（Kaleb）是一个 10 岁男孩，被诊断患有孤独症。他喜欢玩棋盘游戏。他目前正在学习认知和学业技能。卡莱布的治疗师已决定将阅读技能作为目标：当问到当天他读过的一本书时，卡莱布将独立回答关于阅读的三个内容问题，完成至少三项阅读任务。这个目标有效吗？可能有效。为了使阅读技能发挥作用，卡莱布必须了解他正在阅读的内容（例如，阅读理解）。首先，卡莱布可以阅读在激励环境中他感兴趣的话题（例如，阅读他感兴趣的操作玩具或游戏的说明）。另一个想法是尝试编写一条有关孩子如何找到隐藏的喜欢的物品的信息。当将对孩子有用或孩子感兴趣的信息嵌入文本中时，阅读理解将自然得到加强。

　　教授阅读技能会产生有意义的效果吗？是的。阅读是这个年龄段儿童的一项关键学习技能。如果在卡莱布的认知能力范围内，提高他的阅读技能以及增强他的阅读动机（通过在激励和强化情境中练习他的技能），将使他获得更大的学业成就。

案例

阿希尔

阿希尔（Ashir）是一个 13 岁男孩，被诊断患有孤独症。他有交谈水平的语言技能，喜欢玩电子游戏，但在社交技能方面存在很大的困难，尤其是在学校。阿希尔当前的目标是完善他的个人社交边界：他将在课间休息时与同伴表现出适当的社交边界，定义为至少保持 2 英尺的距离，除非在小声耳语的情况下。在连续三次与至少三个不同的同伴开展社交活动的 10 分钟样本（以 1 分钟间隔得分）中，至少 80％ 的时间能保持适当的社交边界。

这个目标是有效的吗？是的，这个目标是有效的，特别是当技能是在问题正在发生的情景中（例如，学校课间休息）并且是在互动伙伴之间进行练习时。

完善个人社交边界会产生有意义的影响吗？是的。特别是对于青少年来说，知道站得多近以及什么时候触碰是合适的，这对于社交成功是至关重要的。一些青少年可能受到同伴积极响应的激励，另一些青少年可能需要其他自然强化来练习这项技能。

发展考虑因素

如前所述，当以可预测的发展顺序呈现和教授技能时，学生学习技能的效果最好，这样目标技能逐渐高于孩子当前的能力；后续技能的选择遵循一种明确的轨迹，即从当前功能水平向更高级的适龄技能发展。在编写目标中考虑发展原则时，治疗师应关注各个发展领域的核心缺陷，在该领域的发展顺序下教授下一项技能，在教授技能和编写目标时考虑级联效应，关注所教授技能的深度，并确保目标适合年龄。接下来将详细概述每个问题。

设定目标时，治疗师应考虑当前的发展水平，然后通过设定略高于当前水平的目标来使孩子成功，而不是将目标设定得太高。这种方法与维果斯基的理论有关，即儿童在"最近发展区"内的技能学习效果最好（Rutland & Campbell，1996）。该区域包括儿童可以在指导下完成但尚未独立或自发地掌握的技能。当以这种方式设定目标时，治疗师专注于儿童最近发展区的技能，通过示范和指导来练习该技能，然后在掌握以前的技能的同时逐步发展到掌握更高级的技能。

　　例如，如果孩子已经可以将单词组合成短语，则该领域下一个在发展上适当的目标可能是示范、辅助和练习扩展的话语。此外，如果孩子能够理解、处理和完成一步指令，干预人员可以着手示范和辅助两步指令。一旦掌握了两步指令，他们就可以继续进行新的指令组合，如三步指令等。目标的进展遵循清晰、线性的发展轨迹，并专注于教授下一项技能，该技能仅比孩子当前的能力水平高一小步。

关键挑战

　　孤独症理论可以提供一些针对最重要的技能的指导。例如，许多特定的社交技能已被确定为早期干预的关键目标，包括共同注意、主动发起、模仿和游戏技能（Kasari，Freeman & Paparella，2006），因为这些技能为理解其他技能和参加其他社交活动奠定了基础（Baron-Cohen，Lombardo & Tager-Flusberg，2013；Roeyers，Van Oost & Bothuyne，1998）。基于此基本原理，一些自然发展行为干预针对特定的核心问题，这些问题被认为是孤独症特异性损伤的广泛方面的原因。例如，共同注意、象征性游戏、参与和监管这种干预方法特意将共同注意和象征性游戏置于优先地位，因为这些技能对于增强孤独症患者的参与和针对孤独症核心症状的减轻至关重要（Kasari，Gulsrud，Wong，Kwon & Locke，2010；Kasari，Paparella，Freeman & Jahromi，2008）。考虑到模仿在学习他人、轮流及保持语言和非语言参与中所起的关键作用，其他方法也优先考虑模仿技巧（Ingersoll & Schreibman，2006；Schreibman et al.，2015）。与行为模仿训练侧重于复制离散的、非功能性的行为不同，自然发展行为干预的交互模仿训练方法将模仿作为一种提高社交参与度和自然学习能力的方法进行教授（Ingersoll，2010；Landa，Holman，O'Neill & Stuart，2011）。

　　类似的原理也基于以关键领域为目标的概念，这是关键反应训练方法的核心。关键反应训练的研究旨在确定关键领域，当这些关键领域成为目标时，将在广泛的发展领域产生广泛的影响。例如，关键反应训练方法将优先考虑纳入儿童的兴趣，包括轻松的任务和强化尝试，因为以这种方式提供治疗时，可以增强儿童的整体社交沟通动机，从而减少习得性无助并普遍改善孤独症的症状（Koegel & Koegel，2006）。同样，治疗师可以优先考虑教授发起、对多种提示的反应或自我管理，因为这些技能也已显示出可以导致非目标领域的广泛改善。下面的案例将从发展的角度来审视目标设定。

案例

亚历克斯

亚历克斯（Alex）是一个 2 岁的男孩，被诊断出患有孤独症。他还没有语言能力，喜欢独自玩耍，表现出平淡的情感。他当前的治疗目标是增加他的共同注意发起：在与同伴或成人玩耍时，当亚历克斯看到有趣的事物时，他将在 15 分钟的活动中至少 5 次发起共同注意，在两种情境中和在与伙伴及成人两次连续的试探中都能独立做到。共同注意发起定义为注视、给予或指向，同时伴随着交替的眼神接触，以分享乐趣或集中注意。试探必须包括每种发起类型的示例，以考虑完全掌握了目标。

从发展的角度来看，这个目标是否适合亚历克斯？可能是的。在共同注意行为（例如，注视、给予、指向）的范围内，眼睛交替注视以分享乐趣或集中注意将是教授亚历克斯的最早的技能。共同注意在一岁左右开始发展，是学习如何交谈的前提和先决条件。

增加他的共同注意会产生有意义的影响吗？是的。通过改善三元注意，共同注意可能会增加对亚历克斯及其父母的积极影响，并且提高沟通技能。此外，共同注意技能是以后向同伴学习和在课堂上学习的基础。

 案例

科尔

科尔（Cole）今年 3 岁，患有孤独症。他目前可以使用大约 20 个单词进行交流，并喜欢因果关系的玩具。他有很强的刻板印象，在接近同伴时通常会尖叫。他目前的治疗目标之一是与同伴分享玩具：在学校的结构化游戏中，科尔会根据同伴的要求，与两个不同的同伴在两个连续期间的 30 分钟的试探中，五次中有四次独立地把玩具交给同伴。

从发展的角度来看，这个目标是否适合科尔？也许并不适合。直到 2 岁左右，平行游戏仍然是玩物体的首选类型。与同伴的分享开始于 2~3 岁，但是对于许多典型的 3 岁儿童来说仍然很困难，尤其是对于高度喜欢的玩具。提升与同伴的接近度和平行游戏可能是此技能组的基本技能，其次是向同伴发出简单的请求并响应同伴的发起。

教授分享技能会产生有意义的效果吗？是的。容忍同伴接近和最终分享将为包容和同伴示范提供机会。

案例

约瑟芬

约瑟芬（Josephine）今年 10 岁，患有孤独症。她会说完整的句子，喜欢玩游戏。在主题选择上，她通常不灵活且固执。她目前的治疗目标之一是在游戏和对话中相互评论（与非目标或动作相关的评论）：约瑟芬将与至少三个不同的同伴，在两个连续期间的 15 分钟样本中，对同伴在游戏过程中的动作至少三次进行独立评论。

从发展的角度来看，这个目标是否适合约瑟芬？也许适合。大多数 10 岁的孩子会与他人进行复杂而持续的游戏，但是大多数 10 岁的孩子不会坐在那里聊天。对话仍围绕活动、游戏和规则管理的社交游戏进行。

提高她的相互评论技能会产生有意义的效果吗？是的，因为相互评论将强化与同伴交流的能力，并允许在对话过程中灵活实践和扩展话题。

案例

马克

马克（Marco）是 15 岁的孤独症患者，他还不会语言表达及使用图片交换沟通系统第四阶段进行请求。他的游戏技巧和与同伴互动能力有限。他目前的治疗目标之一是增加问候和告别：在学校音乐俱乐部活动开始和结束时，马克将独立地在两个连续期间向至少三个不同的同伴分别打招呼和告别（例如，挥手）。

从发展的角度来看，这个目标是否适合马克？是的。这是一个早期出现的简单且高度仪式化的社交互动的组成部分。

增加他的问候会产生有意义的影响吗？是的，因为问候很可能会强化与同伴交流。

级联效应

发展级联可以定义为"在发展系统中发生的许多交互和交换对发展的累积结果，这些交互和交换导致在不同级别、同一级别的不同领域以及不同系统或世代之间传播影响"（Masten & Chicchetti，2010 p.491）。发展级联的模式表明，某些技能可能是其他重要技能发展的基础，并且不掌握这些基本技能会导致所谓的负向级联效应。例如，响应共同注意邀请通常被认为是一项后续学习的关键基础技能。也就是说，一旦一个孩子学会了在他的注意力被引导到另一个对象时持续地做出反应，他就会更容易地遵循其他指示，并有机会学习许多新材料。另一个例子是主动发起的关键领域（Koegel，Koegel，Harrower & Carter，1999）。当孩子通过提问（例如，"那是什么"）来学习发起时，就为学习新词语提供了机会。如果一项技能有望为开发其他有意义的技能提供基础，那么将其作为治疗的早期目标是有意义的。对于临床医生来说，了解技能是如何在另一项技能之上叠加的很重要，这样就不会忽略先决条件或基础技能，也不会为儿童没有准备的技能设定治疗目标。

完成其他目标可能会增加获得有价值的学习环境的机会。例如，一旦建立了基本的阅读能力，孩子就可以利用以前无法获得的全新学习环境。当父母和治疗师选择目标时，预期的技能具有显著的级联效应是优先考虑的事项，无论是由于其基础性质还是由于其有助于后续的学习。

技能深度

另一个重要的发展考虑因素是教授和实践技能的深度。深度意味着确保孩子还学习了各种相关技能，并且孩子可以灵活地以各种方式实践新技能。尽管应该按照特定的发展顺序来教授技能，但也应该提升其深度，最终为孩子提供强大的技能基础。例如，假装游戏的目标可能包括多种动作以确保有足够的深度：喂婴儿吃饭、喂婴儿喝水、将婴儿放在床上、给婴儿换衣服、给婴儿拍嗝以及给婴儿唱歌。游戏行为的这种变化确保儿童可以灵活地使用他们所拥有的技能，而不必过于依赖特定的情境提示或模式。考虑这些技能的流畅性也很重要，以确保不会由于缺乏流畅性而出现性能缺陷。

目标的年龄适宜性

目标选择的最终考虑因素涉及需要考虑所选目标是否适合孤独症患者的实际年龄，而不是该患者的发展年龄。这对于语言能力有限和/或患有智力障碍的孤独症青少年和成人尤为重要——他们的发展功能要低于实际年龄。选择更接近年龄的目标可能会提供额外的独立性，并增加获取适合年龄的材料、活动和资源的机会。

小　结

自然发展行为干预方法固有的假设是：并非所有的潜在目标都是平等的。

有一些技能的教授显然是更重要的，并且应该成为孤独症儿童任何治疗项目的重点。尽管可以轻松地确定易于定义、测量和重复实践的目标，但最重要的目标实际上是能够使儿童和家庭功能产生有意义变化的目标。本章解决了选择有意义的目标的问题，承认孤独症在社会互惠方面的核心问题难以衡量，但对于实现真正的进步是至关重要的。本章承认在数百乃至数千个潜在目标中进行选择，并为父母和治疗师提供优先级排序方面的指导是多么困难。为了指导治疗师，本章建议针对孤独症儿童的项目中均应包括特定目标领域。本章还讨论了优先考虑关键技能的理论原理，例如共同注意和发起，以及考虑家庭价值观和设计可以嵌入日常常规中的目标的重要性。最后，本章概述了选择既对儿童有用又适合发展的目标，并以一种可测量和环境相关的方式定义目标的重要性。

第 11 章将讨论针对沟通技能的自然发展行为干预策略，接着是第 12 章的社交技能和第 13 章的适应性技能。增强功能性沟通、社交互动和适应能力，对于增强许多孤独症患者的独立性和自决能力至关重要。通过结合本章中讨论的目标选择策略，父母和治疗师可以针对沟通和其他技能领域设计有针对性的治疗方案，以促进有意义的进步。

第四部分
如何应用自然发展行为干预策略

以沟通技能为目标

门迪·明贾雷斯、雷切尔·厄尔、伊冯娜·布鲁因斯马和艾米·唐纳森

沟通是一个人早期成长过程中就应具备的基本能力之一，并且被广泛认为是孤独症谱系障碍需要具备的技能。孤独症的一个核心障碍是社交沟通障碍，包括语言和非语言沟通（American Psychiatric Association，2013）。本章首先概述孤独症儿童沟通能力的发展和沟通障碍，然后论述自然发展行为干预策略在实现特定沟通目标中的应用，最后介绍在沟通能力不同发展阶段，自然发展行为干预策略在具体目标行为中的应用。

孤独症儿童的沟通能力

在孤独症儿童的成长过程中，最先暴露出的问题往往是沟通障碍。尽管少数的孤独症儿童（25%～30%）在两岁时才出现习得语言技能的丧失或倒退（Goin-Kochel，Esler，Kanne & Hus，2014；Lord，Shulman & DiLavore，2004；Werner & Dawson，2005），但大多数（不是所有）孩子在更早期词语的学习上就表现出发育迟缓现象（Tager-Flusberg，Paul & Lord，2005）。当询问父母孩子的早期发育情况时，研究发现沟通障碍早在孩子 12 个月大时就表现出来了（Mitchell et al.，2006；Osterling & Dawson，1994）。一项关于婴儿的前瞻性研究发现，如果哥哥或姐姐患有孤独症，那么这个孩子患孤独症的风险更高，6 个月大时出现咿呀学语和辅音习得迟缓，1 岁内就能识别出沟通障碍的相关症状（Iverson & Wozniak，2007；Paul，Campbell，Gilbert & Tsiouri，2013）。

确诊为患有孤独症的婴幼儿出生后的第一年，在非语言沟通中也表现出延迟现象，比如模仿、共同注意和手势使用（Ozonoff et al.，2010；Zwaigenbaum et al.，2005）。相关研究发现，早期的非语言沟通障碍与儿童口语、认知和运动技能的早期发展有关（Iverson & Wozniak，2007；Luyster，Kadlec，Carter & Tager-Flusberg，2008；Thurm，Lord，Lee & Newschaffer，2007）。另一些研究表明，婴幼儿时期的口语习得和认知能力发展，与孤独症患者一生的发展都相联系，这突出了以沟通为目标的早期干预的重要性（Billstedt，Carina Gillberg & Gillberg，2007；Howlin，Goode，Hutton & Rutter，2004；Venter，Lord & Schopler，1992）。

虽然沟通障碍在孤独症患者中普遍存在，但沟通障碍的类别和严重程度并不相同（Kjelgaard & Tager-Flusberg，2001；Tager-Flusberg et al.，2005）。一些孤独症儿童在词汇、**语义**（semantics）和语法技能方面与正常儿童一致，但是他们在社交沟通方面有困难，例如社交意图的广度和深度（Prizant & Wetherby，1987）、非语言和语言沟通的配合（Stone，Ousley，Yoder，Hogan & Hepburn，1997）、社交和交际互惠、理解社交和社交背景线索，以及根据具体情况调整沟通方式（Tager-Flusberg & Joseph，2003；Tager-Flusberg et al.，2005）。另外，在无语言的孤独症儿童中，大部分儿童表现出严重的语言缺陷或复杂的沟通问题（Kjellman，Hedvall，Fernell，Gillberg & Norrelgen，2012；Tager-Flusberg et al.，2005）。沟通障碍的不同种类强调了动态的、个性化的干预目标和干预措施对孤独症儿童及其家庭的重要性。

典型发育儿童的沟通能力

临床医生想要了解孤独症儿童沟通能力早期发展的差异，以制定恰当的干预目标进行干预，就要知道典型发育儿童沟通能力的发展情况（Tager-Flusberg et al.，2005）。虽然典型发育儿童获得沟通技能的速度存在一些差异，但研究发现，他们有一条共同的发展路径（例如，Bates，1976；Brown，1973；Owens，2015；Tager-Flusberg et al.，2005）。沟通通常分为三类：运用、内容和形式。

第一类是运用（可定义为语用学或通过语言进行沟通的规则）。儿童通过非语言的方式学习沟通，然后发展为非语言和语言沟通的相互协调。在出生后的前几个月里，婴儿开始能够识别母亲的声音，并且通过目光注视和面部表情保持与照顾者之间的交流同步。在 1 岁左右，婴儿发展出各种各样的沟通行为，这些行为的目的是提出请求、指向偏好物以及引起注意。从简单的手势开始，比如伸手够物品和推开物品。到 1 岁后，儿童的沟通技能发展到包含更复杂的手势，比如指向请求的事或物、递出物品来请求帮助。在 7 个月大的时候，他们就会用目光注视（发起共同注意）来把别人的注意力引向其感兴趣的事或物。9~13 个月大时，幼儿能够将发声和手势协调起来；这些行为不同于请求，因为它们的目的是吸引和分享对感兴趣的事或物的注意，以便展示、给予、评论或请求信息，而不是为了得到某物（Crais，Douglas & Campbell，2004）。12~18 个月大时，幼儿通常会将这些动作与声音、目光对视和/或语言表达结合起来。

在学龄前和学龄期，儿童继续扩大他们对交流意图的运用，同时也扩展社交沟通中的语言交流、社交互动、关系发展和冲突谈判的运用。在学龄前，应向同龄人展示以下社交能力：向同伴描述游戏、阐明同伴的观点、扩展同伴的意见、回应发起、向同伴提问、维持对话、向同伴提供信息、向同伴寻求帮助、发起对话和称赞同伴（Brown & Conroy，2001）。到了学龄期，儿童的社交沟通技能就会变得更加复杂，他们会运用语言来加入群体，维持群体的合作性，解决冲突，说服他人，有效地参与他人的活动，获得参加社会活动的机会，提供不同的观点，发展丰富的人际关系（Brinton & Fujiki，2005）。

第二类是内容［包括语义或词义（词语）］。6~12 个月大的婴幼儿开始有意识地发出声音或咿咿呀呀，同时也会做出快速的接受性沟通，包括理解婴幼儿的社交游戏和词语，这些游戏和词语与特定动作相对应。10~16 个月大时，第一个词语开始出现，通常始于熟悉的人和物的出现或者消失、反复出现（"更多""不见了""嗨"）（Chapman，2000）。随着儿童的成长，他们的语言运用对象从主要的代词、动词和修饰词发展到包括前缀、后缀、根词和比喻性语言，他们在学龄阶段已经能够理解词语间的关系。

第三类是形式［其中包括**音韵学**（phonology）（语音规则）、**形态学**（morphology）（词中有意义的小单位）和句法（语序）］，这种词语扩充是将两个词语结合起来，一般在 18~30 个月大时开始出现。儿童通常在单字储备量达到一定水平（50~200 个）后才开始组合词语（Bates，Dale & Thal，1995）。儿童习得句法和语法的学习特征及规律可以用布朗的语言发展阶段来描述（Brown，1973）。第 24~30 个月，儿童在习得两个词的组合后，开始使用介词（in，on）、名词复数形式和-ing 动词来增强句子的复杂性。第 30~36 个月，儿童开始用三个词组成语句，这样的句子中可以包含不规则动词的过去式和名词所有格。到第 42 个月，儿童能够运用四个词组成的句子，句子包含过去式、第三人称动词和冠词。5 岁的时候，儿童通常会说 4 个以上的复杂词语，并能使用缩写（例如，"Kitty's eating" "He's little"）和不规则的形式。

早期沟通能力中，最重要的是发展不同类型的沟通意图或沟通功能，这一点在语用方面尤为突出（Bruner，1981）。一个人与他人的沟通有多种原因或功能——获取某物、协商、称赞他人、共享注意、提出要求等，这些也被称为语言行为（Dore，1975）。早期沟通发展的基础包含三种最先出现的交际功能或意图，即：行为调整——调整他人行为的行为；社交互动——吸引和/或保持对自己注意的行为；共同注意——吸引他人注意某个其感兴趣的事或物的行为（关于每一项的详细说明，见表11.1）。

表 11.1　沟通的意图或功能

孩子在跟你说什么？

功能	定义	例子
行为调整	调整他人行为的行为	索要某物、行动或帮助；抗议
社交互动	吸引和/或保持对自己注意的行为	获得关注、社交游戏（如躲猫猫游戏）和打招呼
共同注意	吸引他人注意其感兴趣的某件事或某物的行为	展示、评论和请求信息

资料来源：Bruner，1981；Crais，Douglas & Campbell，2004.

制定孤独症儿童沟通技能的干预措施时应注意，干预目标需要参考正常儿童沟通能力发展里程碑以及语言习得的进程，并且要谨慎调整做到一致（Schreibman et al.，2015；Tager-Flusberg et al.，2009）。自然发展行为干预的出发点一般都是关注新出现的沟通意图，特别是诸如关键反应训练、随机教学等更注重沟通目标的干预方法。

自然发展行为干预在目标沟通中的应用

早在20世纪60年代，应用行为分析就开始用于改善孤独症患者的沟通技能（Lovaas，Berberich，Perloff & Schaeffer，1966；Risley & Wolf，1967）。洛瓦斯及其同事（Lovaas et al.，1966）发现，在教两名无语言的孤独症儿童时，使用偶然的奖励能够有效地教会他们精确地模仿口语。随着该领域已经认识到社交沟通中背景、自然化社交互动的重要性，以及语言发展，尤其是具有意向性和互惠性的语言发展的重要性，同时，随着早期干预的目标逐渐转向更加强调干预环境之外的技能泛化，应用行为分析已经从单一的回合式教学发展到在自然情境中以发展进程为干预目标的行为干预策略（即自然发展行为干预）（Schreibman et al.，2015）。自 20 世纪 90 年代末以来，支持使用自然发展行为干预来针对孤独症患者的早期沟通技能以及一系列基本的认知、沟通和行为能力的实证研究有了显著的发展。在发展观的视角下，自然发展行为干预将语言习得目标与社交背景相结合，并与儿童的其他干预目标相一致。

　　大量研究表明，在自然情境中，应用行为分析原则能显著提高孤独症患儿的沟通能力（Koegel，O'Dell & Dunlap，1988；Rogers et al.，2006；Rogers & Vismara，2008）。例如，在 2010 年，道森和他的同事们对 48 名 18～30 个月大的患有孤独症的幼儿进行了一项早期介入丹佛模式的随机对照试验。随机分配接受早期介入丹佛模式干预的幼儿在接受性和表达性语言方面有显著的改善，并且 2 年后的随访发现，相比接受社区干预的幼儿，接受早期介入丹佛模式干预的孩子孤独症总体症状也有所减轻。穆罕默德扎赫里等（Mohammadzaheri，Koegel，Rezaee & Rafiee，2014）对 6～11 岁的儿童进行了一项随机对照试验，将关键反应训练与更传统的应用行为分析方法进行了比较，发现：接受关键反应训练的儿童，其口语表达长度增加，社交技能显著提高。2013 年，英格索尔和维纳发现，在 3～6 岁的儿童中，当父母接受了帮助家长成为沟通教师项目培训后，他们自发语言的频率有了显著提升。在一项针对 3～5 岁的儿童的随机对照试验中，控制组采用共同注意、象征性游戏、参与和监管这种干预方法，对照组接受基于应用行为分析的传统干预方法。结果发现，与对照组相比，接受共同注意、象征性游戏、参与和监管干预的孩子们更多地使用手势，包括目光对视、指、给予和请求的组合（Goods，Ishijima，Chang & Kasari，2013）。这些干预方法和其他的自然发展行为干预策略，以强有力的实证研究支持了它们在提高孤独症儿童沟通能力方面的有效性。接下来将详细介绍沟通能力的主要部分，并使用类似的干预策略来教授沟通技巧。

针对沟通目标的自然发展行为干预策略

　　虽然自然发展行为干预可能在一定情况下优先考虑某些沟通目标，并且可能比其他干预方法更强调某些特定策略，但它们所聚焦的都是沟通技能。接下来，我们提供了自然发展行为干预最常用的、针对沟通发展的策略，并且进行详细的讲解，这些策略包括嵌入一些简单的沟通试验、具体策略（例如，叙述、重塑和模仿的运用）和目标激励策略（例如，共享控制策略）。

　　嵌入沟通学习试验　当以非语言和语言沟通技能为目标时，大多数自然发展行为干预方法都注重在成人—儿童的自然互动中嵌入沟通机会。这些机会遵循应用行为分析的原则，通常根据三期后效关联或"前事—行为—结果"框架来创建学习试验。自然发展行为干预方法一般在儿童选择或偏好的活动中，或者在日常活动中嵌入沟通发展目标，同时尽可能地利用自然结果，关注功能性和发展性行为。当成人（如父母、临床医生）意识到如何在自然情境中嵌入沟通试验时，他们就会发现每天都有数百个练习沟通技巧的机会。沟通试验能够以多种方式嵌入，但必须遵循孩子的兴趣，通过共享控制来建立互动，然后继续以互惠的方式遵循和引导与孩子之间的沟通互动。此外，成人在开始嵌入学习试验前应引起儿童的注意，把学习试验嵌入激励性活动中，并且要暂时控制活动的某些方面（共享控制的另一方面），以便在孩子做出正确的沟通行为后给予强化。当了解孩子的兴趣、吸引了孩子的注意力，也做到了对材料的简单控制时，就可以从前事（A）开始嵌入试验，这里的前事是孩子想要沟通的一种语言或非语言提示。如果儿童做出反应（B），成人必须对该反应的正确性或适当性做出评估，并提供后效强化或纠正错误（C）。在这一过程中，在自然情境中创设自然的机会非常重要，这样的前事（例如，想要的玩具在高架子上，想玩的拼图少了一块，想吃的零食装在一个够不到的罐子里）能够激发孩子对环境刺激发出的沟通邀请进行回应，而不是对成人的沟通邀请进行回应。自然发展行为干预特别强调这种类型的环境设置，比如随机教学。

这种类型的教学试验可以应用于各种情景、活动和常规的多种非语言和语言沟通目标中。词语使用可以通过时间延迟（等待孩子自发地说出词语）、短语提示（例如，"准备，开始……"）和情景线索（拿起一个物品，等待孩子用一个词语来命名）来唤起（参见第 8 章关于提示和辅助的内容）。当孩子使用正确的词语或做出合理的行为时，成人会通过表扬、让孩子参与或继续进行想要的活动来给予强化。当孩子的反应不正确时，自然发展行为干预提倡采用无错误教学模式；在这种模式下，成人要提示正确的反应，从而给孩子创造成功的机会。对于有语言的孩子，这个提示包含一种语言模式。对于没有语言的孩子，可以用身体辅助以确保成功，比如说孩子正在努力学会某项技能，如指向某物或人，那么可使用辅助和替代性沟通策略或图片交换沟通系统这类方法。当然，这种模式也适用于其他非语言的沟通行为，如姿势、眼神交流和共同注意。

叙述和示范　大多数自然发展行为干预方法提倡成人将需要学习的词语嵌入孩子的兴趣和日常生活中（Hancock & Kaiser，2002；Ingersoll & Wainer，2013；Rogers & Dawson，2010）。研究表明，在正常发展儿童中，持续接触恰当的语言模式有助于提高语言技能（Hart & Risley，1995），这种方法同样适用于发育迟缓的儿童。例如，换尿布时，家长可以给每个动作和物品命名："向上"即将孩子放到换尿布的桌子上，"挠痒痒"即挠孩子的肚子，擦拭时是

"擦"，接下来是"全部干净了"。即使不确定孩子是否理解或是否注意，家长也要尽可能地重复这些词语，以确保孩子能多次听到。大多数自然发展行为干预建议在重述时使用简单的词语或比较短的短语，然后随着孩子的语言发展进行扩展。尽管相比其他模式（如关键反应训练），有一些模式更强调叙述（共同注意、象征性游戏、参与和监管），但是所有的方法都强调在运用叙述时，使用语法正确的语句来促进语言的发展（例如，"eat the cookie"而不是"eat cookie"）（Sandbank & Yoder，2016；Venker et al.，2015）。

随着孩子的成长，我们可以通过游戏叙述、在孩子日常常规中嵌入教学试验来扩大他们的词语库，增强其语言复杂性。例如，玩火车时，可以从单个词描述（例如，"火车""开"）到短语描述（例如，"开火车"）和句子描述（例如，"火车开得很快"）。英格索尔和维纳（Ingersoll & Wainer，2013）建议成人在描述第一个阶段的词语时避免提问，要使用评论来促进语言习得。例如，不要问正在玩耍的孩子"那是什么"或"你在做什么"，而是要评论孩子正在进行的活动（例如，"红色的车""大大的球"）。这种方式也能避免孩子的困惑，因为问题意味着需要回答，评论则不需要。成人对游戏的描述不但有利于儿童表达性语言的习得，而且有利于接受性语言的习得。在扩大和替代性沟通的语言发展阶段，这种让孩子尽可能多地接触词语和语句的方式，对于提高无语言的儿童的沟通技能依然有效。

重塑和加一规则 在使用嵌入式沟通试验后，也可以添加其他方法来提高学习效率。重塑的定义是重复孩子尝试使用过的词语，但纠正他们的发音、语法和/或详细阐述。例如，孩子说"buh-buh"代表泡泡，成人要一边给孩子吹泡泡，一边说"泡泡"（bubbles）。如果孩子说"红色开车"，大人要说"开红色的车"。重塑还包括对儿童语言的扩展，具体做法是使用略高于儿童语言水平的语言。罗杰斯和道森（Rogers & Dawson，2010）提出了加一规则，即成人在完全重塑孩子讲话内容的基础上，再增加一个词语。例如，孩子说"积木"，成人应该说"绿色的积木"。第一个注意要点是，当要在重塑中增加一个词语时，成人需要先示范原词（即孩子已经能够独立说出的词或句子）：

成人："积木?"

儿童："积木。"

成人："绿色的积木!"（把绿色的积木给儿童的时候。）

通过这种方式，搭建起了一个学习平台，这样能使孩子在无意识中接触到较长的短语或复杂的语法结构。最终，当被要求使用更长的短语来获得想要的物品或继续喜欢的活动时，孩子就能够做到了（McGee，Morrier & Daly，1999）。第二个注意要点是，成人在运用这一技巧时，句子的语法要正确。

实施共享控制策略 由于建立沟通机会既要考虑孩子参与的动机，也要考虑大多数自然发展行为干预中自然强化物的使用，所以共享控制必须是实施学习试验的一部分。成人跟随孩子的引导，在互动中轮到成人的时候，可以得到物品或某一行为的控制权，以此作为后效强化的使用时机。当成人跟随孩子的引导进行轮流（轮流交替）时，就可能发生共享控制。具体来讲，即成人创造时机以实现对物品的控制，或者控制孩子想要得到的某种需求（例如，获得帮助、想要被成人抱起来），这能促进直接强化、自然强化的使用。除了跟随孩子的引导，成人也可以通过一些方式实现共享控制，例如模仿新的动作或活动、轮流交替过程中嵌入教学试验、给予非后效强化、模仿孩子和设定孩子的需求限制。例如，如果孩子对某个物品感兴趣或有动机，但够不到，成人可以提供让孩子获得的机会。

自然发展行为干预中介绍了许多共享控制策略，包括帮助家长成为沟通教师项目、关键反应训练、早期介入丹佛模式和随机教学。它们导致可以在各种各样的活动和常规中嵌入各种各样的试验。表 11.2 列举了共享控制策略的类型、定义和示例。这些策略关注的是互动的一部分。在互动中，成人为了激发孩子的沟通行为对材料进行了控制，但互动中的完全共享控制包括成人和儿童之间的互惠和轮流交替。第 6 章也讨论过共享控制策略。

表 11.2　针对沟通目标的共享控制策略

共享控制策略	定义	非语言示例	早期语言示例	后期语言示例
环境设置——布置环境激发沟通				
环境：在视线内、够不着	将物品放在看得见但得不到的地方（例如，将孩子喜爱的玩具放在高处或透明的箱子中，让孩子无法独立打开）。	把零食放在高处，孩子指向特定的零食表示提要求后再提供。	将手机或平板电脑放在柜子上，说出一个要求的词（如"手机"）之后满足孩子的要求。	把遥控器放在壁炉架上。孩子按要求使用短语后，满足其要求（例如，"请播放《丹尼尔老虎》"）。
活动：在视线内、够不着	设置一项活动，使材料可以看到，但不能拿到（例如，把绘画用品放在孩子够不到的桌子上）。	在涂色的时候把蜡笔放在够不着的地方。用图片交换沟通系统中的卡片去交换，得到蜡笔。	玩橡皮泥的时候把工具放在够不到的地方。按要求说出词语（如滚轮）后，可以得到一个新工具。	在美术活动中把贴纸放在拿不到的地方。按要求说出短语（例如，"三个绿色贴纸"）后，给孩子贴纸。

续表

共享控制策略	定义	非语言示例	早期语言示例	后期语言示例
减少成人对儿童需求或欲求的期望——在儿童沟通后满足其需求				
控制机会或者共享控制	关注孩子的兴趣和轮流；嵌入能够自然、直接强化的学习机会。	当孩子玩套塔时，拿一个环放在上面。然后，再拿起一个环举着不套进去。当孩子用图片交换沟通系统卡交换时，把环给他。	孩子正在玩拼图时，拿起其中一块，当孩子说出名称时给孩子（例如，"牛"）。然后，轮流玩这个游戏。	在利用谷仓和动物与孩子玩互动游戏时，通过驾驶拖拉机来示范一种新的活动。然后，提供两种玩具（如拖拉机和马）供孩子选择。当孩子使用短语提出请求时，给他一个玩具（例如，"我们玩拖拉机吧"）。
打破常规	在进行孩子已经熟知的常规活动中突然暂停，要求孩子沟通后继续。	站在门口，准备出门。当孩子使用辅助和替代性沟通中的"外部"按钮时，再打开门。	给孩子穿鞋时，拿着鞋不穿；当孩子说"穿鞋"时，才给他穿上鞋。	不解开孩子的座椅安全带。当孩子说"我们去荡秋千"时，才解开安全带。
降低成人对儿童需求的期望——等待儿童与你沟通，在儿童实现交流目标后满足其需求				
帮助	设计一项需要成人协助的活动或一幕情景；当孩子需要帮助的自然机会出现时，降低成人对孩子需求的预期。	给孩子一个未开封的薯片袋；当孩子请求帮助时，才帮助打开。	把孩子的零食放在需要拧开的容器里。等到孩子说"帮帮忙"后再打开。	打开一套轨道滑坡玩具，又拿出来几件让孩子玩，同时安静等待，待孩子说"我们一起玩吧"后再加入并提供帮助。
不足的部分或拆分	提供几件或一套玩具中的一部分，从而产生多个沟通机会（最适用于有多件或一套物品的玩具或零食）。	在碗里准备一些饼干，当孩子伸手去拿桌上的袋子时再多给一些。	给孩子土豆先生的拼图，但不要全部都给。孩子在拼图时说出对应拼图时才提供（如"鼻子""眼睛"）。	给孩子几块磁力片，剩下的家长保管好。等孩子说出他要搭建的物品名称时，再多给他一些（例如，"我要搭一间房子"）。

续表

共享控制策略	定义	非语言示例	早期语言示例	后期语言示例
故意忽视	通过故意忽视来创造获得注意的合适机会。特别是当孩子需要帮助或成人有一个更喜欢的对象时。	当孩子的杯子空了时，故意转身不看杯子。当孩子拍你的肩膀时，再帮助孩子倒水。	拿着孩子需要的拼图转过身去。当孩子说"妈妈"的时候，转过来。	拿着画笔转身去取孩子手中也有的颜料。当孩子喊你的名字时，回头看向他。

其他共享控制策略

玩耍式地打断或阻碍	开玩笑地打断孩子的游戏，这样他必须通过沟通以消除阻碍。	在挠痒痒的游戏中暂停。当孩子有眼神交流和/或发声时继续。	把一棵玩具树放在铁轨上挡住火车。成人说"准备出发"后，当孩子能接着说"出发"时再移动火车。	用手挡住玩具车库的洗车入口。在孩子说出接下来要做什么时才移开（例如，"该洗车了"）。
刻意阻碍	提供活动的一部分，而保留明显必要的部分。	提供没有汤匙的麦片。当孩子指着汤匙时，才给他。	只提供火车轨道。当孩子说"火车"时，提供火车。	提供棋子，但不提供棋盘。当孩子说我们需要棋盘玩游戏时，才给棋盘。
抗议	设置明知道会让孩子不安的情境，以便提供合适的机会练习请求和抗议。	提供不喜欢的食物。当孩子适时地推开时，就拿开。	把球停在轨道的一端，当孩子说"开始"的时候就放开球。	在棋盘游戏中，当孩子说"还没轮到你"时，给他使用旋转器的机会。
搞笑的情景/扮演天真的成人	设置搞笑的情况（例如，把裤子套在头上）或以一种搞笑的方式打破常规（例如，上学时走错路）。	把玩具的开关旋转到"关"的位置，然后大笑或者说："哦，错了，错了。"当孩子轻敲它的时候，再把它打开。	晚餐时把孩子的叉子递给爸爸，同时用夸张的语气说"给你叉子，爸爸"。当孩子说"我的"时，把叉子给他。	在穿衣过程中假装把裤子套在头上。当孩子说"裤子穿在腿上"时，帮助孩子正确地穿上裤子。

使用动机策略 在孤独症儿童的沟通目标干预中，自然发展行为干预也经常使用多种动机策略。本章从沟通教学的角度对此问题进行了简要的论述，因为它们在第 6 章中有更详细的阐述。

非后效强化 非后效强化即在不提出要求的情况下让孩子获得强化。在沟通技能的训练中，有两种非后效强化的方法用于获得沟通动机。如果已经提供指令或提示，则不应使用。如果没有发出指令，则可以通过非后效强化来增强动机。第一种非后效强化的常用情景是，在活动中通过少量的强化来引导孩子，或者引起孩子对某活动的兴趣。例如，成人给孩子挠痒痒，但只挠一小会儿就停下来，或者抱起转圈圈，但只转几圈，不让孩子尽兴就中止，这时进行沟通。也可以在孩子要求更多的玩具之前，给孩子几个玩具，让孩子开始玩。专栏 11.1 中列举了更多例子，在这些举例中，一开始孩子可以玩一部分玩具或接触到活动的一部分。这一策略通常能激发动机，那么接下来的活动就会被推迟，如此可以嵌入沟通试验，进而提供后效强化。

 准备，设置，实施！

专栏 11.1：非后效强化

当开始一项新活动时，试试使用以下非后效强化来提高孩子的兴趣。

- 给孩子一部分积木、火车轨道或者磁力片等，让孩子开始搭建，把余下的仍放在盒子里。
- 给孩子一只涂色笔来涂色，家长拥有剩余涂色笔的控制权。
- 帮助孩子把胶水涂在纸上，但是把需要粘贴的东西放在桌子另一端。
- 给孩子一些小零食（比如饼干），但是家长还拿着整个袋子。
- 把球扔给孩子，当他回抛给你时，暂停。
- 铺好大理石坡道后，把石头放上去。但在孩子可以这样做之前，将石头从底部拿走。

　　第二种非后效强化的运用情景是，在进行沟通目标训练时创造行为动力。当干预目标是学习新词或者新的行为时，非后效强化能够让孩子给出符合要求的动作或者词语。经过多次示范和强化后，孩子更容易对提示或辅助做出独立的反应。

　　强化尝试和塑造　强化尝试或塑造也是针对沟通目标常用的方法。正如第 6 章（关于动机）和第 9 章（关于强化）中所讨论的，这种方法能够对孩子的沟通尝试进行强化，即使这种尝试行为并不准确，也能够激发孩子的沟通动机，增加成功机会，鼓励进一步的尝试。如果一个孩子能说出单个词语，那么重点应该是词语的尝试。例如，孩子说 "ca-cuh"，那么尝试的词语就是 "cracker"；孩子说 "nana"，尝试的词语就是 "banana"。无论孩子的发音是否准确，如果孩子能使用多词的短语，那么就应该强化短语输出。孩子尝试说出的短语和句子，可能是有语法错误的更长或更复杂的话语，这是好的迹象。研究表明，当沟通尝试得到强化时，动机也会增强，而且这种尝试会随着时间的推移而增多。在强化尝试时使用塑造是大有裨益的。也就是说，在强化孩子的近似目标行为时，可以塑造正确的目标行为。

任务变化、维持任务和习得任务穿插　任务变化策略也经常用于沟通技能的训练。这些策略在第 6 章已详细阐述。任务变化是保持需求的变化，以免引起厌倦。维持任务和习得任务穿插的定义是在简单（维持）任务和困难（习得）任务之间进行切换，作为保持动机的方式。维持任务具有激励作用，可以增强孩子的行为动力，因为孩子能体验到成功并且能很容易得到强化。习得任务能确保孩子练习新技能。不同类型和不同水平的沟通都是有用的，不管一个人的语言水平如何，任务穿插的重要作用在于能够维持已有的语言技能，不断推进练习目标。

模仿孩子　模仿孩子的动作、声音或表情是另一种广泛使用的策略，它可以引出和激发孩子的语言和非语言交流。对于无语言和不能模仿语音的孩子来说，模仿动作和唱歌是学习沟通技能的有用方法（参见第 6 章关于动机的内容和专栏 11.2）。第 12 章关于社交技能的内容中深入地描述了对模仿技能非常有用的感官社交常规。成人可以模仿孩子的行为，这在强化式自然情境教学法中称为非言语反映，然后引入一个新的元素，观察孩子是否模仿新的动作（Kaiser & Delaney，1998；Kaiser & Trent，2007）。后效事件的使用、完成预期动作后获得强化物，通常都是模仿教学的一部分，也应用于语言技能的教学。

 准备，设置，实施！

专栏 11.2：模仿孩子

当参与教授孩子社交沟通技巧时，尝试以下类型的模仿：

● 模仿运动动作；
● 模仿声音和单词；
● 模仿面部表情；
● 模仿手势；
● 模仿对物体的动作；
● 模仿歌曲中的动作。

使用自然发展行为干预策略进行跨发展水平的沟通教学

本章概述的自然发展行为干预策略可以用于所有发展水平的教学。接下来将讨论这些策略在多个发展水平和目标行为中的应用。

意图和前语言沟通

父母第一次听到孩子说一个词语时，这绝不是孩子真正意义上的第一次沟通。在说第一个词语之前，孩子已经和父母通过复杂的非语言或前语言方式进行了几个月的沟通——要求、分享、吸引注意力。最早的沟通形式开始于婴儿出生后的第一年，父母和婴儿相互进行非语言沟通以及发声和其他社交互动。这些看似简单，但实际上复杂的轮流序列为越来越长、越来越多样化的交流奠定了基础。眼神交流、共同的体验、共同注意和手势（稍后讨论）都是前语言沟通的早期形式。这些早期的沟通方式为语言沟通创造了必要的条件，在教孤独症患儿第一个词语时不能忽视这一点。对于还没有语言能力的孤独症儿童而言，他们可能会也可能不会使用这些技能，而培养这些技能是所有还没有使用语言能力的儿童的起点。

选择前语言沟通的目标和干预策略 如前所述，考虑到意向性在沟通中的基础性，对儿童的干预通常以这些功能为出发点。沟通的意图有多种表达方式——眼神交流、手势、发声和语言表达。最先发展起来的行为通常是调整他人，包括对目标、行动或帮助和抗议的请求。社交互动行为包括获得关注、社交游戏（如躲猫猫）和打招呼。最后，共同注意行为包括展示、评论和请求信息（Bruner，1981；Crais et al.，2004）。

虽然许多孤独症儿童表现出了调整他人的行为，比如要求他人采取行动或提出要求，但也有一些儿童可能不会（Wetherby & Prutting，1984）。因为这些行为通常是由幼儿首先表现出来的，并且可以与有形的强化物进行搭配，比如食物或幼儿非常喜欢的物品，所以教授幼儿这些行为很容易。儿童可以按照自然发展顺序逐步地学习这些行为——首先通过眼神接触来要求物体和动作，再伸手要求，再用手来指，最后发展成发声和语言表达（Crais et al.，2004）。

可以通过各种行为的组合来提升行为的复杂度，例如伸手要求加眼神接触，或用手指加发声和眼神接触。如果孩子对玩具或活动表现出兴趣，例如对泡泡有兴趣，成人可能会吹泡泡。当孩子第一次接触活动或玩具时，一种有用的指导可能是让孩子有三次机会去体验活动或接触玩具，这样他就会理解并充分喜欢它。因此，假设孩子正在玩并且看起来很喜欢这些泡泡，成人可以以一种不慌不忙的方式吹三次泡泡。第三次之后，大人可以暂停下来，拿着泡泡出现在孩子的视线里，期待地等着孩子。如果孩子看着大人并/或伸手去拿泡泡（取决于期望的要求发展水平），大人应该立即强化，例如，对孩子说"泡泡！你想要泡泡"，然后再吹。行为调节意向性的发展是复杂意向性沟通行为发展的重要一步，它是一种共同注意。行为调整要求孩子将注意力集中在一个物体上，并把对此物体的意图传达给同伴。

英格索尔和德沃茨萨克（Ingersoll & Dvortcsak，2006）强调，父母在帮助家长成为沟通教师项目中可以使用前面提到的策略，以及通过高度活跃的互动来增加沟通参与的机会，如夸张的肢体动作和面部表情。早期介入丹佛模式建议家长和老师有意地站在孩子面前，这样有助于和他们进行眼神交流（Rogers & Dawson，2010），以达到行为调整和社交目的。早期介入丹佛模式和关键反应训练都建议教孩子们用眼神交流去请求，其中一种方法是在给孩子想要的物品之前等待他和你的眼神交流（Koegel，Koegel & Brookman，2003；Rogers & Dawson，2010）。例如，一个成人可以拿起一个瓶子或想吃的零食，等着孩子看他，再把东西给孩子。早期介入丹佛模式还将非语言交流称为"说话的身体"，建议父母等待孩子的暗示，而不是自动满足孩子的需求。在这个阶段，环境设置和各种各样的沟通吸引策略是日常生活和游戏中创造学习机会的基本工具（参见第12章关于社交技能干预的详细讨论，包括对感官社交常规的讨论）。

社交互动要求孩子把注意力集中在沟通伙伴身上——这是意向性发展的另一个关键步骤。因此，孤独症儿童依靠行为调节和社交技能的发展来表现共同注意行为也就不足为奇了。在教社交技能时，成人可能会使用与行为调节技能类似的方式。也就是说，如果教孩子在社交游戏中开始和/或保持互动，孩子可能首先使用眼神交流，然后是面部表情（如微笑），接着是肢体接触或手势，再然后是发声，最后是语言表达。例如，一个成人可能会用围巾玩躲猫猫游戏，他会先把围巾围在头上，说"×××在哪里"，然后慢慢地把它拉下来。如果孩子对游戏感兴趣，这个过程可能会重复两次。在第三次试验中，成人仍将围巾围在头上，期待地等待着，这给了孩子一个主动做手势（扯下围巾）或发声或说话的机会（"×××在哪里?"）。如果孩子这样做了，大人和孩子就会继续高情感地轮流。如果孩子不发出沟通信号，大人就会慢慢地扯下围巾，露出灿烂的笑容。如果孩子仍然对社交游戏感兴趣，在下一次试验中，成人可能会尝试把围巾松散地围在孩子的头上，以变化的形式进行社交技能游戏。

最后，对于患有孤独症的儿童，共同注意是特别重要的。对于典型发育儿童来说，共同注意在一岁左右时出现。有时，共同注意被称为三元注意，因为注意实际上是在沟通伙伴和第三个对象之间转移的——因此，关注与对象相关的沟通意图（行为调节）和关注与人相关的沟通意图（社交互动）的基础技能非常重要。大多数发展研究人员认为，为了让孩子理解，向孩子出示与一个词相关的一个特定的对象或动作是一个必要的步骤。事实上，早期的共同注意行为和后来的表达性和接受性语言之间强有力的预测关系似乎支持了这一观点（Morales et al.，2000；Mundy & Gomes，1998）。共同注意是社交沟通和互动的关键。许多早期的互动具有很高的情感价值，对儿童和成人都有很好的强化作用，进一步建立了牢固的社会联系和互惠关系。孤独症患儿往往缺乏早期的共同注意行为，不具备典型发育儿童所表现出的高情感状态。

共同注意有两个方面：启动共同注意和响应共同注意。启动共同注意是指一个孩子把另一个人的注意力引到其感兴趣的事情上（例如，孩子对同伴说"看！一架飞机"，同时指向天空）。响应共同注意是指一个孩子对另一个人引起的共同注意做出反应（例如，坐在教室里，老师看着窗外，孩子也看着外面）。孩子在 12 个月大的时候开始具有共同注意能力并对共同注意做出反应，沟通的复杂性和微妙性随着年龄的增长而增强。尽管孤独症儿童可以表现出**行为调节沟通意图**（behavior regulation communicative intents）和/或经常对这种行为的教学做出反应，但共同注意行为对孤独症儿童来说是一种挑战，可能需要明确的教学，这就是他们在许多自然发展行为干预模式（如共同注意、象征性游戏、参与和监管，早期介入丹佛模式）中受到重视的原因。不同类型的共同注意行为的其他例子见表 11.3。

表 11.3　共同注意行为

行为	行为是什么时候形成的？	举例
启动共同注意		
眼睛注视交替	6～12 个月	从看空中的飞机转向看沟通伙伴。
指向	9～12 个月	指着一辆经过的垃圾车。
给予	9～11 个月	与家人分享食物。
展示	9～14 个月	向一个成人展示一个有趣的玩具，直到他做出反应。
响应共同注意		
跟随指向	6～9 个月	父母指着卡车时看向卡车。
跟随眼睛注视	9～12 个月	将注视视线转移到父母看的地方。

资料来源：Bruinsma, Koegel & Koegel，2004.

　　共同注意发起和响应的教学是分开的。正如所预料的那样，启动的教学可能是具有挑战性的。成人必须为孩子创造机会，让他们表达对某件物品或事件的兴趣，并利用孩子分享这种兴趣的动机。这意味着成人需要跟随孩子的目光或观点并进行评论。成人必须向孩子证明，他们对孩子正在看的、观察的、感兴趣的和参与的东西感兴趣。通过创造这样的自然机会，成人鼓励孩子在环境和活动中分享有趣的事情。成人也可以创造更多的人为情境与进行特定的提示，让孩子指向、展示并告诉有关对象和活动，直到更多的自发行为发生。例如，成人可以鼓励孩子在读书时指出特别感兴趣的物体或特定类别的物体（如动物、汽车）。当孩子学习通过指出事物来吸引注意时，成人可以通过给孩子一个预先设定在书本或物理环境中的目标来帮助孩子完成这项任务。小的、圆的、可移动的贴纸（可在办公用品商店中找到）能够帮助创建视觉提示，减少孩子对成人提示的依赖。

　　关于响应共同注意邀请，语言和语境线索的发展都是必需的——当把孩子的注意力吸引到感兴趣的事物或事件上时，成人应该从高情绪和清晰的语言和视觉提示开始（例如，"看，×××"，同时指向和转动头）。此外，如果成人希望鼓励孩子重复行为，就应该确保他们看到的对象具有高强化价值，因为孩子需要得到强化。当孩子开始对沟通伙伴的共同注意邀请做出反应时，成人应该慢慢地减少提示的明显性和降低强化的力度。

　　共同注意、象征性游戏、参与和监管强调共同注意以及不断地模仿各种行为，同时也通过说出名称来促进有效的互动。此外，关键反应训练的一些研究表明，在父母与孩子互动的过程中，作为关键反应训练的一种附带效应，孩子们为了分享快乐（一种社交目的）而进行的眼神交流会增加（Bruinsma，2004）。这表明，关键反应训练策略的重点是增强儿童在互动中的成功性，这可能会为早期形式的共同注意行为的发展提供支持，并可能有助于解释儿童在关键反应训练项目中可以学习使用语言交流的原因。选择孩子最受喜欢的材料是很重要的，特别是那些与孩子的持续性兴趣有关或是其一部分的材料。维斯马拉和莱昂斯（Vismara & Lyons，2007）的研究表明，将这些兴趣融入互动中可能会增加儿童的共同注意行为，这为精心选择教学互动材料提供了理由。

非语言个体的辅助和替代性沟通

　　一些孤独症患者将受益于支持跨多种模式沟通的辅助和替代性沟通系统。辅助和替代性沟通有许多形式（或形式的组合），包括使用手语；低技术的图像符号系统［例如，图片交换沟通系统（Frost & Bondy，2002）］，或者是高科技的语音生成设备（例如，苹果平板电脑上的应用程序），或者是专门为生成语音而开发的设备（例如，Dynavox）。任何沟通系统的主要目标都不在乎沟通的形式，但鼓励个体进行信息交流。例如，虽然一个孩子可能正在使用语音生成设备进行交流，但是成人不应该忽视孩子通过指向手势表达的要求（就像他们不应该忽视一个会说话的孩子的手势一样）。

　　研究表明，孤独症儿童可以通过多种方式进行有效的沟通（Mirenda，2003）。此外，使用某些类型的辅助和替代性沟通可在儿童习得语言时提供支持，例如，已有发现表明图片交换沟通系统是一些孤独症儿童进行口头交流的有效桥梁（Carr & Felce，2007；Ganz & Simpson，2004）。虽然家长和临床医生有时担心使用辅助和替代性沟通会阻碍孩子的语言发展，但研究并不支持这种担心。因此，无论沟通方式如何，都要支持幼儿对沟通意图的习得，为成功的沟通铺平道路。

　　进展监测被定义为对儿童干预进展的详细数据进行收集，是确定治疗师是否应该为儿童寻找替代性沟通方法的关键。例如，在早期介入丹佛模式中，如果一名儿童在 3 个月内集中对语言进行高强度的干预，但没有取得足够的语言进步（5~10 个口语词语的习得），该小组就可以开始帮助儿童通过其他方法获得沟通意图，同时继续干预语言习得。如果儿童表现出很强的运动模仿技能，手语的使用将被引入为替代性沟通方法，作为语言习得的桥梁。如果儿童模仿动作困难，就可以引入图片交换沟通系统（Dawson et al.，2010）。弗罗斯特和邦迪（Frost & Bondy，2002）指出，引入图片交换沟通系统并不需要预备技能，但是临床医生应注意儿童在各个阶段的发展，因为随着复杂性的增强，将图片与环境中的物体匹配等技能可能有助于使用图片交换沟通系统。当使用图片交换沟通系统时，为了有效地获取沟通意图，建议认真遵循手册的指导。如果儿童通过这些低技术方法（或其他方法）无法发展口语，则儿童应接受专门研究辅助和替代性沟通语言病理学家的咨询，以确定辅助和替代性沟通设备及如何开展项目的下一步，满足儿童和家庭的需要。事实上，在实施任何长期的辅助和替代性沟通方案之前，都应与辅助和替代性沟通团队进行协商，包括发音治疗师和专业治疗师，他们擅长为有复杂沟通需求的儿童提供服务。

辅助和替代性沟通目标的教学策略　　通过自然发展行为干预策略教孩子使用辅助和替代性沟通与教任何早期沟通技巧都非常相似。教授图片交换沟通系统知识时，自然发展行为干预临床医生应该遵循图片交换沟通系统协议（Frost & Bondy，2002），因为它为教授图片交换沟通系统知识和基于应用行为分析的策略提供了非常清晰的步骤。为了确保能够跨背景进行沟通，孩子的沟通手册应该包括图片交换沟通系统图标，用于所有可能的沟通背景、沟通对象和一整天都可能遇到的感兴趣事件。经常出现沟通障碍的一个方面是，如果一个孩子希望使用他的沟通手册来评论或请求某个特定的对象或事件，但是图片不在交换沟通系统的图标中，或者孩子当时没有访问手册的权限，这就严重限制了孩子的沟通机会。不断更新的手册可以强化沟通，保持孩子的动机，并促进相互的社交互动。考虑到一个会说话的孩子每时每刻都在说话，就像使用辅助和替代性沟通的孩子，这可能是非常有用的。

其他沟通设备的使用也可以用同样的方法来教授。这些设备通常是在演讲和语言服务或自然发展行为干预期间被介绍和教授的。因此，必要时应与具有特定辅助和替代性沟通专长的语言病理学家密切协作。同样，早期沟通技巧的教学策略也适用于教学设备的使用。在设备引入后，应尽快对跨背景的沟通伙伴进行设备使用培训，以便最大限度地利用跨沟通背景的使用机会，并确保孩子可以进行沟通。同样，随时可以用到设备也很重要，因为这是孩子的沟通方式。成人不能将孩子的语言机会限制在一天中的特定时间或特定环境中，使用辅助和替代性沟通设备的孩子（低技术和高技术）需要相同的访问权限。图片交换沟通系统或设备只有在自然情境中可用或可行时才对孩子有用！

在教授辅助和替代性沟通时，成人应记得继续复述、描述和示范语言。事实上，应该教导和鼓励成人和同龄人在与孤独症儿童互动时使用辅助和替代性沟通设备，这称为辅助语言示范（Drager et al.，2006）。当孩子不说话时，他们语言回应的缺乏有时会使成人在成人与孩子的互动中减少语言。然而，通过语言、辅助和替代性沟通模式，继续让这些孩子接触丰富的语言环境，对他们的发展仍然至关重要。成人必须以这种方式支持孩子们的接受能力和表达能力的发展。

第一个词语

如前所述，最初的干预目标通常集中在意向性上。随着儿童意向性表达的发展（例如，眼神交流、手势、发声、言语），成人的注意力可以开始转向帮助儿童塑造更接近准确表达的发声。第一个词语的产生可能与其他行为同时发生，以显示意向性。举例来说，孩子先看着照顾者，表示想要被抱起，然后开始举手请求，然后发声，再将类似"向上"的话与举起的手臂结合起来。一旦后效发音是一致的，那么家长或老师就可以开始引入新的相似的词语。在感官社交常规中的游戏、重塑和后效社交游戏期间，模仿歌曲、叙述和词语示范的使用可以鼓励发声和语言表达（参见第 12 章关于社交技能的内容）。早期的发音可以作为首选对象的第一个词语的基础，并且可以鼓励使用后效词语作为请求的一种手段（例如，用"bu"表示"ball"）。然而，在沟通意图的早期阶段，成人应该谨慎对待每一个机会，要求孩子发音或进行口头表达（近似要求）——他应该记得穿插习得和维持。由于孩子刚开始学习早期的沟通技巧，发展可能会有波动；如果孩子被不断地推着将他的表现最大化，他的动机可能会减弱。穿插强化非语言交流行为（如手势、眼神交流）有助于确保动机充足。

选择第一个词语目标　仔细选择第一个词语目标是很重要的，可以确保很多沟通机会成功（Koegel，2000）。家长、治疗师和教师在构建词语时通常会先教名词，最初的重点是用于请求的词语，因为孤独症儿童在高动机的情况下学习效果最好，而在请求喜爱的对象时，他们的动机通常最强。然而，教动作词也是关键。孩子们需要一种方式来描述他们想做什么以及参与日常生活的方式。一天中多次提示词语的能力是至关重要的，就像根据孩子的喜好选择词语一样。

发展方面的研究表明，某些声音出现得很早，孩子也更容易发出（如"buh""mah"）。因为所有的孩子都是不同的——患有孤独症的孩子可能会有不同寻常的复杂的语言发展模式，所以在选择第一个目标词语时，向孩子的语言病理学家咨询是很有用的。如表 11.4 所述，由于各种原因，有些第一个目标词语可能具有挑战性。该表列出了第一个词语或词语类别的例子，以及它们是否适合作为第一个词语目标的原因。在许多情况下，像"更多"这样的词语可能是第一个词语目标的绝佳选择，但有些可能有一些隐藏的不足（例如，过于简化）。表中还简要讨论了这些优点和缺点。

表 11.4　选择第一个词语目标的建议

第一个词语示例	好的第一个词语目标	对儿童特有的考虑	可能遇到的困难
载体短语：准备，设置，开始；一，二，三	对第一个词语有帮助，能产生内在动力，容易与有趣的动作联系起来。	孩子必须理解填充，而不是重复。	孩子很快会变得依赖，很难获得更多的单词。
喜欢的动作的名称：向上、推、跳、敲	许多孤独症的儿童喜欢身体刺激，这些通常是首选。	一定要让孩子理解动词，有些孩子从名词开始会做得更好。	要确保行动是具体和明确的。你可能希望避免用混合辅音作为第一个词语目标。
更多	这通常不是第一个词语的一个好的目标，虽然它早期经常作为一个手势被教。	一旦孩子掌握了 25～50 个名称，只要孩子继续使用特定的名称，这个词就很容易增加。	这个词很容易被简化，孩子可能会对他想要的一切事物使用"更多"，记住在这个发展阶段教授物品-名称之间的联系。

续表

第一个词语示例	好的第一个词语目标	对儿童特有的考虑	可能遇到的困难
是	这通常不是一个合适的首个词语目标。	这个词可以添加到孩子发展的晚些时候，可能需要专门教。	这个词很容易被简化。它也可以是概念上的困难或一些孩子学习上的困难。
"不""全部完成"或其他表明活动结束或停止的词语	它们可以是第一个词语的好的目标，因为抗议与沟通的意图一起出现。	如果孩子有问题行为，它们可以作为替代行为。	这些词往往很难教，因为当孩子受到挫折时，可能需要它们。需要特定的教学策略，一旦孩子能轻易地说出其他的话，这将更为成功。
动物的叫声：哞、喵	它们可以是很好的第一个词语目标。它们通常出现在典型发育儿童的发展早期。	通常是一种给动物贴上标签的有趣方法，但并不是对所有的孩子都适用。它们应该只对那些通过与动物有关的游戏或活动得到强化的儿童起作用。	这些名字可能不像教动物的名字那样实用或通用。
喜爱物品的名称，例如，瓶子、积木、火车、小玩具	这些对大多数孩子都有帮助。一旦选择了一些名称，试着确保在一天中有很多机会要求这些物品。	为孩子喜欢的物品选择名称，并包含孩子说话的声音，这是很有用的。	对于那些正在努力学习词语的孩子来说，选择一个他们可以经常练习的词语可能是项挑战。
抽象词语：颜色、数量、形状	这些词语可以是很好的第一个词语目标，因为它们是清晰的名称，就像任何其他名词一样。	只有在激励孩子时，这些才是好的第一个词语。	经常受到父母的喜爱，也很受欢迎，但并不总是功能性的。一旦孩子掌握50个或更多连贯的功能词，就试着把它们结合起来；或者对于那些很难用其他对象来激励的孩子，只依赖它们。

教第一个词语的策略 第一个词语通常用之前概述的一些共享控制策略来教授，以针对感官社交常规中的口头请求和发声或语言。这些策略都包含了儿童喜欢的对象或活动、共享控制和用自然强化来激励儿童进行口头交流。特别适合教第一个词语的策略包括：感官社交常规、环境设置（看得见、够不着）、玩耍式地打断或阻碍、控制机会、不足的部分或拆分。表11.5列出了在这一阶段可以使用的材料的一系列观点，以及每种材料在教第一个词语时的优缺点。例如，有些玩具比其他玩具更适合多次使用，是轮流的理想工具，或者能

比其他玩具更自然地促进共享控制。

表 11.5　教授第一个词语的材料选择

材料类型	例子和建议	优点	缺点
由一个部件组成的简单玩具，通常有操作按钮	假想的电话、假想的车钥匙、方向盘、苹果平板电脑、机械人、玩具乐器（如钢琴）	它们往往涉及高动机和有趣的操作，特别是对于年幼的孩子或那些言语较少的孩子。试着把两个相同的物体放在一起，这样你就可以模仿孩子，从而促进互动和交流。在互动中很容易跟随孩子的脚步，因为玩具很简单。	如果你只有一个这样的玩具，它可能很难培养互惠和轮流交替的机会，这导致只有一种机会加入游戏，即进行轮流操作。孩子们可能会过度关注这些玩具的电子特性，这可能会干扰互动和互惠。
由有简单因果关系的多个部件组成的玩具	球坡道、汽车坡道、大理石坡道、球形按钮、四子棋、吃饼干的饼干怪兽、有巨量硬币的玩具小猪储蓄罐、带球的玩具口香糖机	这些都是令人渴望的玩具，既可以用动作词形容（在……里面，在……上面，去），也可以用名词形容（饼干、薯条、球）。它们能被拆分。你可以在游戏中进行详细说明和交流沟通。	因为这些玩具上的动作是重复的，而且词汇量有限，所以一定要把它们和你的语言、动作结合起来。例如，添加其他目标，如接受技能、遵循指示、分享或轮流。
手偶	有嘴的手偶　你可以把手伸进去操纵它们，就好像它们在说话一样。五颜六色的大怪物、动物或恐龙	手偶可以作为许多活动的补充，并能进行有趣的玩耍。包括声音效果（例如，假装打瞌睡）在内的练习特别有效。当手偶吃或吐出玩具食物时，孩子们也常常觉得很有趣。它们能够示范和创建富有想象力的游戏模式。	有些孩子觉得手偶很可怕，至少一开始是这样。对于第一次学词语的人来说，确保其语言目标是明确的（例如，让孩子给手偶要吃的食物贴上标签）。
橡皮泥	设置一个清晰的动作（如生长头发的小雕像、生产意大利面的装置）、橡皮泥工具（如滚筒、比萨刀、塑料剪刀）、不同颜色的橡皮泥	这是很棒的教学行为，如滚、推、切。可以有许多与活动相关的物品和颜色供孩子选择。	橡皮泥可以很快变成一种单独的活动，所以轮流和共享控制是很重要的。一些孩子试图吃它。一些成人反对这种混乱。可以把它放在一个塑料托盘里。

续表

材料类型	例子和建议	优点	缺点
拼图	声音拼图、木制拼图、形状分类器	如果拼图是不同的物体（如动物、交通工具），它可以提供一系列的词语。声音通常是很有激励作用的。不同的声音可以提供一系列的机会。如果拼图中包含动物、交通工具等，就很容易将动作与拼图结合起来。它们为不同的沟通功能提供了大量的机会，比如信息请求（"丢失的拼图在哪里?"）和评论。	一定要轮流交替。让孩子为每一个拼图块交流是很有吸引力的，但这可能会令人沮丧，并且不会产生自然的互动。穿插着让孩子沟通接受一块拼图，对他的作品给予非后效访问和评论或启动共同注意和共享情感。因为词语是可以重复的，所以在活动中穿插不同的任务（例如，接受目标）可能会有帮助。
书籍	触摸书籍、有声书籍、弹出式书籍、简单故事书	书籍为我们说出名称、行动、共同注意提供了很多机会。它们可以是首选，并很容易成为儿童的最爱。一旦图片变得有些复杂，就有了丰富词语的好机会。一定要跟随孩子的目光，给孩子看的东西贴上标签——这能促进共同注意的形成。	更大的书或者增加了声音或弹出窗口等功能的书可以增加互惠、共享乐趣和轮流交替的机会。嵌入试验的一种有用策略是让孩子在页面上标记一些东西，然后将页面作为强化手段。不要自己去做太多的改变，也不要问太多的问题来保持互动。
具有简单（通常是电动的）动作的学龄前游戏（注意：这些游戏不需要按照规则来玩。许多孩子只是发现这些材料有趣和刺激）	钓鱼（或任何钓鱼游戏）、Elefun（捕捉蝴蝶的大象）、幸运鸭（鸭塘）、气球环礁湖、企鹅赛跑游戏（企鹅爬上滑轨）	简单的动作（"游泳"和"在……上"）和名词（"鸭子"和"网"）很容易标注。如果你能保持对某些部分控制并将其分解（如鱼、鸭、蝴蝶、企鹅），那么沟通试验就很容易嵌入其中。有很多机会可以互惠互利，共同注意，共同享受（用 Elefun 观看大象给蝴蝶喷水）。	首先，试着用游戏作为激励和吸引孩子的材料。不一定要有人赢，但要把它们当作玩具来玩。这就是大一点的孩子玩的游戏有时仍然有效的原因。如果四子棋是关于放入棋子并看到它们掉出来，那么不需要了解游戏的目标。如果这对孩子的发展不合适或不起激励作用的话，就不要拘泥于按规则玩游戏。

续表

材料类型	例子和建议	优点	缺点
音乐或者乐器	小竖琴、鼓、小吉他或尤克里里、木琴、沙球、手鼓、三角铁、儿歌、冰舞	如果有多种多样的乐器，你可以很容易地瞄准请求和机会。它们也很好地穿插了模仿机会。冰舞对于第一个词语学习者来说是很容易的。儿歌在许多网站上很容易找到，比如油管（YouTube）。许多孩子喜欢为孩子们改编的流行歌曲。	乐器对于共享控制很难，但很适合轮流、模仿和小组音乐制作活动。试着用重复的乐器，这样成人就可以模仿孩子的动作，以鼓励他们的参与和互惠。
积木或者搭建玩具	大积木、乐高积木、木制建筑套件、林肯原木、磁力积木	多个碎片有助于分解它。可以让孩子一次要几块。学第一个词语的人经常喜欢推倒塔。越大越好！这也是一个共同注意和共享快乐的有趣机会。建筑（例如，建造房屋、谷仓或城堡）很容易进行扩展（添加其他游戏道具）。	小的乐高玩具可能会让人窒息。对于学习第一个词语的人来说，有时结构的实际建造太困难，强化太迟。要意识到这个障碍，并提供帮助来增强动机。
假装玩玩具	医生工具包，附带奶瓶、奶嘴或毯子的婴儿，玩偶和玩偶屋，有动物的谷仓，假装的食物和盘子，塑料恐龙	多个碎片有助于分解它。可以让孩子一次要几块。可以把这些物品和其他玩具组合在一起。比如木偶、建筑玩具。	虽然这些主题游戏项目通常高于第一个词语学习者的发展水平，但这些项目可能提供了模拟简单功能性游戏行为（例如，喂婴儿）的机会。由于缺乏游戏技能，这些项目不能激励所有学第一个词语的人。
气球	气球泵、火箭气球、不同颜色的气球	它们很好地适应了可以重复的程序（比如，吹气球，然后放走它们）。示范这个常规，然后暂停，让孩子口头或非口头地提出要求，就像在感官社交常规中一样。你可以创造许多常规	吹气球有窒息的危险。不应该让孩子吹气球，因为气球会爆裂，这可能会使颗粒进入孩子的嘴里，并可能进入他的气道。有些孩子害怕气球，特别是当游戏是把气球吹起来后让气球在房间里飞时。

续表

材料类型	例子和建议	优点	缺点
		(例如，气球"足球"，成人抱起孩子，这样孩子可以踢它)。当你摩擦气球时，它们会产生静电并黏在一起，这很有趣。气球为轮流交替、互惠、共享和共同注意创造了有趣的机会。	
水上游戏	水球，软管和桶，小喷壶，沐浴玩具，带杯子、水车和其他用于舀水和倒水的物品的水感容器——加入肥皂泡会很有趣	许多这样的活动可以有多个部分，可以很容易地与之共享控制，并且可以很好地进行口头请求。你也可以轮流练习。水上游戏可以与其他许多活动相结合（例如，塑料动物或玩偶游泳)。水球是很神奇的，填满它们本身就是一项活动。向用粉笔画的目标掷水球。倾倒和泼水是一种流行的早期游戏活动。在凉爽的日子里，用塑料桶或容器、一些铲子和倾倒玩具做一个水箱。浴缸或水槽也是玩水的好地方。	永远不要让孩子独自玩水。一些孩子会经常玩水。在这种情况下，你可能需要限制机会。对于那些想要玩水的孩子来说，最好不要让他们在水池里玩，因为这可能会增加其他日常活动（如洗手和刷牙）的难度。可以使用一个水容器。
泡沫	用许多工具等手工吹制成不同形状；泡泡机	简单的动作，可以用来提示各种单词，例如：吹、泡。泡泡创造了共同注意和共享快乐的好机会。	对一些孩子来说，它们很快就会变得无聊。另外一些孩子可能会陷入泡沫游戏，在这种情况下，你可能不得不限制接触。
玩具火车和其他交通工具	有很多组成部分的火车套装，能倒垃圾的垃圾车，自卸卡车，小工具（例如，火柴盒），汽车坡道，玩具车库(有些有电梯)，汽	多个碎片有助于分解它，可以让孩子一次要几块。孩子可以练习不同的词语，因为有许多组成部分，可能有不同的动作和位	当你只有一辆车时，这可能会很困难。一定要确定为什么这种类型的游戏对孩子来说是最有趣和最具强化作用的。例如，孩子喜欢开火车

续表

材料类型	例子和建议	优点	缺点
	车桥梁，特别是能发声的隧道	置。成人模仿孩子的动作很容易，因为多个组成部分是可得到的。利用这些类型的活动进行嵌入式试验是很容易的（例如，在轨道上加一个小雕像），玩耍式地打断一下，反复增强动力；当重要零件丢失时，进行初始化设置。	吗？看到火车从隧道里出来了吗？听到火车通过隧道的声音了吗？
艺术和工艺	着色、粘贴、邮票、贴纸、拼贴画、绘画、用珠子装饰	这些活动为他们自己提供了多种嵌入试验的策略，因为有许多片段可供儿童请求。试使用各种有趣的手工用品，如：用来黏合的彩球；用于做蓬松的云的棉球；用来上色或粘东西的冰棍棒；管道清洁器，便于用珠子装饰；一卷未煮过的意大利面；用于黏合的闪光片或大亮片；剪开或撕破的薄纸、旧杂志或彩色拼贴纸；蔬菜（切成一定形状的土豆和胡萝卜）。	一些学第一个词语的孩子对这些活动还不感兴趣，但是大多数孩子可以在他们自己的水平上从事所有这些活动。一些成人不喜欢这种混乱。试着在塑料托盘上从事这些活动，并限制你允许孩子一次获得的供应品数量。这是应用共享控制的另一种方式。
感官活动	剃须膏，假雪，感官箱（如干豆、大米、动力沙）及配件（如舀水杯、用于掩埋的小玩具），手绘，降落伞，用来荡秋千、帮孩子通过地板或藏匿其下的毯子	它们为嵌入式试验提供了许多机会。在这种游戏中，孩子必须请求物体。像跳伞和荡秋千这样的活动很好地融入了感官社交常规。它们通常是高强化的。你可以加入一系列的物品（例如，用剃须膏画出图案的画笔；在感官箱里放一些小玩具，例如在动力沙中的海洋	它们可能很乱。有些活动也可以在塑料托盘（如盛放剃须膏）或容器（如感官箱）中进行。一些孩子会坚持这些活动，所以你可能不得不进行限制。确保你知道哪些感官活动会刺激孩子，哪些会让他们反感。这些活动需要根据孩子的喜好精心安排。

续表

材料类型	例子和建议	优点	缺点
		生物)。有很多机会分享快乐、轮流交替和互惠互利。	
烹饪活动	饼干装饰、冰淇淋圣代、原木上的蚂蚁（芹菜上的坚果黄油和葡萄干）、笑脸三明治、煎饼等	共同控制食材和餐具（如量杯），并提示单个单词的请求。轮流交替在于谁来添加配料。按照简单的口头指示进行练习（例如，"放入"）。对于正在学习第一个词语的大一点的孩子来说，这些是特别好的活动。	它们可能不适合幼儿或有严重缺陷的儿童，但活动通常可以适应。只要你有多个步骤，或者重复的动作，这些活动都是有效的。
玩随机物品	绳子、杯子、盖子、棒、塑料容器、管道	这些活动完全依赖于成人的创造力，但往往对儿童具有极大的激励作用。	要想找到更多不同类型的沟通机会是很有挑战性的。

　　第一个词语教学中最常见的辅助策略是时间延迟和示范辅助。第8章详细介绍了辅助策略。根据孩子的情况，一种辅助策略可能先于另一种。例如，如果一个孩子已经快速学习了几个物体名称，那么几乎可以从一开始就使用时间延迟；如果孩子没有反应，则使用示范辅助作为支持。在游戏互动和共同活动的情景下，对物体或事件进行评论以及暂停都为孩子提供了一个口头示范，然后允许他参与。在参与和社交互动，以及帮助孩子进行语言表达和/或开始一种新的、相关的互动行为方面，这通常是有效的。特别对于词汇量有限的儿童，这为他们提供了更多的机会来接触情景中的词语。一旦孩子获得了一些词语，这种记忆就会随着时间的推移而消失。在这一阶段，载体短语也可以作为一种提示策略，让孩子填写缺失单词（例如，成人说"准备，设置"，孩子回答"开始"）。

　　即使在第一个词语阶段，许多自然发展行为干预也强调确保创造发起机会。在这个发展阶段，使用感官社交常规，即成人重复几次激励动作（如挠痒痒），然后暂停，有助于让孩子表达继续的愿望，主要是因为这些常规往往会在第一个词语的发展水平上激励孩子。在环境的安排方面，将物体放在孩子拿不到的或封闭的容器里，也有助于促进在这个阶段的发起。另一项有用的策略是降低成人对孩子需求的预期，等待孩子主动提出。例如，大人在帮孩子穿鞋之前可能会等着孩子说"鞋"。使用时间延迟线索控制获得或共享控制也有助于教授语言发起行为。通过提供非后效强化来建立行为动力在这个阶段也特别有效。这需要提供孩子要求的动作或物品，同时在不提示孩子说出来的情况下，给其贴上目标词语的标签。如果在提示词语之前快速连续地做这个动作，孩子更有可能做出反应。更多的例子见表 11.6。

表 11.6　非后效强化

目标词语	带目标词语的动作	动力描述
球	用球快速地给孩子搔痒。	每次你挠孩子痒痒的时候，说"球"。2～4 次之后，把球拿回去，然后示范："球?"
棋子	用棋子填满四子棋游戏。	每次棋子进入游戏框架，说"棋子"。几次之后，举起棋子问："棋子?"
走	把孩子抱起来，抱着他转一圈。	每次孩子被转的时候，说"转"。2～4 次后，抱起孩子，等着，问："转?"

短语演讲

从单个词语到词语组合的转变是一个缓慢的、需要深思熟虑的过程，不能操之过急。期望孩子很快说短语会让孩子动机下降，导致语言模仿反应（孩子只是重复父母说的话），使孩子依赖辅助，从而缺乏主动性。因此，如果一个孩子在他还没有发展成熟的时候就被教导说短语，那么这种语言将是死记硬背的，对孩子来说没有意义；这就好比孩子刚开始学习字母表时，在他们认识到每个字母都是独立的之前，会把字母 LMNOP 看成一个整体。一旦孩子掌握了一定数量的词语（至少 50 个），并能自发地、独立地、功能性地使用它们，成人就要努力增加孩子的词汇量和有针对性地增加话语的长度。

重要的是确保孩子在学习词语组合或短语之前，在功能上自发地使用各种词语（名词、动词）。许多临床医生把使用 50～80 个词语作为进行短语训练的基线；在典型的儿童语言发展中，当词汇量达到 40～200 个词语时，他们就开始组合词语（Bates et al.，1995）。继续穿插单个词语的教学也很重要，以确保可以扩大孩子的词汇量并且增强他们的动机。在这个阶段，穿插一些孩子已经知道的词语的教学任务（维持任务）对增强孩子的学习动机很重要。将这些新词语和可能的两个词语的组合列出一个清单，为孩子非常喜爱的活动提供帮助，这样跨活动和活动内部的相同组合就有针对性了。

有关何时开始穿插词语组合的注意事项，请参见表 11.7。虽然这个表格列出了标准，掌握它们并不是开始学习短语目标的必备技能，也就是学习短语之前不一定必须习得这些技能，不过，表中提供的信息有助于评估孩子的进步状况以及单个词语的技能水平，也可用来指导如何以及何时进入短语学习。

表 11.7　准备，设置……短语！

标准	举例
单个词语是自发的和独立的吗？	说不在现场的物品的词语： ● 在看不到泡泡的时候要"泡泡"。 ● 站在冰箱前说"果汁"。 不需要提示就说出词语： ● 使用正确的词语来请求被提供的对象。 ● 在不请求对象时使用正确的词语进行评注或标记。 在相同的情况下使用多种多样的词语： ● 要求"打开"，同时把泡泡器递给父母。 ● 然后，当所有的泡泡都破了时，对父母说"泡泡"。
单个词语是功能性的吗？	这些词语是否直接指向沟通伙伴，同时与环境中的某些事物（例如，孩子要求或评论的对象）相关？ 如果这些词语是延迟语言模仿或脚本，就应该在情景中正确使用，并指向交流的伙伴，与环境中的某些事物直接相关，如上所述。 一部分（一半或更多）的词应该是明显自发的，而不是模式化的。
这些词语是泛化的吗？	跨活动使用这些词语： ● "泡泡"是指在室外吹的泡泡和浴缸里的泡泡。 ● "打开"是指打开门、打开零食袋和多种容器。 与不同的沟通伙伴使用这些词语： ● 治疗师 ● 妈妈 ● 爸爸 ● 兄弟姐妹 ● 同龄人
在一项活动中，词语是否会发生变化？	在一项活动中使用各种各样的词语，表明这些词语是自发的、独立的、功能性的和泛化的。例如： ● 吃泡泡时使用"吹""在吹""更多""去"。 ● 当玩不同大小的方块时，用"大"或"小"。 ● 开汽车或火车时，用"快"或"慢"。 ● 说出拼图块的名称（例如，车辆、动物），而不是对一个拼图说"拼图"。 ● 当参与感官社交常规（如被举起或者转圈圈）时，用"向上"或"向下"。
这些词语有多重功能吗？	说这些词语是为了获得机会去评论： ● 当家长举起容器时说"打开"。 ● 当孩子成功地独立打开容器时，说"打开"以进行描述。 说这些词语是为了请求和吸引人们注意一个动作或物体： ● 说"泡泡"是要求更多泡泡。 ● 当泡泡被吹起时，对家长说"泡泡"。

续表

标准	举例
词语可以简单地扩展吗？	通过添加语法标记： ● "泡泡"到"很多泡泡" ● "砰砰声"到"正在爆炸" 通过添加一个简单的词语来组成一个短语： ● "打开泡泡" ● "大泡泡" ● "吹泡泡"
有什么词语要避免吗？	虽然从长远来看这对学习很有帮助，但在添加那些一开始可能会被泛化的词语时要小心，因为这些词语可能会阻碍短语的发展： ● "想要" ● "更多" ● "走"

选择短语学习目标　作为一项新的、更具挑战性的技能，精心选择短语学习目标对于维持儿童的学习动机非常重要。以在自然情境中容易练习的短语作为目标是一个很好的开始，有许多机会能确保成功。一天中多次对短语进行提示，要根据孩子的喜好选择短语。关于儿童如何发展到产生短语，存在一些共同的模式。表 11.8 列出了孩子们开始把两个词语放在一起时的常见模式（Bowen，1998；Brown，1973）。除了前面列出的词语组合外，27～30 个月大的儿童通常会使用现在进行式、"在……中"、"在……上"和复数。

表 11.8　两个词的常见模式

模式	例子	意义
参考操作		
提名	那个男孩	那是个男孩
重现	更多饼干	这儿有更多饼干
否定—否认	没有击中	我没有击中
否定—拒绝	没水	我不想要水
否定—不存在	猫走	猫走了
语义关系		
行动＋动因	妈妈吻	妈妈在亲吻
行动＋对象	推火车	推这个火车
动因＋对象	爸爸车	爸爸开车
行动＋位置	在家里	我在家里

续表

模式	例子	意义
实体＋位置	女生秋千	我的姐妹在秋千上
持有人＋持有物	妈妈饼干	妈妈的饼干
实体＋属性	牛奶冷	牛奶是冷的
指示词＋实体	这个虫子	这个虫子（不是那个虫子）

教短语的策略　短语的教学方法与单个词语的嵌入式教学试验相同。首先，需要用频繁的示范（即示范辅助）来提示孩子扩展到超出单个词语的回应。例如，如果孩子在父母举起车时使用"车"作为回应，那么父母必须用短语"红色的车"来提示孩子使用短语。在孩子使用这个短语之前，父母不应该提供强化。为了练习一个新教的短语，成人可以充满期待地等待（即时间延迟），让孩子详细说明他最初想沟通的内容，再强化孩子的请求。在示范时，成人应该教孩子两个词语的多种组合，并在活动一开始和跨活动中改变这些短语。这可以防止依赖辅助、死记硬背和**过度泛化**（overgeneralization）。例如，一些孩子在特定活动中学习短语，并且在提示时不会改变他们的短语（例如，孩子在玩水球时只使用"水上"，但不会请求"填满它"或者提到"水"或"水球"）。有些人能在一个情境中使用某个短语，但不会在其他情境中使用该短语（例如，孩子使用"打开门"离开房间，但不会使用它打开玩具车库的门）。

　　示范、重塑和使用加一规则（前面已经讨论过）有助于在活动中引入新的短语或词语组合，让孩子熟悉新的短语，而不必马上说出来。在活动中引入各种短语的四个步骤见表 11.9。这个例子可能适用于正在构建单字词汇表或只是扩展到单字之外的孩子，但是，同样的序列也可以用于针对沟通的一系列技能。

表 11.9　使用示范引入新短语

掌握技能（维持任务）："推我"。
目标（习得任务）："更快"和"让我们来荡秋千"。

教学步骤	前事	行为	结果
步骤 1：介绍试验	当孩子坐在秋千上时，治疗师问："我应该做些什么？"	孩子说："推我！"	治疗师推动秋千。他示范新短语："更快！"治疗师重复这个过程几次。

续表

教学步骤	前事	行为	结果
步骤2：介绍新短语（习得）	当孩子坐在秋千上时，治疗师问："我应该做些什么?" 当孩子坐在秋千上时，治疗师示范新的短语："需要更快吗?"	孩子说："推我!" 孩子说"更快"或者给出相似的回答。	治疗师继续拉住孩子的秋千。 他继续辅助（见下一个回合）。 治疗师推动孩子，他重复："更快!" 治疗师重复几次。
步骤3：练习新短语直到掌握	当孩子坐在秋千上时，治疗师问："我应该做些什么?"	孩子说："更快!"	治疗师推动孩子，他重复："更快!" 治疗师继续重复。
步骤4：在任务中通过增加额外的短语来改变短语	当孩子坐在秋千上时，治疗师问："我应该做些什么?"	孩子说："更快!"	治疗师推动孩子，他重复："更快!"
	治疗师等待时抓住秋千。	孩子说："更快!"	治疗师推动孩子。他示范新短语，"让我们来荡秋千!"
	治疗师等待时抓住秋千。	孩子说："更快!"	治疗师继续拉住孩子的秋千。 他继续辅助（见下一个试验）。
	当孩子坐在秋千上时，治疗师示范新的短语："让我们来荡秋千"。	孩子说"荡秋千"或者给出相似的回答。	治疗师推动孩子。他可以通过将孩子推到更高的地方对新的短语进行不同程度的强化。 治疗师重复："让我们来荡秋千!" 他重复这个短语几次。
	当孩子坐在秋千上时，治疗师问："我应该做些什么?"	孩子说："让我们来荡秋千!"	治疗师推动孩子。 他可以再次使用不同的强化物。 治疗师重复："让我们来荡秋千!"

　　如例子所示，成人应该偶尔重复孩子独立选择的短语，因为他在这项活动中教给孩子的短语都是可接受的。成人也应该记得改变表达方式，避免把短语和特定的活动联系起来，形成刻板的语言。通过交替使用这些短语，成人可以向孩子展示所有的短语。

问题

在整个沟通发展过程中，基于社交和需求提出问题是一项重要的技能。同样，回答问题是发展社会互惠的关键。下面介绍在这一技能领域选择目标的策略，以及教问与答的策略。

选择目标　在早期的发展中，对信息的请求是一种共同注意行为，可以用指向和耸肩或指向和上升的语调来表达（即"原始的信息请求"）（Crais et al.，2004）。例如，一个蹒跚学步的孩子可能会听到一架飞机，他会看向窗外，用一个疑问的表情指着照顾者，照顾者回答说："这是一架飞机"。鼓励这种对信息的要求是整个沟通发展的关键，成人不应该等到孩子达到一定的语言发展水平才鼓励这种行为。事实上，与大多数语言输入一样，研究表明，儿童在表达问题之前就已经理解了问题，因此，在孩子很小的时候就向他们提问并模仿他们的回答是语言发展的基础。请求信息可以帮助孩子理解其他人拥有孩子自己可以获得的信息。孩子也知道他有信息要分享（Donaldson ＆ Olswang，2007）。关于常见信息请求类型的语言形式（如 wh-问题），有明确具体答案来提供信息的问题（例如，"那是什么？""在哪里？"）通常出现在回答更抽象的问题之前（例如，"为什么？"）。孩子们通常首先按照以下顺序理解并提出问题：什么；是/否；在哪里；谁；何时；为什么、如何、哪个和谁（Bloom，Merkin ＆ Wootten，1982）。然而，研究表明，这一顺序可能受到词语使用频率和曝光频率的影响（Rowland，Pine，Lieven ＆ Theakston，2003）。

教提问—回答的策略　在有针对性地提出问题之前，成人应该有针对性地回答问题。这样做能让孩子理解问题的形式，并有助于孩子学会提出问题——如前所述，理解和表达的发展顺序是相同的。当有针对性地回答问题时，成人应该尽可能地将机会嵌入孩子最喜欢的活动和自然情境中。例如，在一项孩子喜欢的音乐活动中，成人可能会拿出两种乐器，问："谁拿小手鼓，谁拿铯？"在孩子做出选择后，可以强化这个问题："谁选择了小手鼓？""你选了！"

图书活动可以提供更多的机会，使人们有针对性地回应和理解对信息的请求，特别是当孩子正在学习区分问题类型时。例如，根据书中描写人物动作的图片让孩子回答特定的问题（例如，看到一个男孩坐着吃冰淇淋、一个女孩坐着抚摸猫的图片，可以让孩子回答"谁""什么""哪些"等问题）。当孩子根据他的回答对问题的理解表现出更多的反应时，孩子就可能开始自发地提出问题。

凯格尔和同事（Koegel et al.，2014）支持使用儿童偏好的对象和自然发展行为干预动机策略来教授针对性地提出问题这一技能。这需要成人用创造力来设置一些情境，让问题可以被提示，然后自然地强化。当第一次教问题时，有两个成人会容易操作，一个提示孩子（提示者），另一个通过提供答案和自然强化（沟通伙伴）来强化孩子。如果只有一个成人，孩子可能会被提示弄糊涂，因为一种示范提示（例如，"那是什么?"）可以被看作成人问孩子问题，而不是示范提示。这也有助于对如何模拟一种情境进行头脑风暴（在这种情境下，可以在孩子喜爱的活动中提出目标问题）。列一个清单，列出最喜欢的活动，哪些是目标问题，以及它们如何具有针对性，这些都是有用的练习。表11.10 为孤独症儿童干预中常见的几种类型的问题提供了几个示例。

表 11.10　教提问的思路

问题	一般教学策略	例子 1	例子 2
是什么?	首先教孩子问"那是什么"，指的是隐藏在袋子或盒子里的物品。 一旦孩子理解了提问的暗示，就泛化到孩子实际上不知道名字的物体。	把几个喜欢的玩具放在一个袋子里。望着孩子，期待地摇晃袋子。 让备用提示器示范提示：那是什么? 同时指着袋子。 当孩子问"那是什么"时，用袋子里的东西进行强化。把物品交给孩子时，提供问题的答案。	收集孩子不知道名字的随机物品。让他们与其他喜欢的物品玩耍。问一些新奇的问题，比如"你知道这是什么吗?"或者"这是一个新玩具。你知道它的名字吗?"当孩子问"那是什么"时，给出问题的答案进行强化。用这些物品来展示新的、令人兴奋的动作可能会有帮助，因为孩子不熟悉它们。
什么?	有了目标标签后，再转到其他类型的"什么"表单。比如"××在干什么"，然后是"什么（功能）"（例如，"我脚上穿什么?"），然后"如果×××呢"。	使用带有明确弹出操作的弹出式书籍来提示各种"什么"问题。做几次弹出动作，让孩子参与其中。模仿短语："兔子在做什么?"他在躲。 如果孩子表示感兴趣，请立即提问："你会问我什么?"（或备用提示器问）用弹出式动作强化。	玩一个随机物体的猜谜游戏，每个人假装用错误的物体做一个共同的动作（例如，假装用洗碗刷刷牙、用叉子梳头发）。示范，然后提示："×××在做什么?"在游戏中至少有三个玩家或一个备用提示器。
哪里?	先教孩子问："在哪里?"或者"××在哪里?"与隐藏在能看得到位置的物品有关（例如，在腿下面，在手里）。 一旦孩子理解了提问的暗示，就把它泛化到隐藏在更远处的物	在游戏中获得对喜爱物品的共享控制，并将其隐藏在附近。好奇地看着孩子，耸耸肩，伸出双手，好像在说：它去哪儿了? 另一种提供清晰提示的方法是在一个容器中有一个孩子可以看到的物品，然后移除它，隐藏它，并在	在活动开始前，在靠近但不在手臂不可及范围内的地方，将几件物品藏在玩具里。提出新的问题或发表声明，如"我有更多的火车，但它们躲起来了"或者"如果你想要更多的火车，我们需要找到它们"。当他问"火车在哪里"时，用这个

续表

问题	一般教学策略	例子 1	例子 2
	品（例如，在橱柜里）。玩个游戏吧！捉迷藏也可以是一种有趣的方法来教授这项技能，由一个孩子更喜欢的成人来藏，孩子可以直接向另一个成人提问。（例如，"妈妈在哪里？"）	孩子好奇地看着时向他展示空的容器。备用提示器问："它在哪里？"或者"××在哪里？"当孩子问问题时，用这个物品来强化。当把东西交给孩子时，要给出问题的答案。（例如，"它在我的腿下面！"）	物品来强化孩子和提供问题的答案。玩个游戏吧！在给出答案时使用夸张的言语，使其变得可笑！例如，"火车在壁橱里，它们是怎么到那儿的？真可笑！"
谁？	先教孩子问："是谁？"或者"是谁的？"与喜爱的材料相关。然后，泛化到其他自然发生的情况（例如，"谁来了？""是谁？"与孩子不认识的人关联起来）。	让 2～3 个人玩一个在成人之间传递物品的游戏，这样孩子就不知道谁拥有这些物品。提示孩子说一些诸如"有人拿了玩具"之类的话。准备一个备用提示器，让孩子问大人"这是谁"或"谁有"。当孩子问的时候，有礼貌的人会说"我有"，并提供玩具作为强化。	将技能泛化到其他情况，例如：如果有人走到门口，开门前提示孩子说："是谁？"当有人要过来的时候，要做一些陈述，比如"有人要过来"，提醒孩子问："谁？"
什么时候？	首先教孩子问"什么时候"或者"我什么时候可以得到它"。	用几个喜欢的东西或许多东西设置游戏。获得对物品的共享控制，并提示孩子说："你可以很快拥有这些"或者"几分钟后我就搞定了"等。备用提示器提示孩子问"什么时候"，用恰当的回答回复（例如，"马上"），并将该物品提供给孩子作为强化物。当第一次教这个技能时，一定要立即强化孩子的能力。一旦孩子可以更独立地问"什么时候"，你就可以开始延迟强化（例如，说"在 1 分钟内"），因为这是这个问题的恰当答案。有些孩子可能需要先正式地学习如何等待，再介绍这一步骤。	把这项技能泛化到其他情况，方法是故意拖延一整天的时间，让孩子问"什么时候"。例如，如果孩子想吃零食，但会被告知等待，提示他问："我什么时候可以吃？"立即用"马上"（如果只是学习），或者之后不久来强化，例如，"在 1 分钟内"（如果是在扩展时间框架）。

续表

问题	一般教学策略	例子 1	例子 2
为什么？	从教"因为"开始："我们吃东西是因为我们感觉到了×"。让孩子填空，给出几个例子。孩子有了这个想法后，把例句换成疑问句："我们为什么要吃饭？因为我们饿了。"只使用孩子最近可能经过的具体例子，直到概念非常清晰。然后，转换到更抽象的例子，再次从"因为"开始，转换问题的形式（例如，"我们在午餐时坐在朋友旁边，因为×"）。	在挠痒痒的游戏中，用填空来提示"为什么"："我挠你是因为我喜欢你。"逐渐减少词语，直到孩子可靠地说出"为什么"。介绍"为什么我要胳肢你？因为我喜欢你"，用无聊的挠痒痒游戏来强化。	确定一个高动机的游戏，比如水球。示范"为什么"的问题和"因为"的答案："为什么气球爆了？因为是你扔的！"根据孩子回答的问题，抓住下一个水球，然后提示孩子问你（"你能问我什么？"），用新的水球来强化。
怎样？	从教孩子如何使用他们喜欢的玩具或材料开始。设置这样的情境：孩子可能不知道怎么做，可以问更具体的"怎么做"问题，例如"我们怎么做"或者"它是怎么工作的"。"怎样"的问题可能需要在更具体的"什么""哪里""谁"的问题掌握之后再教。这些问题需要更强的语言接受能力和认知能力来学习。	当使用一个孩子可能需要帮助的玩具（例如，乐高积木、电路玩具）时，拿出玩具，并用诸如"嗯，这看起来很棘手，我想知道我们怎么才能做到"这样的评论提示孩子。备用提示器示范各种各样的问题，比如"我们如何构建它"或者"它是如何工作的"。	当与孩子一起从事一项有明确结果的活动（例如，手工类、烹饪类）时，开始这项活动，然后用句子提示孩子，比如："我们要开始做饼干了，你知道要怎么做吗"或者"我们要做纸雪花，我们应该怎么做"。备用提示器示范各种各样的问题，比如"我们怎么做"或者"你怎么做"。

斯托克尔和丹尼斯（Stockall & Dennis，2014）发现，在关键反应教学框架中使用图像有助于教授"是什么"和"在哪里"这类基本的问题。当备用提示器不可用或使用备用提示器作为策略无效时，视觉提示尤其有用。例如，当教孩子"那是什么"时，大人提示孩子玩具袋后，视觉提示可以用来提示"那是什么"。同样，当教"在哪里"问题时，成人可以把玩具放在一个容器里，然后像前面讨论的那样把它移走，并给出一个视觉提示，提示孩子问："它在哪

里?"然后,使用辅助消退策略可以使视觉提示逐渐消失。此外,唐纳森和奥尔斯旺(Donaldson & Olswang,2007)发现,仅仅是提供与典型发育的同龄人一起参与喜爱的活动的机会,就增加了患有孤独症的幼儿使用信息请求(问题)的可能性。因此,针对这种社交沟通技能,在自然发生的具有高参与性的社交互动中,比如与兄弟姐妹或邻居同伴的互动中,能增强泛化。

相互交谈

如前所述,在孩子变得"健谈"(无论是通过口头语言还是使用辅助和替代性沟通设备)之前,互动就已经开始了。儿童的社会互惠和沟通互惠是通过他与照顾者还有沟通伙伴的早期沟通意图的发起和反应来发展的。无论孩子是通过手势、发声(声音游戏)还是通过语言进行沟通,父母、教师和沟通伙伴都应该重视早期的沟通互惠,通过积极响应和参与的互动进行沟通。交谈互惠是建立在这种早期的互动和轮流的基础之上的。

例如,当孩子开始用毯子玩躲猫猫之类的社交游戏时,照顾者会把毯子拿起来去回应。当孩子把毯子放回头上时,照顾者会详细讲述这个游戏,问:"索菲亚在哪儿?"孩子开始咯咯地笑,等着大人把毯子扯下来。成人慢慢地拉开毯子,拉长了短语:"捉……迷……"然后,成人等待。孩子咯咯地笑。孩子扯下毯子,发出类似"藏"的声音。成人详细描述游戏,把毯子盖在自己的头上。游戏继续使用手势、面部表情、情感、发声和近似行为。这是一个复杂的参与过程,为以后的交谈互惠奠定了基础。

虽然所有的自然发展行为干预都在语言的基础内容中包含了指令,但是对于更高级的语言使用,比如来回对话,很少有详细的指令。在自然发展行为干预框架下进行相互对话教学的策略在关键反应训练中得到了广泛的研究(Boettcher,2004;Koegel et al.,2014;Stockall & Dennis,2014)。斯托克尔和丹尼斯(Stockall & Dennis,2014)的研究表明,尤其是当孩子对话题有兴趣和有动机时,视觉提示可以成为一种有效的目标对话工具。研究发现,自我管理动机策略的使用对于教孤独症儿童掌握更高水平语言的早期交谈技能是有效的(Boettcher,2004)。通过使用自我管理已经有效地教授了一些技能,如用评论或问题回应谈话邀请、保留话题并持续回应几次谈话交流或在特定时间段回应,其中,孩子在交谈中监控这些技能,然后自我评估是否获得了强化。在自我管理中,父母或老师教导孩子辨别他是否参与了目标行为(例如,保持话题不变),然后教导孩子持续自我监控反应,以获得强化。使用行为记录表是一种有效的工具,可以让孩子在话题和持续的对话中获得分数,从而获得想要的奖励,可以教会孩子自我监控的对话实践,以及随着时间的推移教会孩子强化自己的行为。第 13 章阐述了自我管理技能的教学。

　　另一种可能支持某些儿童交谈互惠的方法是视频示范（video modeling，VM），已有研究证明视频示范针对社交沟通技能是有效的（Ferraioli & Harris，2011；Schreiber，2011；Wang，Chui & Parrila，2011）。在视频示范中，孩子们观看同伴和/或成人演示一种目标行为的视频，然后练习该技能，通常在有动机活动的背景下得到成人的帮助。这种方法可以有效地支持孤独症患儿与同伴或兄弟姐妹之间的社会交往和关系建立。当孩子们获得技能或在可行的情况下提示目标技能时，他们有时可以在自己的示范视频中担任主角。然而，重要的是要确保能够唤起正确的技能，这样孩子就不会模仿不正确的反应。

　　同伴调解也被发现在支持孤独症患儿的社交沟通技巧和互惠方面是有效的（National Autism Center，2015）。同龄人或兄弟姐妹的调解包括直接教导同龄人或兄弟姐妹增强他们对孤独症儿童的主动性和反应能力，以促进沟通的成功。同伴被成功地教会了如何开始互动、维持互动、促进与孤独症儿童的各种游戏、运动和沟通互动（Zhang & Wheeler，2011）。在同伴调解中，皮尔斯和施雷布曼（Pierce & Schreibman，1995，1997）教授基于关键反应训练的策略，如获得关注、详细阐述和扩展交流、叙述游戏和提供选择。总的来说，重点是通过激励孤独症儿童参与社会活动来提高他们的社交和沟通能力。成人可以教导同伴和兄弟姐妹改变自己的社交和沟通行为，以加强他们与孤独症儿童的社交互动，从而增加社交机会并发展真正的关系（Donaldson，Nolfo & Montejano，2018）。

小　结

　　当与孤独症患者一起工作时，需要注意很多沟通技巧。本章侧重于表达性沟通。教授接受性沟通需要制定一套独立的目标。我们希望这里阐述的策略能够为临床医生提供一些如何实现沟通目标的例子和想法，但这些信息不能替代基于临床医生专业知识和使用适当评估与监控工具（包括标准化评估、检查表以及随着时间的推移收集的数据）的可靠临床评估。

第 12 章

提高社交技能和游戏技能

伊冯娜·布鲁因斯马和格蕾丝·根古克斯

对于优化孤独症儿童的预后效果和提高其生活质量而言，发展对他们有意义的社交技能是非常重要的（Bellini & Peters，2008）。虽然社交互惠的缺陷是这种疾病的一个定义性特征，可能会限制治疗并对干预产生挑战，但有充分的证明表明，这些必要的技能可以通过干预得到改善（例如，Rogers，2000）。自然发展行为干预策略可用于初级、中级和高级社交技能的教学，然而，正如本章所讨论的，仅仅能够执行特定的社交技能是不够的。真正的社交能力和有意义的社交关系的发展涉及的远不止零散的行为（例如，说"嗨"，轮流，分享玩具）。高质量的社交技能干预必须促进互惠和情感分享，增强社交动机，让社交互动成为真正的令人愉快的事。技能泛化，个人兴趣和动机，社交行为的复杂组合，灵活地适应不同的治疗师、照顾者和环境，以及社交互动的自然强化，是设计社交计划时要考虑的重要组成部分。这是因为最终的目标是帮助孤独症患者以愉快的方式和他人建立终生的有意义的关系。

本章从基本的社交技能开始，如社交主动性和模仿；然后，简要回顾游戏技能的发展。由于儿童通过游戏进行互动和学习，因此本章也提供利用和教授跨发展水平的游戏活动的技巧和思路。社交、游戏和沟通技能同时发展，一个领域的进步通常是另一项技能提高的必要条件。因此，读者有时会看到有关沟通技巧（第 11 章）、融合（第 5 章）或动机策略（第 6 章）的内容。最后，本章提供一些实用的策略和技巧来组织和构建同伴之间的互动。

本章主要讨论在自然情境中以及与典型发育的同伴一起实施的干预策略。它不包括对现有的许多以实证为基础的社交技能干预模式的总结回顾，这些模式在孤独症儿童群体的日常生活之外实施。虽然社交团体可能是有效的，但它们不属于自然发展行为干预的范围。社交技能的群体干预实证总结可以在其他地方找到（Gates，Kang & Lerner，2017；Williams White，Keonig & Scahill，2007）。

社交主动性

　　社交主动性包括发起互动的能力和出于社交目的而这样做的意愿：评论、唤起对自己的关注、展示和分享经验。社交主动性在孤独症的社交技能发展中是最重要的优先事项之一，因为它是社交互动的基石。用于发起特定的社交互动的具体行为取决于孩子的发展水平、沟通伙伴和背景。例如，儿童早期的社交主动性可能仅仅是在被推着荡秋千的时候仰望着沟通伙伴来分享快乐。在早期的前语言发展阶段，典型发育儿童通常会表现出许多非语言的社交主动性特征，包括给予物体、交替的眼神注视、共享快乐和情感、展示物体和动作以及指向（请参阅第 11 章关于共同注意发起的深入讨论）。一旦孩子能进行口语表达，社交活动就会扩展到包括请求信息，通常从"那是什么"的问题开始，然后是越来越复杂的问题，以 wh-开头的英语单词和其他关于环境中有趣事物的问题或评论。

　　随着孩子的语言和社交能力的发展，他们的主动行为越来越复杂，也越来越具体。例如，在课间休息时开始接触一群玩球类游戏的孩子，不同于在一对一的游戏中开始一场接球游戏。更复杂的行为可能包括请人搭车或请人去学校跳舞。社交主动性允许孩子们与其他人一起参与游戏和进行社交活动，并在各种环境中维持这些活动，以建立重要技能和关系。此外，或许更重要的是，社交主动性让孩子有机会开始与他人互动，创造自己的学习机会和关系。参与社交活动的能力与孤独症儿童的长期积极预后有关（Koegel，Koegel，Shoshan & McNerney，1999），并能够预测孤独症儿童在未来与同龄人进行社交的能力（Meek，Robinson & Jahromi，2012）。较低的主动性也与较低水平的社交活动有关（Sigman & Ruskin，1999）。

　　研究表明，一般来说，社交主动性，特别是共同注意行为，并不是自然而然地从密集的、高度结构化的、基于应用行为分析的干预中产生的，这种干预侧重于辅助和强化技能，因此可能需要明确地教授（Jones，Carr & Feeley，2006；Kasari，Freeman & Paparella，2006；Martins & Harris，2006；Whalen & Schreibman，2003）。此外，虽然当共同注意技能在游戏互动中由自然的照顾者和教育提供者（如教育者、教练、父母和同伴）教授时，泛化可能更常见，但在被教授的情况下，这些技能也很难在不同的环境中泛化和维持（White et al.，2011）。实证研究表明，自然的照顾者和教育提供者可以学习实施策略，以提高干预忠实度，并在儿童预后变量中产生有意义和实质性的变化（Gulsrud，Hellemann，Shire & Kasari，2016；Harrop，Gulsrud，Shih，Hovsepyan & Kasari，2017；Kasari，Gulsrud，Wong，Kwon & Locke，2010）。自然发展行为干预的自然交互作用使其在社交主动性教学中特别有效。在社交主动性教学中，有四种策略特别突出：感官社交常规、物体游戏常规、环境设置和时间延迟策略。

感官社交常规

感官社交常规包括成人和儿童之间来回的常规化社交交流，这对双方都有强化作用（Rogers & Dawson，2010）。从婴儿期开始，照顾者高声唱着童谣，婴儿则在正确的时间，甚至在父母停顿时，以正确的节奏咿咿呀呀地重复（Longhi & Karmiloff-Smith，2004）。许多跨文化的童谣允许重复的互动，并使得照顾者和孩子都变得天真，使用模仿的手势，并享受乐趣。**情绪调谐**（emotional attunement）（Rogers，Dawson & Vismara，2012）和**并行同步**（dyadic synchrony）（Harrist & Waugh，2002）是成功的感官社交常规的关键。此外，孤独症儿童往往只有较少的情感分享（Kasari，Sigman，Mundy & Yirmiya，1990），而情感分享是感官社交活动的重要组成部分。

哈里斯和沃（Harrist & Waugh，2002）描述了成功的同步互动的三个组成部分。首先，必须有一个共同注意焦点，照顾者和孩子都能在视觉上跟随对方。然后，在这个长期接触期间，照顾者和孩子及时协调他们的互动。这主要是由照顾者驱动的，指的是照顾者与孩子的活动水平在身体动作、方向、声音节奏、音调和声音上匹配。这种协调包括模仿和扩展孩子的话语或动作。同步互动的最后一个组成部分是后效事件的增加，简单地说，照顾者的行为很可能激发孩子的行为，然后又激发照顾者的行为，依此类推（Harrist & Waugh，2002）。成功的感官社交常规有一个重要的情感成分：游戏伙伴要微笑，把自己的活力调节到略高于孩子，使用大量夸张的手势和面部表情，使用动作，唱歌，密切关注孩子，以最大限度地去参与和发起。

举例来说，如果一个孩子喜欢《小小蜘蛛》这首歌，家长可能会假装有一只小蜘蛛爬上孩子的胳膊，然后开始唱歌。孩子和父母轮流，建立一段长期的接触关系，直到在日常生活中形成一种相互的情感交流的节奏。孩子和父母都微笑，轮流看对方的眼睛，交替接近和后退。然后，家长可能会暂停，等待孩子与自己进行眼神交流或表露出兴奋的面部表情（社交主动性），然后继续唱歌。通过这种方式，父母为适当的眼神交流/表情提供了一种自然强化的行为后效，这可能会增强孩子看大人脸的动机，并随着互动的继续分享积极的情感。这种行为后效（在这种情况下，父母直到孩子表现出目标行为才会做出反应）在充满情感的互动环境中是一种增强社交沟通的有力方式，它超越了哈里斯和沃（Harrist & Waugh，2002）所描述的自然互动后效。

在长时间的互动中，父母会密切关注孩子，看孩子是否保持积极性和参与。当孩子的情感共享行为减少（较少的注视、微笑、接触、发声）时，父母可能会终止活动；或者作为一种替代，父母可能会尝试扩展常规，引入新的事物，如一首新歌或一个新的手势。有时，孩子可能会变得过于兴奋，表现为与活动或照顾者不匹配的高活力行为（尖叫、释放高音量噪声）。照顾者不必改变任务，而是示范平静的情绪，将日常活动转换成平静的主题，或者慢慢结束活动，帮助孩子重新调节。

表 12.1 包含了产生想法的技巧，以建立一个共同注意焦点和协调同步参与阶段。只要稍加练习，就可以相对轻松地实现感官社交常规，并在成人和儿童之间形成一种重要的联系感。尽管到目前为止所描述的常规不使用物体，但物体游戏可以很容易地穿插到感官社交常规中，使它们成为通常所称的物体游戏常规。

表 12.1　为协调的共同参与创造共同注意焦点的技巧

感官社交常规内容	技巧
面部表情	夸张：夸张的面部表情和手势。 深呼吸，睁大眼睛，扬起眉毛，放大一张可笑的"疯狂"脸。微笑和大笑，同时进行眼神交流。 天真的脸：用道具（眼镜、假发和假胡子）夸大意想不到的和有趣的表情。
模仿	模仿孩子已经在做的动作，但要夸张。 复制并放大声音（吸食声、打喷嚏声、咳嗽声）。 不易察觉的模仿：模仿孩子坐或站的方式。
姿势	使用受欢迎的手势： ●"在哪儿?"（手在半空中，手掌向上） ●"我不知道。"（抖肩） ●"哦，不!"（睁大眼睛，用手捂住嘴） ●"惊喜!"（睁大眼睛，举起手来） ●"万岁!"（举起手来） ●"我失望了。"（向下塌肩） ●"嘘……"（手指放在嘴上，眼睛眯着） ●"不—不"（摇晃食指） ● 唱流行歌曲（You Tube 上的例子）：《小小蜘蛛》《光滑的鱼》《公车上的轮子》《斑点青蛙》《如果你很快乐而且你知道的话》《我是一个小茶壶》《小星星》《拍蛋糕》。

续表

感官社交常规内容	技巧
身体动作	假装是一只来挠痒痒的蜘蛛。玩一个追逐游戏（"我要抓住你!"）。在枕头或健身球上弹跳。在办公椅上旋转。把孩子放在毯子上或盒子里。在吊床上摇摆。把孩子扔到毯子或枕头里。 唱儿歌：《这只小猪》《划，划，划你的船》《五只猴子在床上跳》《摩托艇，摩托艇》。
使用你的声音	唱歌：传统的歌曲可以被改编成天真的。任何舞蹈都可以是重复的歌曲或韵律。 音效：假装咳嗽或打喷嚏。假装吃不喜欢的东西（"喂，牦牛!"这也是玩玩偶的乐趣）。交流时压低声音或提高音调。假装动物的声音。假装睡觉时大声打鼾。发出将舌头伸出并吹气而发出的粗鲁的声音。 使用戏剧的声音： • 怪物："谁在桥上小跑?" • 邪恶的王后："你愿意吃我的毒苹果吗?" • 奥拉夫："我喜欢温暖的拥抱。"用一种非常高或非常低的声音假装。
活力	使用稍强的活力。 使用稍弱的活力。 注意：孩子的活力可能会在活动中发生变化。围绕孩子的水平调节，当孩子变得过于兴奋时，一定要平静一些帮助调节。 打破常规：通过添加重复的措辞和手势（例如，当你上楼时说"我们上去，我们上去，我们上去"），同时给孩子挠痒痒。然后，在孩子说出下一个"上"之前暂停。 惊喜：用拇指画大象。在桌子下面玩躲猫猫。躲在门后，突然往外看。
使用日常常规	穿衣或叠衣服时玩躲猫猫。 在洗澡或穿衣时玩头、肩膀、膝盖和脚趾。用餐使用音效。（喝完饮料后："啊!"吃了一口之后："好吃!"）

物体游戏常规

物体游戏常规就像添加了玩具或物体的感官社交常规（Rogers & Dawson, 2010）。就像感官社交常规一样，这些活动在本质上是重复的——成人和儿童有顺序地重复一些事情，但有轻微的变化。科格尔等（Koegel, Vernon & Koegel, 2009）的研究证实物体游戏常规超出了简单的轮流活动，因为在互动中引入物体时，成人仍然是必不可少的组成部分。科格尔等（Koegel & Vernon, 2009）的一项研究进一步证实了成人角色的重要性，这表明，当成人参与了强化物的传递（例如，成人和孩子一起跳上蹦床），而不是简单地提供强化物（例如，成人提供蹦床，让孩子跳上蹦床）时，孩子的社交参与度和兴趣更高。数据表明，在成人积极参与强化的情况下，儿童表现出更高的社交参与度和更强的主动性。这项研究将其定义为针对成人的情感和眼神交流、针对成人的身体定向，以及总体上更积极的情感（Vernon et al.，2019）。

常规的物体游戏是用积木建造一座塔。对于大多数孩子，搭建积木塔和随后的积木塔倒塌是高度强化的。搭建和倒塌是重复的动作，很容易随着时间的推移而扩展。例如，积木塔倒塌添加了声音效果；可以通过激动和紧张的面部表情以及小心放置额外的积木，来夸大积木放置的预期和随后的倒塌的可能性；夸张的手势可以增进情感共享，增强提示的显著性。在许多物体游戏常规中，添加新颖性是有助于拓展常规的重要策略，可以通过新颖性和惊喜促进情感共享，增加孩子的发起。在搭建积木塔时可添加新的建筑材料来增强新鲜感，比如不同种类的积木，或使小雕像在积木上保持平衡。积木塔可以被一个球、一辆车、一辆电池驱动的小火车或者一个怪物木偶吃掉底部的积木，可以在积木塔倒塌后添加挠痒痒。

有一种在物体游戏中促进发起的策略被称为"错误的方式"，这种策略将在帮助家长成为沟通教师项目中进行概述。在这种策略中，成人用错误或愚蠢的行为来诱导孩子告诉父母，这是不对的。举个例子：明显地把衣服穿反，用叉子代替汤匙喝汤，或者把牙膏挤到梳子而不是牙刷上。表 12.2 提供了物体游戏常规的其他例子。

表 12.2　物体游戏常规的例子

玩具	成人行动的建议
剃须膏	一次挤出一点。 将剃须膏放入乳胶手套中。 在剃须膏中加入食用色素。 当孩子在浴缸或小水池里时，在其胳膊或腿上涂抹剃须膏，以达到感官效果。
气球	把气球吹起来，让它飞走。 吸入一点气球里的氦气，用滑稽的声音说话。 在气球上画一张脸，让它说话。 摩擦气球以增加静电，并把它贴在孩子的头发上。 把孩子举起来，用他的头推动气球；或者摆动孩子，用他的腿来踢气球。
水球	将气球连接到水龙头上，打开水龙头，松开并系好气球，这些都需要成人的支持。 用粉笔在人行道或篱笆上画目标。 夸大被水球击中的预期反应。
陀螺	即使是简单的陀螺也需要成人的旋转才能开始。 陀螺的发射装置很难操作。 当陀螺旋转时，用你的脚提供屏障，夸大接触的预期和接触时的反应。

环境设置

随机教学（McGee，Morrier & Daly，1999）非常强调所有发起的重要性。在自然发展行为干预中，成人需要等待去提供任何教学提示或线索，直到孩子对物体或活动产生反应。随机教学通过将玩具放在孩子看得见但够不着的地方或孩子无法打开的容器里来安排环境，以增强孩子发起请求或做出动作的可能性。频繁轮换玩具套装和定期评估感官偏好（Mason，McGee，Farmer-Dougan & Risley，1989），确保每个孩子都能得到想要的玩具。环境障碍，如教室的门，也能提供发起的机会；而教室中单独但重叠的区域可作为视觉提示，提示教师和学生发起活动，达到最佳的参与效果。

强化式自然情境教学法（Hancock & Kaiser，2006）也很重视主动性，特别是口头社交主动性，并在干预开始时评估主动性的数量。如果主动性差，强化式自然情境教学法建议结合环境设置和反应性互动大幅减少或消除所有提示（语言和非语言轮流、成人模仿孩子、跟随孩子的引导），直到主动性增加。帮助家长成为沟通教师项目就是利用沟通诱导来增加发起（Ingersoll & Dvortc-sak，2010）。例如，提供不充足的部分指的是给孩子一些高度强化的东西（如食物）。然后，成人站在孩子身边，等着看孩子是否想要更多的东西。

时间延迟策略

时间延迟是促进发起的重要工具，所有自然发展行为干预都使用时间延迟来设计社交发起的机会。时间延迟最简单的方法是为孩子设计机会，让他们单独对环境提示做出反应，避免提供其他类型的提示。通常，首先要建立一种常规，让孩子学习对语言提示做出反应，然后移除语言提示并暂停，以便孩子出于习惯做出习得反应。当教导成人"等待""问""说""做"时，随机教学在提示这一阶段非常具体地运用了这一点（McGee，Morrier & Daly，1999）。例如，在音乐活动中，照顾者和孩子可能轮流拿着鼓，但孩子已经开始看在一个封闭的透明容器中的沙球。照顾者可能知道孩子对沙球有兴趣，但要等待提供任何类型的提示，看看孩子会做什么。如果孩子继续看沙球，他可能会试图打开容器，但没有提出任何要求（口头或手势），照顾者可以问："你需要什么？"如果孩子继续试图打开容器，照顾者可以问："打开？"如果孩子仍然没有反应，那么照顾者可以亲自引导孩子把容器交给成人寻求帮助。

早期介入丹佛模式（Rogers & Dawson，2010）指出了为互动仔细选择玩具的重要性，并建议使用那些需要成人合作的玩具来创造期望帮助的效果。这能确保成人是一名积极的参与者和自然强化的一部分，它也为成人提供了内置的共享控制。在这些熟悉的日常活动中可以使用时间延迟，让孩子练习语言发起。例如，泡泡通常对儿童有强化作用，通常需要成人打开泡泡瓶，取出吹泡泡的杆，吹泡泡，然后再浸入瓶中。如果已经建立了常规，并且孩子习惯于口头请求，则可以在孩子请求获得更多泡泡之前插入时间延迟。当孩子兴奋地戳泡泡时，大人会停止吹泡泡，等待孩子回来。然后提供一个延时提示，成人可以举起能够吹出泡泡的杆或夸张地吸入空气准备吹气，但在吹气前立即停止，同时期待地看着孩子。一旦孩子对这些提示做出反应，要求吹泡泡，成人要淡化时间延迟提示，并盖上泡泡瓶，把它放在附近。当所有的泡泡都破了时，孩子很可能会回到大人身边，发现大人微笑着面向自己，但还没有准备好吹更多的泡泡。这样，孩子的行为将越来越独立。

模仿技能

在典型发育中，模仿技能在出生后的第一年就出现了（Meltzoff & Moore，2000），并在出生后的头两年迅速发展，包括声音模仿（声音和词语）、物体模仿和手势模仿（Masur & Rodemaker，1999）。模仿是一种基本技能，会对其他领域产生级联效应，这意味着模仿技能可能会增强或限制对其他一些（社交和沟通）技能的习得，包括有意沟通（Sandbank et al.，2017）、表达性语言（Charman et al.，2003；Stone，Ousley & Littleford，1997；Stone & Yoder，2001；Toth，Munson，Meltzoff & Dawson，2006）、游戏（Stone et al.，1997）和潜在的共同注意（Carpenter，Pennington & Rogers，2002）。在早期干预项目中，模仿技能，尤其是运动模仿，以及共同注意和社会接近行为有助于预测干预结果（通过智商分数和适应性行为来衡量）（Sallows & Graupner，2005；Smith，Klorman & Mruzek，2015）。

孤独症儿童模仿他人的能力往往被延迟或限制，但注意到他人正在模仿自己的能力似乎相对完整（Berger & Ingersoll，2013，2015；Contaldo，Colombi，Narzisi & Muratori，2016）。实证研究表明，当成人，尤其是母亲，模仿患有孤独症的孩子（模仿动作、重复言语、模仿面部表情）时，孩子的社交注视、共同注意行为、游戏技巧和亲近度（孩子倾向于更接近模仿他们的人）会显著增加（Dawson & Adams，1984；Dawson & Galpert，1990；Ezell et al.，2012；Field et al.，2013；Ishizuka & Yamamoto，2016；Slaughter & Ong，2014）。这些发现为在自然发展行为干预中使用成人对儿童的模仿作为促进社交参与的策略提供了支持。

模仿教学策略

自然发展行为干预使用许多策略来教授模仿，包括交互模仿训练、轮流、示范和提示。

交互模仿训练 交互模仿训练是一种自然主义的干预，它首先侧重于教物体模仿技能，然后是游戏技能的拓展，最后是教姿势模仿技能。几项关于交互模仿训练的研究表明，它在提高物体模仿技能、姿势模仿技能和拓展游戏技能方面是有效的（Ingersoll & Lalonde，2010；Ingersoll，Lewis & Kroman，2007；Ingersoll & Schreibman，2006）。其中一些研究表明，模仿训练在语言、假装游戏和共同注意中存在附带影响（Ingersoll & Lalonde，2010；Ingersoll & Schreibman，2006）。交互模仿训练可由兄弟姐妹（Walton & Ingersoll，2012）和父母（Ingersoll & Gergans，2007）成功实施，并且可以通过创新的自主远程学习模式成功地进行教学（Wainer，Pickard & Ingersoll，2017；Wainer & Ingersoll，2013，2015）。交互模仿训练设计用于儿童，但在患有孤独症和严重智力残疾的青少年中显示出一些有用的疗效（Ingersoll，Berger，Carlsen & Hamlin，2017；Ingersoll，Walton，Carlsen & Hamlin，2013）。这里提供了有关交互模仿训练的手册，对于希望使用交互模仿训练的父母和临床医生来说，该手册是一种很好的资源，提供了有用的详细信息（见专栏 12.1）。

> ### 专栏 12.1：交互模仿训练
>
> 交互模仿训练由布鲁克·英格索尔博士在详细的家长手册中描述。此资源可在线获取，网址为 https://ieccwa.org/uploads/IECC2014/HANDOUTS/KEY_2720064/RITManual.pdf。

对于物体模仿，交互模仿训练建议使用相同两套令人感兴趣的玩具，让成人和儿童都有机会获得相同的玩具，而不需要轮流。该手册提供了一些建议，告诉家长应该处在孩子的什么位置，以及使用什么类型的玩具效果更好。在开始交互模仿训练教学之前，成人首先模仿孩子的游戏动作、手势、身体动作和声音，同时叙述和描述成人观察到的动作。一旦像在社交游戏中一样建立了一个来回的动作，家长每 1~2 分钟提供一个带有物体的动作示范，并等待 3 次，每次 10 秒，看看孩子是否会复制该动作。如果孩子没有复制，家长会提供一个口头提示："你照着做。"如果孩子仍然没有反应，家长会使用部分或全部的肢体提示来帮助孩子模仿动作。一旦孩子模仿了这个动作，家长要表扬孩子，让他玩1～2分钟玩具，家长则会继续模仿孩子，直到下一个教学回合。拓展孩子的游戏技能和教他们模仿手势也遵循同样的模式。手册的最后一部分提供了如何在日常生活中穿插模仿教学回合的思路。

轮流、示范和提示 早期介入丹佛模式把交互模仿训练作为模仿教学的一部分（Rogers & Dawson，2010），手册展示了有关如何教授模仿技巧与交互模仿训练的相当多的共识。然而，作为一门更为全面的课程，早期介入丹佛模式在其整个课程中（例如，在感官社交常规中，在共同活动常规中）提供模仿教学回合，并且经常使用一个玩具轮流进行教学回合。早期介入丹佛模式将物体模仿从一步模仿发展到"一系列反常规行为"模仿，分解为越来越复杂的层次（Rogers & Dawson，2010，p.140），比如用盘子做帽子、用纸箱做鞋子。早期介入丹佛模式还提示进行口头-面部模仿（在涉及身体部位识别的游戏中，或通过夸张的面部表情，例如为了吹气球而夸张地鼓起脸颊）和手势模仿。

强化式自然情境教学法结合了轮流策略、示范和提示来教授对物体的模仿，称为非言语反映。成人从模仿孩子的所有动作开始，然后引入一个新动作并等待，看孩子是否模仿这个新动作（Kaiser & Trent，2007）。

声音模仿策略

早期介入丹佛模式致力于将声音模仿作为表达性沟通技能的重要前提，特别是对于那些还不能自己发出很多声响和声音的孩子。因为声音模仿教学有些复杂，所以在这里单独提到。声音模仿教学包括示范、提示和对正确的反应和尝试的即时强化，就像运动、手势或口头-面部模仿一样。关键反应训练和早期介入丹佛模式都建议仔细观察孩子发出的声音，即使这些声音是无意识发出的，是刻板行为或日常游戏的一部分。这能保证在选择声音模仿目标时纳入儿童已经发出的声音（Koegel，Sze，Mossman，Koegel & Brookman-Frazee，2006；Rogers & Dawson，2010）。罗杰斯和道森（Rogers and Dawson，2010）指出，通常比较安静的孩子在高能刺激的日常生活中（这在自然界是可以预测的），可能更容易发出声音。一旦儿童发声，成人立即模仿声音，并用高价值的自然强化物（例如，更强烈的挠痒痒）对儿童进行强化。当然，成人不能强化任何与挑战性行为相关的声音（例如，哭泣、尖叫或哀号声）。

早期介入丹佛模式强调通过诱使儿童进行"发声回合"（Rogers & Dawson，2010：144）来增强声音使用的重要性，在这种情况下，成人和儿童用相同的声音来回模仿对方。一旦一种声音被识别出来，孩子开始有规律地发出这种声音，成人就可以赋予它意义，并把它纳入一项共同活动或感官社交常规。例如，如果孩子发出嗡嗡声（例如，"mmmm"），家长可以用玩具牛来逗孩子，并模仿"哞"。此外，只要孩子发出目标声音，就可以让孩子做出某个举动或玩玩具，即使声音是无意发出的，这样成人就可以将声音与物体配对。如前面描述的那样，一旦孩子稳定地模仿了目标声音，成人就可以通过区别性强化来强化其他音和元音与辅音的组合来扩展音域。

游　戏

孤独症儿童通常很难将社交元素融入游戏的发展目标中（Wolfberg & Schuler，2006），他们很少进行功能性游戏和象征性游戏（Rogers，2005）。这些特征是孤独症社交和认知障碍更广泛的症状表现，例如互惠性、灵活性和使用符号。然而，有限的游戏技能也影响了孤独症儿童的发展，因为游戏为各种各样自然发生的学习机会提供了环境（Jung & Sainato，2013），这些学习机会通常具有社会性。它们让游戏成为干预的关键目标（National Research Council，2001）。

游戏发展

婴儿期的游戏是对物体的探索，具体形式有触摸、闻、敲打和用嘴咬。游戏还包括父母和孩子之间的情感交流（Rogers，2005），通常以互惠性社交游戏和感官社交常规的形式进行，如前所述的躲猫猫和挠痒痒游戏。通常 2 岁时，孩子开始玩功能性游戏，然后在游戏中加入象征元素（Wong & Kasari，2012）。学龄前，随着假装游戏被扩展到想象和社会角色的游戏，游戏变得越来越复杂。游戏发展时间线见表 12.3。尽管人们很容易忽略游戏在青少年和成年期的重要性，但共享娱乐休闲和体育活动（如喜好、有组织的运动）仍然是整个生命周期中与他人进行社交和联系的重要机会。

表 12.3　典型发育儿童的游戏发展和大约出现年龄

游戏类型和大约出现的年龄	例子
探索性或感官性运动游戏（3～6 个月）	敲打一个物体，把一个物体从桌子上推开，用嘴咬，闻东西，或者用眼睛观察一个物体。
前象征性游戏Ⅰ或组合游戏（8～12 个月）	孩子在玩具上组合动作（如击打、投掷、翻转）。

续表

游戏类型和大约出现的年龄	例子
前象征性游戏 II 或组合游戏（13～17 个月）	孩子从容器中倒出物体。 孩子把东西放进属于自己的玩具里（例如，车里的小雕像）。
功能性游戏（18～24 个月）	孩子按照他们的意图使用物品（例如，用积木搭塔，滚动橡皮泥）。 孩子总是把玩具组合在一起，做一个简单的动作（把玩具放在床上）。
动画游戏（18～24 个月）	孩子通过添加声音并使其"生动"，扩展功能性的游戏动作（例如，娃娃说话、飞机坠毁的声音）。
自动象征性游戏（17～24 个月）	假装行为是针对自己的（例如，假装睡着了）。 游戏动作仍然很短，而且物品是以可预测的方式使用的。
象征性游戏 1 级（19～22 个月）	孩子假装从事别人熟悉的模仿活动（如做饭、看书、打扫、刮胡子）。 游戏包括简短的、独立的组合图式（孩子在假装中组合两个动作或玩具。例如，摇娃娃并把它放在床上，把水从水罐倒进杯子里）。 孩子对不止一个物品或人（例如，喂养自己、娃娃、母亲和/或另一个儿童）采取假装动作。
象征性游戏 2 级（24 个月后）	从第 1 级开始的、具有更多细节的模仿游戏的扩展：假装做饭，包括在平底锅上放一个盖子，把平底锅放进烤箱，收集与做饭或吃有关的物品，如盘子、平底锅、镀银餐具、玻璃杯和一把高脚椅。 孩子可能会颠倒角色："我扮演你，你扮演我。"
构建游戏（24 个月后）	孩子用碎片做一些新东西（例如，用积木或沙子建一座宫殿）。
象征性游戏 3 级（30 个月后）	假装游戏常规开始包括让人印象深刻的个人经历（例如，去看医生，过生日）。 孩子与无生命的物体交谈。
象征性游戏 4 级（36 个月后）	补偿性游戏：孩子重演在 3 级中经历过的事件，但可能修改结局。 游戏片段更长，在游戏中发展。
博弈游戏（36 个月后）	孩子会玩一些规则简单的游戏，虽然他不喜欢输，并且认为规则是灵活的。
象征性游戏 5 级（36～42 个月）	孩子经常使用描述（例如，一根棍子是一条蛇或一把梳子）。 富有想象力的游戏包括"设置"积木、沙、枕头或其他建筑材料。栅栏、房屋和停车场很受欢迎，可以用来组建物品以及喜爱的物件。 孩子使用多种可逆角色（例如，孩子是美甲师、美发师和收银员，但父母始终是顾客）。 孩子用玩偶或木偶作为游戏的参与者。

续表

游戏类型和大约出现的年龄	例子
象征性游戏 6 级（42～60 个月）	孩子通过场景的规划和构建来阐述游戏序列，并可能假设不同的结果。 孩子使用玩偶和木偶作为游戏代理，每个玩偶和木偶可以有多个角色。
象征性游戏 7 级（60 个月后）	孩子把游戏扩展成了具有许多步骤和多名参与者的想象性综合序列。 孩子可能同时有几个故事情节。 孩子在游戏中与他人合作。
有规则的游戏（60 个月后）	孩子可以用多种规则玩复杂的游戏。孩子接受规则和限制。 孩子能独立地用规则编游戏。

资料来源：Belsky & Most，1981；Casby，2003；Westby，2000.

典型发育儿童和孤独症儿童的游戏发展不一定是线性的或阶段分明的。尽管表 12.3 列出了不同类型的游戏，但不一定一次只出现一个类型的游戏，家长经常能够同时观察到多种类型的游戏，特别是当儿童获得越来越多的技能时。提供此表是为了让读者对游戏类型有一个大致的了解，在考虑教授什么游戏技能时，可以将其用作参考资源。研究表明，选择与儿童发展水平相匹配的游戏目标，而不是根据年龄选择游戏目标，同时选择与儿童当前游戏水平相当或略高于该水平的目标也是很重要的（Lifter，Ellis，Cannon & Anderson，2005；Lifter，Sulzer-Azaroff，Anderson & Cowdery，1993）。此外，由于游戏技能是建立在其他发展基础上的，所以重要的不是追求过快的发展，而是在每个阶段都有实质性的拓展。

自然发展行为干预中的游戏教学

适当的社交游戏不能作为一套独立的技能来有效地教授，而要依赖于情境。相反，教学需要使用有意义的和令人愉快参与的材料，结合自然的社会环境，这通常是最佳的方式（Liber，Frea & Symon，2008；Strain & Schwartz，2001）。事实上，游戏技能的习得是复杂和环环相扣的：孩子需要有游戏技能以参与到与同伴的社交互动中，但他们也需要接触到社交机会以学会恰当地玩（Jordan，2003）。研究表明，孩子的游戏技能是可以教授的（尽管质量可能不同）（Thorp，Stahmer & Schreibman，1995）。游戏的改善也能改善社会交往、提高语言技能和减少自我刺激行为（Baker，2000；Stahmer，1995；Thorp et al.，1995）。教孤独症儿童参与主题游戏还可以让他们与同伴进行游戏互动（Rogers，2005），游戏通常是儿童友谊发展的关键情境（Jordan，2003）。

研究表明，可以通过多种行为干预方法和辅助方法来教授象征性游戏技能

(Stahmer，Ingersoll & Carter，2003)。然而，不能主要依靠成人的提示和表扬来教授游戏技能（例如，Colozzi，Ward & Crotty，2008）。自然发展行为干预已经成功地促进了自发的游戏，将孩子的兴趣融入其中，并设置有利于游戏的环境（Kohler，Anthony，Steighner & Hoyson，2001）。卡萨里及其同事（Kasari et al.，2006）采用自然主义策略，结合行为和发展方法，进行了一项随机对照试验，发现在与母亲互动的过程中，接受功能性游戏和象征性游戏教育的儿童比在共同注意或控制条件下的儿童呈现更多不同的象征性游戏类型和更高的游戏水平。其他一些研究表明，自然发展行为干预策略（遵循孩子的引导，使用从最少到最多的插入式辅助层次结构，并提供自然强化）在提高游戏技能方面是有效的。不过，直接教授象征性游戏是必要的，因为许多孤独症儿童在没有针对性干预的情况下不会自发地使用这些重要的技能（Lifter et al.，2005；Wong，2013；Wong & Kasari，2012）。

　　几项研究检验了关键反应训练对拓展游戏技能的有效性。除了语言和共同注意的提高外，玩具游戏中的附带变化也受到关注（Pierce & Schreibman，1995，1997b）。结果还表明了象征性游戏（Stahmer，1995）和社会角色游戏（Thorp et al.，1995）以及游戏的复杂性的增强和社交互动的增加。莱登、希利和利德（Lydon，Healy & Leader，2011）将关键反应训练与视频示范进行了比较，发现在关键反应训练条件下，儿童具有更好的改善和泛化。

　　早期介入丹佛模式开发了一套详细的课程，将游戏技能分解为层层递进的多个步骤（Rogers & Dawson，2010），包括构建游戏、具象的或象征性的游戏。这个逐渐增加难度的步骤清单很好地展示了游戏的发展。共同注意、象征性游戏、参与和监管模式把围绕物体玩耍的游戏作为主要的干预方法，并强调在达到更困难的游戏水平之前，同一个游戏水平内的游戏本身具有多样性是很重要的。专栏 12.2 提供了一些与幼儿玩耍的实用技巧。

　　象征性游戏　象征性游戏是孩子用动作或物品来表现其他动作或物品的游戏，大约从孩子 2 岁半时开始出现，并从孩子的假装动作发展到想象的物体，然后是使用功能性物体（用勺子喂娃娃）的简单动作。在这个过程中，模仿扮演着重要的角色，因为模仿的假装动作和装扮开始占据发展阶段的中心（例如，穿着妈妈的鞋子，走路时把假装的电话夹在耳朵和肩膀之间，模仿爸爸打电话的方式）。经过几年的时间，象征性游戏在各种各样的主题中继续扩展，从简单的一步序列到与其他孩子一起的多步、多角色模式。

　　无论是对于典型发育儿童还是对于患有孤独症或其他残疾的儿童，这种类型的游戏都密切反映了语言的发展（Kasari，Paparella，Freeman & Jahromi，2008；Thiemann-Bourque，Brady & Fleming，2012；Toth et al.，2006）。可

准备，设置，实施！

专栏 12.2：幼儿游戏小贴士

- 首先吸引并引导孩子：通过模仿孩子的游戏动作并提供后效强化来跟随他们。
- 使用一般的家庭用品，如用于储存食品的罐子、用于隐藏物品的塑料食品容器，以及可以敲打的勺子和金属锅或碗。
- 避免有按钮和声音的电子玩具——它们往往会让人分心。
- 在给孩子展示玩具之前想一下：这个东西有什么好玩的？积木掉落的声音？看到降落伞上的小雕像从飞机上掉下来？橡皮泥被压扁的感觉？
- 在展示玩具和动作时，仔细观察孩子，看他是否参与其中并被吸引去玩。跟随孩子，最大限度地提高参与度。
- 通常，你在展示新动作和玩具时表现出最大的不同：热情和兴奋！
- 如果孩子不感兴趣，请准备好备案。手头有几个玩具可用及为每个人制定计划可以保证他们有动力和兴趣高昂。
- 考虑拥有多个相同的玩具，以便对动作进行示范。
- 在每日常规中穿插简单游戏动作的示范或玩耍。例如，一个成人把纸尿裤当作帽子戴起来显得很有趣，能吸引大多数孩子。

能是因为需要很多社交技能才可以执行象征性游戏，因此它对孤独症儿童来说尤其困难（Jarrold，Boucher ＆ Smith，1996）。另外，孩子对象征性物品或行为的理解能力有延迟或受损。随着游戏序列变得更长和更加复杂，孤独症儿童可能难以规划这些序列和管理不同的角色。

成人应确保象征性游戏在这个阶段的多样性和灵活性。因此，游戏伙伴必须在游戏中模拟灵活多样的动作、脚本和方案，并避免重复动作。自然发展行为干预特别适用于这类游戏的教学，因为它强调将教学嵌入自然的日常生活中，并使用各种教学示例，但要由游戏伙伴来模拟多样性。使用音效、好笑的声音、意想不到的动作、傻乎乎的表情和创造性地使用许多不同的游戏材料，通常很容易增强象征性游戏的动机。玩伴的活力、幽默、聪明才智和足智多谋会让孩子觉得自然发展行为干预无法抗拒。有关象征性游戏教学的更多提示，请参见专栏 12.3。

准备，设置，实施！

专栏 12.3：象征性游戏教学提示

- 假装动作游戏常规中最受欢迎的一个是假装睡觉，大声打鼾。当孩子用假闹钟或公鸡叫醒你时，一定要表现得非常惊讶。轮流参加这项活动是建立参与度的一种简单方法。

- 示范功能性游戏的动作，孩子能从自己的日常生活中辨别出来，比如洗澡（用毛巾给超人洗澡）、就寝（把玩具大象放在床上）、购物（用假币支付）或烹饪（用大木勺搅拌锅子里的汤，然后喂动物或玩偶）。

- 在这个阶段最容易犯的错误就是太多太快。记住，在进行更复杂的游戏之前，要向孩子的游戏动作中注入大量的多样性和自发性。

- 一些孤独症孩子看不到装扮活动的乐趣，但是戴上一顶傻傻的帽子、一副塑料眼镜，或者用硬纸板盒做一个盾牌，就可以简单地装扮自己。重要的是要在装扮活动中获得乐趣。

- 一定要包括维持任务。对孩子来说，不能让所有的游戏动作都是新的和困难的。

- 如果孩子总是想以同样的顺序玩或用同样的材料，试着先提供一个，再调整。也就是说，孩子接触喜欢的游戏材料或游戏顺序是强化物，用来强化孩子用不同的玩法及材料，或对他人的游戏主题做出反应。

- 在游戏中许多孩子很难接受别人的想法，这对孤独症儿童来说尤其如此。在确定灵活性目标之前，确保孩子有大量的游戏动作和顺序可供选择。

- 你可以选择一套象征性游戏的玩具（例如，医生套装和木偶，假器具和玩偶，有车的小雕像和玩具车库）。然后，在提供的选项中，跟随孩子的引导，看看什么是他感兴趣的。

- 记住，不要马上开始提示。建立参与，找到动机，然后穿插一个新的动作或序列。叙述适当的游戏动作可以提供重要的反馈，并建立词汇量，只要在孩子专注于大多数的叙述的同时成人不只是背景噪声。要确保符合孩子的语言水平。

博弈游戏　在 3～4 岁间，典型发育儿童开始玩各种各样的棋类游戏。与其他游戏相比，一些早期的博弈游戏更适合自学。如果博弈游戏中一个令人兴奋的动作与轮换有关，或者孩子在游戏中期待着一个出人意料或令人兴奋的结局，那么游戏往往会让孩子更有动机。例如，在"狗嘟嘟"游戏中，目标是让狗狗拉便便。在"馅饼脸"游戏中，目标是避免被生奶油打到脸。在"贪吃猪"游戏中，小猪被喂到打嗝。而在"美丽的公主"游戏中，玩家在游戏过程中收集珠宝。有时，游戏可以被改编成更刺激的游戏，或者将孩子有限的兴趣融入其中。如果记忆类游戏中包含孩子最喜欢的玩具、物品或人物的图片，也许可以通过比赛获得特别的奖品，那么游戏的激励作用更强。"糖果乐园"是一款简单的、游戏块在棋盘上移动的游戏，如果在游戏过程中可以获得糖果，这款游戏会更有趣；一个对地图感兴趣的孩子，如果把它作为探索地图的一种方式，可能会喜欢"糖果乐园"游戏。一个喜欢汽车品牌的孩子可能会被引导去玩"不要打破坚冰"游戏，玩法是把汽车的商标贴在冰块上，然后用锤子敲。更多使游戏成功的策略请参见专栏 12.4。

准备，设置，实施！

专栏 12.4：玩博弈游戏的小技巧

- 开始时让游戏超短，让孩子在游戏结束的时候仍然很想玩！
- 提示各种任务（不仅仅是要求一个轮次）。在整个活动过程中，还应提示对其他人的轮次进行评论、给予物品和回应，这是引入任务变化和穿插具有轮次目标的维持任务的好方法。此外，如果游戏需要骰子或其他物品在玩家之间来回轮流，则提示各种骰子请求："把骰子给我""我能要骰子吗""请掷骰子"都是不错的选择，可以交替使用。多样性能够锻炼孩子的全部技能，同时要防止呆板的语言和游戏行为。
- 如果有多个孩子在玩这个游戏，一定要鼓励和表扬所有的参与者，而不仅仅是患有孤独症的孩子（也可以参考合作安排和成功的游戏聚会部分）。

　　游戏还包括各种社交游戏。社交游戏与感官社交常规区别不大，只是它们变得越来越复杂、越来越具有规则性。社交游戏运用起来非常方便，不仅因为我们可以根据需要改变游戏规则，来适应孤独症儿童的能力（例如，孤独症儿童可能无法理解游戏的某个部分，这种情况下就可以根据孩子的能力酌情变通游戏规则），还因为社交游戏融合了许多感官社交游戏的强化效果。表 12.4 列举了一些孩子们喜欢的社交游戏，以及如何变更和调整游戏的方法。

表 12.4 社交游戏小贴士

游戏："老狼老狼几点了?"

说明

在这个游戏中，狼（成人）站在离孩子很近的地方，转过身去，这样他就看不到孩子了。孩子问狼："老狼老狼几点了?"狼说3点了，这样孩子就可以朝狼走3步。这个过程重复进行，直到孩子碰到狼并赢得游戏，或者狼回答说"开饭了"并追着孩子假装要吃他们。

提示

这个游戏最初需要一个提示器来帮助孩子理解游戏，孩子能数到5最好。

狼最初应该由成人扮演。

添加标记，在地板上标记孩子应该走的地方。

强化物通常是最后的突然追逐。

游戏："捉迷藏"

说明

当孩子藏起来的时候，成人数到一个预定的数字。成人寻找孩子，直到找到他们。在某些版本中，两者都会跑回"家"，谁先到谁就赢。

提示

在准备游戏的时候，预先设定好孩子可以藏在哪里的限制（例如，只可以藏在客厅里、待在花园里），以防止不知道孩子在哪里。在开放空间，用粉笔画出边界或确保有安全的物理屏障是很有帮助的。

如果有多个孩子参与，让孩子们两人一组搜索，其中一个孩子问："我是变得更热了还是更冷了?"另一个孩子回答说："更热了。"

启动可以包括提示当发现隐藏的人时该做什么。（例如，你可以说"我找到你了"或"你在这儿"。）如果孩子因为找到了躲藏的人没有得到足够的强化而显得没有什么兴趣，可以通过在最后添加一个追逐回基地环节，或者隐藏的孩子跳出来、击掌或其他孩子可能会觉得兴奋的行动来解决。

游戏："红灯，绿灯"

说明

一个人说"红灯……绿灯"，另一个人则在"绿灯"时走向说话的人，并在"红灯"时停下来。有时，当有人说"红灯"时，叫"绿灯"的人是转身离开、正在移动的人。在这个版本中，获胜者是第一个到达说话的人身边的人。

提示

把零食或其他想要的活动放在最后，这样孩子们就会有动力去到达说话的人的身边。在夏天，让孩子们提着装水的小桶或拿着水球，同时走向那个叫"红灯""绿灯"的人。当说话的人说出一个约定的"魔法"字（如《彩虹之光》）时，孩子们可以跑向说话的人，试图向说话的人泼水或抛水球。

游戏："木头人"

说明

音乐响起时，所有的参与者都在跳舞。当音乐停止时，每个人都原地不动。如果音乐停止时你还在动，你就出局了。

提示

在解除冻结之前，提示孩子们向同伴提出问题或发表评论。这是一个很好的家庭游戏，参与者可以包括弟弟妹妹和其他家庭成员。

续表

游戏："鸭子、鸭子、鹅"（要求 3 人以上）
说明 除了一个人，其他人都围成一圈。外圈的人走在组成圆圈的孩子们后面，轻拍每个人并说"鸭子"或"鹅"。当使用"鹅"这个词时，被拍打的人必须起来，试图在拍打的人完成圆圈并在被拍打的那个人的位置坐下之前抓到他。 提示 给走在圈外的人选择的机会，决定什么时候说"鸭子"、什么时候说"鹅"。 把短语改成最喜欢的短语："鸭子"变成"意大利香肠比萨"，"鹅"变成"面包"。

有效的游戏教学中的自然发展行为干预策略

所有的自然发展行为干预都重视游戏的重要性及其在发展中的作用，并且许多一般的自然发展行为干预策略可以用来教授游戏。其中包括各种辅助策略、轮流和轮流交替策略、儿童选择和共享控制策略，以及平衡新任务或习得任务与维持任务或已学任务。

辅助策略　在教授功能性游戏行为时（例如，用锤子敲下钉子，敲鼓，推动汽车），从给孩子提供一些他们喜欢的玩具开始。一旦孩子选择了一个玩具，通过拿到它或者接近它来表示对它的兴趣，成人就可以等着看是否有自发的功能性游戏发生（例如，孩子开始推动汽车）。如果孩子开始了一个适当的动作，成人立即模仿并用表扬来描述动作（例如，"开车，干得好"）。如果孩子继续探索玩具，但没有功能性地使用它，成人可以在他的回合中提供一项玩玩具车的示范，并提示孩子进行模仿，把车交还给孩子说："你这样做。"如果孩子不模仿动作，用"从最多到最少"的提示来帮助孩子完成动作。

动力是另一种先行策略，它为即将到来的游戏行为奠定基础，并帮助引导孩子进入游戏。例如，示范将一辆车从斜坡上推下时，游戏伙伴可能会在将车从斜坡上推下之前，通过音效和激动的面部表情表现出车在"加速"。这可能会产生期待和兴奋，让孩子更有可能与大人和玩具互动，模仿动作。

示范和非语言提示可以用来教授简单或高级的游戏技能，例如游戏中的象征性替换，或者使用模棱两可的物体来假装某个不同于它实际的物体。模棱两可的物体在形状或颜色上与实际物体相似，本身并不独特。罗杰斯及其同事（Rogers et al.，2012）用雪糕棒来代表勺子，然后，在一个既定的共同活动过程（用勺子喂婴儿）中产生了一个变化——用实际物品示范一个已掌握的游戏动作（用勺子喂婴儿），紧接着用新的模棱两可的物品示范一个相同的动作（用雪糕棒喂婴儿）。家长提示孩子模仿这两个动作。如果有两组物品可用，父母和孩子便可交替使用实际的物品（勺子）和模棱两可的物品（雪糕棒）。

游戏往往提供了很好的机会来掌握更高级的交流技巧，比如评论。游戏的固有结构提供了视觉和姿势提示（例如，被传递的骰子或锤子）来轮流进行，可以让自然提示迅速消失。将评论与常用的祝贺或表扬他人的姿势（如击掌、碰拳）相结合有助于提示，因为口头提示更容易淡化为时间延迟或姿势提示。考虑到游戏是由一系列重复的动作组成的，保持互动多样化是很重要的，因为患有孤独症的儿童倾向于记住模式。例如，在玩记忆匹配游戏时，玩伴可以在翻到两张不匹配的牌时表现出各种不同的反应，而不是每次都用相同的音调说"不匹配"。在教授游戏玩法时，快速淡化提示能确保游戏不是被死记硬背的。

当与多个伙伴一起玩游戏时，提示人员应该仔细考虑所处位置。例如，如果孩子和同伴一起玩，提示人员要在孩子身后，而不是和孩子们一起围在桌子旁。这可以防止同龄人模仿成人，防止孤独症儿童模仿成人而不是同龄人。此外，它更容易淡出——这是所有提示者的最终目标。启动也可以用来提前教授社交游戏规则，并且已经被证明可以增强同伴的社交互动（Gengoux，2015）。启动也可以用来阐明行为预期（例如，"把你的手放好，等着轮到你"），并为游戏的输赢做好准备（例如，"记住，它是关于与你的朋友度过一段美好的时光，而不是输赢"）。

轮流和轮流交替策略　轮流可以让互动往返进行（Harrist & Waugh，2002），并且在游戏发展的任何阶段增强请求、评论和玩玩具技能（Rieth et al.，2014）。当孩子学习功能性和象征性游戏时，拥有两套相同的玩具可以让玩伴模仿想要的游戏动作。此外，有时只有一个版本的玩具（例如，一个球的球坡道）也很有帮助。这自然为轮流提供了机会。成人也可以在自己的轮次中加入一些新的成分——声音效果、速度元素，或是一种意外的变化，这种变化丰富了互动，增加了孩子继续活动的兴趣。这种策略通常被称为"加法"，可以强化玩伴间的轮流。

当孩子重复玩耍时，轮流也很有帮助。利用孩子的强烈兴趣，一遍又一遍地重复同样的动作，可以作为一种激励孩子练习新的但相关的技能的方法。例如，成人可以模仿孩子的行为，然后模仿有细微变化的重复动作，并鼓励孩子在回归他常用的游戏方式之前尝试模仿这种变化。成人因此建立了一种轮流常规，利用他的轮流来示范如何创造性地或搞笑地使用相同的材料，从而鼓励孩子扩大他的游戏常规。

轮流是大多数游戏中很自然的一部分，包括观察游戏伙伴、等待轮到、评论、请求和情感共享。一开始，目标可能是当机会出现时轮流玩。但最终，玩伴的情感共享也是同等重要的，因为它增强了孩子成为玩伴的可能性。有时，在高级社交游戏中传授轮流游戏的技巧要比在棋盘游戏中容易得多，因为棋盘游戏是基本的游戏结构，规则较少。

当开始练习这项新技能时，要限制第三人对轮流的提示（避免过度使用"轮到××了"）。相反，当你让孩子和同伴轮流时，要让孩子说"轮到我了"来请求他的轮次和说"轮到你了"。成人不要每次轮流时都提供示范，有些轮流应该在游戏交换中进行。在游戏中轮流可以通过多种方式来促进，因为游戏伙伴不应该总是要求孩子提出轮流要求或宣布轮流（"轮到谁了""轮到我""轮到你"）。相反，轮流应该在活动中自然地进行，就像在共同活动常规中一样。如果游戏伙伴需要不断提醒孩子轮流或让孩子提出轮流，成人可以考虑调整游戏或回到社交游戏，以确保孩子跟得上轮流的非语言暗示，保持对游戏的兴趣。

儿童选择和共享控制策略 在保持游戏乐趣的情况下，实现对材料的共享控制是很有挑战性的。例如，如果一个孩子对把球从桶里倒出来感兴趣（这在小孩子中很常见），这时不建议干扰孩子，因为许多孩子拒绝这种干扰。一项更有用的策略是设置一种情境，使孩子需要得到成人帮助才能玩物品。例如，桶是可接近的，但球在一个不能独立打开的盒子里（可以使用带扣盖的透明塑料盒）。虽然孩子可能提示成年的玩伴去打开盒子，但是等待一个想要接触球的欲望的行为提供了一个自然的沟通机会。另一项成功的共享控制策略是添加。例如，当孩子玩水桶和球时，用增加一个正在吃球的玩偶，作为对球进行控制的一种有趣方式。提供物品者被鼓励注意到不寻常的游戏兴趣，往往具有高度激励作用。以成人和孩子在孩子的卧室里玩一盒玩偶为例：孩子在开始互动时可能会表现出兴趣，但随后会慢慢地远离成人。最后，孩子手里拿着一个小玩偶，跑到床上和小玩偶坐在床上，然后到盒子里换小玩偶，重复这个顺序（和小玩偶坐下来，跳起来，跑到床上，用力地坐下来，站起来，把小玩偶带回盒子里换）。两回合后，如果大人注意到这是一个过程，并模仿孩子，这一过程可以变成一个游戏。重复几次之后，成人可以提供一个变化（一项习得任务），并在床上模仿小玩偶跳跃时说："哇！"孩子模仿这个动作，成人和孩子重复这个顺序。这种不寻常的行为很可能是成人没有预料到的，但是因为成人注意并密切关注孩子的兴趣，所以成人能够利用孩子的兴趣。

平衡维持任务与习得任务以及加一规则 在每一个教学环节中，成人应在新任务（习得）和掌握或维持任务之间进行交替，并进行非后效强化和模仿。这种交替能让孩子保持高动机，并且互动是平衡的（参见第6章）。习得任务应该刚好高于已掌握任务的难度水平（例如，处于儿童的最近发展区）。例如，如果孩子正在进行各种功能性游戏活动，那么下一个目标就是用小玩偶或木偶进行动画游戏。如果孩子已经能够在公交车上放置小玩偶，下一个目标就是让孩子用小玩偶向公交车司机问好。并不是所有的玩偶都应该在装进公交车的时候带有动画，因为把它们放进公交车属于维持任务。

和朋友一起玩的教学

第 5 章深入探讨了关于融合和同伴介导干预的文献。本节增加了促进与同伴互动的实用策略。它对文献进行了简短的梳理，随后提供了一些实用的技巧和思路，以促进同伴之间在小组活动和游戏聚会中的合作和参与。

在自然情境（家庭、学校、社区环境）中教孩子们玩游戏是最容易的，因为游戏是所有孩子去哪儿都会做的事情。为了帮助孤独症儿童学会与同龄人一起玩耍，他们必须定期接触潜在的玩伴。理想情况下，孤独症儿童应该定期与他们的兄弟姐妹和由邻里孩子组成的自然同龄人群体在一起。在这种融合环境下进行的教学将对促进同伴关系的发展具有特别强大的作用。至关重要的是，游戏干预不但要注重传授单个的游戏技能，而且要以有意义的方式将孩子融入他们的同伴文化中（Wolfberg & Schuler，2006）。

把游戏伙伴变成强化物

在自然发展行为干预中，把游戏伙伴变成强化物是很关键的。实证研究表明，当学习发生在有意义的情感社交互动中时，能促进学习（Schreibman et al.，2015；Topál，Gergely，Miklósi，Erdöhegyi & Csibra，2008）。借助同龄人进行强化需要制定详细的计划和持续的监控，对于一些孤独症儿童可能包括多个步骤。简单地测量非结构化情况下的同伴接近度是一种非常粗略的方法，但可以快速地衡量同伴的强化程度（McGee et al.，1999）。总的来说，从较小的年龄起，对同伴互动的仔细和深入的评估是非常必要的。随着儿童年龄的增长，他们的自然情境扩大到包括同伴互动这一更重要的社交环境。

虽然大多数孩子的目标可能是和同性的同龄人一起玩，但一开始他们可能更容易有一些与稍大或更小的同龄人一样的兴趣爱好，或者与异性同龄人的兴趣一样。学校工作人员通常会提供帮助并推荐几个对患有孤独症的孩子感兴趣的孩子，他们经常表现出主动的亲社交行为和移情（例如，帮助他人，分享），并且可能成为好的游戏伙伴。此外，一般来说，孩子参与的活动越具有融合性，就越容易找到同龄人来练习。在活动前后逗留是一项有用的策略，可以在放学前后与同龄人的父母自然地联系和社交，或主动提出共乘一辆车。在等待的过程中，带一些零食来分享，或者进行一些多人参与的游戏来吸引同伴加入，也能促进彼此之间的联系。

孤独症儿童最初可能会缺乏与同龄人玩耍的兴趣。将同伴与高强度的强化物

（比如喜欢的零食和玩具）配对，可能会增加他们的兴趣。辅助孤独症儿童回应来自同伴的简单请求，将直接自然强化与同伴启动配对，并在最初把高强度强化物与低任务需求相结合，这些都是很重要的。在同龄人附近进行平行游戏，偶尔交换玩具材料，也是一个很好的开始，教学可以朝着更长久、互惠的互动发展。

同龄人介导干预

由于使用成人伙伴来练习已习得的社交技能不容易泛化到同龄人中，因此通过同龄人介导的方法直接教授社交技能能达到令人满意的效果。同龄人介导干预通常包括训练同龄人实施针对残疾儿童的干预（Chan et al.，2009），通过教导孩子坚持发起特定的游戏行为（分享、帮助、给予关爱和赞扬）（Rogers，2000）。尽管实践中没有充分利用这种方法的例子（Rogers，2000），但研究者提出了一些同龄人介导干预的有效方法（Wang，Cui & Parrila，2011；Zhang & Wheeler，2011）。例如，教导学龄儿童实施关键反应训练，以增加孤独症儿童的社交行为（包括主动和被动）（Harper，Symon & Frea，2008；Kuhn，Bodkin，Devlin & Doggett，2008；Pierce & Schreibman，1995，1997a，1997b）。同龄教练的项目包括与成人教练一起进行指导和示范，与成人和其他同龄人教练一起进行角色扮演，以及在与独症儿童的游戏过程中进行间歇性反馈。已有研究显示了语言和共同注意（和玩具游戏）也会变化（Pierce & Schreibman，1995，1997b）。同龄人辅导也被用来教授同龄人随机教学技术（McGee，Almeida，Sulzer-Azaroff & Feldman，1992），在互惠的社交行为、社交发起和同龄人接受等方面有了改善。实证研究表明，父母也可以教兄弟姐妹使用同龄人介导策略（Strain & Danko，1995；Strain，Kohler，Storey & Danko，1994）。

奥多姆和斯特兰（Odom & Strain，1984）开发了第一种同龄人介导干预模式，该模式包括对同龄人进行基于行为的训练，以增强孤独症儿童的社交主动性和反应。另一种方法来自整合游戏小组模式（Wolfberg & Schuler，1993），在该模式中，指导同龄人通过引导注意力、模仿象征性游戏，将孤独症儿童的行为嵌入更广泛的游戏主题中，鼓励孤独症儿童玩玩具（Zercher，Hunt，Schuler & Webster，2001）。该模式涉及许多与自然发展行为干预方法一致的组成部分，包括在自然整合和发展适当的游戏环境中进行干预，使用一致的程序和具有合作性的玩具提供有利于合作的环境，通过成人支持强调儿童主动的行为。研究表明这些策略能产生更多的功能性、象征性和社交性游戏，减少非功能性的物体操作和独立的游戏（Wolfberg & Schuler，1993）。卡萨里及其同事（Kasari et al.，2012）证明了在经历了相对短暂（6周）的同龄人训练干预后学校社交网络的持续变化。

促进游戏聚会

孤独症儿童的家长举办的活动是建立同龄人关系和提高社交技能的自然情境。大量实证研究表明，如果家长积极地在校外建立并促进同龄人之间的接触，比如玩耍和聚会，孤独症儿童更有可能建立互惠的友谊（Frankel, Gorospe, Chang & Sugar, 2011；Frankel & Myatt 2003；Ladd, Hart, Wadsworth & Golter, 1988）。研究表明，自然主义策略可以用来增加与成人和同龄人的自发社交互动（Kohler et al., 2001）。它们的共同特征包括两种动机策略（例如，结合儿童的兴趣、环境设置、条件强化等），并根据发展顺序对游戏目标进行系统的辅助（Hwang & Hughes, 2000；Jung & Sainato, 2013）。例如，科勒及其同事（Kohler et al., 2001）证明，当教师接受特定自然主义策略（使用新材料、参加游戏活动、合并选择、设置环境、扩展语言、吸引同龄人的注意）的指导时，学龄前儿童的自发社交互动有所增加。

跟随孩子的引导　自然发展行为干预策略在同伴互动时所用的活动是儿童喜欢的，并跟随儿童的引导，这意味着为游戏聚会选择的活动应该包含两个孩子（例如，孤独症儿童和同龄人）都感兴趣的活动。当孩子们沉浸在一种相互强化的活动中时，他们不但更有可能与人互动，而且有了最佳的技能教学环境。如果孩子一开始难以进行适当的互动，活动会难以继续吸引他们的兴趣，成人要努力帮助并改进互动。当然，为了确保活动是孤独症儿童的首选，一般的活动可以稍做修改以包含特定的兴趣。例如，如果两个孩子都喜欢玩宾果游戏，而孤独症儿童喜欢动物，那么动物宾果游戏可能是一个很好的选择。同样，如果两个孩子都喜欢篮球，但是这个游戏对孤独症儿童而言来说有点难，也许使用气球来打篮球更容易，将会更受欢迎。

合作安排　为了有效地促进社交，活动的结构必须确保儿童（特别是孤独症儿童）在使用适当的社交技能时得到尽可能多的后效强化和自然强化。理想情况下，互动的强化应该直接来自同伴。例如，如果活动是拼拼图，成人可能会提示孤独症儿童像同龄人那样提出请求："你能递给我一块拼图吗？"然后，成人就可以确保同龄人为适当的要求提供后效自然强化。要系统地做到这一点，最简单的方法是有意地设计活动，使其包含合作；在这种活动中，合作是完成活动的必要条件，并直接作为对一个或两个孩子的强化。合作安排可以被认为是一种环境设置，其重点是确保同伴控制孤独症儿童完成任务所需的材料。在教室里、操场上、课外活动期间，或在家里玩耍和聚会期间，可以很容易地由一名成人确立合作安排。

合作安排中的共享控制　确立初步合作安排的一种方法是让孩子们共同控制活动所需的材料，然后开始活动。例如，如果所选择的活动是让孩子做比萨，成人可以要求每个孩子带来一种最喜欢的配料来分享。当带来意大利辣香肠的孩子决定他想要把菠萝加到比萨饼上时，可以提示孩子（如果必要的话）向他的同伴要一些。这样就在活动的结构中建立起了最初的互动动机。合作安排的好处是，一旦孩子学会了提出适当要求的技巧，只要有合作安排，他们就不再需要大人的辅助而是能够独立进行合作互动。

同样，活动或游戏也可以围绕孩子的强项设计，这样孩子就会立即成为游戏中有价值的一员。例如，如果一个孤独症儿童的阅读能力很好，他就可以负责在寻宝游戏中为其他孩子阅读线索。一个游泳好的孩子可以负责潜水，把泳池玩具分发给他的朋友。在宾果游戏中，喜欢数字的孩子可以成为呼叫者。最后，成人可以不断地重新确立合作安排，以便儿童能够保持持续的高度积极性来相互合作和沟通。在不同类型的活动中，利用合作安排鼓励同伴互动的其他例子包括：

- 当需要吃零食的时候，把所有的盘子和杯子给患有孤独症的孩子，把所有的零食给同伴。鼓励孤独症儿童问他们的朋友想要哪个颜色的盘子和杯子。一旦孩子把盘子分发出去，他们就可以向同龄人索要零食。通过这种方式，孩子将得到直接的自然强化，因为是他们向同龄人主动的。还可以鼓励孩子们互相准备零食，这样他们就可以练习问另一个孩子想要什么、在哪里、吃多少食物。

- 如果孩子们想要玩火车，把火车拆成零部件放在干净的容器或袋子里，然后分发给孩子们，这样没有一个孩子有足够的材料来建造轨道和独自玩耍。提醒孩子们看看其他孩子有什么，如果他们想要朋友拿着的东西，可以要求交换。这将鼓励孩子们在高动机的情况下练习主动向同伴索要玩具。为了鼓励孩子与同伴一起练习游戏技能，成人可以在轮到孩子之前，提示目标儿童模仿同伴对玩具的使用。

- 在介绍一项活动，比如艺术活动时，设定孩子们一起完成活动的预期。这为孩子们沟通协商正在进行的活动应该是什么样子创造了一个机会。例如，孩子们一起制作一个玩偶（而不是每个孩子制作自己的玩偶），成人可以鼓励他们互相交流玩偶应该是什么样子的，询问和回答关于头发的颜色、衣服的类型和面部特征的问题，直到共同决定。成人可以协助将活动所需的材料（剪刀、胶水、丝带）放在桌子周围并适时移动，不断创造让孩子向朋友询问需要什么来进行互动的新机会。只有一把剪刀或一瓶胶水将进一步确保孩子们必须轮流频繁地索要物品。

- 合作安排也可以设计进体育运动中。这可能会涉及规则的轻微调整，但如果在游戏开始时引入新规则，也会让游戏变得更有趣。例如，让两个伙伴负责说"红灯""绿灯"意味着两个孩子必须讨论何时发出哪项指令。通过设置计时器，让孩子们一起努力在 2 分钟内尽可能多地投中篮球，甚至可以赋予球不同分值，这些都可以让投篮变得具有合作性。

- 在烹饪活动中，可以让阅读能力强的孩子负责食谱，并提示其他孩子询问下一步需要完成的内容。在一个大的小组中，每种配料都可以给不同的孩子，这样拿着搅拌碗的孩子就可以反复练习去要求他需要的东西。对于已经准备好练习对话技巧（除了请求之外）的孩子，成人可以鼓励孩子对他最喜欢的食物提出问题并分享意见，确保在目标儿童接受下一个要素（尝试对话的自然强化物）之前及时提示他完成这些具有挑战性的任务。当食物准备好后，孩子们可以一起吃。专栏 12.5 提供了一些与游戏聚会相关的小技巧。

 准备，设置，实施！

专栏 12.5：游戏聚会小技巧

- 刚开始的游戏时间要短。短暂的成功的游戏比长时间玩耍更有价值。长时间玩耍时，孩子们可能忽视彼此或者更糟，也可能出现问题行为。
- 如果想玩个痛快，可以提议和孩子们共乘一辆车去学校或参加活动，并在乘车之前或之后给孩子们几分钟时间玩耍。
- 放学后一起去吃冰淇淋可以是一种游戏聚会；它是短暂而甜蜜的，有助于让同伴成为一种强化物。甚至放学后和同伴一起在操场上吃零食也是一种社交活动。
- 你可以这样启动合作安排：提前告诉同伴们计划的活动，这样他们就会很兴奋地参与进来，甚至可以带一些材料来帮忙（例如，比萨或冰淇淋配料、工艺用品）。
- 如果孩子对在家里玩时有大人在身边很敏感，那就在厨房里从事一些需要切割或烹饪的活动，或者带他们到外面需要大人监管的地方（例如，游泳、打保龄球、在当地的健身房攀岩等）。
- 想想你应该如何安排孩子们坐在桌子旁边的活动，确保孩子们面对面，但又不能靠得太近，不能从对方手里抢东西。
- 一定要在玩的时候给孩子们提供反馈和提示。
- 用合作的方式安排装饰的零食。
- 与其他家庭协调，找出同伴最喜欢的零食和/或活动。
- 穿插一些体育活动，让身体活动起来。
- 选择那些有明确开始和结束的活动。

小　结

这一章的重点是使用自然发展行为干预来增强有意义的社交技能，也就是说，这些技能有可能随着时间的推移对孩子的人际关系产生持久的影响。重点放在了可以在自然情境中与孩子的自然游戏伙伴一起使用的教学策略，无论这些伙伴是非常年幼的孩子的父母还是典型发育的同龄人。这些策略旨在通过自我监管促进更积极的参与和更强的独立性。自然发展行为干预方法的主要优点之一是强调可以使儿童的干预互动愉快进行。无论是在感官社交常规中教授发起功能性或象征性游戏，还是教授高级合作游戏技能，使用动机策略（如跟随孩子的兴趣）都可以特别有效地教授社交技能，因为社会化的核心目的就是获得快乐。

第13章
支持行为、自我调节和适应性技能

门迪·明贾雷斯、伊冯娜·布鲁因斯马

和罗斯·马托斯·布西奥

与正常发展的同龄人相比，孤独症的个体有更高概率发生挑战性行为，这些挑战性行为包括侵犯、自伤、不服从以及发怒。研究人员普遍认为这种情况的出现是由于技能缺陷（例如，缺乏沟通技巧），感官敏感性，僵化的行为模式，以及孤独症个体在许多工作、学习和玩耍的环境中缺乏可得的支持。与正常发展的同龄人一样，孤独症个体也必须学习对行为的自我管理以及参与正向行为，比如坚持完成任务以及使用适合当前环境的技巧。本章着眼于支持行为的策略和适应性行为及其技巧，其中包括自我管理。这些内容既讨论了针对技能缺陷的策略，主要聚焦于适应性行为，也讨论了可以用于减少挑战性行为以及协助孤独症个体参与各类活动的环境支持。

正向行为是一个广义概念，可能随着环境发生变化，按年龄划分，并取决于个人的家庭系统、文化价值观、生活经历和背景。在本章中，正向行为的定义是那些符合个体特定发展阶段，以及提供支持来改善生活质量和功能，并使之朝着减少限制的方向发展的行为。反过来说，挑战性行为对孤独症个体长期幸福和生活质量造成的风险被列为使其无法成功参与社区活动的一个主要原因（Carr，2011）。挑战性行为同时也是孤独症个体所在家庭压力的主要来源（Bristol，1984；Koegel，Schreibman，et al.，1992；Lucyshyn，Dunlap & Albin，2002），并且时常导致个体生活在局限性的环境中，生活质量受到影响。因此，应用行为分析领域部分聚焦于为孤独症个体及智力残疾人士开发科学有效的技术过程以减少挑战性行为，同时进行功能性、适应性技能教学。

系统而直接的指导对于孤独症个体的技能学习是很有必要的，例如等待、沮丧时请求休息、礼貌地轮流进行活动、准备健康的食物或者依靠预算生活。

这些技能都必须花费一段时间进行练习、塑造和强化。想要符合自然发展行为干预模式，在设计用于塑造这些技能的策略时，必须考虑到实用、社会效度，并且能够在自然情境下进行实操。像功能性行为评估这样的工具，在测定**行为功能**（function of the behavior）、鉴定**功能等价替换行为**（functionally equivalent replacement behaviors）和最终为全面构建**正向行为支持**（positive behavior support，PBS）计划提供所需信息方面都至关重要。在支持孤独症个体应对抗挑战性行为的过程中，自然发展行为干预依靠应用行为分析疗法，正向行为支持包含在其中（Carr et al.，2002；Horner，Dunlap，Koegel & Carr，1990）。

自然发展行为干预和挑战性行为

为了解决挑战性行为问题，一些自然发展行为干预方法探讨了具体架构（例如，早期介入丹佛模式、关键反应训练）。然而，关键反应训练依靠的是应用行为分析和正向行为支持（例如，帮助家长成为沟通教师项目）。例如，早期介入丹佛模式依据应用行为分析的原则采取了一种逐步化的方式解决挑战性行为问题（Rogers & Dawson，2010）。这一方法包含以下步骤：

1. 描述行为并收集频率数据。

2. 如果表现出不安全行为（例如，侵犯、自伤），立刻与行为分析师一起对其进行功能评估。

3. 如果行为是突然发生的，请求初级保健医生加入评估以排除生物学因素。

4. 在执行早期介入丹佛模式治疗计划过程中，如果行为并非不安全，并且不能明确此行为计划是否所需时，依然要对行为进行持续监控，包括**外观形态**（topography）、功能以及行为频率。

5. 必要时，基于功能评估数据开发行为计划，在早期介入丹佛模式治疗计划过程中实施，获取过程数据并严密监控8～12周。

6. 之后，如果行为计划无效，咨询行为分析人员。

帮助家长成为沟通教师项目指出，如果临床医生具有评估和干预挑战性行为的合适技能（例如，具有应用行为分析背景），在开启更加具体的帮助家长成为沟通教师项目模式之前，家长训练可以集中于减少挑战性行为。没有此项技能的临床医生应与具有应用行为分析专业知识的同事合作（Ingersoll & Dvortcsak，2010）。早期介入丹佛模式还指出，随着时间的推移，具有挑战性行为的儿童会从成人那里获得越来越少的积极关注，因此，在问题行为发生概率较低的活动中，向这些儿童提供非后效积极关注是很重要的。这一策略与许多自然发展行为干预都认同的普遍观念一致，即积极影响和互动是干预的重要组成部分。

在关键反应训练中，功能评估、前事干预、自我管理和多成分干预组合等原则被用于减少挑战性行为（Koegel，Koegel，Boettcher，Harrower & Openden，2006；Koegel，Koegel，Hurley & Frea，1992）；自我管理、刺激转移和竞争强化（competing reinforcement）被用于减少干扰行为，例如重复行为和兴趣狭隘（Koegel，Talebi & Koegel，2006）。早期介入丹佛模式也会使用功能相似的替换行为教学来减少刻板（例如，利用儿童反复使用的物品进行物体游戏教学），以及利用儿童的狭隘兴趣和刻板行为来强化他们在没有这种行为时的参与（Rogers & Dawson，2010）。这些策略与更广泛的应用行为分析文献结果相一致，文献已证明使用刻板行为或重复行为作为强化手段对学习有增强作用，并且不会导致这些行为的增加（Charlop，Kurtz & Casey，1990；Charlop-Christy & Haymes，1998）。一些自然发展行为干预模式，比如共同注意、象征性游戏、参与和监管还依赖于针对自我管理的其他策略，例如成人匹配和适当影响的示范。接下来对与大多数自然发展行为干预一致的、可用于解决挑战性行为问题的策略进行概述。

相关的应用行为分析干预

在使用自然发展行为干预框架解决挑战性行为问题时，会应用相当一部分的通用应用行为分析原则。应当使用功能评估原则来系统地解决行为，其重点是预防（前事干预）和功能替代行为教学。对挑战性行为进行干预的措施还应包含正向行为支持强调的原则，包括专注于融合、提供环境支持以减少挑战性行为，以及进行功能性技能教学以提高生活质量。也就是说，这一情况与用来满足孤独症个体需求的环境的准备不足有关，而有时它与个人需要获得技能以在环境中发挥作用一样重要。

挑战性行为的功能性方法

大多数自然发展行为干预都包含一种功能性方法来解决挑战性行为问题，这些方法建立在所有行为都具有交流功能这一观点之上。在确定需要解决的功能后，由此制定治疗计划，其中包括功能等价替换行为策略。有许多评估行为以确定行为功能的方法，包括功能评估（Durand，1990；Matson & Min-shawi，2007；Matson & Nebel-Schwalm，2007）和功能分析（Hanley，Iwata & McCord，2003）。功能评估较功能分析在自然发展行为干预中更为寻常，它主要通过对"前事—行为—结果"序列进行观察和数据收集或功能分析访谈表格（O'Neill，Horner，Albin，Storey & Sprague，1990）这样的访谈方式进行。功能评估程序依赖于在自然情境下对行为的观察或对自然出现的前事及后效关联的调查访问。与功能分析程序相比，这种方法与自然发展行为干预原理更加一致，通常在临床环境中按高度结构化的程序进行。然而，最近开发的在自然情境中进行功能分析的程序（例如，基于试验或基于教室的功能分析）（Bloom，Iwata，Fritz，Roscoe & Carreau，2011；Larkin，Hawkins & Collins，2016），也可以与自然发展行为干预过程结合使用。

之所以推荐使用功能性方法，是因为研究表明基于行为功能的干预计划比那些没有的更为有效。可以从功能评估过程得出的重要信息包括：（1）可能引起挑战性行为或使其发生可能性增加的前事相关信息；（2）关于可能需要改变的维持结果的信息；（3）有关技能缺陷的信息，可用于指导对要教授的替代行为的选择；（4）可能影响行为发生可能性的环境变量信息（例如，环境设置，一天当中的时间，受偏好或不受欢迎的特定个体的出现）。大多数行为通常都具有"获得"（例如，引起注意或获取有形物体）或"避免"（避免需求或厌恶感觉的输入）功能，与之相反的是，在设计干预措施之前了解行为功能被认为是应用行为分析的关键。

挑战性行为的预防（前事干预）

通常认为，解决挑战性行为问题的最有效时间是它们没有发生时，这意味着，预防是关键（Bambara & Kern，2005；Schwartz，Ashmin，McBride，Scott & Sandall，2017）。与孤独症个体一同工作的人（例如，父母、老师、治疗师）通常可以通过安排环境来对行为进行支持和教学，提升儿童参与度，提高自我管理能力，使用学会的技能增强儿童的控制能力，从而防止问题行为的产生（Schwartz et al.，2017）。前事干预可以与大多数自然发展行为干预混合使用（因为它们都关注在自然情境中支持个体的策略）；从本质上讲，前事干预是可以随着时间推移逐渐消退的辅助方法，也经常同选择、共享控制和跟随儿童的引导共同使用。前事干预在优化学习机会中的运用已经在第7章中进行了细致的论述。

普遍前事干预 前事干预可以采取多种形式，其中有些可以被看作支持所有儿童成功参与日常活动和适龄情景的最佳普遍做法（例如，教育、育儿、社区）。

普遍前事策略也许最适合与自然发展行为干预结合使用，因为它们可以在自然情境中对所有儿童常规地实施，且不需要某个人提供专门的支持。施瓦兹和同事们已经就该主题发表了许多文章（例如，Sandall et al.，2019；Schwartz et al.，2017）。尽管这些资源是面向教室环境的，但它们很容易在任何自然情境中得到适用，因此，读者可能会发现它们能够与自然发展行为干预策略匹配来解决挑战性行为问题。普遍前事干预的一些例子包括：（1）遵循一贯的每日常规；（2）设定明确的行为预期和规则；（3）关注成人与儿童间的积极互动（例如，早期介入丹佛模式中所述关于挑战性行为的解决）；（4）嵌入策略以持续不断地对适当的儿童行为进行后效强化（例如，强化系统以及随机强化，像"抓住变好的瞬间"）；（5）设计实物环境以支持正向行为并阻止挑战性行为（例如，避免会造成儿童互相绕圈追逐的家具摆放或引发奔跑的长距离通道）；（6）为儿童进行自主选择提供机会（例如，设置情景或计划表，以便孩子能更轻松地对要使用的材料或完成任务的顺序进行选择）。

个体化前事干预　即使采取了普遍前事干预措施，一些儿童也可能面临行为挑战。在这种情况下，个体化案例的预防策略是有帮助的。这些策略以多种不同形式表现（见专栏 13.1），如启动、视觉提示、环境和物理策略，以及消除或避免增加挑战性行为可能性的刺激（例如，当无法接近时，导致重复行为的活动或引发挑战性行为的物体）。其中许多措施可以与自然发展行为干预有效结合，因为它们都专注于改变自然情境以更好地支持孩子。由于前事措施需要针对儿童、挑战性行为和情景进行个体化设置，因此可以采取多种不同的形式，并且各种形式通常会结合在一起以增加预防行为的可能性。基于功能评估的前事干预最为有用，可能包括以下一些示例。

 准备，设置，实施！

> **专栏 13.1：前事干预**
>
> 前事干预是所有旨在防止挑战性行为的策略，包括以下内容：
> - 视觉提示；
> - 对转换的警告；
> - 期待行为的启动；
> - 与行为相关物品的移除或配置；
> - 成人与儿童位置上的接近；
> - 将偏好与非偏好活动配对以提高服从度或参与度。

启动 启动在需要的技能或挑战性行为出现的可能性增加之前使用。启动被定义为一种预先策略，旨在让孩子为期望做出准备或帮助孩子了解接下来的事情。启动有许多不同形式。例如，它可以包括有关使用适当技能的提醒（例如，记得在休息时找朋友一起玩）或对预期的口头评述（例如，在学校里应该安静坐好）。启动还可能包含视觉提示，例如在购物前查看视觉日程表或社交故事以了解在商店中的适当行为。视觉和口头警告也是常见的启动策略（例如，用于转换、日常活动变更或偏好物移除）。"开始"指令，即告诉孩子应该做什么而不是应该停止做某事的指令，可以成为促进预期行为的有效启动策略（例如，"记好脚步""球在这儿""让我们和朋友们分享吧""现在是午餐时间，让我们坐下来吃"）。

视觉提示 尽管启动有很多形式，但视觉提示是其中非常常用并且可以采取许多形式表现的一种形式。视觉日程表可用于检查日常活动（例如，早上的例行步骤）以及日程（例如，在学校上课期间），还有更长期的日程表（例如，一周的活动）。常见的日程表可能包括上课时间表、治疗时间表、孩子与特定人士或家庭成员的见面时间安排，以及对于分居家庭来说是去父亲那里还是去母亲那里的安排，或偏好活动的倒计时（例如，去游乐园玩、度假）。另一种形式的视觉日程表会描述完成一项技能或单项日常活动的步骤（例如，穿衣服、洗浴、一项任务的步骤）。这些日程表通常是与任务分析程序一起制定的，用于支持技能发展和遵从。

视觉提示通常也用于让个人为转换做好准备，例如描绘一分钟以上的活动、进行打扫的时间或接下来要进行的活动的线索。尽管对视觉提示类型的详细介绍不在本章的范围之内，但是本章为视觉提示开发和使用的许多方法提供了可用资源（例如，Hodgdon，2016，2017）。当使用上述能力的视觉提示时，请考虑它们如何与所使用的自然发展行为干预策略相适应，如何将它们有效嵌入自然情境中以及是否要将它们与其他策略结合使用（例如，替换行为教学），以便它们能够最终消退。

环境和物理策略 考虑物理环境特征与挑战性行为增加的风险之间的关联性通常来说是有意义的。例如，当偏好物品不可得时，它是否需要在视野里出现？是否有明确提示指出哪些活动可以、哪些活动不可以（例如，选择/不选择）？孩子是否需要视觉提示来确认坐在哪里或在哪里排队？引发重复行为的物品是否可获得？空间是否足够大且开放，这样儿童可以来回奔跑，并不会通过撞墙的方式自残？在开发个体化前事干预时，仔细考量物理环境如何造成挑战性行为或许有用。视觉提示也可以与环境和物理策略相结合。例如，当偏好物不再备选时，将其放入明确标记为"全部完成"的箱子中。

尽管可能存在无数环境或物理前事干预措施，但常见的干预措施包括：

1. 关于要坐在哪里或站在哪里的提示（例如，在门口地板上儿童应该排队的地方画线；围圈活动时为每名儿童在地面描点；在晚餐桌旁放一把指示座位的特殊椅子，画出标示儿童预期位置的一幅图片）。

2. 关于物品是否可用的提示（例如，具有清晰视觉提示的箱子，描述物品是"选择"、"非选择"还是"全部完成"的箱子；或位置，例如，如果没有选择的话，将苹果平板电脑或手机放置在家里的特定架子上）。

3. 移除所有已完成、没有选择或对功能性行为无促进作用的物品（例如，会促生非语言自我刺激行为的物品）。

4. 当偏好物品不可用时，使用家具以及自动限制孩子通向偏好物通道的机制系统（例如，当到时间上床睡觉或坐在桌子边时设置可以关闭的置物柜，使用带盖的箱子）。

5. 分区、布置家具或将孩子分配到对其而言最合适的房间或房屋的某个区域（例如，安排置物架以创建较小的空间，限制具有明显多动特点的个体的开放空间，将儿童的房间设置在远离嘈杂的声音的地方）。

6. 战略性强化，以鼓励期望或预期的行为（例如，规定零食必须放在餐桌上，以促成在餐桌上吃东西的行为，喜欢的项目在围圈时间进行，以保证活动时在场）。

替代行为

尽管前事干预旨在预防挑战性行为，但功能性行为方法需要等效的替代行为，以便孤独症人士以更具适应性的方式满足自身需求。了解交际性的行为功能使得临床医生能够选择具有相同功能的替代行为。尽管具有其他功能的教学技巧对个体来说可能会有用，但除非这些新技巧具有相同的功能，否则它们不太可能有助于减少挑战性行为。

可以从一系列具有挑战性行为功能的技能中选择替代行为。由于社交沟通障碍是孤独症的核心特征，因此替代行为通常也属于这一范畴。索取物品、引起注意、启动和维持社交互动、适当拒绝和抗议、请求休息以及获取帮助的技能是常见的社交沟通替代行为。第 11 和 12 章讨论了沟通和社交技能教学。接下来讨论其他替代行为，例如自我管理行为和适应性技能。

选择有效的替代行为　在选择替代行为时，需要考虑几个关键因素，例如反应匹配、效率、可接受性和可辨认性（Durand，2012；参见专栏 13.2）。首先，如上所述，在考虑反应匹配时，新技能必须具有与挑战性行为相同的功能（例如，如果挑战性行为的目的是引起同龄人的注意，就要教授适当的技巧来引起注意或开展社交启动；如果行为的目的是获得偏好物品或开展偏好项目，则要教授如何索要物品、忍耐强化物的延迟获取以及忍耐偏好物的移除）。这些新的技能必须与原来的挑战性行为有同等或更高的效率。也就是说，新技能必须能引起自然强化，且伴随着低反应努力相关。因为根据定义，新行为通常与低反应努力无关，所以孩子可能需要明确地从头学习该行为，并系统地进行强化，以建立其对行为的掌握。此类行为应在发生挑战性行为的环境之外进行教授。一旦行为掌握了，就可以系统地加强泛化。最后，可以推动儿童在发生挑战性行为的实际环境中使用该行为。

准备，设置，实施！

专栏 13.2：替代行为

替代行为必须：

● 与挑战性行为具有相同的功能（反应匹配）；

● 在获得强化方面表现得和破坏性行为一样或更好（效率）；

● 可跨环境被不同个体辨认；

● 对背景和设定来说是可接受且具功能性的；

● 在适当的个人、环境等中泛化；

● 在社会上对个人、背景、家庭、环境等具有效性。

让我们考虑一个简单的例子：一个不具备沟通技巧的孩子索取物品时，是通过哭号和喊叫的方式来获得够不着的物品。用手指向物体这一行为，可以首先由治疗师一对一教授，在这一过程中，偏好物用于增强需求动机，身体辅助用于激发指向行为。同时，父母、老师和治疗师可以在孩子注意到自己想要的东西后，使用提示帮助孩子指向所需的物品（在喊叫之前）并迅速对行为进行奖励。一旦掌握了该技能，就可以在自然发生的日常活动中提供更多行为发生机会（例如，在吃饭过程中，在家庭环境中玩耍的过程中），并且在所有情景中辅助都可以减少。再次强调，一开始的时候需要在所有环境中对指向行为尽可能快地进行奖励，否则孩子可能会因为更快反应过来而哭泣。一旦指向行为明确建立起来，孩子就可以开始学习等待，告诉他们"现在不行"，诸如此类。

选择有功能性、可泛化和具有社会效度的替代行为　新技能或替换行为应具有跨情景的功能性且易于在不同环境中识别。选择替代行为时，应考虑对儿童来说能发挥功能的所有情景。在一种情景下起作用但在另一种情景下不起作用的行为可能会对减少挑战性行为的泛化造成阻碍。例如，有些电子设备只能在治疗环境而不能在家庭环境中使用，所以它们的使用效果十分有限。从儿童和利益相关者的角度来看，替代行为也应具有社会效度，这意味着替代行为既要具有功能性又要具有可接受性。例如，如果父母把重点放在教儿童掌握不需要任何辅助材料和替代性沟通设备的沟通技能上，那么教儿童学会用手指或者打手势比教儿童学会使用卡片或者设备更有用。最后，替代行为必须尽可能具有普适性，这样无论沟通对象是谁都可以发挥作用。教授对他人来说不易理解和辨认的技能可能会限制行为有效性，并可能阻碍其向较少限制环境和融合发展的机会。例如，教儿童使用图片沟通系统可能比教他们用标志进行交流更有效，因为图片是被普遍认可的，而标志可能不是。如果新技能太难导致无法强化，难以在不同情景下泛化，或无法被每个与儿童互动的对象认可，那么它就不太可能代替挑战性行为，因为挑战性行为仍然有效。

使用任务分析程序　一些替代行为，尤其是适应性技能，实际上是复杂的行为链，可能需要进行分解教学。应用行为分析领域已经开发了一些有用的工具，如任务分析，来教授这些复杂的行为。任务分析有助于将复杂的行为或技能拆解为更小、更易操作的步骤。任务分析的过程还提供了一个机会，来确定在技能构建过程中可以在哪里使用链接和塑造。从任务分析中收集的信息可以用于系统地逐步逐个教授适应性技能。在使用任务分析时，对技能进行示范通常是第一步，之后是向孤独症个体提供练习机会。在每个步骤中，都应在必要时提供帮助（辅助），然后消退，而不是让个体挣扎或犯错。

结果策略

对结果维持状况的检查是所有功能评估程序的重要组成部分。功能评估结果表明，可能有必要改变结果以减少挑战性行为。但是，仅使用结果策略不太有可能引发长期的行为改变，而应与全面的积极支持行为计划结合使用，包括前事策略和替代行为教学。第 9 章概述了自然发展行为干预中的结果干预措施，在此我们简要讨论涉及挑战性行为的部分。应对结果进行评测，以确定是否无意间增强了挑战性行为，如果是，这种后效需要改变。此外，适宜的替代行为可能不会出现或得到持续强化，尤其是当儿童的技能缺陷引发适宜行为的消减或近似的适宜行为的产生。如果存在这些挑战，则需要改变结果以使挑战性行为无法得到强化，而适当的替代行为可以得到强化。有几个应用行为分析原则在这里适用。

替代行为的强化　正如前文讨论过的，替代行为不经过强化就不会有效。确保这些行为具有功能性、可泛化性和具有社会效度，将增加在所有环境中强化它们的可能性。自然发展行为干预的自然强化原则几乎完全适用于教授替代行为，因为这些行为就是为了在自然情境中发挥功能并进行强化而选择的。许多自然发展行为干预方法包含尝试对合理行为进行强化。由于儿童可能会在烦躁或沮丧时难以表现出适宜的行为，因此，对于随时间推移建立动机和提高技能来说，接受和强化替代行为的所有近似行为都可能是建立动机和技能的有用策略。

削弱 消退定义为移除先前可用的强化，这种移除导致了行为发生概率的降低。削弱常用于无意中对消极行为进行了强化的情况。例如，请考虑这样一个案例：一名儿童总是在他的母亲做晚饭时尖叫。当这位母亲离开厨房，为儿童提供关注、零食或活动，试图让儿童在她烹饪晚餐时忙碌起来时，这种行为（尖叫）得到了强化。当对行为进行消退时，母亲将不再离开厨房，而是在孩子持续尖叫时不予理会。曾经用过这种干预措施的人会比较了解消退突增的概念，在进行学习或者行为减少之前，在这种情况下，初始行为和暂时行为会急剧增加（在第 8 章中进行了深入探讨）。有一些行为难以使用消退（例如，那些不安全的行为），而且这种干预方式可能并不适用于所有情景（例如，公共场所、杂货店之类的地方）。消退常与前事干预结合使用，以防止该行为及其替代行为，可以主动辅助，以额外的努力来防止该行为。

自我管理

孤独症个体可能会在某些特定情况下使用自己的技能，但在另一些情况下却不会，或者他们可能难以在社交伙伴间使用这些技能。例如，一名儿童可能会花很大力气在课堂上进行社交发起，但在操场休息时却不需要；另一名儿童或许能与成人进行对话，但很难与同龄人进行交谈。此外，个体可能会难以开始一项技能训练，或者难以发展其熟练程度，致使技能虽获得却无法得到较好的泛化。自我管理（定义为监督自己目标行为的产生、数据收集和利用强化）是一种有价值的、基于实证研究的工具，可用于解决这些表现问题。教个体对自己的行为负责也可能导致赋能的发生，从而减少对成人的依赖（Lee，Simpson & Shogren，2007）。

研究结果支持通过使用自我管理策略，增加或者减少所有年龄段各种能力水平的学生的技能（National Autism Center，2015）。这里不提供对此文献的全面综述和深入讨论，但可以在三篇文献综述（Aljadeff-Abergel et al.，2015；Lee，Simpson & Shogren，2007；Southall & Gast，2011）以及在国家标准项目第二阶段报告（National Autism Center，2015）中看到。对于已经习惯了由成人实施的代币奖励系统的儿童来说，自我管理通常只是一次简单调整，其主要区别在于要教导儿童对自己的行为进行独立监督。对于仍在学习计数或学习

如何等待强化的儿童，从简单的目标行为（例如，儿童已经可以完成的行为）
入手通常会有所帮助。测量系统也可以简化，以帮助儿童了解自我管理如何发
挥作用。例如，仅在 2～3 次成功完成某简单行为后，儿童就可以获得强化物。
通常，贴纸或小代币（例如，小球、弹珠、硬币）对于刚刚学习自我管理的儿
童来说，可能会更具体及更具激励性。宾果印章或艺术标记对于书写技能不强
或不喜欢书写工具的儿童来说是很好的替代物。

　　自我管理教学中有许多步骤，在以下各节中将进行简要回顾（参见专栏
13.3）。如果计划阶段已仔细完成，正确实施自我管理程序会相对容易。

准备，设置，实施!

专栏 13.3：自我管理的步骤

- 确认行为；
- 制定测量策略；
- 挑选强化物；
- 实施辨别训练；
- 练习目标行为；
- 学习记录目标行为；
- 实现从训练到自我管理行为的转变；
- 泛化自我管理。

　　确认行为　自我管理教学的第一步是确定哪些行为是需要增加或减少的目
标行为，然后尽可能详细地描述。详细程度对于数据收集很重要，但更重要的
是确保孤独症患者能够在辨别训练中实际了解何种行为作为目标。最好以积极
的行为为目标，而非描述需要减少的挑战性行为（例如，"用这只手"和"不要
敲"）。在最初的辨别训练中，成人必须向孤独症儿童解释目标行为；如果名字
对于儿童来说是易接受且简短的，将会更有助于儿童训练（例如，"和朋友轮流
来""继续话题""灵活点"）。无论选择哪种行为，成人都应收集基线数据以确
定当前的表现水平。之后，成人可以设定略高于基线水平的目标，以确保初步
成功。

　　制定测量策略　一旦行为确定，成人必须制定一项测量计划。该计划应考
虑是否基于目标技能存在与否进行测量（例如，进行敲击的时距，与同龄人进
行交流的时距）。对正向行为进行计数通常更有效。频率数据和持续时间数据

可能都是适合进行测量记录的，具体取决于所测量的行为。例如，在休息期间，是对儿童的发起行为的频率进行数据记录，还是每 5 分钟对目标行为发生的时距进行记录？

对于进行频率计数的行为，有多种选择可供使用。学生可以简单用铅笔、艺术标记笔或记号笔在纸上做标记。或者，学生可以划掉竖起大拇指或星星的图案。但是，由于频率计数需要在自然情境中进行（例如，社会情景），这种记录方式更适用于许多不容易进行观察的行为，包括使用市场上可用的货币、从一只手腕换到另一只手腕的手链和橡皮筋，或依靠平板电脑和手机的电子解决方案。以持续时间计算的目标行为可以通过时钟或计时器来测量（例如，腕表、手机、平板电脑、厨房炊具）。还可以使用一些特殊的小工具，将其设置为代表一定的时间间隔并放在口袋中，以提醒学生一个时距已经过去（例如，MotivAider）。对于一些儿童来说，如果在测量系统中加入对目标行为的视觉提示会很有用。例如，该系统可以包含一张图片卡以代表"脑力劳动"（brain working）或"安全用手"（safe hands）。

选择强化物　一旦定义了行为并选择了测量方法，成人应明确在出现已确定的目标行为后儿童可以获得什么。尽管自然发展行为干预高度评价自然强化，但自我管理系统在开始的时候通常是需要人工强化的。不过，从一开始，就应该制定计划，在儿童获得技能的过程中将强化从人工强化转向自然强化。例如，随着在操场上的社交发起增加，在休息期间能获得更多伙伴一起玩耍可能最终会发挥强化作用。与其他所有强化一样，它必须由个人定义；然而，评估可行性也十分重要（例如，首次进行自我管理教学时，因需要进行多次试验，直接给予大型强化物是不可行的）。每次进行强化时，都应与有关特定行为的赞美搭配使用。（例如，"你这个改变真棒呀！"）

实施辨别训练　一旦准备完成，就可以开始实施辨别训练了。这一阶段的主要目标是教会个体什么行为是目标行为、什么行为不是。在行为定义阶段完成的描述的质量将有助于确定孩子如何理解目标行为的细微差别。在开始辨别训练并介绍目标行为时，可能需要简要说明行为的重要性（例如，保持灵活性很重要，因为有时其他人喜欢成为做出决定的人）。

辨别训练的下一步是对正确的目标行为进行示范，通常是面对面完成，但也可以通过视频示范来完成。应从明显而明确的示范开始，以增强正确反应的可能性，然后可以逐渐淡化为更精细的示范。然后，需要让孤独症儿童识别示范中的行为，再学习识别他们自己的行为。如果儿童做出正确的反应，成人应该立刻用特定行为的社会赞赏来强化。如果儿童对行为识别错误，则成人应向其解释不正确的原因，然后再次尝试，但成人要确保使用社交赞赏对儿童的努力尝试进行强化。如果儿童连续出现多个错误，则可能需要终止并评估辨别训练。一旦儿童在多个试验中正确回答了问题，接下来就到了使用相同的分辨训练策略介绍不正确的目标行为的时间了。应始终练习对正确及不正确反应的识别，直到儿童的正确率至少达到 80％ 或满足其他指定的掌握标准。

练习目标行为　一旦儿童确实能够识别出他人正确和不正确的目标行为，对他们来说，练习做出正确和不正确的反应就变得很重要。如果儿童不愿意进行不正确的反应（如果目标行为是维持任务，则要脱离任务）或者这种反应并不合宜（例如，侵犯行为），成人可以等儿童自然做出不正确的反应，然后让其进行自我评估。在每次行为出现后，儿童要在辅助下对自己的表现进行评估。儿童对自己行为的所有正确识别都应该受到强化。在练习目标行为时，目标需要是可达到的，因为儿童在学习的是一项新技能。例如，如果在进行维持任务的教学，那么最初应该对儿童维持在任务上的时间有一个短暂的期待值（例如，30～60 秒），目的是能够立刻进行强化。在这一阶段，儿童也应该为自己在目标行为上做出的所有努力获得强化，因为他只是在学习一项崭新的技能。本阶段的目标不是提高行为的发生率，而是教会儿童系统机制，这一系统将维持长期的表现变化。

学习记录目标行为　一旦儿童能够正确识别所有试验中至少 80％ 的目标行为，就可以将测量结果引入下一步。必须教会儿童使用测量系统。许多儿童都对自己记录数据感到十分兴奋，拥有特殊铅笔或者他们最爱颜色的宾果印章可能会让他们非常开心。一开始的时候，儿童可以因做出正确反应或正确记录了反应而得到强化。在最初几次，儿童可能需要辅助才能完成对正确反应的记录。迅速撤除这些辅助有助于确保个体做到独立进行测量。一旦儿童能够独立识别并正确记录至少 80％ 的试验，通常来说意味着，他们已经准备好开始进行自我管理了。

在儿童学习辨别和准确记录行为的过程中，应该经常进行强化，因为他正在学习一项新技能。只有在自我管理已经实际上开始且儿童能做出一贯正确的反应、能不需辅助就正确测量目标行为时，才能渐渐削减强化。尽管成人在此阶段可能仍控制着强化的使用，但为了学习强化的使用，儿童必须积极活跃地评估自己是否已达到目标。

实现从训练到自我管理行为的转变　儿童一旦学会了辨别和准确记录行为，就可以开始进行自我管理。首先，儿童将练习自我管理，并由成人进行监督，以便必要时进行辅助。最初，可能在产生正确行为和辨别及正确记录行为方面都需要进行辅助。一旦儿童已经达到或拥有高于 80％ 的正确率，就可以撤除辅助了。目标是辅助消退，使成人可以在特定时间点与孩子一起查看自我监控。

如果儿童在每天或每节课会得到很多次强化，则可能需要教会他们在获得强化后通知成人，而非等待指定的查看时间。也可以教会儿童独立获得强化。这种控制向独立转化的程度极大依赖于儿童的认知能力、自我控制情况以及最终走向自我管理的行为所在的环境。在增加其自我管理的时候，有一点很重要，要注意儿童的辨别和记录的正确性并不一定要那么完美。儿童行为的改变在其准确度达到80%时已经与准确度更高的情况具有可比性了。因此，只要孤独症患者达到了这一门槛，进行自我管理教学的人就可以轻松对他们的努力进行强化了。

泛化自我管理　通过自我管理教授的许多行为最终需要泛化至其他环境或社交伙伴。其他治疗师和工作人员也应该了解治疗计划，以便他们初步鼓励儿童使用该技能。此外，跟踪系统在所有环境中均应具有可行性和社会效度。一旦儿童能够自主使用自我管理系统，成人就可以逐渐撤除支持。成人定期检查以确保自我管理系统的正确使用有益于儿童进行自我管理。比如，成人可以偶尔对儿童的行为进行记录并和儿童自己的记录进行对比，检查其正确性。儿童还能因为正确记录获得额外的分数。然而，就像之前提过的，并不需要100%的正确记录率来证明儿童目标技能的总体提升。如果儿童能够在无自我管理的情况下完成某一技能，就到了撤除自我管理系统的时候。通常，儿童会忘记使用这一系统却继续表现出目标技能，这就是干预已经起作用的标志，这时就可以撤除自我管理系统了。

自我调节和适应性技能的自然发展行为干预教学策略

在对挑战性行为进行干预时，可能很多行为都适合作为替代行为来教授。临床医生在制定包括替代行为的行为计划时，还应考虑本书其他地方讨论的许多社交和沟通策略。尽管可能的替代行为范围非常广泛，但还需要解决其他两个共同领域的问题，包括自我调节和适应性技能。本章讨论了自然发展行为干预教授这些技能的策略，下面将举出在各个领域可能有用的技能示例。

提供清晰的线索和辅助

对于所有的行为来说，在进行自我调节和适应性行为教学时都要使用清晰的线索和辅助。因为这些技能很多都很抽象（例如，注意卫生、灵活一些），所以对它们进行具体的命名来确保行为线索清晰能够有所助益。例如，做事灵活些可以叫"做点不一样的事"或"事情变化时保持冷静",注意卫生行为可以叫"身体清洁"。

因为本章所讨论的许多行为都是复杂行为或行为链,所以成人应该在教学中仔细考虑辅助的使用。教授许多这类行为可能需要时间和耐心,而成人的提示可能需要相当长的一段时间来确保成功。结论是,成人应该系统地想办法解决辅助的需求消退问题,以确保这些成人辅助不会成为习惯,并随着时间的推移增强儿童独立性。

提供示范

示范有很多种形式,而且时常有助于自我调节和适应性行为教学。正如之前讨论过的,示范是教授自我管理时在辨别训练中的一个关键步骤。在这种示范干预中,这些技能是有目的地示范的,通常是在情景外进行,以教导个人识别正确和错误的行为。在进行自我调节技能教学时也可以使用类似的示范,比如冷静等待或保持在任务上。示范也可以是随机的,比如为一个有灵活目标的孩子在意外事件中示范自言自语(例如,"我没想到贴纸没有了,但我可以做出另一个选择")。视频示范也常用来教授适应性和其他技能(Bellini & Akullian,2007;Charlop-Christy, Le & Freeman,2000;Keen, Brannagan & Cuskelly,2007;Shipley-Benamou, Lutzker & Taubman,2002)。

结合儿童选择材料和选项

如果可能,在自我调节和适应性技能教学时结合儿童偏好的材料可能会有所帮助。在教授适应性技能时,成人可能会觉得一些行为很难与自然强化结合(例如,排便训练、刷牙),但只需一些创新,它们就可以通过儿童选择的材料和选项达成。一种达成方式是结合儿童自身兴趣,即使这种兴趣无法作为自然强化物存在。例如,儿童可能会选择有某种特定外观或感觉的牙刷,抑或闻起来有特定气味的洗发水。对于排便训练来说,儿童可以选择画着他们最喜爱形象的贴纸。成人可以将儿童最喜爱的人物形象图片、书籍、玩具或节目放在需要进行教学的区域(例如,在卫生间的门上,穿衣服时在梳妆台或柜子上)。建立儿童偏好的另一种方法是在常规活动中教授适应性技能,之后很自然地进行儿童渴望的活动。例如,刷牙之后可以紧跟着讲儿童最喜欢的睡前故事,穿衣服之后可以紧跟着去外面玩。这些事件在儿童日常活动中的时间接近性可以促发更广泛的自然强化。

在教授自我调节时,成人可能会发现以符合自然发展行为干预常规的方式将儿童喜爱的活动纳入教学会更容易一些。例如,在进行灵活性方面的教学时，成人可以在儿童的偏好活动期间（例如，干扰或阻碍儿童的游戏）为儿童创造机会练习相关技能，之后提供活动以作为强化。许多灵活性领域的目标行为会在之后进行概述。之后还将举例说明如何在儿童选择的活动中教授每种目标行为。

使用自然强化

由前面关于儿童选择材料和选项的讨论推断，在可能的情况下，自我调节和适应性技能的强化应该与行为自然而然直接地联系起来。一些适应性行为比其他的更容易做到这一点。例如，在金钱使用技能教学中建立自然强化就比较容易，因为孤独症个体可以购买想要的物品或活动（即使是在家里进行角色扮演游戏时也可以）。寻找收拾床铺的自然强化物可能会比较棘手，因为整洁的房间可能不是强大的自然强化物。在这些情况下，结合儿童选择材料而讨论的策略或者将技能嵌入偏好活动紧跟其后的日常实物或许有用。例如，成人可以在苹果平板电脑上展示收拾床铺的视觉提示，之后紧跟着在特定时间使用苹果平板电脑。如果自然强化对特定的适应性技能来说很困难，那么自我管理（之前讨论过的）可能也会有用。尽管自然强化很理想，但某种形式的强化是必不可少的。

强化尝试

许多自我调节和适应性技能是复杂技能或复合技能，因此，想要精通及熟练使用这些技能可能需要大量时间和练习。同样，使用强化尝试和塑造可能会很有用，因为给予不断接近的技能的强化对促进技能建立和增强动机来说都是绝佳策略。这一策略可能在儿童的行为动机方面特别重要，因为孤独症个体在长时间被要求练习较难技能却得不到强化时可能会变得很沮丧。想一想刚刚学会等待的儿童。对好好等待的塑造可能需要在时间的不断推移中进行，以便儿童能够在最初等待了很短暂的时间后就获得强化，即使他们并非完全安静或在没有更严峻的挑战性行为（例如，侵犯）情况下表现出负面情绪。如果期望在一开始就设定得很高，那么儿童可能永远都没有机会进行后效强化的学习。

进行辅助消退

对于绝大多数技能来说，辅助消退在自我调节和适应性技能教学中是必要的，因为这些技能在自然情境中灵活独立地使用时最为有用。自我调节技能对教学来说充满挑战性，因为在沮丧的环境下常常需要它们，而适应性行为的挑战性则在于常常要求按顺序完成许多行为（例如，穿衣、使用卫生间、搭乘公交车）。因为这些挑战的存在，可能需要仔细对辅助消退进行计划以确保技能的维持和泛化。除了典型的辅助消退策略，自我管理策略在确立独立性方面可能也有所帮助。另外，考虑并非由其他人提供的辅助可能也会有所助益，比如，视觉提示（例如，做午餐的任务分析）、清单（例如，在个体的手机中保存一份永久性的杂货店购物清单）以及日程。有些这样的辅助可能并不需要消退，因为它们符合很多个体安排个人生活的策略（例如，日程表、清单、计划表）。

科技可以成为辅助消退的另一种有用工具。例如，为了一些特定的适应性技能，可以为日程表设定每日或每周的闹铃。这些策略对于那些可能对成人提示有抵制情绪的青少年和成人特别有用。尽管使用电子设备是完全能够接受的行为，但考虑到成人辅助会使个体与其他同龄人产生间隔并造成羞耻感也是很重要的。有无数的应用程序可用于家务、家庭作业组织、提醒、烹饪和预算。考虑到视频的流行，大龄儿童、青少年或成人可以与家人及工作人员一起创建特定适应性能力的视频示范，这些示范可以保存到智能手机或平板电脑上，并随时用于启动或参考。尽管科技手段绝对是一种具有激励性的有益的教学工具，但监督其使用也很重要。

运用成人的情绪情感

有几种自然发展行为干预已经越来越多地关注成人影响在干预中发挥的作用。例如，早期介入丹佛模式，以及共同注意、象征性游戏、参与和监管在帮助儿童进行调节时，都关注匹配孩子的情感；在适当的时候，还在试图帮助孩子时对适当的情感进行示范。同样，在进行像自我调节和适应性技能这样的技能教学以及解决挑战性行为问题时，要考虑成人影响发挥的作用。一些情感策略可能有用，包括匹配、示范以及积极情感的使用，目的是增强动机和参与。当儿童表现出成人希望强化或维持的适当情感时，情感匹配最合适。例如，儿童在平静地练习独立工作时，以较低但积极的音调进行口头表扬就比使用充满情感、兴致高昂的嗓音更为合适。同样，如果儿童正在尝试从发怒状态平静下来，使用较低沉和缓的嗓音进行口头辅助或指导比使用激动严厉的嗓音更为合适。

情感示范在成人尝试促进儿童的情感变化时适用。例如，如果一名儿童正因为不得不灵活处事而变得沮丧并且情况不断严重，那么即使承认孩子的沮丧，也应该树立冷静的榜样。最后，为了增强动机和参与，成人可能希望运用一种高水平的积极的影响。例如，当儿童开始精力不济且感觉到无聊时，这可能成为挑战性行为的前事，成人可能愿意使用高等级的积极情感来吸引和激励儿童。或是说，在一项确实高耗能的游戏中，当儿童变得过度活跃时，这可能成为侵犯行为的前事，此时成人可能需要放慢速度冷静下来。运用各种情感来增强互动是大多数自然发展行为干预都采用的策略。

将练习嵌入日常活动

如同讨论过的内容，自我调节和适应性技能教授起来十分困难，而且需要直接教学。如果可能，理想的情况是把这些教学嵌入日常活动和自然情境，虽然需要在泛化之前在日常活动之外进行教学。当在日常活动之内进行行为教学时，重要的是要记住在他们能流畅运用这些行为前，执行教学可能会耗费大量时间。例如，在将自我主张（例如，说"这是我的"）行为作为目标行为时，要想让儿童参与技能过程，可能需要成人的辅导。这可能会让人有些沮丧，因为辅导过程的存在会使得交互过程变得更长，强化延迟。同样，在将适应性技能作为目标时，行为的出现可能会异常缓慢，尤其是当它们实际上是连锁行为时。例如，当这些技能的连贯性没那么强时，像制作三明治或数钱这样的技能会花费更长的时间。综上所述，在进入自然情境之前考虑到需要什么样的事前教学很重要，并且要主动计划何时进行教学，以确保有时间做到这一点（注：指做到事前教学）。比起繁忙的工作日早晨，制作早餐的教学或许更适合放在休息日。

促进孤独症个体的自我调节

简单来说，自我调节是一种针对行为及情绪，对不同环境的指导和管理的能力（Bronson，2000）。自我调节这种技能包含许多不同等级的技能，如烦心事发生时平静下来，灵活处事，忍耐失望、沮丧和强化延迟（Arain et al.，2013）。自我调节有困难的儿童和个体更可能表现出挑战性行为，如侵犯（Raaijmakers et al.，2008），也倾向于经历更多的焦虑和抑郁（Martel et al.，2007）。自我调节在所有环境中都需要，包括学校在内，并且研究人员发现拥有更多高级自我调节技能的学生在学业上发展更好（McClelland & Wanless，2012）。各个年龄段和能力水平的儿童，包括孤独症儿童，都可能从这一发展领域的指导中受益（Bronson，2000）。

尽管自我调节的困难并没有在孤独症诊断领域反映出来，但它们通常是该人群面临的主要挑战领域，并且通常还会造成巨大的家庭压力（Hepburn & Wolff，2013；Ostfeld-Etzion，Feldman，Hirschler-Guttenberg，Laor & Golan，2016）。因此，提供系统的教学和在支持下练习自我调节的机会常常是孤独症个体治疗的一部分。通过干预，个体能够学到一系列自我调节技能，这些技能将会对他们的生活质量产生极大影响。如同其他所有技能，行为调节技能的获得和使用需要指导、练习和强化（Bronson，2000）。在教授自我调节技能时，自我管理（前文讨论过）是一种极其有效的干预方法，因为它强调自我评估和自我强化的重要性（Todd，Reid & Butler-Kisber，2010）。

　　与自我调节有关的技能在减少挑战性行为方面格外有意义，因为自我调节有助于预防挑战性行为，且许多与这一领域有关的技能都可以在教导下用作替代行为。接下来讨论在自然发展行为干预中常见的自我调节行为示例。

选择自我调节目标

　　自我调节行为在制定行为干预计划时常常关系重大，因为它们可以成为前事干预的一部分，且可以作为替代行为教授（例如，教授灵活性，然后是灵活性的启动以及在有关环境中的相关应对技能）。这些技能的挑选应遵照选择合适替代行为的一般准则（例如，功能性、可泛化、社交有效性）。像忍耐延迟强化、物品移除以及灵活性这样的技能可能在减少挑战性行为中存在有力影响。正如大多数使用自然发展行为干预方法的技能的教学，它们既可以在自然情境中创造机会进行，又可以利用自然出现的情况进行。教学策略贯穿整本书，如使用辅助和辅助消退、儿童选择活动的教学、共享控制权、使用轮流交替、使用自然强化以及尝试进行强化，这些策略在自我调节教学中都可以使用。

使用自然发展行为干预进行自我调节技能教学

　　避免对孤独症个体造成困难的情形是一件每个人都想要做到的事情。这样做可以防止引发挑战性行为，并减轻每个参与人员的压力。尽管这方面的前事策略可能会起到效果，但由于自我调节过程中存在挑战，这只能提供短期的暂时缓解。提供一个安全而具有支持性的框架，使个体能通过对挑战性的自我调节获得辅导，这或许能使自我调节技能更长期持久地提高和促成挑战性行为的减少。如果一名儿童在家庭聚餐期间展现出典型的喊叫和哭闹行为，要做的不是全体一起避免这种情况的发生，而是在亲戚们开始落座时，照顾者学着教导儿童平静地提出要求并让所有人帮助儿童。随着情况的改善，照顾者可以让儿童坐在椅子上，准备一个计时器，在完成请求之前让儿童等待几秒钟。之后，照顾者可以系统地增加儿童练习的内容，在这个过程中利用动机来避免自然结果的产生，目的是让儿童礼貌离场而非崩溃。接下来，将详细阐述两个示例（以灵活性为目标和等待教学），其他的自我调节行为和示例在表13.1中进行概述。

以灵活性为目标 行为灵活性包含许多技能，包括：适应和忍耐发生在日常生活、活动和期望中的变化，愿意妥协；事情发展不顺时保持镇静的能力；用新方法解决问题的能力。孤独症个体有坚持常规和寻求相同活动的倾向（American Psychiatric Association，2000），这可能会对日常功能造成妨碍。偏离常规或扰乱活动很容易造成挑战性行为、压力或焦虑。

关于灵活性的研究涉及多个领域，例如，玩耍（Baker，2000）、对话（Koegel，Park & Koegel，2014）以及食物选择（Dominick，Davis，Lainhart，Tager-Flusberg & Folstein，2007；Koegel et al.，2012）。自然发展行为干预用于应对各类挑战的策略包括安排环境、强化尝试、尽可能进行自然强化以及在日常规范和活动中进行练习。有几项策略常用于自我调节技能教学，如灵活性和等待。这些在接下来会进行概述，而且已经在表 13.1 中被集成于特定行为的范例中。

表 13.1 按功能分类的自我调节行为示例

行为	描述	目标行为示例	教学范例
功能：获取有形物品			
容忍偏好物的移除	儿童在原本拥有的偏好物品被移除后保持镇静。	保持镇静。使用应对技能如自我谈话（例如，"可以等会儿再说"）。接受替代选项。	通过移除物品创造学习机会，顺序为从没那么喜欢的到最喜欢的物品。从短时距开始（例如，间隔 1~3 秒），将物品的获得作为后效来强化容忍延迟。随时间推移逐渐延迟时长，直到儿童能忍受彻底的移除。
接受偏好物或偏好活动的无法获得	儿童在无法获得偏好物时保持镇静。	保持镇静。使用应对技能如自我谈话。接受替代选项。	通过让儿童无法获得物品创造学习机会，然后遵循前文所列程序。
功能：逃避或回避			
请求休息	儿童使用沟通策略（如口头、视觉提示或手势）来表明需要休息。	使用口头语言请求休息。使用视觉提示请求休息。	通过引导儿童参与成人指导的活动来创造学习机会，随后对儿童请求休息的行为进行辅助。从时距较短的成人指导活动开始，随时间的推移，逐渐延长活动时间至儿童在请求休息前能够忍受的程度。
抗议	儿童使用沟通策略（如口头、视觉提示或手势）来表明他愿意或不愿意做某事。	口头上说"不"或"我不愿意"。把物品推开。摇头表示"不"。手势，如举起手，手掌向外表示"不"。	通过提供不喜欢的物品创造学习机会，为儿童的目标抗议技能提供辅助。通过将物品的移除作为后效来强化合适的抗议行为。

续表

行为	描述	目标行为示例	教学范例
请求帮助	儿童使用沟通策略（如口头、视觉提示或手势）来表明需要帮助。	口头上说"帮帮忙"或"帮帮我"。把物品给他人以寻求帮助。	通过让儿童处于需要帮助的情景下（例如，把物品放入盖子盖得很紧的容器，把零食放在没有打开的包装里）来提供学习机会。为目标技能提供辅助并通过提供帮助进行强化。
自我主张	儿童使用沟通策略（如口头、视觉提示或手势）来主张需要或愿望。	口头主张，例如说"请移动一下""那是我的""我不喜欢那个"。使用表明自我的手势表示"那是我的"。	通过打扰儿童来创造学习机会，温柔地移除物品或阻碍儿童游戏。辅助目标技能，随后以移除阻碍当作强化。
坚持困难任务	儿童在一段特定的时间内坚持任务，其间没有放弃或寻求帮助。	在请求帮助之前或之后进行一段特定时长的努力（要在实际获得帮助之前）。在请求帮助之前尝试其他策略。	通过使用在请求帮助试验中的做法（参见之前的例子）创造学习机会，随后对儿童的目标行为（例如，坚持、尝试其他方法）进行辅助。逐渐提升强化前需要坚持的程度，再通过提供帮助或休息进行强化。

功能：有形的，逃避或回避，或由刻板引发的注意（灵活性训练）

行为	描述	目标行为示例	教学范例
接受打扰和意外变化(常为有形的功能)	儿童接受打扰和意外变化时不表现出挑战性行为，且继续进行活动。	保持冷静。接受打扰后继续进行活动。可能会拒绝，但不会表现出挑战性行为。	通过打断活动来创造学习机会，活动喜好顺序从不喜欢到喜欢。从简短打断开始，逐渐增加时间。通过提供活动作为后效对忍耐打扰进行强化。
事情未按期待发展时进行忍耐(有形的，逃避和回避功能)	儿童接受意外结果（例如，输掉游戏、被打断），不发生挑战性行为且继续进行活动。	保持镇静。接受结果，并继续活动。可以进行口头拒绝，但未发生挑战性行为。使用自我谈话（例如，"这不是什么大问题，我可以再试一次"）或其他应对策略。	通过制造意外结果创造学习机会（例如，设置可由成人控制输赢的游戏），顺序从不难到难。如果儿童继续进行活动，则要提供儿童期待或渴望的结果，同时给予其他偏好活动来进行强化。

续表

行为	描述	目标行为示例	教学范例
忍受转变（常常是有形的和/或逃避和回避功能）	儿童接受转变，无挑战性行为并继续进行活动。	在不展现出挑战性行为的情况下得到转变。接受结果并继续进行活动。可能会口头拒绝。使用自我谈话（例如，"我之后肯定能完成"）或其他应对策略。	通过做出转变要求创造学习机会。将仅作为练习而设定的和并非实际日常活动一部分的内容作为转变的开始。使用以下层次作为参考。 • 从非偏好到高偏好活动 • 从低偏好到高偏好 • 从偏好到偏好（匹配） • 从低偏好到维持非偏好 • 从低偏好到习得非偏好 • 从高偏好到维持非偏好 • 从高偏好到习得非偏好 最初只要求在简短时间内进行新活动，逐渐延长活动持续时间。在做出转变且新活动持续一段特定时间后，通过允许儿童进行高偏好活动进行强化。
忍耐他人加入游戏或活动，以及对游戏的主导意愿（常为有形的或注意功能）	儿童接受他人在游戏中的参与和动作，并/或对他人在游戏中的提议或动作做出反应。	保持镇静。参与他人的行动或提议。对他人的动作或提议做出反应。在他人不跟随引导时保持镇静。	通过让成人参与儿童的游戏创造学习机会，从不那么偏好的活动和较短的参与时间开始，随后逐渐提高其偏好程度和增加成人参与时长。辅助是，先使用直接辅助，然后使用语言（例如，小恐龙先吃饭，然后就可以玩了）。可让儿童主导之后的活动作为儿童遵守要求的强化。

1. 操作上进行定义并且标记针对孤独症儿童的灵活性做法。

2. 将具有"灵活性"的目标行为分解为有层次的教学步骤，将最简单的步骤作为最初目标，随后可层层递进。例如，将进行转变作为目标时，从不那么偏好的活动开始，向高偏好的活动进行过渡。同样，将等待或容忍物品移除作为目标时，要从短时长开始，向长时长过渡。

3. 儿童和学生获得强化物前，系统化地提升灵活性等级。例如，最初，儿童可能只需要进行一次轮流便能获得强化物。随着儿童成功，进行后效强化的要求就可以提升至两次，随后三次，之后四次，依此类推。

4. 通过在请求技能的场景中创造机会来练习灵活性目标。这些机会在刚开始时常常是人为的，目的是让儿童能在实际情况之外进行练习，确保目标被系统性定向，且有足够的重复来进行学习。给予行为明确的辅助，并在可能促进初步成功时，使用无错误指令。

5. 为增强动机，跨人物、情景和活动对尝试进行强化。

6. 可能时尝试使用自然强化，即使这意味着要回到儿童偏好的活动或方式的阶段。例如，在允许其他人在一段很短的时间内主导游戏后，可以通过让儿童主导进行强化。

7. 确定一项自我管理计划是否有益，特别是在消除成人辅助时。例如，训练一个儿童监测他在游戏中、接受他人提议和对他人做出反应时是否灵活应对，以便在一个简短（例如，5 分钟）的游戏结束时获得强化，这可能是有用的。

8. 首先在成人—儿童互动中教授这些技能，然后在同伴互动中针对这些技能进行训练。

9. 确保针对有关特定领域进行灵活性教学，且新技能可以发挥作用，是有必要的。

一旦明确教会了目标技能，就可以随机地进行练习了，比如可以通过定期改变游戏规则或惯例制造随机性。例如，在晚餐期间，家长可以每 1～2 周改变一次所有人的座位。洗浴时间可以由晚餐后调整至晚餐前。定期改变或修改规则和惯例以帮助儿童了解小变化是每日生活的一部分，而且它们是可控的。

等待教学　家长和老师可以教授孤独症儿童的最实用、最简单的自我调节技能之一就是等待（例如，忍耐延迟强化）。正如使用自然发展行为干预教授的所有行为一样，进行等待教学的机会也可以纳入自然活动和日常活动中。与所有技能一样，在儿童想要获得某物或想参加某活动且成人对可得的强化有共享控制的情况下，等待可以获得有效教学。当儿童展现出对获得强化的渴望时，就可以给予等待线索（例如，"等一等""稍等一分钟"，以及举起食指之类的手势），要求短暂等待（例如，刚刚习得此项技能的儿童可以等待几秒钟），可以通过给予物品或允许活动的方式提供强化。之后，可以系统性地延长等待时间，直到儿童能够等待的时长具有功能性，比如 1～2 分钟。其他一些简单策略在等待教学中可能也有用。这些策略的概述在表 13.2 中可见。

表 13.2　支持等待教学的策略

策略	描述
使用听觉提示（例如，点数）	计数是一种表示时间流逝的实用方法。使用平静、中性的声音，出声数出一组预定的数字，让儿童能够获得方法来了解实现目标的进度。
使用视觉提示	视觉提示也很有帮助。例如，当时间间隔变长时可以使用可视型计数器或通过数手指进行计数。
利用自然机会，即使不那么需要等待	孩子们一天中都会提出很多要求。在提供自然强化之前，故意练习等待一些时间，以增加练习这一技能的机会。

思考自我调节行为的一般性教学　可以使用类似的策略来教授表 13.1 中列出的行为，这可能在增进自我调节和减少挑战性行为方面有所作用。在这类教学中，儿童常常要同时学习这种行为中的多种行为。而且，这些行为中有许多能够相互协调，这样，重要的是考虑一项行为是如何对另一项行为提供要求或支持的。例如，在进行物品移除教学前先教授等待或许会有些好处，因为这样儿童就能明白物品在等待后还会被归还回来。

适应性技能教学

适应性技能包括与日常、功能性和自我护理活动相关的广泛行为，如清洁、穿衣、烹饪、资金管理和休闲。这类日常生活技能对独立生存和生活质量来说都是基本的。数十年来，孤独症患者的适应性技能一直是人们非常感兴趣的话题。事实上，最早期的一些孤独症个体的干预研究就集中于适应性行为教学（Wolf, Risley, Johnston, Harris & Allen, 1967；Wolf, Risley & Mess, 1964）。近些年的研究显示，即使是具有平均认知能力的孤独症患者也频繁显示出低水平的适应性技能，这使得他们向成人期的过渡充满挑战（McGovern & Sigman, 2005）。

如同在其他发展领域中一样，自然发展行为干预强调在自然情境中进行适应性行为教学。此外，技能在不同环境、人物和活动中的泛化对适应性技能来说必不可少。由于泛化会自动嵌入自然发展行为干预指令中，因此自然发展行为干预可能特别适合支持适应性技能发展。适应性技能教学在减少挑战性行为方面也展现出重要性，尤其是当挑战性行为是因应对困难的日常活动而出现，而在这些日常活动中可能存在技能缺陷时（例如，穿衣、洗浴）。

选择适应性技能目标

如同自我调节行为，适应性技能在行为干预计划制定过程中很重要，因为可以使用前事干预应对它们（例如，为遵从每日常规，使用可视化日程表），且它们可以被当作替代行为（例如，教授像穿衣和洗浴这样的技能，在日常生活中需要但与挑战性行为有所关联）。应当使用之前的一般准则来挑选这些技能，探讨的这些技能用于挑选合适的替代行为（例如，功能性、可泛化、社会效度）。像穿衣、刷牙、洗浴、自己吃饭、保管物品这样的技能可能对减少挑战性行为产生重大影响。就像大多数通过自然发展行为干预进行教学的技能，它们可以通过在自然情境中创造机会完成教学。这些贯穿本书的教学策略，例如使用辅助和辅助消退、在儿童选择的活动中进行教学、共享控制和使用轮流交替、使用自然强化、对尝试进行强化，都可以有效地用来进行适应性技能教学。

许多技能都属于适应性范畴，系统性的测量可能会有用。一系列测量工具在测量适应性行为中都能有所作用，如标准化测量［如文兰适应性行为量表（第三版）（Sparrow，Cicchetti & Saulnier，2016）］以及发展清单［如适合孤独症发展的干预项目模式技能清单（Schwartz et al.，2017）］。一旦确认了适应性技能缺陷，进行任务分析以进一步准确评估行为的哪些部分需要明确教导也会很有用。例如，一名无法做到从打开的杯子中喝水的儿童，可能是能够好好做到从杯子中喝水这一动作却无法拿起杯子，反之亦然。建议在制定此领域的目标之前，仔细评估适应性能力。表 13.3 列出了一些跨技能领域和发展水平的适应性技能示例。由于此表绝非详尽无遗，因此不应将其用于全面评估。

表 13.3　贯穿一生的适应性行为示例

行为	目标行为示例
吃饭或喂养	
从打开的杯子中喝水	从成人拿着的杯子中喝一小口水。 拿起杯子并靠近嘴唇。 拿起杯子并喝一小口水。
使用勺子或叉子	从成人手中的勺子里或叉子上获取食物。 用勺子舀食物。 用叉子叉食物。 独立舀或叉并将食物送入口中。
在餐桌边落座	在高脚椅或加高器上坐一段特定的时间。 在普通椅子上坐一段特定的时间（从较短的时距开始并系统性增长）。
清洗餐具	把餐具放进桌子上写着"脏餐具"的容器中。 把餐具拿到柜台。 把餐具中剩的食物倒进厨余垃圾桶。
制作简单的食物	烤面包。 倒出谷物制品并向其中添加牛奶。 将奶酪和饼干放在盘子里。
制作需要许多步骤的食物	做三明治。 使用微波炉。 制作即食燕麦片。 加热汤羹。

续表

行为	目标行为示例
做一顿饭	烹制鸡蛋，烤面包，冲咖啡。 制作意面和沙拉。 准备三明治和水果。
清洁卫生和自我照顾	
排便训练	成功按时间表大小便（习惯训练）。 告知成人要使用厕所。 独立去往厕所并使用。
洗手	打开水龙头并调节温度。 关水龙头。 拿起肥皂/香皂。 冲手。 擦干手。 扔掉纸巾。
刷牙	允许成人帮忙刷牙。 拿起牙刷并放入自己口中。 刷牙并持续一段合适的时间。 仔细刷牙的所有部分。 把牙膏挤在自己的牙刷上。
洗浴	容忍成人给自己洗澡。 协助清洗自己的身体。 协助擦干自己的身体。 清洗自己的身体。 清洗自己的头发。 擦干自己。
穿衣	穿上衬衣、裤子、内衣、袜子或鞋。 脱掉衣物。 系鞋带。
管理月经周期	当周期开始时能确认。 按时间表更换自己的护垫。 基于是否需要更换的判断更换自己的护垫。
学校行为	
材料循踪	在背包中放入合适的材料。 把合适的材料放在课桌上该放的地方。 吃午餐时带上午餐盒并在午餐结束后将其放回合适的地方。 把外套放在合适的地方并在一天结束时穿上它。

续表

行为	目标行为示例
使用教室里的材料	知道如何使用剪刀、铅笔、削笔刀、马克笔、胶水和橡皮。
有秩序地与同龄人同行	紧跟在老师身后走。 在任何地方都与他人排成一列行进。 不乱动手。 遵循老师的口头指令。
独立完成工作	工作较短的时间。 使用自我管理系统进行一段时间的工作。 独立在偏好活动中工作，之后在非偏好活动中工作。 请求帮助。 请求休息。

执行功能性行为

行为	目标行为示例
在任务上保持特定的时长	在任务上保持较短时间。 使用自我管理系统在任务上保持一段时间。
在一项活动中遵循多个步骤	遵循两个相关的短步骤（例如，拿起铅笔，开始写作业）。 遵循两个不相关的短步骤（例如，完成工作，选一本书来读）。 遵循更多数量和更长时间的步骤。
完成一项活动，清理干净并继续其他活动	完成一项活动并将一个物品放好。 完成一项活动并清理干净。 完成一项活动，清理干净并选一项偏好的活动继续。
在困难任务中坚持	在请求帮助之前坚持困难活动并持续一段特定时间。 在请求帮助前尝试多种策略。 在合适的时候请求同龄人而非成人的帮助。

社群行为

行为	目标行为示例
算钱	通过名称识别硬币。 通过面值识别硬币。 通过面值辨认纸币币值。 计算不同币值纸钞的总额。 计算不同币值硬币的零钱总数。 计算纸钞和硬币的总值。
算零钱	计算以元为单位的零钱。 计算整数量以角为单位的零钱。 计算增量中以角为单位的零钱。 计算以元、角为单位的零钱。
阅读公交时刻表	阅读已确定路线的到达和驶离时刻。 从时刻表中找出正确路线。 上网查询正确的公交时刻表网站。 在公交时刻表网站上查询正确的路线。

使用自然发展行为干预进行适应性技能教学

一旦选择了适应性功能目标，就可以开始使用自然发展行为干预进行教学。接下来会对其中一个示例（穿衣教学）进行详细叙述，另外的适应性技能和例子将在表 13.4 中进行概述。

适应性技能在可能涉及的步骤数量和行为复杂性方面差异巨大。相比那些由许多步骤组成的技能（如穿衣），或需要认知能力、背景知识和经验或进行安全判断的技能，像使用叉子叉住食物送入口中这样的技能要简单得多（例如，根据所需的时间长度烹饪食物）。在确定适应性技能目标时，许多行为分析策略都是有用的（例如，行为链、逆向行为链、塑造），但这些技能也可以在自然情境中使用自然发展行为干预策略进行教学。例如，适应性技能在自然情境中很容易进行教学，而且可以在偏好环境中运用自然强化进行教学。示范、辅助及辅助消退也在被普遍使用。

例如，穿衣是一种复杂行为。首先，必须考虑儿童的发展水平，因为对 3 岁儿童的独立性预期和对高中学生的预期是不同的。一旦确定了目标行为，启用任务分析等程序来分解行为和制定教学策略（像顺向行为链或逆向行为链）是有用的。辅助分层和辅助消退策略同样可能有用。随后就要考虑合适的教学情境和自然强化。例如，是要在真实的日常活动中进行教学还是要在指定一天中的特定时间进行练习直到掌握到特定水平？一旦确定了情境，就可以确定自然强化物。例如，是否有偏好的活动能够自然地出现在日常活动之后？（例如，在完成了早晨的穿衣活动后选择喜爱的早餐食物。）

表 13.4　适应性行为及教学示例

行为	对总体目标的说明和示例	目标行为示例	教学示例
吃饭或喂养			
在桌边落座	儿童可以根据进餐时间在桌边安坐一段合适的时间（例如，吃零食时稍短，吃正餐时稍长）。	在桌边安坐较短时间。不断延长安坐时间。说："完成啦。"	通过辅助儿童短时间安坐创造教学时机，紧随其后的是在情境中显得很自然的偏好活动。开始时的目标是，让儿童安坐，身边仅摆放其偏好的食物，之后，向非偏好食物转变。系统性地延长时间。一旦儿童能够短时间安坐，就可以教授"完成啦"，不论儿童安坐时间多长都要进行强化。与等待目标相结合，不断延长儿童在获得强化前需要安坐的时间。

续表

行为	对总体目标的说明和示例	目标行为示例	教学示例
准备点心	个体可以准备三样无须烹饪的简单点心或零食。	烤面包。 倒出谷物制品并向其中添加牛奶。 将切片奶酪和饼干放在盘子里。	通过让个体选择学习制作自己偏好的零食来创造学习机会。根据需要结合视觉提示、行为链以及其他的应用行为分析教学方式。以合适的辅助层次在自然情境中进行教学，并随时间推移消除辅助。点心一准备好，就可以以吃掉它的形式提供自然强化。
卫生和自我照顾			
洗浴	个体在达到合适的发展水平时可以参与洗浴活动（如果合适，可独立进行洗浴）。	容忍成人给自己洗澡。 协助清洗自己的身体。 协助擦干自己的身体。 清洗自己的身体。 清洗自己的头发。 擦干自己。 调节水温。	根据需要使用视觉提示、成人辅助和辅助消退制定清晰且一致的日常规范。如果有需要，使用应用行为分析方法教授特定技能。通过让儿童选择浴缸玩具和让青少年或成人选择感兴趣的洗浴用品，将选择与跟随个体的引导结合在一起。通过提供沐浴玩具或者在洗浴常规后提供喜爱的活动（例如，可以依据时段选择喜爱的点心或正餐、玩具或游戏，也可以是故事）作为后效来进行洗浴依从的自然强化。
学校行为			
有秩序地与同龄人同行	在从一个地点向另一个地点行进时，个体能够与同龄人排成一列，在他人之前或之后。	紧跟在老师身后走。 在任何地方都与他人排成一列行进。 保持自己的位置。 遵守老师的口头指令。	创造机会练习此行为，从短时行进开始，然后逐渐延长时间。使用应用行为分析策略，如辅助和辅助退行来瞄准技能。首先行进至偏好地点，以偏好形式进行合适的自然强化。之后，转变为向非偏好地点行进，随后将偏好地点作为自然强化。
独立完成工作	个体能做到在没有成人支持的情况下工作特定的时长。	工作较短的时间。 使用自我管理系统进行一段时间的工作。 独立完成一项偏好的活动，然后是一项非偏好活动。 请求帮助。 请求休息。	创造机会练习此项技能，从独立进行短时维持任务开始，偏好活动紧随其后作为自然强化。之后，延长工作时间，开展习得任务或多项连续任务。如果可能，结合给予选择权（例如，任务顺序、使用的材料）。一旦儿童能做到工作一段特定时间，就可以开始加入请求帮助或休息，随后以相应结果作为自然强化。

续表

行为	对总体目标的说明和示例	目标行为示例	教学示例
执行功能性行为			
在困难任务中坚持	个体为执行一项困难的任务而坚持一段特定时间，且能在任务无法完成时，使用合适的问题解决策略。	在请求帮助之前坚持困难活动并持续特定时长。 在请求帮助前尝试多种策略。 在合适的时候请求同龄人而非成人的帮助。	展现困难任务或可能需要帮助的任务，创造机会在自然情境中对行为进行练习。在偏好活动（例如，把在密封容器中的弹球放入坡道）进行期间以技能为目标，并在教学过程中结合儿童选择权和跟随儿童的引导。通过给予想要的材料强化孩子的毅力。最终，可以与其他技能相结合，如请求帮助或在尝试两种解决策略后请求帮助。
社群行为			
算钱	个体在进行购买活动时能做到根据需求计算纸钞和硬币量。	通过名称识别硬币。 通过面值识别硬币。 通过面值辨认纸币币值。 计算不同币值纸钞的总额。 计算不同币值硬币的零钱总数。 计算纸钞和硬币的总值。	通过去往销售偏好的小商品且有利于进行练习的商店（例如，小商店，不拥挤），来创造在自然情境中练习技能的机会。给予选择权，允许个体选择商店和需要购买的商品。从容易计算的钱数开始，之后逐渐增加难度。以获得商品作为自然强化。
阅读公交时刻表	个体能够做到正确使用公交时刻表，从一个地点到另一个适合其当前独立水平的地方（例如，因为安全原因，在这个过程中，一些个体可能比其他个体需要更多监督）。	阅读已确定路线的到达驶离时刻。 从时刻表中找出正确路线。 上网查询正确的公交时刻表网站。 在公交时刻表网站上查询正确的路线。	在自然情境中创造机会，通过规划去往偏好地点的公交出行进行技能练习。让个体自己选择要去的地方并给予选择权。使用目标技能制定外出计划（例如，阅读公交时刻表）。在搭乘过程中联系其他技能（例如，向司机付款）。到达偏好地点，获得自然强化。如果合适，可以在回家前去往好几个目的地来获取多次练习机会。

思考一下阿卜杜勒（Abdul）的案例，这是一名无法自己穿衣服的 5 岁男孩。每天早上，母亲安排好他的衣物，发出穿衣指令以及离开房间去做早饭时，他都会发脾气。他的母亲报告说每天早上他都会大发脾气。但直到阿卜杜勒的治疗师为他完成了功能性测评后，人们才将这种挑战性行为与他缺乏穿衣技能联系在一起。治疗师确定了穿衣的程序并完成了一项任务分析。她判定，

根据阿卜杜勒的发展水平，他应该能够穿上内衣物、长运动裤（没有纽扣与拉链）和没有纽扣的衬衫，需要做的只是将衣物为他摆放出来以避免前后穿反。

　　阿卜杜勒在选择早餐食物方面有极高的动机，而且"闪电麦昆"图案的盘子和杯子是他的最爱，因此治疗师制作有先后关系的视觉内容来提示他，我们会在他穿好衣服后用这些选择来进行强化。她还给予他选择衣物的权利，以此来帮助他建立选择能力和实现共享控制。然后，她告诉阿卜杜勒的母亲使用逆向行为链方法，从为他提供穿衣全套动作的全方位协助开始，仅留下最后一步即提起长运动裤让他自己进行。在阿卜杜勒能够独立完成这一步骤，并且理解了在完成之后会获得强化这一常规后，治疗师制作了一份包含这一套动作中许多步骤的视觉日程表。逆向行为链过程中，在阿卜杜勒能够为了获得强化独立完成这套动作的所有步骤后，成人辅助消退，这个视觉提示用于代替消退了的成人辅助。

　　在日常生活中进行适应性技能教学时，让自然强化显得"自然"可能会很有用处，这些强化中包含着日常生活中自然出现的强化（例如，在晚餐后得到甜点，完成家庭作业后玩游戏），而不是本书其他地方讨论的更加具体的场景。自然强化的定义可能也包括了普墨克原则（在第 9 章讨论过），其指出，将发生高概率行为的机会作为低频行为出现的后效，会发挥对低频行为强化的功能（Cooper，Heron & Heward，2013）。尽管阿卜杜勒的案例高度依赖应用行为分析干预策略的使用，但共享控制、自然强化和强调在自然情境中进行教学都是符合大部分自然发展行为干预的。有关使用自然发展行为干预进行适应性行为教学的其他示例，请参见表 13.4。

自我调节和适应性技能的教学技巧

　　社交沟通技能、自我调节和适应性技能等都是由许多相互交织的部分组成的复杂行为系列。这些技能的复杂性和必须进行教学的许多要素，即使对最好的临床医生而言也是挑战，尤其是在存在破坏性行为的情况下。接下来介绍几种在自我调节和适应性技能教学过程中提高成功率的技巧。

提供时间并保持耐心

　　如果儿童的不良行为经常受到强化，或总是让他人替自己完成任务，则教他们自我调节和适应性技能就会变得富有挑战性。提醒自己，这些行为需要时间和实践才能发展；与其他行为相比，有些可能需要更明确的教导和实践才能完全泛化。如果着急，就不要引入练习自我调节或适应性技能的机会。例如，如果你正在教授系鞋带，就不要让儿童在早晨练习，因为这个时段时间短且大家着急出门。相反，在下午或周末出门玩耍前提供机会进行练习。

保持对动机策略的关注

如前所述，本章中讨论的技能可能很难学习并且可能花费时间。其结果是，孤独症患者可能无法练习这些技能。而且，因为许多关乎社会规范学习的基本原理可能无法激发孤独症个体的动机（例如，其他人更可能和干净的人进行互动），所以集中于将动机策略纳入这些技能的教学至关重要。将选择、跟随儿童的引导、辅助、强化尝试以及自然强化这样的策略纳入教学策略中尤其重要。辅助和辅助消退可能也很重要，因为本章中所讨论的目标行为实际上都是一系列有序的行为或步骤。确保有合适的成人支持来创造成功（无错误指令），然后随时间推移消除这种支持，这是一项加强动机的重要策略。在教授复杂的行为链时，强化尝试也是一项需要考虑的重要策略。这是因为完成一些步骤会更加容易，而如果所有的步骤都能同样流畅地完成才能获得强化，那么个体可能会陷入沮丧或失去兴趣。

考虑自然情境

如同这一整章所讨论的，许多自我调节和适应性技能的学习都很困难、复杂且包括许多行为而非一个行为。结果是，这些行为更可能要求对先备技能进行仔细考量。还需要考虑的是：在自然情境中进行教导还是在泛化至自然情境前在情境外进行教导。例如，如果个体以前从来没有看见过钱或公交时刻表，那么在自然情境中介绍这些技能可能并不合适。或者一名儿童连 3 秒钟的等待都做不到，那么他不太可能在去商店购买偏好商品时排队等待。自我调节和适应性技能的指令需要细致且系统的计划。

如果可能，可在自然情境中以高水平辅助进行教学，以避免日后不得不泛化技能。然而，如果这种方法遇到障碍，就必须首先在情境之外对技能进行教学，之后再进行泛化。但是，即使是在情境之外进行教学，也能够使用自然发展行为干预策略。例如，在教授等待时，要教导儿童在获得偏好物之前短暂等待。或者在教授金钱技能时，可以在情境之内以角色扮演的形式进行教授，在这个过程中个体可以从治疗师那里购买偏好物品。

结合家长辅导

适应性技能和自我调节教学可能会给父母或照顾者带来挑战，而在其他技能教学中这种挑战不太可能出现。自我调节技能很可能需要在受到挫折时或以前曾出现的挑战性行为再次出现时作为目标。同样，适应性技能可能已经成为或曾经是给家长带来挑战和让家长感到沮丧的根源，因为适应性技能常会导致挑战性行为，从而打乱日常活动并导致其他问题，例如迟到。因此，教导这些行为可能会给父母和照顾者带来挫败感或负面情绪。

　　在将这些技能作为目标时，评估这种负面历史对当前教学互动的影响并与父母一起解决问题可能会很有用。例如，将一个家庭中两个家长的策略结合起来以相互支持（例如，在挑战性行为发生时，一名家长作为另一名家长的援军），向家长教授自我调节策略，以及向家长教授如何使用非后效强化来加强积极的亲子互动，这些可能都有所帮助。在某些情况下，他们可能也能从额外的家长训练或精神健康治疗中受益，以协助他们在尝试向儿童教授技能时，学习对自己的自我调节技能进行管理。大量的研究支持孤独症儿童可以从示范中学习，因此重要的是确保家长对期望行为进行示范。

 案例

乔纳斯

　　乔纳斯（Jonas）是一名 12 岁的男孩，被诊断为患有孤独症和注意缺陷/多动障碍（ADHD）。他具有一般水平的认知和语言能力，主要进行学校的通识教育课学习，并通过个性化教学项目获得支持。由于乔纳斯具有许多与年龄相符的技能，他有在多领域做得好的潜力（例如，学业成就）。但是，他现在正苦苦挣扎。乔纳斯极易冲动且在自我调节方面存在困难。这些困难会导致日常行为上的和情感上的爆发，包括大喊大叫、尖叫、咒骂、挥舞拳头、踢打家具和他人以及乱跑。尽管在家庭和社区环境中也会爆发，但在学校中的爆发更为频繁，持续时间也更长。爆发频次每天能达到 2~3 次。持续时间范围很广，从几分钟到半小时。乔纳斯以前一直在接受应用行为分析治疗，但最后，他的主要治疗目标是沟通能力，当其有所改善后，乔纳斯的父母为他停止了治疗。在学校里经历了长达 45 分钟的激烈的长时间爆发后，乔纳斯的老师组织了一个团队会议，讨论为乔纳斯提供下一步的支持。

　　这个团队包括父母在内，讨论当前的担忧，并共同从对学校内行为的功能评估入手。乔纳斯的父母还决定与他以前的应用行为分析师联系，以了解治疗师是否可以协助进行家庭和社区环境中的功能评估，结果是治疗师同意了。一旦功能评估完成，团队便重新开会讨论下一步。在不同情境下，结果都非常相似。家长和治疗师都注意到，乔纳斯在严格遵守常规的过程中挣扎着（例如，在进行下一步前一定要把事情做完），他更容易因转变而沮丧（例如，在事情未做完，要从偏好活动中脱离时），在外部对他有所要求时有回避反应（例如，日常生活活动、家庭作业、学校作业），而且，在六年级的期望等级递增的情况下，他努力保持任务的进行并且维持其组织性。面对这些挑战，他行为的主要功能是逃避任务、有形性（例如，当要从偏好活动中做出转变时）和获取注意，尽管后者主要是在乔纳斯因另一功能感到不安时出现的次要功能。

面对这些挑战，团队开始为乔纳斯制定跨情境的行为计划。首先，引入了许多前事干预策略。因为在校时，乔纳斯在普通教育学校上课，所以他们首先考虑了普遍前事干预。例如，老师赞同所有六年级的学生都可以从组织技能的提高中受益，并形成了与现有课堂行为目标系统相关联的作业跟踪系统。如果说所有学生都上交了他们的家庭作业并在跟踪单上检查了他们的完成情况，则班级就会在总体行为目标上得一分。老师在乔纳斯处于行为挑战风险期间也会对所有学生进行启动，例如，提醒所有学生如果需要帮助就举起手。

团队还实施了个性化的前事干预措施，例如为乔纳斯在家庭与学校间的转变做好准备。启动的开发既是为了那些有挑战性的场景转变，包括对偏好活动即将结束进行提醒，也是为了对他可能没有时间完成某事做出提醒，之后可以帮助他对未完成之事做出计划。当乔纳斯在沮丧中获得保持镇静的技能时，他的父母、老师和治疗师也实施了启动计划，以提醒他在有行为爆发危险时使用应对策略。

尽管乔纳斯拥有许多强大的技能（例如，语言和认知能力），团队还是赞同需要教授他一些替代技能。由于乔纳斯在提出要求时常常感到沮丧，因此团队教导他寻求帮助和要求休息。这些最初发生在应用行为分析治疗期间（例如，在应用行为分析期间完成家庭作业，对请求2分钟自由活动时间进行强化），最终泛化至学校场景中。当这些技能泛化至学校中时，老师也会使用启动来提示乔纳斯他可以请求短暂休息，并从老师或同龄人那里获得帮助来减少行为风险。

团队也教导了乔纳斯处理挫败感的技能。他学习了一些技能，例如应对陈述（例如，"没事，我可以待会儿完成"）、数数字和深呼吸，首先在应用行为分析治疗期间进行，最后在学校或家中的亲子交互过程中进行。通过示范、辅助和自然强化进行技能教学（例如，如果可以容忍在之后再完成工作，就能够进行偏好活动），这些在之后都最终会消退。在学习这些应对技能的同时，乔纳斯的应用行为分析团队开始着手让他练习等待、从偏好活动做出转变和移除偏好活动。最终，这项技能会成为跨情景目标，且强化会消退，这样乔纳斯能够容忍更长时间的延迟，忍耐先不给予强化物，后再获得强化。因为乔纳斯同时被教授应对技能，他也被鼓励在使用这种技能练习目标行为时保持冷静。

　　一旦乔纳斯学会了忍耐强化的延迟获得和转变，他就可以运用自我管理来保持他对所学应对技能的使用。乔纳斯学会了及时追踪什么情况下会引发他的沮丧情绪和什么时候使用应对技能。他使用手机上的一个简单应用程序进行追踪，因此他的朋友们不知道他有个性化的行为计划。随后，数据将在放学后展示给母亲，以确认他是否达到了目标并获得了强化。

　　该团队还采取了几种结果干预策略。团队一致赞同，乔纳斯的逃避行为常常不经意间受到强化，尤其当他的行为升级到教室必须被清空的程度时。通过使用前事干预和替代行为，在学校里发生高强度爆发的频率降低了，但团队也赞同在爆发期间引入成人支持，而非在此时清空教室，清空教室会导致教师按照乔纳斯的要求进行操作。在家中时，他的父母和治疗师都认为要等待他从情绪中出来，在此期间移除强化，再按他的要求进行。这种策略是可行的，因为乔纳斯在爆发期间没有严重的攻击性和破坏性。经过进一步讨论，干预团队还意识到，在乔纳斯发脾气期间与他互动的成人绝大多数都在关注，尤其是因为乔纳斯在爆发过程中大吼大叫并使用大量污言秽语，这些都给成人带来了压力。父母和老师们意识到，即使他们不想，他们也会在无意识的情况下对乔纳斯的行为做出反应，提供关注。因此，研究团队明确定义了一组成人行为以忽略爆发，包括转身、不说话、不交叉双臂以及不进行目光接触。这个团队还就给予乔纳斯强化（例如，关注、帮助、获得有形物品）前所需要保持冷静的时长达成了共识。

　　由于乔纳斯正在普通课堂接受通识教育，且具有与年龄相当的智力和语言能力，因此团队优先以适合发展和自然的方法实施对乔纳斯的干预。要尽可能在典型的日常生活中进行替代行为教学（例如，家庭作业、学校作业、早晨的准备）。如果有必要，首先会由应用行为分析治疗师对他们进行教学，但他们也会集中于在自然的日常生活和活动中进行教学。如前所述，自我管理程序是使用乔纳斯的手机进行跟踪的，因此它可以在同龄人之间保持私密性。随着时间的流逝，结合普遍和个体化的前事干预、替代行为以及对结果的改变，挑战性行为的频率降低了。尽管如此，这些行为有时还是会再次出现，尤其是当常规改变或新的压力源（例如，新学年）出现时。为了持续解决这些问题，乔纳斯的应用行为分析团队根据需要持续进行咨询，他们重新引入了自我管理和启动等策略，以维持先前的技能或帮助新技能泛化。

小　结

　　孤独症干预的全局应包括为正向行为、自我调节和适应性行为发展提供系统性和程序性的机会。学会参与不那么喜欢的情境、应对挫败感、保持灵活性、等待和管理日常生活技能，对于丰富的生活至关重要。这些技能也很有可能有助于减少挑战性行为，从而增加在自然情境中获得成功的可能性。自然发展行为干预中使用的策略特别适合教授这些技能，而且与应用行为分析方法结合以减少挑战性行为时，在不对环境做出太大限制的情况下，能够最大限度地为提高生活质量和参与创造机会。

第 14 章

自然发展行为干预在学校的应用

奥宾・斯塔默、杰西卡・苏尔海因里希和劳拉・霍尔

2004 年颁布《残疾人教育改善法》的一个主要目标就是为所有人员的高质量职业准备和专业发展提供支持，以确保他们有知识和技能来提高残疾儿童的学业成绩和功能性表现。其中包括使用基于科学的教学实践方面的知识和技能（Yell，2016）。由于美国联邦立法的缘故，对教育工作者使用基于实证研究的实践方法的需求不断增长。美国国家孤独症专业发展中心和国家标准项目的研究确定了具体的循证实践和既定的治疗方法，例如自然发展行为干预，这对于特殊教育者的使用来说至关重要（National Autism Center，2015；Wong et al.，2014，2015）。

尽管自然发展行为干预已经被定义为循证方法，但是关于其如何在小组环境中使用这些策略或如何使用这些策略来进行教学的信息却很有限，这是教师们每天都要面临的两个挑战。在王及其同事的综述之中（Wong et al.，2014），未发现任何针对"入学准备"的自然发展行为干预（自然干预）研究，他们发现研究仅针对 5 岁以下儿童的学业成果。然而，有研究使用同伴介导干预，针对 5 岁以下的幼儿以"入学准备"为目标，针对 6～22 岁的学生以"学业"为目标（Wong et al.，2014：28）。一些同伴介导干预中包含自然发展行为干预策略。

美国大部分地区的教育者所使用的标准都基于共同核心州立标准（the common core state standards，CCSS）（http：//www.corestandards.org）。共同核心州立标准强调使用多种方式应对孩子解决问题的能力，以找到最佳答案，而不是专注于学习唯一正确的答案，这与自然发展行为干预中的常见教学策略有相似之处。例如，与共同核心州立标准一致的自然发展行为干预策略包

括：对各种提示和机会的应对；使用多种材料和范例；奖励尝试；使用能够支持泛化、独立性以及问题解决能力的教学策略。此外，在教授作为共同核心州立标准一部分的学业技能时强调现实环境的使用，这与自然发展行为干预关注环境设置是不谋而合的，绝大多数自然发展行为干预计划的研究都是在一对一干预、家长实施干预或在结合自然发展行为干预的综合计划中进行的（参见第5章中融合相关示例）。许多教师报告说，自然发展行为干预的组成部分符合他们的"良好教学"理念，且很有意义（Stahmer，Suhrheinrich，Reed & Schreibman，2012）。另外，他们还报告说这些技能能够帮助孤独症的儿童在更广泛的环境中进行技能泛化。这些教师的观点也符合当下可得的自然发展行为干预相关的科学文献（例如，McGee，Krantz & McClannahan，1985）。然而，一些干预成分和与教学环境相关的因素也会影响技能的使用。教师们发现一些自然发展行为干预成分——包括保持明确指令和时机、简单、与儿童相关、吸引儿童注意、确保强化物和行为直接相关以及对为达成目标而进行的努力进行强化——是他们眼中良好教学的一部分。

相反，教师们可能会发现在教室环境中以下三个方面有些难以实施。其中包括：（1）共享控制和轮流；（2）使用直接强化，在某些情况下甚至可以使用有形强化；（3）将广泛的学习目标转化为特定的任务和活动。通常来说这很难判定，例如，一项自然强化物与像数学和地理这样的特定学科任务产生联系。教师们还说道，他们并非总是在小组活动中提供有形的东西，也使用赞美来对学生进行反馈。其他问题，包括如何将特定的学生兴趣和变化（包括示范）融入日常学业课程，如何看待和采取将最初是一对一设计的技能用于多个孩子的做法，尤其是像在围圈时间、大型活动以及没有足够人员支持的情境中。本章为克服这些在学业环境中使用自然发展行为干预的障碍提供了思路，聚焦于将自然发展行为干预融入在大多数教室中都很普遍的集体活动中，并实现学业和个性化教育项目的目标。

在小组或学业环境中加入自然发展行为干预组成部分

为自然发展行为干预设置教学环境与为孤独症儿童设置其他所有良好的教学环境相似。对于特定的课程，教育者应将教学材料（如果可能，包括最喜欢的材料）和相关强化物放置在他们自己容易够到而学生无法触及的区域。如果学生的动机发生变化并引起课程计划按需改变，那么选择一个地方存放额外的玩具和材料可能会很有用。根据课程目标，教学可以在任何地方进行；然而，对学生的期待行为应明确在该区域之内。例如，如果课程内容中涉及在操场上站成一圈，那么用粉笔画一条线，指示学生应该站的位置，会有所帮助。

教育者也能够设置环境，以便学生能够在上学期间（安排好的环境中）自然地使用技能。例如，教师可以将美术材料和玩具放置在橱柜中，让学生拿取特定玩具，对需要取用的物品标记颜色，使用介词或完整的句子来表明需要的材料、玩具或活动。给学生安排特定的工作可以鼓励同伴间的互动。例如，一个学生可以负责分发作业纸或记录有谁完成了工作。其他学生可能需要向他询问并取用材料，或在准备好下一次活动时告知引导者。

动机是关键

使用自然发展行为干预的一个主要目标是增强学生的学习动机。自然发展行为干预提供了许多方法来做到这一点，因此在教室中使用自然发展行为干预时，教育者需要考虑他们的学生以及什么样的动机对这些学生来说是最有效的或最适合当前活动的。并非每次互动都需要在同一等级水平上使用所有策略。表 14.1 是动机策略的列表，可以帮助教师确定哪种策略最有效以及何时有效。

表 14.1　动机策略列表

动机策略	这种情况下特别好	这种情况下可能没那么好
使用最喜爱的材料		
个体所偏好的材料	在一对一的活动中 在大多数儿童都喜爱该材料的团体活动中 当材料适合目标时 当这名儿童非常难以激励和调动时 当学习互动过程中放弃材料的阻力较小时	在儿童兴趣差异很大的团体活动中 当材料不适合目标时 在儿童过于喜爱该物品，造成注意力脱离教学指令的情况下
玩耍时使用的材料	当材料可以用于接近目标时（例如，社交、语言、颜色、计数、玩耍） 当材料适合儿童的年龄和发展水平时 当该儿童需要大量奖励且游戏材料有激励作用时 当该儿童能够被此游戏材料激励，且这一材料是用于特定目标时	当不需要游戏材料的特定目标时
提高学业水平的材料	当儿童完成学业任务有困难时 当儿童需要学会将完成活页练习和团体环境中的其他活动作为家庭作业时	当最喜欢的话题、人物之类的内容无法融入任务中时 当这些内容无法引发参与和关注，反而会造成注意力分散时

续表

动机策略	这种情况下特别好	这种情况下可能没那么好
给予选择权		
不同活动间：指导	在该儿童非常难以激励、调动的情况下或当方便实行更强的控制时（例如，自由玩耍、休息、一对一的活动中） 当儿童能够做到决定活动的类型和长度时	对于那些只适合或只能使用特定材料、活动内容或主题的活动 在活动长度已经固定的情况下
不同活动间：限制	在一些选项必须受到限制，但仍有一些活动以及一系列材料可供选择，以满足活动目标的情况下	在特定任务中，只有一项可选活动的情况下
在活动中	在团体活动中 在活动或材料已经设定好的情况下	在该儿童对活动的动机性非常低时
选取有效奖励		
使用真实奖励：时机和价值	当你使用奖励，而孩子真的喜欢奖励时，以及当你看到和感觉他最需要动力的时候 当你很难激励孩子时，更需要经常使用真实奖励 在非偏好活动期间 当孩子正在学习新技能时	当儿童比较容易激励时结合赞扬和代币 在积极性调动的任务中 当你正练习对孩子来说很简单的技能时
奖励尝试	当每项活动中对少量努力进行奖励时 当儿童很难激励或因任务而沮丧时，对更大的努力进行奖励	当在儿童参与活动的动机很强且似乎其看起来很乐于接受学习新技能面临的挑战的情况下，奖励较少的努力时

共享控制、选择或儿童偏好活动

当一项活动既非完全由教师主导，也不是完全由学生主导时，共享控制就会出现。在这种情况下，学生和教师共同努力以保持学习过程中的高动机性和参与度。教师们经常指出这种特殊的策略很难付诸实践。然而，由于共享控制还具有改善学生动机的可能性，因此当教师们成功地运用它时，通常会报告较少的行为困难和更高的学生参与度。

共享控制可以在学业任务中以多种方式运用。教师可能会提供学生偏爱的材料，例如，在数学课上使用偏好玩具（例如，乐高玩具）进行数数，随后可以将其作为强化手段。他们可以通过添加如动物图片（其名称以学生正在学习的字母开头）这样的内容来对教学材料进行强化。在选择当天的活动、写作任务的主题或主要活动时，教师可以将很大的控制权交给学生。教师可以提供一些选择作为其他选项，通过对课程内容进行有限度的改变赋予学生一定的课程控制感（见专栏 14.1）。例如，选择在数学课期间进行测验还是完成活页练习，选择当天从哪个中心开始，或是选择手写还是打印。教师们时常发现，将学生最喜爱的主题纳入活动和作业中，有助于激发学生的动机。共享控制也可以用于轮流，这样便可以对适合的行为进行示范，且学生们可以围绕这种反复来回的互动类型进行练习。根据学生和活动的不同，轮流可以与教师进行或与其他同学进行。

 准备，设置，实施！

专栏 14.1：增加选择

一种在学业课程中增加选择的简单方法是允许学生选择书写工具。他们可以选择使用钢笔、铅笔或彩色记号笔来完成活页练习。这种简单的选择对教师们来说很方便且可以让学生在完成课程的过程中感受到更多的激励。许多与之相似类型的选择也很容易纳入教室教学中。

以下是使用共享控制来教授学业技能的示例：

- 如果萨拉喜爱数字，就让她在按日程表进行的活动中标记日期并将今日日期标于日历上，这可能增强她在围圈活动中参与的动机。允许其他学生先参加并为萨拉提供一次轮流机会作为好好关注的后效，这样或许能进一步提高她参与整个活动的能力。
- 或许这个小组正在努力用主题句、支撑句和结论句组成一个段落。允许学生以小组或个人形式对话题进行选择。他们可以选择写下他们在教室中常玩的、最喜爱的游戏或活动。如果学生们喜欢不同的游戏，他们可以轮流选择主题，或者小组可以编写一个包含几个游戏有趣部分的故事。
- 如果学生正努力练习书写，他们可以在代表字母的图片和正在学写的文字间进行选择。例如，为了学习英文字母 A，用小火车运送苹果、飞机和鳄鱼（注：英文中这三个词的首字母都是 A）；或是为了让儿童学习书写简单的文字，可以让儿童最喜爱的卡通人物对应不同的物品（例如，一个皮球、一辆小汽车或一个杯子）（注：这几个物品都是有字母 A 做量词）。
- 在与一群学生共同工作时，使用社交技能和轮流策略。例如，在完成艺术项目时，一名儿童掌管剪刀，另一名掌管胶棒，还有一名掌管彩色记号笔。孩子们可以在轮流完成自己的部分后要求他们想要的物品，并用自己的物品进行交换。

- 在游戏中，社交技能和数学可能成为焦点。例如，在学生们的衬衫上绘制半个圆圈、正方形或三角形，他们必须在小组中找到图形的另一半。随后，他们要告诉持有另一半图形的同龄人这两个部分拼起来能组成什么图形（例如，"丹拿着另一半图形，它们拼起来是个长方形"）。
- 轮流策略也可以用于对学生间的技能进行示范。例如，擅长数学或写作的学生可以先轮流为其他学生提供示范。
- 较大型的团体活动可能会提供共同行动的机会。例如，整个小组可以决定要将何种食物用于制作零食。这项活动可以通过按照食谱制作零食来聚焦读写能力练习。此外，可以让学生们通过准备原料来练习团队合作和社交技能。完成后，他们就可以开始吃这个零食了（强化）。

后效强化还是直接强化

当与一小群学生一起工作时，教育者时常会通过适当运用强化来完成训练。当学生做出正确回答或合理尝试时，教师会给予奖励。当学生行为不正确或不合适时，教师忽略该行为，然后修正该行为或要求学生再试一次。如果小组中的另一名学生（不直接与教师一起工作）采取了适当行为，例如索要新的蜡笔，那么他也可以因为同组成员的合适行为获得奖励。

在大型团体环境中提供奖励可能会面临一些困难。然而，利用创造性思维，教师可以思考整个团队如何获得奖励。如果有些学生在其他学生没有在听讲的情况下努力学习或做出了适当的反应，则教育工作者可以奖励这些表现出色的学生。随后，他们可以为整个小组提供再次尝试或获得新奖励的机会。在围圈期间，教师可以把棉球当作小雪球，作为另一种团体奖励。在课堂上讨论冬季天气时，教师可以向好好听讲的学生分发小雪球。同样，学生可以在学习相应主题的课程时收集小动物、数字或字母。之后，他们可以利用以后的空闲时间用收集到的物品制作东西。

直接强化策略对于学业任务来说可能更具挑战性。然而，贯穿整个课堂期间，教育者都有机会要求在自然情境中使用语言，并可以提供直接强化。例如，学生可能想使用橱柜里的剪刀、去洗手间或玩高架子上的玩具。这些都能为使用适当的语言提供直接强化的机会。在任务中添加喜欢的项目或物品也可能会有所助益。例如，教师可以在如下活动中要求学生在自然情境中使用语言：

- 学会数火车之后可以玩火车。
- 抄写与最喜爱的电影标题相关的文字。可以允许其与一名同学谈论该电影作为奖励。
- 正确阅读容器上的标签后，可以使用容器内的物品（例如，不同颜色的记号笔、不同大小的乐高积木、将植物种入盆中需要的材料）。
- 在说出数字后将日期标在日历上，这对某些学生来说可能会是奖励。
- 使用由于写一个关于游戏的段落而获得的游戏币或道具，让孩子在活动结束后还可以继续进行游戏。
- 在点心时间或早餐期间，将整块的食物切成两半或四等分后，可以吃掉食物。

清晰的指令

使用清晰的指令既包括提供儿童能够理解的、适合其发展水平的指令，又包括提供连续指令。一些课堂上，学生在技能和语言理解能力方面的差异可能造成指令难以被所有人理解。这样，使用多种方式给出指令或许就变得有必要了。例如，一名教师必须同时使用语言指令和图片来表明接下来要发生的事情。有时，用两种方式提供指令能有所助益。教师们也可以为那些有能力遵从指令的学生们提供一项团体指令，然后要求获取那些存在理解困难的学生的注意，并逐个向他们发出指令。在课堂上提供清晰指令面临的最大挑战之一是在给出指令后，学生做出回应前，教师可能会被打断。在面对一群学生时，更有可能发生打断和干扰。在小组活动中，确保给学生的指令清晰且不间断的策略包括：

- 教师在给出指令时可以通过使用节奏或模式来帮助学生预测何时特别注意指令发出者、何时轮到他们。例如，教师要求所有学生都使用相同节奏对他们所喜爱的一定数量的物品进行计数，以使他们更容易预期应该如何以及何时给出回应。
- 让还没有轮到的学生忙起来也很有帮助。例如，在要求下一名学生完成同样的内容时，教师可以向前一名学生展示如何标记颜色和形状，以及如何在之后勾边画轮廓、画图或在图形中上色（依据学生的技能水平）。
- 在给出团体指令时，比如要求学生们拿出他们的材料进行社交学习时，指令发出者需要确保他在获取所有学生的注意之前就准备好给出的指令。如果被有破坏性行为的学生打断，教师可以先跟进小组，然后再处理这名学生的行为。

毫无疑问，打扰和打断肯定会出现。当这样的情况出现时，教师首先要再次简单提供指令和促进行为发生，再一次完成后续行动。

以下是如何针对不同学生改变指令的示例。也许这节课包含科学实验和数学技能学习。教师可以调整指令，以便为数学技能水平较高的学生提供更具挑战性的任务，为数学技能水平较低的学生提供不那么具有挑战性的任务。对一些学生进行分组，目的是取出正确量的硫黄加入混合物中（指令1），然而另一名学生可能要测量硫黄的量并将其放入碗中。类似的是，学习写作的那一组学生自己决定描写他们最喜欢的电影。教师可能首先会为那些语言技能较好的学生提供口头上的指导，让他们就影片写下一个段落。例如，"乔伊、莎娜和苏，请写下你们最喜欢的电影中的五句话"。对于其他学生，教师可以提供在班上很受欢迎的各种电影示例的图片以及回答有关电影的具体问题的列表。例如，"这部电影是关于谁的？"其他学生可能只需要选择一张最爱电影的图片并抄写影片标题。通过这种方式，不同技能水平的学生们可以共同执行同一项任务。

拓展注意焦点

课程应使用不同的材料和方法来教授相同的概念，以使学生对概念本身以及如何在不同的环境中使用该概念进行广泛的了解。例如，如果教孩子标记物品时仅使用图片，则孩子可能会认为"汽车"是带有四扇门的蓝色轿车的图片的名称。例如，如果教孩子识记命名物品时仅使用图片，则孩子可能会认为"汽车"是特定图片的名称，而图片上画着带有四个门的蓝色轿车；孩子可能无法理解汽车的更广泛概念，因此，使用更多样化的材料（汽车照片以及卡通汽车图片、遥控汽车、真车、玩具汽车），对于把更为一般的汽车概念教给孩子非常重要。这些在教授新单词、短语和玩耍活动时同样适用。

拓展儿童的注意包括多样化指令的使用。指令的多样化指的是以稍微不同的方式要求同一件事情。指令可以在七种类型的机会情境中有所不同（参见表14.2），目标是让孩子们应对所有类型的机会，因为这就是他们在现实世界中将会遇到的事情。例如，如果想让一名儿童学习报告自己的地址，教师就需要让儿童以几种方式回答提问（例如，"你住在哪里？""你家在哪里？""你的地址是什么？"），而不是仅仅能够在被问道"告诉我你的地址"时进行回复。教师还可以将地址放在苹果平板电脑上，或将孩子家的照片和地址放在学生的背包中，以便学生在有人要求时将其取出。另一个例子适用于教授加法，例如，一名教师可以使用小方块、骰子、小球、作业纸、蜡笔和教学卡片来说明相加的概念。假设这些指令中最复杂的都符合儿童的发展水平，那么之后可以考虑使用多种指令来对所有可能性进行回应。

表 14.2　机会和提示的示例

机会	描述	教师行为
姿势/玩耍示范	示范行为。	用勺子给洋娃娃喂饭。
口头语言示范	对你想要你的学生说的话进行示范，让其模仿。	在学生伸手够汤匙时说"汤匙"。
指令	给出指令告诉学生该做什么。	说："给男孩喂饭。"
问题	提一个问题。	说："这个男孩要吃豌豆还是喝酸奶？"
面部表情	睁大眼睛期待地等着。	拿着洋娃娃并用期待的表情看着学生。
评论	做出引导性评论。	说："这个男孩子饿了。"
情境性	设置情景以引发特定行为。	把洋娃娃、汤匙和碗都放在桌子上靠近儿童的位置。

　　教师还可以通过创造不同的材料来实现对不同技能水平学生的指令差异化。例如，在教授一名学生读懂以前从没见过的一幅地图时，教师可以在地图上贴上建筑物的贴纸（例如，一端是一所房子的贴纸，另一端是一所学校的贴纸，中间是农场和消防局的贴纸）。之后，教师可以让学生把一个洋娃娃从地图上的"家"移动到"学校"，并说出沿途的方向。随后，学生可以讲一讲类似的内容："这个男孩离开了家，沿着街道一直走，经过了农场，然后在消防局那里向右转，一路走到学校。"另一名也在解读地图的学生可以获得一张清单，上面列出了从家走到学校的指引（例如，"走过两个路口，然后向右拐过四个街区，再穿过街道"）。之后，他可以按照这些指引将洋娃娃从地图上的"家"移动到"学校"。两名学生都在依据他们自己的能力等级学习解读地图的理论。表 14.2 中列出了可以用作提示的不同形式。

技能的泛化和维持

　　自然发展行为干预的一项常见教学策略是：随着时间的流逝维持技能，并与不同的人使用不同的材料，在不同的环境和活动中对技能进行泛化。维持和泛化最初是通过有意使用各种提示、使用自然强化并在自然情境中进行教学来实现的。事实上，在任何课程计划开始时，都应确定并嵌入可能在自然情境中使用的提示（Mayer，Sulzer-Azaroff & Wallace，2014）。重要的是，让学生有机会在不同环境和不同背景下练习每一项技能，以帮助他们掌握概念。例如，教师不仅要使用积木进行分数评定，还要在食物、计时和数学作业中评估分数的使用情况。儿童也可以从维持和泛化的具体评估中受益，从而发现薄弱环节。儿童还可以通过对维持和泛化的具体评估来判断在哪一领域存在弱项，并可能从中受益。通过让学生使用最近学习的技能，使用新的材料或向新人进行学习，上文所述的评估是可以实现的。例如，如果一名儿童已经在数学学习中学会了听从教师指令，那么请让语言治疗师在语言课上给予类似指令，看看学生是否仍能进行回应。

最适合自然发展行为干预的学校活动

自然发展行为干预可以用于整个上学期间的各种活动。为了确定最适合自然发展行为干预使用的活动，教育工作者应考虑以下问题。

● 我是否了解我学生的偏好或兴趣以及目标技能？

在课堂上成功使用自然发展行为干预的一个重要部分就是进行规划。如果一名教育工作者不知道学生的动机在哪里，观察一下他们在自由玩耍时都在做什么，询问他们的家庭成员或进行一次正式的偏好评估都会有所帮助（详见第6章以及专栏14.2）。

 准备，设置，实施！

专栏 14.2：将儿童兴趣融入主题教学

自然发展行为干预策略可以在主题教学过程中使用。例如，如果主题是社区帮手，你可以聊聊消防员、邮递员和垃圾收集者使用的交通工具，将它们作为对汽车很感兴趣的学生的动机材料，而且可将这些交通工具作为在讨论过程中回答问题的一种自然奖励，这是一种融合了动机材料和自然奖励的方式。

● 在活动进行中，我是否有机会与我的学生共享控制？

共享控制意味着该课程的上课方式和使用哪些材料均具有一定的灵活性。一些活动，像休息和自由选择时间，可能并不那么有结构性。在这些情景下，儿童具有最大选择权，教师可以很轻松地跟随学生的引导。尽管教师依然有着特定的学习目标（例如，要求轮流，数到10，写一个描述性段落），但教授这些目标的方式是很灵活的。参考表14.3中的示例，该示例说明了如何在结构性降低的活动中实现同一个目标。

● 我能够提供定期反馈和自然强化吗？

表 14.3　不同水平结构的示例

目标	具有设定目标和程序的高度结构化活动	具有所需步骤顺序或材料的结构化活动	半结构化的学业或玩耍活动	非结构化的活动
艾娃有 80% 的可能性在计数时数到 10	查韦斯太太准备了装着不同数量（1～10 块）积木的几个小杯子。在一项小组数学活动中，查韦斯太太让艾娃"数积木"。查韦斯太太的目光不断投向小组中三名学生，且这三名学生要轮流搭积木。	周的数字是 5。在小组围圈活动过程中，查韦斯太太在她的桶里放了 5 个小沙包。她问艾娃："我有几个沙包?"在艾娃回复后，查韦斯太太要将沙包分发给她的朋友们以便她们在下一首歌期间使用。	在为一项艺术活动分发材料时，查韦斯太太问艾娃："我有多少支蜡笔?"如果艾娃回答正确，查韦斯太太会让艾娃自己挑选她想要的颜色。查韦斯太太用剪刀、胶水以及其他材料重复了这一过程。	在休息期间，查韦斯太太发现艾娃正在沙箱里玩。于是，查韦斯太太说："让我们铲 5 铲沙子到你的桶里吧，你来数。"她盖住桶等艾娃数出数字，然后将手移开以便艾娃能够将沙子倒入桶中。

在为学生的行为提供定期反馈时，他们学得最好。当教师们仅与一名儿童共同学习时，这没什么问题。但是，随着小组变大，提供反馈也变得更加不容易了。在为自然发展行为干预选择活动时，教师必须考虑如何使小组整体及每一个个体都能得到关注。要保证学生参与，每个学生需要的强化量是有个体差异的。关于在群体情景中提供小组强化和个体强化方法的示例，请参见表 14.4。

表 14.4　强化示例

活动	小组强化	个体强化
利用白板做乘法：每位学生将他的答案写在每个人的白板上，并将白板举过头顶，让老师能够检查。	每人每答对（或尝试答对）一个问题都能为小组获得一个标记。当整个小组获得 10 个标记后，大家可以玩一次看图猜字的数学游戏。	两个问题之间，那些做出正确反应或做出了很好尝试的学生，可以自己选择额外颜色的马克笔在白板上画画，这样可以让老师对那些没能答对的学生进行个体教学。
尼尔森先生想要鼓励他的学生在发言前举手，以及其他人在围圈活动中别人发言时倾听。学生们在围圈时间中最喜欢的是结束时的歌曲时间。	当尼尔森先生提问时，如果所有学生都能做到举手回答或安坐，那么整个班级获得一分钟的歌曲时间。同样，如果所有其他学生都能在另一位学生回答问题时倾听，那么整个班级获得一分钟的歌曲时间。	如果尼尔森先生"抓到"一名学生听得非常好，他会赞扬他并说："你来选一首歌!"

活动和课程的示例

表 14.5 中包含了如何运用自然发展行为干预策略、关键反应教学和在特定课程部分实现个别化教育项目目标的示例。这个表描述了三名学生——约瑟（Jose）、萨拉（Sara）和达伦（Darren），他们参与了同样的 K-2 特别日间课。其中包括他们的个别化教育项目目标，以及他们的老师怎样运用自然发展行为干预策略在课堂上满足他们实现沟通目标和数学目标需求的例子。自然发展行为干预策略也已经用于增强动机和帮助完成家庭作业。特别是，提供选择（有些甚至是非常表面的选择，比如完成任务的顺序）、将简单问题和更困难的问题相结合以及奖励努力的尝试，都已经被成功运用了（Koegel，Tran，Mossman & Koegel，2006）。

表 14.5　使用关键反应教学实现个别化目标

幼儿园/一年级	
学生简介	个别化教育项目目标或课程领域
约瑟是一名 6 岁的男孩，参与一门 K-2 特别日间课。他有一些可理解的短语语音，他用这些语音来表达需求，有时会进行评论，但他还无法使用句子。他可以配对大写字母，但无法命名。约瑟还处在阅读视觉词的初始阶段。他能数到 20，并可以从 12～15 个的一堆物品中挑出 10 个，正确率达到 80%。他需要使用图形来进行更好的学习。约瑟在与其他学生互动方面有困难，经常可以看见他在操场上或午餐时是一个人。	1. 约瑟能做到在以随机顺序展示大写字母文字时说出名称，且 5 次中 4 次正确率为 100%。 2. 在视觉支持下，约瑟能做到展示自己完成 10 以内加法的能力，做到的可能性为 80%。 3. 一个学年内，约瑟能够做到在校日 8 天中有 6 天能自发使用简单句子 5 次。 4. 约瑟能以合适的方式加入一个群体（例如，通过主动挥手、说"你好"、叫人一起玩），并且能够在小组中和午餐期间与其他学生保持 15 分钟的近距离接触，5 个在校日中有 4 天能做到这些。
萨拉是和约瑟上同一特殊日间课的一年级学生。她是一名 7 岁的女孩，能使用 5～6 个词的句子，但并不总能好好进行自我表达，让自己的需求得到满足。她认识所有的大小写字母，知道每个字母的发音。她正在学习认识简单的打印体文字。她能打出自己的姓名。萨拉知道如何进行 10 以内加法。她当下正在学习减法技能。萨拉有许多朋友，但在课堂活动中与他人分享材料时，她仍然有困难。	1. 在展示许多打印材料给她时，萨拉能理解简单的"辅音"—"元音"—"辅音"结构的单词；进行临时测量时，能做到 10 个词中有 8 个正确。 2. 萨拉能展现出独立解决 10 以内减法问题的能力。在校日 5 天中有 4 天至少有 80% 的正确率。 3. 在进行一项需要大量材料的活动时，萨拉能做到自发和同伴进行分享达到 5 次，5 个在校日中有 4 天能做到这点。

续表

达伦是一名一年级学生。他主要使用手势进行沟通，并且会对单个单词进行不稳定的尝试。他能够在大量辅助下使用图片交换沟通系统来表达需求。达伦通过死记硬背唱下了 ABC 歌（使用近似发声），但不认识字母表上的字母。达伦通过死记硬背，数到了 5（使用近似发音），但还没有发展出数字识记能力。达伦与同伴共同玩耍，但与同伴很少或没有互动。他常常是一个人，忽略周围。	1. 达伦能做到配对字母表中的大写字母，以 100％ 的正确率配对两套字母，且有 4/5 的概率能做到。 2. 达伦能够按要求指出 10 以内的数字，且有 4/5 的概率能达到 100％ 的正确率。 3. 在校日的 5 天中有 4 天，达伦能够在无辅助的情况下使用词或图片来沟通以索取物品或要求活动至少 20 次。 4. 在老师的帮助下，通过在日常活动中轮流和分享材料，达伦能够做到在结构化的玩耍中与同伴互动，且可以在 3 天中都达到 70％ 的概率。

在语言艺术课上对约瑟、萨拉和达伦使用关键反应教学

活动：字母和单词识别

材料：单词卡，人物贴纸，给学生的写字板或配对板，玩具动物

学生约瑟、萨拉、达伦与老师一起坐在一张小圆桌旁。老师通过向学生们展示所有字母的字母卡并说出名称来复习字母表。

约瑟——老师向约瑟展示字母卡。"这是什么字母，约瑟？"她拿起"S"。约瑟看着卡片并说"S"（目标 1）。"好"，老师说，并将卡片给他，卡片上附着一张超人贴纸（他喜欢超人）。之后，轮到老师，由老师示范一项更加高级的技能。她在写字板上写下"all"并将字母"B"的卡片放在"all"之前，"B 和 a-l-l 一起可以组成 Ball"。

萨拉——萨拉正在学习带有"at"的单词（如：bat, cat, hat），因此将写字板上"at"之前的位置空出来。老师问萨拉能不能把"B"放在"at"之前组词。萨拉看着她的写字板，并将"B"放在前面。"萨拉，它怎么念？"萨拉回答："B-at，Bat！"（习得技能，目标 1）"真棒"，老师跟她说，"这个拼成 Bat！"老师问萨拉是想再来一轮还是和达伦分享她的字母。萨拉选择将字母给达伦（目标 3）。

达伦——达伦有一个为大写字母进行配对的配对板，他能将从萨拉那里得到的 B 放在正确的对应字母上（目标 1）。这里通过允许他玩动物玩具进行奖励，这些动物都是以相同字母开头的。

老师继续以这种模式展开课程，让约瑟说出字母的名字（以嵌入式贴纸的方式进行奖励），让萨拉用写着"at"的写字板对字母进行检验（选择再来一轮或分享来进行奖励），并让达伦在字母板上对字母进行配对（用动物玩具对他进行奖励，这些动物都是以他正在进行配对的字母开头的）。老师要在整个课程期间根据需要进行赞扬。

使用关键反应教学对约瑟、萨拉和达伦进行数学教学

活动：认识数字、加法和减法

材料：数字卡、加法和减法文件夹模板（三个打印的正方形，中间分别由"＋"或"－"和"＝"相连）。

老师知道"当老师"这件事对她所有的学生都具有激励性，所以她在数学活动期间使用这一角色对学生们进行强化。

达伦——老师举起两个数字（3 和 5），说道："达伦，告诉我们它们是什么数字？"（目标 3）他答对了两个数字，老师将对应的数字卡给他并说道："好，达伦现在是老师了。"她帮助达伦分发数字。达伦选择将数字 3 给约瑟，将数字 5 给萨拉（目标 4）。随后，她为达伦拿起两个其他的数字（1 和 2）并问道："数字 2 在哪里？"达伦拿起数字 2，微笑，将拿起的数字递给萨拉（目标 2 和 4）。老师想要奖励他自发的分享。"真棒，达伦！"她说

续表

道，"你选了正确的数字，还把它给了萨拉，我还没说呢！你可以选两个动物。"

萨拉——萨拉的文件夹里两列间的符号是减号。老师告诉萨拉，"把数字 5 放在这里"，并且指向第一列，"还有你的数字 2 放在这里"，并指向第二列。随后，她问道："答案是什么？"并指向第三列。萨拉说："5 减去 2 等于 3。"老师宣布："做得太好了！现在，萨拉是老师了。"在老师的帮助之下，萨拉将数字 2 的卡片给了约瑟，并让他完成他的数学题。

约瑟——约瑟没有解决问题，他在阅读数字方面做出了很好的努力（目标 2）。老师赞扬了他的努力，并允许他用手指轻抚数字卡。老师说，"现在轮到我了"，并在另一个文件夹上完成了一个加法问题。

课程模式持续至数学时间结束。

资料来源：Stahmer，2011.

小　结

研究已经瞄准了自然发展行为干预策略在学校中的运用，尤其是与其他的循证干预的结合（Stahmer，Suhrhenrich & Rieth，2016；Young，Falco & Hanita，2016）。教师们分享道，这些策略对他们来说很有意义，并且非常适合在课堂上教授孤独症学生和其他学生。

一名学习运用自然发展行为干预策略的教师说道："一旦习惯于实行选择、共享控制和奖励尝试，对所有参与者而言，教学就会变得简单，而且最终我们从中收获了更多。"另一名教师说："我发现我的学生确实学会了给出的技能，而且他们在学习过程中非常开心（我也是，非常开心）。"

我们希望这些策略在课堂上能够既有趣味性又有用。一些资源能够在学校使用时为自然发展行为干预提供更多信息。例如，国家孤独症专业发展中心提供专业的发展素材，如孤独症集中干预资源和模块（autism focused intervention resources and modules，AFIRM）可以用于计划、使用和监控，为孤独症学习者提供 27 项循证练习，其中包括自然干预、关键反应训练和同伴介导干预。

可能有用的书籍包括：

Delmolino，L.（2015）. *Solve common teaching challenges in children with autism*：8 *essential strategies for professionals and parents*（topics in autism）. Bethesda，MD：Woodbine House.

Hall，L. J.（2018）. *Autism spectrum disorders*：*from theory to practice*（3rd ed.）. New York，NY：Pearson.

Leach，D.（2012）. *Bringing ABA to home*，*school and play for young children with autism spectrum disorders and other disabilities*. Baltimore，MD：Paul H. Brookes Publishing Co.

　　Stahmer，A.，Suhrheinrich，J.，Reed，S.，Schreibman，L.，& Bolduc，C. (2011). *Classroom pivotal response teaching for children with autism*. New York，NY： Guilford Press.

第 15 章

自然发展行为干预的数据收集

门迪·明贾雷斯、梅丽娜·梅尔加雷霍和伊冯娜·布鲁因斯马

如同所有基于行为分析的干预一样，数据收集都是自然发展行为干预的一个关键组成部分。不仅有许多已发表研究的数据对自然发展行为干预效果予以支持，而且自然发展行为干预的数据也符合以应用行为分析作为基础的决策。数据为制定目标和规划干预项目提供信息，确保干预的正确实施，监控进程，指导治疗决策，促进团队成员之间的沟通，以及评估项目的总体效力。尽管数据收集的细节变化依赖于具体的目标技能，但所有自然发展行为干预都采用了数据收集系统。

持续收集数据技能和行为数据允许追踪进程，而该进程建立在没有暂时性偏差和对单一活动没有误解的判断之上。例如，如果一名家长经历了一个充满挑战性行为的艰难周末，那么他可能变得沮丧，即使数据呈现儿童有进步趋势，他也感受不到任何进步。又如，如果一名教师观察到一名学生展示出新技能，他可能认定目标已经达成，却没有意识到这项技能只在老师在场的情况下展示，且在学生对其他人使用这项技能前，需要开展更多的工作。在自然发展行为干预计划中，数据能够帮助临床医生追踪所教授的技能：（1）是否能够被儿童学习并且吸收成为常备技能，或者儿童是否需要额外的指导和训练；（2）是被以有意义的方式熟练、灵活地使用，还是儿童难以发生这种行为，或难以完全应用这些技能；（3）是否在没有进行直接教授的情况下使用，抑或被限制在特定的教学情境中；（4）是否随时间发展维持。

如同第 16 章中所叙述的，使用清晰的数据收集系统来指导干预是自然发展行为干预项目的质量指标之一。数据提供了对临床策略的基本反馈，并能够指导临床规划和目标制定。

数据收集通用框架

所有的自然发展行为干预都强调数据收集的重要性，但根据数据模型具体地制定干预框架会存在许多可变性。数据收集必须可信（足够精确，可以复制）和有效（准确），否则可能会产生误导作用［参见专栏 15.1 以完整定义**信度**（reliability）和**效度**（validity）］。由于收集到的数据主要用于帮助干预师制定计划，因此它们的信度和效度极度重要。

几个自然发展行为干预项目在它们的手册中概述了对开发数据收集策略的重要考虑因素（例如，关键反应教学，适合孤独症发展的干预项目）。临床医生在开发数据收集方法时考虑以下问题可能会有所帮助（Schwartz，Ashmun，McBride，Scott & Sandall，2017；Stahmer，Suhrheinrich，Rieth，Schreibman & Bolduc，2011）：

- 你想要获得什么样的信息？也就是说，你的数据会为回答你的问题提供所需信息吗？你的方法是否有效，即它能够测量你打算测量的内容吗？
- 方法是否可信，即它是否精确以达到观察者间信度？
- 哪些测量标准被写入目标？
- 在情境中需要什么数据（例如，学校，用于保险）？
- 数据收集系统是否可管理、实用且对数据收集者有意义？
- 你需要哪些信息来评估进度并进行计划更改？

 准备，设置，实施！

专栏 15.1：可靠且有效的数据收集

信度：信度指的是结果的精确度是否足够稳定可重复。在应用行为分析中，最重要的信度种类是观察者间信度，它是指在进行数据收集时不止一个人得出同样的结果。

效度：效度指的是数据的准确性，也就是它是否能够测量你想要测量的内容。

开发和使用数据收集方法的其他注意事项可能包括决定：要在何处收集数据（情境），以何种频率收集数据，由谁来收集数据，如何测量行为变化。对于一些行为来说，考虑数据是否有必要来自多种情境是很重要的。例如，同在家里相比，一名儿童在学校里发脾气的程度更低，因此，测量儿童在学校情境中的发脾气情况，可能无法有效地捕捉儿童的基线功能或在家治疗期间的进步。

接下来，临床医生决定多久进行一次数据收集。例如，数据收集是在整个治疗期间持续进行还是在探索中进行？这将依赖于行为出现的频率以及对改变的速度的期待。清晰确定谁监控数据也很重要。在每个情境中很可能不止一个人，这也是数据记录的信度很重要的原因。哪种类型的数据与目标行为相关也是至关重要的。例如，如果收集的目标行为的数据标准基于 10 分钟探测中获得的频率，那么数据收集方法必须匹配这种标准。同样，如果目标行为的内容是发脾气的持续时间减少，那么数据收集方法就必须集中于持续时间而非频率或比率。

在选择合适的数据类型时，还有许多其他的考虑事项，这取决于正在测量的是什么行为。这些将在本章后面进行更详细的讨论，且在应用行为分析文献中也得到了详细阐述（例如，Cooper，Heron & Heward，2013）。

在确定选择的数据类型后，临床医生就可以设计数据表了。应用行为分析和自然发展行为干预书籍、手册、文本以及网络上提供了许多数据表。临床医生可能会发现一些数据表更适用于当前的目标行为，或者偶尔他们也想要开发自己的数据表用于一些特定领域。许多项目例行公事地遵循着已有的治疗步骤或指导方针，且时常有一系列核心数据表，以便不用每次设定目标时都开发新的数据表。尽管如此，为了收集可靠且有效的数据，临床医生应确保其数据表捕捉到了他们要测量的内容。

只要确定了数据收集方法，临床医生就必须决定数据的汇总和分析方法。许多自然发展行为干预项目直接使用应用行为分析绘图方法，还有一些会使用其他方法，如汇总面板和矩阵。治疗团队必须决定对情景来说可行、有效率，且在进程监控和基于数据的决策中有效的方法。在确定这些方法时，确定由谁来监督数据分析并使用这些信息进行项目调整（例如，教师、委员会认证行为分析师、治疗师）以及这个人如何和何时检查数据也很重要。数据只有在进行汇总、分析并有效地用于监测治疗时才有用。

跨自然发展行为干预模式的数据收集

自然发展行为干预以不同发展领域的各种技能为目标（例如，沟通、社交、游戏、行为、动作、自助和认知）。尽管一些项目可能更聚焦于某方面而其他的更具综合性，但每一个都以帮助儿童积极且有意义地融入周围世界为目标。以发展的和行为的视角进行理解，并考虑社会和年龄的合适性，临床医生会优先对最关键的技能进行干预并通过数据收集进行追踪。

所有的自然发展行为干预模式都集中于数据收集，目的是评估治疗进展和指导治疗计划；然而，模式间有相当大的可变性。后文将概述自然发展行为干预模式样本中的数据收集方法。首先回顾的是具有更明确和详细的数据收集系统的自然发展行为干预模式，紧随其后的是那些依赖更广泛策略的模式，这些模式在应用行为分析和发展领域的文献中可以找到。此处进行综述的数据收集方法主要只用于技能习得，因为大多数自然发展行为干预使用标准化的应用行为分析数据收集方法，寻求在挑战性行为方面的数据。

早期介入丹佛模式

早期介入丹佛模式中，特定的数据表包括目标数据收集的内容，这些目标数据通常生成自早期介入丹佛模式的课程清单。尽管目标本身可以很灵活，但常规的数据收集方法已经设定好了。日常数据是使用每日数据表格进行收集的，尤其是在习得和维持技能上。随后，数据将用于对教学过程中的课程内容进行调整，追踪课程进展。在课程中，数据用于追踪何种技能被作为目标，这样临床医生就可以监控课程的教学目标是否需要调整以确保它们能对目标产生作用。这些数据还能提供根据表现调整教学情况的相关信息。例如，如果一名儿童在维持技能方面表现不佳，那么可能需要暂时搁置习得技能的教学，直到儿童学会维持技能。在跨课程的情况下，数据会被汇总并转录到数据汇总表格中，这样可以有效监控总体的进步情况。早期介入丹佛模式的操作手册没有将其他任何的数据汇总方法列入其中，比如绘图；然而，许多网站为了方便查阅，随时间推移将数据绘制成图表。汇总数据后，信息会用于确定治疗模式和结构，其根据是在手册中能找到的决策树。

早期介入丹佛模式列出了一套时距记录步骤，其中临床医生每 15 分钟会短暂停止并记录有关目标技能的正确反应是出现了还是没有出现。通过这种方式，目标技能在 1 小时的课程中会被记录 4 次，可以得到一个完整的数据集，这个数据集可以被跨课程评估。早期介入丹佛模式手册中提供了有关如何根据儿童表现对行为进行编码的详细信息（例如，无反应、不正确反应、正确反应）（Rogers & Dawson，2010）。

与所有自然发展行为干预一样，早期介入丹佛模式的自然主义方法意味着数据收集必须具有在自然情境中进行的可行性。之所以使用这种数据收集方法，是因为它仅需要每隔 15 分钟短暂停止治疗；其他时间，临床医生可以专注于干预。在对非常年幼的儿童使用此方法时，作用可能尤其明显，他们的高能量水平和迅速转移的注意力可以使干预步伐变得相当快。

早期介入丹佛模式中使用的数据收集方法有几个优点。由于它是专门为在自然情境中使用而开发的，所以它适合推广。它使用预制的数据表格，并且可以在发展领域中使用（比如，它不仅专注于一个发展领域，例如语言）。它还包括追踪维持和习得任务的一种简单方法。

这种数据收集方法的挑战可能包括对缺乏特异性的领域的担忧。例如，此方法不包括任何有关纠错方法使用的详细信息。由于缺乏逐项试验的信息，因此难以对学习、错误模式和发展轨迹进行评估。例如，一名儿童在几天里都可能在 15 分钟的时距内展现出一项技能一次，因此，可能获得了这项技能的记录分数，但实际上技能使用的频率或持续时长并没有增加。但是，由于所有数据收集方法各有利弊，因此，将早期介入丹佛模式方法作为非常可用且对使用者友好的方法，同时，以开放的态度在有需要时加入其他更加具体的数据收集方式，也是可行的。

关键反应教学

关键反应教学的手册中有一个全面的数据收集系统，其中既有日常使用的方法，又有根据个别化教育项目标准对进展情况进行一段时间跟踪的方法（Stahmer et al.，2011）。尽管此模式适用于学校情景，但从如何调整完善这些过程以在自然情境中使用，以及可以收集的各种类型的数据中，可以了解到很多东西。如前所述，关键反应教学手册鼓励临床医生在开发数据收集方法时思考接下来的有关问题：（1）你想要获得什么信息？（2）什么样的衡量标准被写入目标？（3）在你的情境中需要什么数据（例如，学校、保险）？（4）对于进行数据收集的人来说，什么是可控的？（5）你需要哪些信息来评估进程并修改程序？（Stahmer et al.，2011）。这些数据收集的一般原则与在适合孤独症发展的干预项目手册中提出的类似，稍后讨论。

与早期介入丹佛模式一样，关键反应教学手册既包含用于进度汇总的数据表，也包含用于日常数据收集的数据表。可以根据与治疗情景相关的任何时距进行汇总，间隔最长是一个季度，与个别化教育项目目标的常用检查频率保持一致。对于许多类型的数据表格来说，关键反应教学手册是一项极好的资源，包括汇总了各个时期的儿童进步情况的数据表，从结构化（例如，强制选择模式）到非结构化数据表（例如，带有填充字段），记录某项技能的存在或缺失与逐次试验的数据表，以及那些可以在群体情景中、同一时间获取许多儿童数据的数据表（Stahmer et al.，2011）。同样，尽管这些方法是针对学校环境开发的，但它们也适用于其他环境，是在自然发展行为干预模式中能够找到的更具综合性的数据收集范例之一。

关键反应教学手册中所述的数据收集方法的优势包括数据表格的多样性选择，这些数据表格能够根据活动和目标的需要使用且能够被复制。它们是为自然干预而开发的，因此也更易完成，虽然需要临床医生学习不熟悉的测量系统，但是在经过培训后，医生们可以在许多情境下对不同的目标和技能进行测量。

适合孤独症发展的干预项目

尽管在第 2 章中没有把适合孤独症发展的干预项目作为自然发展行为干预策略的一种进行介绍，但本书中很多地方都提到了它与自然发展行为干预模式的大多数原则是一致的。确实，适合孤独症发展的干预项目手册的综述很快展示出它在数据收集方法方面的优点，这些方法在所有自然发展行为干预中都具有广泛的适用性（Schwartz et al.，2017）。适合孤独症发展的干预项目手册首先对收集数据的原因进行了强调，包括进度监控、程序评估、与他人就儿童的表现进行沟通、确定学习阶段（掌握、泛化、维持），以及服从和遵守练习规则。当然，这些适用于所有自然发展行为干预模式。就像关键反应教学一样，适合孤独症发展的干预项目强调所有的数据收集都必须根据前面讨论的问题进行挑选。

适合孤独症发展的干预项目指出，定期进行严格的数据收集很重要，且数据要在通过有效的汇总方法收集后马上进行分析。尽管该项目侧重于图形的视觉检查，但汇总方法必须可行，因此，只要是基于确定的定期数据收集方式，表格、矩阵和其他汇总方式都可以被采纳。在适合孤独症发展的干预项目中，修改项至少需要 5 个数据点，且在进行后续一组更改之前建议使用 5～10 个数据点。

适合孤独症发展的干预项目手册包括许多可用于多种目的的数据表，包括基于试验的每日数据表（带有和不带有图表）、不基于试验的每日数据表、任务分析数据表和每周数据表（Schwartz et al.，2017）。其中，每种数据收集形式都可以用于不同的目的。该手册鼓励临床医生在开发数据表时考虑以下问题：

- 数据表将被用于哪里？
- 组织数据表以满足数据收集需求的最佳方式是什么（例如，按天、按活动、按行为或目标）？
- 数据手册的外观如何？

● 数据表对使用它的人有意义吗？

如同关键反应教学，适合孤独症发展的干预项目手册中综述的数据收集系统的一个优势就在于，包括大量可复制的数据表，可用于跨情景跟踪广泛的行为。这些数据表大多具有应用行为分析背景的临床医生熟悉的格式，简单易学。在同一页对许多行为进行追踪的数据表非常适合自然情境，因为不需要在数据表之间转换。适合孤独症发展的干预项目所提出的数据方法的缺点在于：大多数方法都是不断尝试的，这在自然情境中可能会很费力，而制图似乎是最好的汇总方法，但在某些情景下可能会带来挑战。

帮助家长成为沟通教师项目

帮助家长成为沟通教师项目没有像其他自然发展行为干预，比如早期介入丹佛模式那样包含有关数据收集方法的详细信息。其手册指出，有一系列数据收集方法可以选择，并且用于记录儿童在治疗期间特定学习目标上的表现的一个示例数据表也包含在其中（Ingersoll & Dvortcsak，2010a，2010b）。这个数据表中收集的数据主要是目标、儿童表现以及所使用的辅助类型。这种数据收集方法没有明确地规定如何评估儿童的表现（例如，逐项试验、试探），具体细节由个别临床医生或父母自行决定。就其本身而言，类似于强化式自然情境教学法和关键反应训练，该模式很大程度上依赖于临床医生在数据收集和分析过程方面的经验。

因为在帮助家长成为沟通教师项目中非常关注家长训练，所以在手册中有两个家长忠实度数据表，比以儿童为中心的数据表提供了明显更多的细节（Ingersoll & Dvortcsak，2010a，2010b）。这些数据表要求临床医生使用与治疗技术相关的大量特定技能，在李克特五分制量表（干预忠实度从低到高）上评估父母的表现。例如，在儿童主导下，针对特定技能对父母进行评分，包括：（1）让儿童自己选择活动；（2）与儿童面对面；（3）加入儿童的游戏中。要提供两份忠实度数据表：一份用于个别化家长训练，另一份用于小组环境的家长训练。像关键反应教学这样的自然发展行为干预也包含测量忠实度情况的数据表。

帮助家长成为沟通教师项目手册还指出，实时收集数据尽管很重要，但在自然情境中进行时也可能具有挑战性。在此自然发展行为干预模式中，应定期制作治疗录像，并应花费治疗时间与父母一起回看这些录像，以进行培训。在没有儿童在场的情况下进行更加细节性的回顾，可以更容易从收集的数据中受益。除此以外，临床医生也更容易在视频回顾环节对想要评分的儿童目标行为进行评分。

因为在帮助家长成为沟通教师项目中使用了广泛的数据收集方法以追踪儿童目标行为，数据收集的优缺点只能依据在此模式中使用的干预忠实度测量进行讨论。与早期介入丹佛模式和关键反应教学一样，这一模式中的干预忠实度有一个显著优势，即它们是预先制定好、对使用者友好、容易理解且普遍有效的，因为它们不要求逐个试验进行计分。在自然发展行为干预和应用行为分析的更广泛领域中，家长干预忠实度也很低，在类似的自然发展行为干预模式中，这种低重视度让这些工具对改良了的忠实度计分形式显示出有用性和独特性。这种干预忠实度计分系统的一个主要缺点是缺乏逐项试验的数据，而通过逐项试验的数据可以得出更多有用的具体的信息。然而，根据我们的实证，在家长培训期间很难获得这些数据，这就使这些数据表变得非常有效。

强化式自然情境教学法

在强化式自然情境教学法的相关文献中，尽管还讨论了一些对临床医生来说更加友好的方法，但研究中使用的数据收集方法是主要关注点（Hancock & Kaiser，2012）。考虑到对沟通目标的关注，强化式自然情境教学法中大部分的数据收集都集中在这些目标上。在研究中，强化式自然情境教学法使用的是综合的评估方法（例如，标准化方法、父母报告方法）以及复杂的语言分析方法，例如语言文字系统分析，该方法依赖于对语言样本的转录以及对变量的计算，比如语句平均长度（mean length of utterance，MLU；Hancock & Kaiser，2012）。

尽管这些方法对于临床实践来说太过费力也太过复杂，但为了提升其用户友好度和使用频率，强化式自然情境教学法临床医生已经对它们的某些部分进行了修改。例如，在治疗期间日常收集自发、模仿和使用操作定义的辅助沟通的数据。有时，对语言功能性使用的评估是通过询问父母来实现的，这样就可以确定哪些是死记硬背和刻板的语言，并将其从分析中剔除，尤其是在计算语句平均长度时。列出沟通目标后记录每个目标的实例或计算频率，可实现数据收集。将两种类型的数据组合使用更有优势，因为这样既可以提供语音频率方面的信息，又可以提供语言种类的信息。根据儿童的个体目标，还可以收集有关变量的数据，如沟通功能（例如，评论与请求）和语言的其他特征（例如，照着念与自发式语言）。由于大多数数据是通过记录频率进行收集的，因此可以使用图表来汇总数据并制定干预计划。在强化式自然情境教学法中，时常从两个方面进行数据收集：家长对治疗策略的使用度（干预忠实度）和儿童沟通目标。

尽管强化式自然情境教学法数据收集并没有像前面讨论过的数据收集方法

那么清晰地进行说明，但它仍然是一种直观而直接的数据收集方法，与应用行为分析的总体干预是一致的。它与在关键反应训练中使用的策略也非常相似，下面将进行讨论。

关键反应训练

关键反应训练使用的数据收集方法与在强化式自然情境教学法中概述的那些非常相似（Koegel & Koegel，2006）。关键反应训练数据通常是从利用操作定义的目标行为中获得的，例如，自发行为、模仿、辅助和刻板语言。在关键反应训练的过程中，相较于收集逐步进行的试验数据，更常见的是收集代表性行为样本。例如，在关键反应训练中普遍使用的一种方法就是转录 10 分钟的语言样本，并按功能（例如，行为调节与共同注意）在内部进行编码，包括辅助层次（例如，独立辅助与示范辅助）、变化（例如，不同词语的使用数量与功能性表达的出现频率）以及频率（例如，词语的数量或语句的数量）。与强化式自然情境教学法一样，这些程序也可以根据儿童的干预目标进行调整。关键反应训练有时包含每周一次的家长培训课程，因此数据收集方法可能要适应这一课程频率。例如，语言样本（如先前所描述的）可以提供比每周一次的逐项试验数据更广泛、更有用的数据。家长收集的数据也常用于关键反应训练，因为临床诊疗每周可能仅进行一次。可能需要对数据收集过程进行修改以使其对家长更加友好。例如，对于一名家长而言，比起让他对行为进行全天监控，在一段很短的时间（如 10 分钟）内获取目标行为数据更为可行。在关键反应训练中，数据通常会以图表或视觉方式表现出来，类似强化式自然情境教学法。

关键反应训练还结合了家长干预忠实度的衡量标准，可以通过在课程期间或之后回看视频对其进行评分。文献中概述了对家长干预忠实度的测量方法，包括关键反应训练干预策略的视频编码过程和清单，就像帮助家长成为沟通教师项目手册中所描述的那样。家长们也可以使用清单或治疗记录来获取有关干预忠实度的数据。例如，让家长对他所使用的关键反应训练的策略进行评级时使用的评估表，以及家长可以使用的记录常规活动（例如，早上准备活动、放学、就寝）完成次数的数据收集表。家长们还被要求在每天的关键反应训练练习中收集 10 分钟的数据，作为获取关键反应训练干预忠实度代表性样本的一种方式。

与强化式自然情境教学法一样，关键反应训练的数据收集也很简单直接，主要依赖于在自然情境中对应用行为分析程序的使用。关键反应训练没有任何公开或广泛使用的数据收集方法，在使用这些治疗模式时，临床医生需要开发自己的数据表格和数据分析方法。

共同注意、象征性游戏、参与和监管

共同注意、象征性游戏、参与和监管的数据收集方法并不像其他模式那样在文献中得到了清晰阐明（Kasari，Paparella，Freeman & Jahromi，2008）。可以找到一些通用准则；然而，在当前的情况下，如果临床医生想要在这种模式中以共同注意和游戏技能为目标，就需要来自其他模式或来自应用行为分析领域的数据收集方法的支持。共同注意、象征性游戏、参与和监管指出，在不同的共同注意治疗目标中，目标的掌握标准是一致的，即能在两次训练过程中独立表现出目标行为三次。出现频率极低或需要更多辅助的技能被认为是紧急情况。数据记录主要是收集在训练期间的频率数据，还可以记录辅助的级别。

共同注意、象征性游戏、参与和监管独有的一个数据收集过程就是它建议临床医生同时获取目标技能和新出现技能的数据（Kasari et al.，2008）。也就是说，如果观察到不是目前干预计划的技能，应该把它记录下来。采用这种方法，可以在整个治疗过程中持续记录儿童的现有技能和新出现的技能，形成清单。这一方法可能在整个自然发展行为干预中都有用，并且在合适的时候，可以在更多的目标行为的数据收集中使用。例如，在对那些可能迅速泛化至其他领域的技能进行教学时，收集非目标领域中的数据可能会有用（例如，在教授共同注意时，儿童学会在任何情况下，在有需求时用手去指，这一行为是可以记录的有用信息）。共同注意、象征性游戏、参与和监管建议应该通过设置独立观察员来对泛化进行评估，如让一名家长或教师对技能在其他情境下的泛化进行评估。或者，如果这不可行，临床医生可以从其他情境中收集这些数据。

何时以及为何收集数据

在自然发展行为干预和应用行为分析中，有许多可能相关的数据类型，以及许多收集这些数据的方法。在自然发展行为干预中，使用正确的数据收集方法是重点，这些策略可以为在自然情境中的治疗提供信息，还可以展现出针对儿童技能习得和问题行为减少的干预措施的有效性。干预课程中，收集数据的时间和目的各不相同（参见专栏 15.2）。在治疗开始之前要进行数据收集，目的是收集能让治疗师评估治疗进展的基线数据。数据收集会贯穿整个干预过程。这既是为了评估治疗效果，也是为新的纳入训练内容的目标行为设定基线。在紧急情况下对新的行为进行数据收集的情况也是很常见的，例如，出现了需要进行功能性评估和持续收集数据以监控后续治疗效果的挑战性行为。维持和泛化方面的数据被认为至关重要。接下来的部分提供了许多注意事项，这些注意事项在编写治疗计划和思考数据收集时可能会有所帮助。

准备，设置，实施！

专栏 15.2：数据收集的关键背景

应在以下阶段或以下情况下获取数据：

- 初始评估和/或基线；
- 习得技能；
- 出现挑战性行为；
- 维持技能；
- 泛化；
- 干预忠实度。

初始评估

在制定康复计划前，通常需要先进行评估。第 10 章介绍了许多初始评估中的常用工具（例如，行为观察方法、标准化评估、清单、课程材料），这些评估工具可能不足以让行为分析师对治疗效果进行分析，因此临床医生还应该收集康复计划中目标行为的基线数据，例如，标准化的智力成就测试，但在治疗最初几周时间里不能获得有显著差异的治疗效果。初始评估工具可以在广泛的发展领域中提供丰富的信息，一旦临床医生设定了治疗目标，他们就应该针对此治疗目标进行基线数据的收集。

基线

尽管治疗计划的一部分可能涉及获取单个目标行为的基线数据，但基线数据的收集可能不仅在治疗开始时需要。每当新技能引入或新行为出现是行为减少程序的重点时，临床医生就必须首先收集基线数据。在对某一特定的目标行为进行训练之前，有很多可以用于收集基线数据并且确定标准的方法。例如，对于某些技能，可以对基线进行一次评估（如在一次会谈里），如果没能达到标准（如 80%），则开始进行治疗。相反，对于某些行为而言，跨会谈获取基线数据可能会更加有用，以在继续治疗前确定数据的稳定性。有关如何挑选基线数据收集方法的细微差别，已经在应用行为分析文献中有了充分介绍。最重要的是，不能忽略基线数据，因为要在自然发展行为干预治疗引入时评估其效果。

　　只要干预开始，整个计划期间都将持续不断地进行系统化的数据收集。这些进度数据记录了儿童在特定目标技能上的表现，可供对训练情况进行监测并且在必要时及时调整干预计划。

目标行为技能习得的数据

　　一旦干预开始，在整个治疗期间应对数据进行收集，用以监测技能习得的进展和评估干预效果。总结一下，那些新的或对儿童来说仍然很困难的技能，被称为习得技能。对技能习得的数据收集方法包括：逐个记录儿童对每次机会的反应；对儿童在一次会谈期间的进步情况进行时间样本记录；或对特定行为进行测试，以检测在特定时期的进步。数据收集方法应与儿童的目标联系起来，然后这些方法应该用于调整干预以适应特定儿童、家庭的需要。本章之后的部分概述了在治疗期间收集数据的几种方法。其他考虑数据收集的用途方面的信息，请参见专栏 15.3。

 准备，设置，实施！

　　专栏 15.3：治疗过程中的数据收集

　　治疗过程中的数据收集用于以下方面：
- 评估对干预的反应；
- 治疗失效时的问题解决；
- 监控技能的习得和泛化；
- 决定何时目标已达到；
- 调整治疗会谈（计划会谈，像在早期介入丹佛模式中，或根据进展调整辅助层次）。

　　用于会谈内部以及跨会谈的数据收集　　如前所述，数据收集可以起到很多作用，在跨会谈的情况下和会谈期间都能使用。在一次会谈期间，收集数据的一种主要方式是对辅助进行评估，根据儿童的反应模式，确定是否应该调整辅助。在早期介入丹佛模式中，数据在会谈期间用于追踪哪种技能应该被定义为目标技能，这样临床医生就可以在会谈期间监控是否要调整教学，以确保所有目标技能都能得到训练。数据还用于跨会谈追踪目标行为的进度。在跨会谈的情况下，数据收集能够提供有关康复整体的反馈信息，并让人考虑什么时候能达到目标，何时没有达到，以及何时应该调整或结束治疗。

辅助类型和层次的数据　辅助类型和层次方面的数据时常被收集来追踪某一方面技能的进度信息。例如，逐个（或逐回合）会谈的情况下，从最多的辅助行为系统化减少，直到先前的刺激的确能够引发目标行为，辅助数据对于指导干预计划是很重要的。许多自然发展行为干预模式，包括早期介入丹佛模式、帮助家长成为沟通教师项目、强化式自然情境教学法和关键反应教学，在其数据表中都包含了辅助类型。

除了辅助类型的数据，通常辅助层次还会被记录。辅助层次通常分为完全辅助和部分辅助，这主要适用于身体辅助。部分身体辅助指导是用于帮助儿童完成一部分步骤的。而完全身体辅助中，指导是用于完成整体步骤的。对辅助层次的记录能提供更多额外的详细信息，或者在聚焦于辅助消退时尤其有用。图 15.1 和图 15.2 阐明了如何将辅助层次和类型作为数据收集的一部分进行记录。

辅助					
完全辅助/(部分辅助)	(身体辅助)	口头辅助	视觉辅助	手势辅助	独立（无辅助）
完全辅助/部分辅助	身体辅助	口头辅助	(视觉辅助)	手势辅助	独立（无辅助）
完全辅助/部分辅助	身体辅助	口头辅助	视觉辅助	(手势辅助)	独立（无辅助）
(完全辅助)/部分辅助	身体辅助	(口头辅助)	视觉辅助	手势辅助	独立（无辅助）

图 15.1　对辅助层次和类型进行记录的样本数据表范例

试验	1	2	3	4	5	6	7	8	9	10
选择一个	⊖ — 无反应	⊖ — 无反应	+ — (无反应)	⊖ — 无反应	+ ⊖ 无反应	+ — 无反应	+ — 无反应	+ — 无反应	+ — 无反应	+ — 无反应
辅助层次/类型	部分辅助、身体辅助	完全辅助、身体辅助	手势辅助	完全辅助、口头辅助	部分辅助、口头辅助					
辅助层次/类型	完全辅助 部分辅助		口头辅助		视觉辅助		手势辅助		身体辅助	

图 15.2　按试验记录辅助层次和类型的数据表范例

技能维持的数据

只要学生达到最初的掌握标准，临床医生就要收集目标行为维持方面的数据。那些学生已经掌握的任务和可以始终如一地轻松完成的任务叫作技能维持，且这种技能指的是在干预结束后行为的改变是可以持续的。可以通过试探来监控目标行为的维持情况。

试探偶尔使用但系统地用于评估技能或目标行为的维持和泛化。试探可以在干预过程中或干预结束后进行。如果需要，在指导期间的试探可以在评估泛化、技能维持和调整指导方面协助从业者或家长。干预结束后的试探有助于确定目标行为的维持情况。在决定何时进行试探时，有几个因素可能会影响时间和频率，包括行为的严重程度和行为的维持情况。应用行为分析中使用的大多数数据表都既能收集技能习得数据，又能收集技能维持数据，这使得在同一张数据表上获取一项技能的习得数据和另一项技能的维持数据变得非常容易。能挑选维持或习得技能的一个逐项试验数据表范例如图 15.3 所示，而一个低结构化的数据表范例如图 15.4 所示。

	习得技能：									
	维持技能：									
试验	1	2	3	4	5	6	7	8	9	10
目标	维持技能/习得技能	维持技能/习得技能	维持技能/习得技能	维持技能/习得技能	维持技能/习得技能	维持技能/习得技能	维持技能/习得技能	维持技能/习得技能	维持技能/习得技能	维持技能/习得技能
反应	＋ － 无反应	＋ － 无反应	＋ － 无反应	＋ － 无反应	＋ － 无反应	＋ － 无反应	＋ － 无反应	＋ － 无反应	＋ － 无反应	＋ － 无反应
辅助										

图 15.3　同时记录一项习得技能和一项维持技能的数据表范例

技能泛化的数据

泛化是指目标行为在指令或干预发生以外的情境下展示出来。这意味着一名可以在一种情境下使用某一技能的儿童能够在不同情境下使用这一技能。数据最终必须反映儿童能在不同情境下以不同方式独立地产生同样的反应。

数据表					
日期	习得技能	+ √ −	最频繁的辅助层次/类型（如果有）	维持技能	+ √ −

注：

　　＋＝对所有或几乎所有（至少80％）的机会独立反应

　　√＝对大多数（50％）机会独立反应，但对一些机会要求支持

　　−＝对所有机会或几乎所有的机会都要求支持

　　辅助层次：完全辅助、部分辅助。

　　辅助类型：身体辅助、口头辅助、视觉辅助、手势辅助。

图 15.4　含有各种习得和维持技能记录的数据表范例

泛化方面的数据可以通过泛化试探进行收集，或在实施治疗时收集，这些治疗是由不同的个体（例如，教师、家长、工作人员）在多种情境下（例如，学校、家中、社区内）完成的。一些自然发展行为干预，例如关键反应教学，拥有特定的数据表格，用以收集有关技能泛化的数据。关键反应教学泛化试探允许观察者挑选对泛化技能来说很重要的三种材料或活动、三种情境以及三个伙伴。观察者挑选材料、情境以及伙伴，并收集有关技能是正确、不正确还是无反应的数据。可以使用用于技能习得的数据表格或特定数据表格，如图 15.5 所示，进行泛化数据收集。

泛化数据表

列出尝试技能的时间、场景、沟通伙伴。圈出儿童反应情况：正确、不正确、无反应。

技能：_____

时间	场景	沟通伙伴	儿童反应		
			正确	不正确	无反应
			正确	不正确	无反应
			正确	不正确	无反应
			正确	不正确	无反应
			正确	不正确	无反应
			正确	不正确	无反应
			正确	不正确	无反应
			正确	不正确	无反应
			正确	不正确	无反应
			正确	不正确	无反应

图 15.5　跨情境和沟通伙伴的泛化数据表范例

挑战性行为的数据

挑战性行为的数据收集通常是持续进行的，可能包含频率、持续时长、强度和挑战性行为的比率。此外，还可以通过获取"前事—行为—结果"数据来收集更详细的信息。收集"前事—行为—结果"数据的一般方式是标注行为的开始和结束时间，除此之外，还要详细记录那些可以在之后提炼出的前事和结果（见图 15.6）。或者，在数据表中预先填充一些常见的前事和结果，以便轻松核对（见图 15.7）。应用行为分析文献中有其他许多用于挑战性行为的数据收集方法，这些方法可能包括针对频率、持续时长和/或强度数据的特定策略，具体取决于目标行为。

干预忠实度的数据

收集干预忠实度或治疗按设计实施的程度的数据是很有必要的。这意味着按干预计划进行的治疗过程不会有改变或遗漏。在测量干预忠实度方面的数据时，常常使用清单，其中列出了一项干预的所有组成部分或步骤。随后，观察者核对所有使用的组成部分或采取的步骤，并将其除以干预中的组件或步骤总

"前事—行为—结果"数据表				
日期/时间	活动/情境事件	前事：在行为之前发生了什么	行为：行为看起来是什么样的	后果：在行为之后发生了什么
日期： 开始时间： 结束时间：				
日期： 开始时间： 结束时间：				
日期： 开始时间： 结束时间：				
日期： 开始时间： 结束时间：				
日期： 开始时间： 结束时间：				
日期： 开始时间： 结束时间：				
日期： 开始时间： 结束时间：				

图 15.6 具有填充栏的"前事—行为—结果"数据表范例

数，计算出一个百分比。测量忠实度有一种更加复杂的方式，也就是在李克特量表中评估每个干预组成部分或策略，并设置干预忠实度的达成标准，如同在图 15.8 中所阐明的。

"前事—行为—结果"数据表

儿童编号：
行为：
操作定义：

日期/ 开始时间	前事：在行为之前 发生了什么	行为：行为看起 来是什么样的	后果：在行为之后 发生了什么	结束时间
日期： 开始时间： _____	☐ 被给予指令或辅助 ☐ 被要求等待 ☐ 改变方向 ☐ 被说"不" ☐ 被给予了奖励 ☐ 身体接触（拥抱、击掌） ☐ 被给予喜欢的物品 ☐ 被给予不喜欢的物品 ☐ 无意的忽略 ☐ 有意的忽视 ☐ 其他：_____	☐ 叫喊 ☐ 抱怨 ☐ 投掷 ☐ 吐口水 ☐ 走开 ☐ 奔逃 ☐ 侵犯：_____ ☐ 自残：_____ ☐ 破坏财物：_____	☐ 额外辅助 ☐ 阻止身体侵犯 ☐ 阻止自残行为 ☐ 忽略 ☐ 移开 ☐ 被给予物品或活动 ☐ 将物品或活动移除 ☐ 其他：_____	结束时间： _____
日期： 开始时间： _____	☐ 被给予指令或辅助 ☐ 被要求等待 ☐ 改变方向 ☐ 被说"不" ☐ 被给予奖励 ☐ 身体接触（拥抱、击掌） ☐ 被给予喜欢的物品 ☐ 被给予不喜欢的物品 ☐ 无意的忽略 ☐ 有意的忽视 ☐ 其他：_____	☐ 叫喊 ☐ 抱怨 ☐ 投掷 ☐ 吐口水 ☐ 走开 ☐ 奔逃 ☐ 侵犯：_____ ☐ 自残：_____ ☐ 破坏财物：_____	☐ 额外辅助 ☐ 阻止身体侵犯 ☐ 阻止自残行为 ☐ 忽略 ☐ 移开 ☐ 被给予物品或活动 ☐ 将物品或活动移除 ☐ 其他：_____	结束时间： _____

图 15.7　带选项的"前事—行为—结果"数据表范例

对于实施治疗的所有人（包括专业人员、父母、老师和工作人员），收集治疗忠实度的数据非常重要。正如之前所提到的，一些自然发展行为干预模式，如帮助家长成为沟通教师项目和关键反应训练，包括专门为获得父母干预真实度数据而设计的数据表，且这些表格可以轻松改良以使其他实施者获得忠实度数据。收集忠实度数据有助于确定父母、老师或工作人员是否受过足够训练以独立实施干预，或是否需要更多的培训和支持。

除了清单和李克特量表，观察者还使用关键反应训练的逐项试验评分对干

忠实度数据表

要达成忠实度，成人（治疗师、家长）在每项上必须得到 4 或 5 分。

低忠实度 1	2	3	4	高忠实度 5
在整个过程中未实施	偶尔实施，但错失了主要的机会	有一半的时间在实施，但失去了许多机会	大多数时间在实施，但错失了许多机会	在整个过程中都实施

干预技术	忠实度	备注
	1 2 3 4 5	
	1 2 3 4 5	
	1 2 3 4 5	
	1 2 3 4 5	
	1 2 3 4 5	
	1 2 3 4 5	
	1 2 3 4 5	
	1 2 3 4 5	
	1 2 3 4 5	
汇总	1 2 3 4 5	

图 15.8　多种自然发展行为干预技术干预忠实度数据表范例

预忠实度进行评分（例如，Hardan et al.，2015）。在逐项试验评分中，为评估各个干预组成部分，要对每个试验进行评分，随后计算每个组成部分的正确实施百分比和总体的正确实施百分比。尽管此方法已经在研究中取得成功，但在实践中其非常耗时且具有挑战性，除非每种行为的操作定义非常明确。最近的一项研究发现，先前所述的更通用的层次量表与逐项试验编码具有高度一致性，因此可能足以用于临床环境（Suhrheinrich et al.，2019）。因此，仅在特殊情况下使用逐项评分可能更为实用。例如，如果一名儿童正努力学习一项技能，且临床医生感觉在家长干预忠实度方面存在不一致，但又无法找到这种不一致，那么逐项评分作为一种深入评估这些挑战的临床工具可能会有用。

数据和测量系统的类型

应用行为分析文献中广泛描述了用于数据收集的测量系统（例如，Cooper et al.，2013）。本章只能简要概述数据类型和测量决策。表 15.1 包含了在使用行为分析干预策略时收集的那些常见数据类型，这些数据可能很适合和自然发展行为干预一起使用。

表 15.1　数据类型

数据类型	定义	使用	范例
频率	行为的发生次数	用于具有单一的起点和终点的行为	一名儿童在一段 10 分钟的试探期间发起的次数
比率	一种行为在一定时间内出现的次数	当会谈时长多变时，用于具有单一起点和终点的行为	不同长度试探中每分钟阅读的字的数量
持续时长	一种行为发生的时间长度	用于具有单一的起点和终点的行为，且主要关注的是儿童进行某一行为的时间长度	从发怒开始到结束经过了多长时间
延宕	对刺激出现和反应开始之间的时间的测量	当临床医生对机会出现后儿童表现出特定行为所花费的时间感兴趣时，用于具有单一的起点和终点的行为	问题"嗨！你的名字是什么"的开始及回复"我的名字叫艾米莉"之间的时间流逝
强度	做出回应的力量	最常用于测量行为强度和严重程度	对攻击性行为严重性的测量：未造成伤害；造成轻微伤害但未擦破皮肤；造成轻微伤害但有出血；造成需要医疗救助的严重伤害

频率

计算正确反应和不正确反应的比率，以评估技能发展很重要。正确反应比率的提高可能表明儿童正在进步，但前提是不正确反应的比率在降低。例如，在进行排便训练时，在意外时间增加的情况下增加了在厕所排泄的次数，这同样不能代表在无意外发生的情况下，与排泄行为相类似的行为的增加。

比率

比率是应用行为分析中一种常用的度量方式，通过将行为的频率除以观察的时间长度得出比率。一般准则是各观察的时间单位要保持一致，以便对比率进行比较。但是，观察期的时长可能会有所不同。例如，如果一名学生在 20 分钟的休息时间里对同伴发起了 3 次对话，而在 45 分钟的休息时间里发起了 5 次，则发起的比率分别为每分钟 0.15 和每分钟 0.11。观察期长度变化时，临床医生也应注明观察期的持续时长，以便对表现有一个完整的了解。例如，两名儿童都可以以每分钟 0.25 的速率跳爆竹。但是，一名学生在 10 分钟的过程中以这种比率表现，而另一名学生在两分钟的时间内以这种比率表现。

持续时长

测量持续时长的常用方法有两种：在每次会谈中的持续时长和每次行为的持续时长。在每次会谈中，儿童行为的总时间会被记录。例如，如果在 1 小时的会谈中，一名儿童共发脾气 3 次，每次分别为 6 分钟、8 分钟和 4 分钟，那么发脾气这一行为的总持续时长为 18 分钟。使用持续时间进行测量的另一种方法是测量每次行为的发生。例如，一名儿童的目标可能是晚餐时间安坐，但他却时常站起来。可以记录儿童站起之前安坐的时长，这样可以更好地了解保持安坐的时长是否随时间推移增加了。

延宕

延宕用于测量一旦机会出现，孩子需要多长时间做出反应。通常会将延宕值报告为每个观察期所度量的延宕的平均值。例如，如果儿童在观察期内分别在 1 秒、2 秒、3 秒内回答了来自同伴的问题，那么平均延宕值为 2 秒。

强度

强度有时也称为严重程度，即行为的力度或大小。强度有助于测量各种行为，包括自残行为。例如，临床医生可能会测量咬人（或自己）行为的发生频率，而测量强度可以提供有关咬人行为严重程度的有价值信息。咬人留下的是红色痕迹还是皮肤破损？强度也可以用于测量做出反应时的音量大小。这名儿童的声音几乎不能被听见吗？如果是，这是否该算作反应呢？

思考强度的另一种方法是问："行为表现到什么程度？"在测量强度时，将阐明强度等级落实到位是非常重要的，这样才能保持不同观察之间的测量一致性。这些指南应尽可能包含明确的操作定义，例如：临床医生可能通过之前提到的方式即通过确定与行为相关的组织损伤数量或类型定义咬人的严重性（比如，留下在一分钟内消失的红色痕迹是低强度，而皮肤破损是高强度）。

测量方法

一旦选定了要收集的数据类型，就该选择测量系统了。使用比率和频率，就不那么需要仔细挑选了。因为无需任何其他工具就可以轻松计算出比率和频率。对于诸如持续时长和延宕的测量，通常使用像秒表或手机应用程序之类的工具。技术持续发展，在笔记本电脑、平板电脑和手机上绘制数据图形变得越来越普遍。一旦选定了数据收集方法，临床医生就必须解决其他问题。比如，是否每次试验（逐项试验）都要对数据进行测量，用数据样本还是在表 15.2 中列出的许多其他方法。

表 15.2　测量方法

测量方法	定义	使用	范例
永久性资料	此方法包含对表明目标行为发生的结果或成果的挑选，以及对结果出现或不出现的反应的记录。	用于无法对所有的行为发生进行观察的情况。	临床医生要从一个儿童大声朗读的音频记录中计算每分钟所读的字数。
时间抽样	这是时距记录的一种不同方法。其中，行为在时段中的任何时候出现都会被记录下来。	使用这一方法是因为观察者不必在整个时间段内都对行为进行观察，只需要在一部分时段或在一个时段的特定时间内进行观察。	如果一名儿童在时段中任何时间离开座位，都算作离座行为的一次发生。
时距记录	此方法记录行为是否在特定时期内发生，时距记录的类型有两种：整体时距和部分时距。	用于没有清晰起点和终点（持续性）的行为和/或高频率发生的行为。	整体时距：一名儿童在整个 30 秒的时间段里独立玩耍。部分时距：儿童在 30 秒时间内 15 秒期间独立玩耍。
任务分析	这一过程将一项技能分解为更小、更可操作的组成部分	用于将复杂任务分解为一系列较小的步骤或行动，适用于许多技能，包括日常生活技能和脱敏。	临床医生将系鞋带或刷牙的所有步骤进行拆解。
分级评定	此方法评估出现症状或特征的程度，通常以李克特量表的形式呈现。	用于对行为的严重性进行分级。	使用动机评定量表对症状进行评定。

连续和不连续　收集数据的方法通常包括连续和不连续的测量。每次试验

（逐项试验）的数据收集都是连续的测量方式，它可以为每个人的表现提供最完整的描述。然而，要在专业人员、教师和父母间实现每次试验的数据收集，或许是不可行的。此外，在每次试验中收集数据可能会存在其他问题，如延长会谈持续时间和减少少儿童对教学的总体暴露（例如，花费在数据收集上的时间内无法进行教学），以及中断治疗过程中的交互作用。在自然情境中，连续数据收集也可能具有挑战性。另外，不连续测量仅涉及试验子集的数据记录。例如，不同于记录 10 次试验中的每次反应，临床医生可以仅记录前 3 次试验或时距一部分中的数据。尽管不连续的测量可能更具可行性，但其可能造成对表现记录的不完整。

永久性结果　永久性结果测量是指在行为发生后，对真实/具体的物品或行为产生的结果进行测量。本章中描述的所有测量类型都可以用于永久性结果测量。在课堂上，永久性结果可能是一周内做完的习题集页数，或者学生阅读的一段录音记录。在家里，这可能是清洗盘子的数量，也可能是完成的智力游戏的数量。这种类型的测量对那些在教学期间必须兼顾所有学生，但可以通过已完成的任务量来判断学生表现的老师特别有用。

这种类型的测量的优点有：可以展现一个更加完整的观察图景；通过多次查看永久性测量结果收集多种行为数据。不过，运用这种测量方式之前需要注意，如果干预方案的确定发生在干预过程中，则需要进行实时测量。同时，临床医生必须考虑到永久性结果对行为的影响，例如视频记录是否会影响干预师与孩子的互动。

时间抽样（时距记录）　时间抽样用于无法持续对儿童进行观察时。时间抽样有三种类型：整体时距记录、部分时距记录和瞬时时间采样。整体时距记录用于测量连续行为，如正在进行的行为。将观察期分为小时段，然后观察者记录每个时段是否出现该行为。例如，如果时段持续 10 秒，而学生执行任务的时间有 8 秒，那么该时段不会被记录为正在进行的目标任务行为。临床医生对整个时段都有目标行为展现的时段百分比进行报告。例如，如果一名学生在 10 个时段中有 7 个时段在完成任务，那么他的百分比为 70%。由于时段内目标行为的任何偏差都会导致整个时段计分为负，因此整体时距记录通常会低估目标行为发生的百分比。

部分时距记录用于观察者有兴趣了解目标行为是否在时段中的任意一点发生时。例如，如果学生在 10 秒的时段中有 2 秒表现出社交参与行为，则观察者将此时段记录为正。部分时距记录对于那些难以计数的行为（例如，保持参与对话）是有用的。由于只要行为在全过程中有所表现，就会为整个时段计分，因此比起参与行为时间的实际百分比，部分时距记录可能会有所高估。

瞬时时间采样用于测量目标行为是否在每个时段结束时发生。这种类型的采样与整体或部分时距记录的不同点在于，在整体和部分时距记录中，观察者必须持续专注，而在瞬时时间采样中，观察者只需要记录行为是否在时段结束的时候出现。瞬时时间采样在自然发展行为干预中是一种有用的工具，因为连续观察本身已经很困难，还要尽可能注意时间间隔并准确记录数据，例如在没收集围圈时间的安坐数据时，可以通过每5～10秒钟对行为进行一次评分来收集数据，这样的评分使得观察者能够同时观察儿童、观察秒表及对数据进行编码。图 15.9 说明了如何在同一数据表中使用不同的时间采样方法。

时距记录数据表

行为	
整体时距：＋＝行为在全时段中维持	
部分时距：＋＝行为只要在时段中有出现	
瞬时：行为在时段末尾出现	

日期									
时距长度									
时距									
1									
2									
3									
4									
5									
6									
7									
8									
9									
10									
％									
活动									

图 15.9 时距记录数据表样本

任务分析　任务分析是将技能分解为较小的、有序的部分的过程，然后可以将其教授给个人（详细说明请参见第 13 章）。任务分析通常用于教授自助技能（例如，刷牙、洗手）、适应性技能（例如，数钱、购买杂物）和脱敏（例如，去看牙医）。在进行任务分析时，临床医生应记住个体的技能水平，以使步骤数和语言数与个体的发展水平相匹配。学会任务分析后，可以使用行为链程序来教授该技能，这超出了本章的范围，但可以在其他地方轻松读到（Cooper et al.，2013）。任务分析的数据收集和测量为那些已经达到掌握水平的行为链持续提供判断依据。在单一机会方法中，临床医生会评估患者按正确顺序执行行为链中每一个环节的能力；如果仅正确执行了 10 步任务分析的前三步，则教师停止评估，其余步骤标记为不正确。在多机会方法中，如果步骤执行不正确，教师会帮助学生完成该步骤，并允许学生继续执行余下的环节；正确执行的后续步骤将会被标记为正确。图 15.10 和图 15.11 展示了用于任务分析的数据表示例。

任务分析数据表				
目标技能：	日期：			
独立百分比				

辅助层次

I：独立　　　M：示范　　VP：口头辅助　　　PP：身体辅助

IVP：间接口头辅助　　NR：无反应/拒绝　　　GP：手势辅助

图 15.10　空白的任务分析数据表范例

任务分析数据表				
目标技能：穿衬衫		日期：		
	2 月 12 日	2 月 15 日	2 月 18 日	2 月 21 日
找到领子上的标签	VP	VP	I	
把衬衫领子和标签朝上	GP	VP	VP	
把头靠近衬衫	I	GP	I	
把头穿过衣领口	PP	PP	M	
穿上右胳膊	I	I	I	
穿上左胳膊	I	I	I	
把衬衫拉直	I	I	I	
独立百分比	57%	43%	71%	

辅助层次
I：独立　　M：示范　　　VP：口头辅助　　　PP：身体辅助
IVP：间接口头辅助　　　NR：无反应/拒绝　　　GP：手势辅助

图 15.11　任务分析数据表范例，其中包括"穿衬衫"示例

　　分级评定　分级评定被认为是对行为的间接评估，可用于多种目的，也能作为功能评估的一部分。分级评定通常在学校环境中使用，干预师可以从多个信息渠道获得信息，其中包括教师和父母。分级评定量表通常用于评估各种行为，并应具有强大的心理计量学特性。除行为评定外，分级评定通常还包括评估某些行为对个人或家庭生活质量的影响程度。分级评定量表的一个缺点是无法直接测量行为，从而可能限制其实用性和适用性。专栏 15.4 总结了一些在进行数据收集时要考虑的一般提示。

准备，设置，实施！

专栏 15.4：数据收集策略

- 适当使用试探和抽样。
- 如果有时间为视频评分，那么请使用视频进行数据收集。
- 开发清晰简洁的数据表，以适当地衡量目标行为。
- 保持数据表简洁，并在一张纸上收集多个目标的数据，以减少翻页。
- 确保经常汇总和分析数据，以帮助指导干预。

自然情境中的数据收集

尽管可以在临床试验中提供自然发展行为干预，但它们是专为个体情况下的自然情境设计的，因此，数据收集也可以在自然情境中进行。在干预过程中，干预者会在各种情形下进行数据收集。要确保在需要技能的时间和地点，儿童正在学习这些必要技能。换句话说，在各种情形下收集儿童的表现数据是很重要的。在各种活动（例如，自由玩耍时间、洗澡时间、就餐时间和结构化任务）中，由不同的个人（例如，父母、兄弟姐妹、老师和治疗师），在不同的环境（例如，家庭、学校、诊所和社区）下，在同一环境的不同情境（例如，与成人一对一或在团体中，房间嘈杂或安静）中以及过渡（例如，从就餐时间到洗澡时间，从教室到操场，从一项游戏活动到下一项）中收集儿童的表现数据。这可帮助团队评估在儿童使用（和不使用）的技能与那些让人在不同的每日环境中成功运作的所需技能之间是否存在差异。

在自然主义的项目中，数据收集面临许多挑战。自然发展行为干预本质上是在自然情境中进行。客厅、厨房、后院、当地公园、学校、娱乐场所和杂货店都是技能的教学场所。另外，在自然发展行为干预中，活动是灵活的，并会不断变化以适应正在进行的历程。家长要先在客厅玩小火车，再去后院踢球，接下来去厨房做点心，最后去当地商店购物，在这种情况下尝试收集单一技能的数据会非常困难。确保成人有足够的机会或试验来衡量特定情境下某项技能的进步情况，这可能需要仔细考虑治疗实施的创造性和数据收集方法，接下来是对在自然情境中收集数据可能会有所帮助的一些注意事项。

拟合优度

可接受的评估和数据收集的方法是成功的关键。可以从几个角度考虑可接受性。首先，重要的是所使用的方法对于将要收集数据的人员可接受。临床医生必须对变量进行考虑和平衡，例如所需的努力、对方法的理解以及与其他责任的兼容性。例如，如果一种方法易于理解，但过于费时，无法让临床医生在进行干预的同时收集数据，则该方法的可接受度很低。同样，如果一种方法使用的数据表相对简单，但需要在使用时对行为进行复杂判断，则其可接受度也会很低。开发数据收集方法时，应与那些要进行数据收集的人员讨论这些变量，以确保拟合优度。

还必须从社会效度角度考虑可接受性。也就是说，由于自然发展行为干预是在自然情境中实施的，因此数据收集方法不能对干预产生污染或干扰。评估数据收集方法的社会效度的一种方法是询问家人或相关个人有关程序的可接受度。临床医生还可以在治疗背景下对儿童和同龄人进行比较，并评估数据收集方法与同龄人的活动以及与他们互动的成人的活动相比有多大的区别。从保密性的角度来看，还应该考虑如何采用明显的数据收集方法。在公园中，一名被临床医生用剪贴板进行遮蔽的儿童，很可能被标记为正在接受支持，这样或许可以使其他人对儿童的特殊需求状况有所了解。在这些情况下，离散数据的收集方法或许会很有用。此外，能够在一般设备比如智能手机上进行管理的数据收集方法也很有用。

可行性

如本章所述，在整体治疗之前和过程中都要评估数据收集的可行性，因为这也会影响可接受度。可行性和可接受度密切相关，但是可行性可能需要一些额外的评估。例如，临床医生必须考量自己收集数据的能力。在处理复杂的数据收集方法时，受过较少培训的教师助手比经验丰富的行为技术人员在技能上要逊色得多。会谈时长也可能影响可行性。例如，在 3 小时的会谈中获取逐项试验数据或许是不可行的，但这种对细节的关注程度可能在 1 小时的会谈中更容易维持。同样，行为频率可能也会影响可行性，因此对高频行为的记录要比对低频行为的记录更具挑战性。在什么样的情景下进行数据收集也是需要纳入考虑的重要因素。例如，在客厅中进行数据收集会比在公园中更容易。此外，即使在情境之内，活动也可能对数据收集产生诸多影响。比起在临床医生作为社会游戏伙伴的飞盘游戏期间进行数据收集，在排队等待滑梯期间进行数据收集可能会更加容易。

自然项目中的家长数据收集

照顾者的参与和赋能是自然发展行为干预不可缺少的组成部分。在父母和其他照顾者学习了能在日常生活中使用的策略后，明白如何评测儿童的进步很重要。家长们可以先明确要改变的技能和行为，并将这些技能独立地作为目标。家长收集的数据为小组提供了儿童在没有临床医生支持下的表现信息，它使得团队能在没有临床医生的情况下对泛化和维持情况进行评估。在使用父母介导干预措施时，获取干预忠实度数据对家长来说也很有帮助。例如，在关键反应训练中，有时家长会视要求评估在每日常规中实施的试验数量，作为一种评估治疗剂量的方式。

对于某些家长而言，数据收集非常容易，他们可以将数据表快速挂在冰箱上，携带笔记本记录数据或在智能手机上记录。然而，对于其他家长而言，数据收集的任务可能令人生畏，并且可能实际上遭人反感。熟练执行自然发展行为干预并同时准确收集数据需要花费数月乃至数年的时间；期望家长掌握这项技能，同时又要照顾儿童并履行其他日常职责，这可能是不合理的。因此，在评估家长使用的数据收集过程的可行性和拟合优度时，特殊注意事项可能会有所帮助。

让照顾者参与数据收集过程的第一步是让他们积极参与儿童的目标制定。在第 10 章中也讨论了利益相关者的支持。临床医生可以查看干预计划，确保照顾者理解了每个目标、将目标纳入计划的原因以及如何收集数据，让家长优先处理那些对家庭生活质量至关重要的技能或行为，并为家长的数据收集确定优先目标和可行性；尤其对于一名家长而言，在同一时间只可能追踪一项或一小部分行为。选择能快速观察到成效的行为可能也会有所帮助，尤其是一开始时，这样家长才能从他收集的数据中看到价值。对于那些可能要花费很长时间来改变或是本质上难以掌握的技能或行为，父母进行追踪的激励可能会更少。

应与家长一同评估可行性和拟合优度的注意事项，就像与临床医生一同评估一样，并且问题可能包括：数据表要放在何处，以纸质还是电子（如在智能手机上）的形式收集数据，何种类型的数据会让家长觉得更容易或最有意义（如行为分类和叙述型写作），家长感觉他可以获取数据的频率，以及家长感觉他可以同时追踪多少目标。在考虑如何收集数据时，父母应与临床医生确定是采取纸质还是电子形式。许多家长更喜欢智能手机，因为往往大多数时间都可以使用手机。

一旦确定了格式，家长就要与临床医生共同决定数据的类型（如标签、复选框或在预定数据表上编码，相对应的是能让临床医生从中获得数据的书面叙述）。尽管有些行为可能最适合某些特定数据收集方法，但为了适应家长需要并增强父母对挑选好的数据收集方法的依从性，可能需要一些灵活性。例如，使用带有预先决定好前事和后果的功能评估数据表，这可能更加便于即时查看行为数据。然而，父母可能不知道如何对他们所见到的行为进行分类。在这种情况下，对"前事—行为—结果"的书面叙述可能更准确，然后临床医生可以从中抽取"前事—行为—结果"，并将它们转移至另一个功能评估数据表中对数据进行汇总。

另一个重要的考虑因素是父母要收集多少数据。与在工作进行时仅关注儿童的临床医生不同，父母在自然情境中有许多相互矛盾的需求。根据行为，从临床医生的角度看，连续的数据收集可能比试探性的数据收集更可取；然而，除非行为频率很低，或者行为仅在较窄范围的情境中发生，否则家长可能无法获取连续数据。因此，让父母获取试探性数据或许更可行，这样就可以设定时间范围（如 10 分钟）内的频率或时间框架不同时的比率。当要求家长收集试探性数据时，临床医生应与家长一起确定何时收集数据。例如，一些家长可能更容易独立做出在每天合适时间收集数据的决策，而其他家长可能会在明确规定获取数据的事件或日常活动方面更加成功（例如，每天晚餐后玩耍 10 分钟，每天在洗浴时间玩耍）。

在考虑数据收集给家长带来的负担时，临床医生还应考虑所追踪目标的数量。一些家长或许能做到一次性追踪几种行为，另一些家长可能需要一次只集中于一种行为。行为发生的频率可能会影响家长一次可以获取数据的目标数量。例如，收集一种发生了 30 次的行为的数据，与收集各发生 10 次的三种行为的数据，都能提供 30 次行为的数据。

在帮助家长学习数据收集方法时，最重要的是帮助他们建立成功的基础。不同于能让儿童立刻产生成功反应并因此给家长行为带来强化的直接教学方法，数据收集对家长可能会产生更多的延迟强化。正如讨论过的那样，可行性和拟合优度至关重要，设定合理的期望也是如此。从"有总比什么都没有好"这样的心态开始可能会有所帮助，以便父母能有成就感，并最终进行更一致的数据收集。共同努力确定最佳方法，也可以获得认同感和成功感。专栏 15.5 提供了临床医生可以向家长提出的实际问题清单，以便为家庭和社区环境开发成功的数据收集方法。

准备，设置，实施！

专栏 15.5：给家长的实际问题范例

使用以下问题创建一种可行的数据收集方法，该方法非常适合家长、照顾者和家庭。

- 你更喜欢用纸张、智能手机还是相关设备获得数据？
- 如果你使用纸张，你会把数据表放在哪里？例如，在冰箱上、笔记本电脑里还是柜台上？会使用钢笔或铅笔吗？
- 你是否更喜欢带有复选框或编码过程的数据表？要完成这些数据表，你可能首先需要在治疗期间进行一些培训，或者你要将记叙性内容写下来吗？
- 你所评估的行为多长时间出现一次？你认为记录该行为的每种情况是否可行或有意义？如果我们仅进行短时间的记录（如 5～15 分钟），行为会出现吗？（注意：根据行为，临床医生可能已经知道了这些问题的答案。）
- 根据每种行为发生的频率，你认为我们是否可以/应该一次获取多个行为的数据？

小　结

尽管数据收集方法有所不同，但所有自然发展行为干预都强调数据收集的重要性。本章的目的是回顾应用行为分析中常用的数据收集方法和数据类型，并提供许多变量，以便用于开发自然发展行为干预的数据收集方法。尽管需要临床专业知识来从头开发数据收集方法，但本章中的内容对于帮助临床医生掌握这种技能应该是有用的，尤其是在应用于自然情境中的干预时。

第 16 章

确定自然发展行为干预项目的质量指标

奥宾·斯塔默、莎拉·里斯、布鲁克·英格索尔、
伊冯娜·布鲁因斯马和阿里茨·阿兰巴里

为孤独症儿童提供服务的社区项目的质量可能有很大的差异。一些项目正在使用循证策略，并且已经在项目忠实度中明确了这些策略的使用，而另一些项目可能没有能够有效使用自然发展行为干预策略所需的培训和经验。本章提供有关如何确定自然发展行为干预项目是否为高质量的信息，其目的是帮助确保这些项目已经准备好并是已知的对儿童和家庭最有效的高质量的项目。

质量指标与共同特征

本书描述了一个项目被认为是自然发展行为干预项目所必需的一些共同特征（参见第 2 章）。具备这些共同特征是必要的，但还不足以确保该项目对儿童和家庭有效。每项特征或策略都必须能够适当且一致地完成。本章提供了一些简单的方法，通过确定特定的质量指标来确保高质量地实现自然发展行为干预特征（参见专栏 16.1）。质量指标是确定的，循证项目质量测量方法，可用于测量和跟踪临床表现和预后。有关具体项目的详细说明，请参阅相关章节。

专栏 16.1：一个高质量的自然发展行为干预项目的要素

1. 已定义的程序：项目是否有可用的干预手册？

2. 干预忠实度测量程序：该项目是否有一种方法来评估治疗师对自然发展行为干预的使用？

3. 针对儿童和家庭的个性化项目：在制定自然发展行为干预项目和治疗目标时，家庭是否被作为合作伙伴？

4. 明确定义的干预目标：目标的制定是否基于儿童发展水平的评估？

5. 进度跟踪：是否定期收集数据并用于对目标和项目进行更改？

6. 优秀人员培训：项目是否有明确的培训计划，包括主动学习、指导和持续监管？

在一个高质量的自然发展行为干预项目中寻找特定的项目元素

一个高质量的自然发展行为干预项目必须有已定义的程序、干预忠实度测量程序、针对儿童和家庭的个性化项目、明确定义的干预目标、进度跟踪和优秀人员培训。

已定义的程序

要将干预视为自然发展行为干预，必须清楚地描述其过程并将其记录下来，以便每个使用干预的人都在做大致相同的事情。这一过程称为"手册化"，是循证实践的一个关键方面，对自然发展行为干预的准确培训和实施非常重要（Durlak ＆ DuPre，2008；Fixsen，Naoom，Blase ＆ Friedman，2005）。清楚地描述自然发展行为干预过程可以确保每个人都以相同的方式使用干预，并且对干预的基本特性特征有相同的想法。虽然参考手册本身可以提高临床医生使用干预手段的技能，但进行额外的培训和反馈以达到干预忠实度通常是必要的（Herschell et al.，2009）。干预忠实度意味着干预措施是按照设计使用的（见后文）。因此，有一个手册和明确规定的程序是必要的，但这并不足以合适并且有效地执行自然发展行为干预（Durlak ＆ DuPre，2008；Fixsen et al.，

2005）。

与循证实践相一致，所有自然发展行为干预都有明确的程序和相关的方法来衡量和确保儿童干预策略的忠实度。此外，一些由家长介导的自然发展行为干预要明确定义项目去指导父母（例如，帮助家长成为沟通教师项目）。一些自然发展行为干预还包括额外的支持材料，如检查表、视频示范、视觉提示，以及旨在帮助社区临床医生和家庭更成功地使用该项目的自我监控工具。在撰写本章之时，早期介入丹佛模式、关键反应训练、关键反应教学和帮助家长成为沟通教师项目手册均已出版，可由临床医生或父母直接购买。其他的自然发展行为干预手册即将或可能目前只能通过参与培训计划或直接从干预开发人员处获得。

关键质量指标：当决定一个社区项目的质量时，一项简单的行动是询问老师、临床医生或主管是否有干预手册的副本。该项目在培训人员、跟踪干预措施的使用情况以及针对个别儿童进行调整时是否使用了手册？如果一个项目说它正在使用一个特定的自然发展行为干预项目，但是没有可用的手册，这可能会导致对该项目所使用的报告的策略产生疑问。

干预忠实度测量程序

高质量的衡量标准之一是自然发展行为干预程序在干预过程中是否正确使用。这被称为干预忠实度，或干预被开发人员按照预期实施的程度（Gresham，MacMillan，Beebe-Frankenberger & Bocian，2000）。当干预在研究环境中被精心安排时，使用干预的个体需要保持高水平的干预忠实度。也就是说，作为研究程序的一部分，它们确保每一步都按计划进行。这些程序被用于研究，表明干预是有效的。然而，在社区干预中，通常不测量干预忠实度，因此很难知道干预是否按计划使用。

通常情况下，由于没有可行的方法来进行测量，所以社区中的干预忠实度没有得到测量。传统上，研究人员使用复杂和耗时的方法来检查他们的程序执行得如何，这在现实世界中是不实际的。然而，研究人员已经开始开发新的、更简单的方法来检查干预程序的使用情况。例如，国家孤独症专业发展中心的孤独症集中干预资源和模块包括循证实践的实施检查表。尽管这可能需要额外的时间，但出于以下几个原因，测量干预忠实度是很重要的（Hume et al.，2011）。

首先，干预忠实度影响儿童的预后（Durlak & DuPre，2008；Gresham et al.，2000；Stahmer & Gist，2001；Strain & Bovey，2011）。教育工作者、从业人员、临床医生和其他专业人士希望为儿童做出贡献。如果没有对干预内容如何使用（或不使用）的准确测量，他们就无法对干预的各个部分如何影响儿童得出明确的结论。如果一个孩子没有进步，治疗师不知道是因为孩子对干预的反应不好，还是因为干预没有正确地实施，抑或是因为干预的重要部分被遗漏了。使用干预忠实度检查表可以告诉治疗师哪些内容使用得很好，哪些内容可能需要改善。通过检查他们的干预忠实度，治疗师可以放心地说，使用了这种干预方法产生良好的儿童预后效果是可能的。如果孩子没有取得一定的进步，治疗师可能需要尝试一些新的东西。

其次，如果没有某种干预忠实度的测量方法，治疗师就无法知道这些项目是否被充分使用。实际上，治疗师根本不知道是否使用了干预的大部分步骤。当治疗师寻找一个项目的质量指标时，干预忠实度对于他们正在使用的任何实践都是至关重要的。

再次，干预忠实度的测量对培训非常重要。正如治疗师为孩子制定了可衡量的目标一样，成人学习新技能也需要一种方法来衡量和跟踪他们的进步。干预忠实度测量可以帮助监管者知道哪里需要支持，它可以帮助治疗师知道什么时候请求帮助或者把他们的研究重点放在哪里。跟踪干预忠实度还可以让项目管理者知道，何时可以让新的治疗师以一种成功的方式独立地为孩子提供服务。同样重要的是，要有明确的干预忠实度测量标准，以证明治疗师接受过适当的培训。越来越多的保险公司开始要求治疗师培训的清晰文件，许多州也开始有治疗师必须获得的州执照或资格证书。由于机构通常有责任对其治疗师进行适当的培训和认证，因此在这种情况下，明确的干预忠实度程序、措施和文件是非常重要的。

最后，干预忠实度对于确保干预措施长期有效是很重要的。通常情况下，在实践中会有偏离，因为个人会回到旧的习惯或开始适应策略。定期测量干预忠实度可以使每个人保持在正轨上，并确保每个人在一段时间内始终如一地使用治疗策略。此外，测量干预忠实度可以帮助用户有效地进行个性化干预，本章后面将对此进行讨论。

至少出于研究目的，大多数自然发展行为干预项目都有一定程度的干预忠实度。这些指标通常衡量程序的干预忠实度（或干预的关键内容的使用）和治疗师的能力（在执行治疗中使用的技能和判断的水平）（Schoenwald et al.，2011），并为被视为合格的最低干预忠实度水平提供指导。将具体标准定义为"足够好"到可以让儿童在临床上得到改善是片面的。已经有一些有限的研究确定了最低水平，最低水平需要确保积极预后效果。在研究中，正确使用策略的80%通常是基准。这可能不是取得良好预后效果的必要条件，但研究还没有得到这方面的信息。

　　另一个重要的方面是强度。治疗师可以很好地使用自然发展行为干预策略，但是如果他从未真正使用过策略，那就没有多大帮助了！尽管研究人员不知道对于大多数干预措施来说多少是足够的，但他们确实知道，使用自然发展行为干预始终会产生更好的预后效果（Pellecchia et al.，2015）。那么，治疗师如何在实践中跟踪这些事情呢？

　　如前所述，国家孤独症专业发展中心开发了许多循证实践的干预忠实度测量方法，包括一些自然发展行为干预。它们使用了评级量表的格式，使得干预的每一步都在一个 3 分制的量表上进行评级，表明一个步骤没有执行、部分执行或执行。自然发展行为干预的忠实度检查表中的项目包括"选择激励材料/活动来吸引学习者并促进目标技能的使用""跟随学习者的引导""扩展响应并提供所要求的材料（如果学习者给出了目标响应）"。通过这种方式，治疗师可以看到哪些部分执行得很好、哪些更有问题。这既可以作为自我评估的一部分，也可以作为监管者或同伴反馈的一部分。这些简短的干预忠实度形式很少经过验证，但是在自然发展行为干预中有一些新的研究，研究如何简化社区治疗师的处理过程。

　　在一个研究关键反应训练的项目中，团队基于研究的干预忠实度工具与评级量表格式进行了比较，确定了每项组成策略的"通过—失败"的良好一致性（Suhrheinrich et al.，2019）。作者目前正在与治疗师合作，进一步简化这个过程，形成一种检查表格式，其中包括在培训期间提供反馈的简单方法（参见图16.1）。这样的项目可以简化治疗师的这个过程。同时，当考虑一个项目是否在测量干预忠实度时，询问项目或学校如何确定治疗师是否正确使用了自然发展行为干预。

关键反应训练检查表

姓名：_____　　　　　　日期：_____
活动：_____
简单任务：_____　　　　学习目标：_____
使用下面的量表对你使用关键反应训练的每个部分进行评分。然后，与你的教练一起填写叙述框。

—	√	+
没有使用这个部分（哎呀!）	有时使用这个部分。有一些可以使用的更好的方法。	棒极了！经常使用这个部分。

前事成分（创造）	教师自我评估 −/√/+	备注
1. 给予提示之前确保学生集中注意力		
2. 提供清晰并且适合发展的提示		
3. 不同的指令		
4. 在简单的任务中穿插学习目标		
5. 使用喜爱的□个体的□基于游戏的□提高学业的材料		
6. 不同的材料		
7. 给予选择 □在活动之间 □在活动内		
8. 跟随学生的引导		
9. 当□示范□社交互动□与同伴轮流时适当轮流		
等待5～10秒，等学生反应（暂停）		
后果成分（反应）		
10. 当提供奖励时，它们是直接的		
11. 对合适的反应给予后效奖励		
12. 对于好的尝试给予强化（尝试）		
准备和一般会谈管理		
1. 确定有效奖励		
2. 维持学生动机的强化量		
3. 管理教学环境中的分心 减少教学环境中的分心		
4. 保持对教学材料的控制		
5. 适当改变辅助水平		

自然发展行为干预在孤独症儿童中的治疗，由伊冯娜·布鲁因斯马、门迪·明贾雷斯、劳拉·施赖布曼和奥宾·斯塔默编辑。版权© 2020 Paul H. Brookers Publishing Co., Inc。保留所有权。

图 16.1 关键反应训练检查表范例

关键质量指标：该项目是否有系统的方法来衡量治疗师使用自然发展行为干预的情况？治疗师是否在治疗师培训期间和随时间的推移定期测量干预忠实度？

针对儿童和家庭的个性化项目

所有患有孤独症的儿童及其家庭都是不同的，尽管项目可能有可操作的步骤和高质量的干预措施，但有经验的临床医生需要了解如何根据每名儿童及其家庭的需要，个性化地使用这些策略。治疗师不应该将个性化与干预忠实度降低相混淆。临床医生首先应学会使用所有的策略，使个性化可以得到充分考虑和系统化。然后，对儿童和家庭需求的评估，以及合作目标的制定，应该用来调整自然发展行为干预项目，以满足个别儿童的需求，并确保该项目符合家庭系统、文化、价值观和日常生活。

有许多方法可以使项目个性化，以适应家庭系统、文化、价值观和日常生活的需要。例如，父母积极参与干预是自然发展行为干预的一个推荐组成部分。如果自然发展行为干预所针对的目标和策略能够满足家庭的需要，父母会更有动力参与，孩子也会取得更好的进步（Brookman-Frazee & Koegel，2004；Schreibman & Koegel，1996）。治疗师是否与家庭合作，以选择哪些目标行为是他们需要重视的？此外，自然发展行为干预策略的任何使用都需要适应家庭环境。例如，在某些文化中，赞扬孩子时说"做得好"和"就该这么做"让人感觉不自然。治疗师是否与父母合作，以了解什么社交奖励更符合家庭文化？在一些文化中，用餐时间是和家人一起坐下来的时间；而在另一些文化中，孩子们可以选择在自己喜欢的时间和地点用餐，或者和大人分开用餐。治疗师是否根据家庭的实际情况，对在用餐时间和其他日常活动中使用自然发展行为干预策略提出了相应的想法和建议？在确定自然奖励和策略时，好的干预计划要尊重这些差异。

在使用自然发展行为干预策略时，理解家庭日常生活也很重要，因为这些项目的特征之一是在自然情境中使用策略。将策略泛化到日常生活中对家庭来说是很有挑战性的，因为大多数实践者都让照顾者在玩耍或其他有组织的活动中学习。有效的治疗师将与家庭讨论如何将策略整合到不同家庭的日常生活和活动中，并帮助解决和应对不同环境下的问题和挑战。通过这种方式，家庭成员和治疗师一起工作，使自然发展行为干预策略适合家庭，而不是产生相反的效果。

此外，有一些研究表明，父母实施的干预可能对压力很大的家庭没有那么有效。这可能意味着临床实施的干预是一个更好的起点。高质量的项目也可以考虑通过提供灵活的培训时间、视频录制会议、与不能参加会议的照顾者举行电话会议等创造性的方式，将多个照顾者包括在内。有经验的临床医生也理解不同的照顾者有不同的互动方式，并将根据这种方式调整干预。例如，一些家长可能希望专注于与玩具的互动，而另一些家长可能希望专注于大型运动或自助活动。一个好的项目将适应这些需要，并在制定干预计划时考虑家庭背景。

当考虑对特定的儿童进行个性化治疗时，临床医生应该使用有关儿童目前的技能水平和目标进展的数据，以决定开始使用哪些策略和何时改变策略。例如，一个孩子可能在使用名词上有进步，但在日常生活和游戏中使用典型的自然发展行为干预策略时，可能在遵循指示上没有进步。治疗师可能会添加更多的结构化教学内容，例如视觉支持或以更结构化的方式练习特定的行为，以帮助孩子学习遵循指示。这并不意味着名词的产生要增加更多的结构。一旦在结构化情景中学习了技能，辅助可能会消失，以确保独立性和泛化。例如，早期介入丹佛模式有一个决策树，可以用来帮助理解孩子需要在什么时候添加更多的结构（Rogers & Dawson，2010）。儿童技能训练的进步数据应该指导改变的类型。高质量的项目将根据个人目标改变对自然发展行为干预策略的使用，以最大限度地使儿童进步，并将根据数据及时进行改变。

关键质量指标：治疗师是否将家庭作为目标制定和选择策略的合作伙伴？父母和照顾者（以及孤独症患者，如果合适的话）是否以一种有意义的方式作为干预小组的组成部分被平等纳入项目？在制定干预目标和方案时，治疗师是否尊重家庭的文化和背景？

明确定义的干预目标

确定一个项目是否高质量的一种方法是追踪目标行为发展的过程。研究表明，在发展框架内的教学既有长期的好处也有短期的好处，自然发展行为干预使用这个框架来指导基于儿童特定发展的干预目标的选择，特别注重社交沟通。例如，典型发育婴儿在使用语言之前就开始使用姿势和其他非语言沟通行为。因此，当对一个非语言或前语言的孩子开展工作时，大人会鼓励他先使用姿势，再使用语言。这是一种根据孩子的需要进行个性化培训的方法。

所选择的目标类型可能取决于所使用的特定自然发展行为干预项目。虽然所有的自然发展行为干预都以早期社交沟通发展为目标，但它们在强调特定社交沟通技能以及是否包括更广泛的技能指导方面存在差异。例如，一些自然发展行为干预（例如，交互模仿训练、共同注意、象征性游戏、参与和监管）主要关注非语言行为（模仿、共同注意、象征性游戏）；而其他的，如强化式自然情境教学法，则更明确地关注语言。自然发展行为干预在关注社交沟通发展的程度上，或者是否针对更广泛的发展技能方面也存在差异。例如，帮助家长成为沟通教师项目侧重于社交参与、沟通、模仿和游戏领域的社交沟通发展。早期介入丹佛模式采用综合发展课程，也以自我调节、自我照顾和独立技能以及前学业概念为目标。一项高质量的计划将规定与干预相适应的发展目标。

需要进行评估以确定哪些目标是适当的。自然发展行为干预使用各种评估方法来确定目标。一些自然发展行为干预模式，如早期介入丹佛模式，有一个与课程直接相关的正式评估过程。例如，早期介入丹佛模式使用由临床医生管理的课程检查表，该检查表是在与治疗师和儿童进行 1～1.5 小时的基于游戏的互动过程中完成的。治疗师使用特定的以游戏为基础的材料和活动，旨在唤起跨越发展领域的一套确定的技能，包括社交、沟通、认知和运动技能。然后，治疗师根据孩子在课程检查表中的表现，以及家长和其他专业人士（如果相关的话）的意见，制定个性化的目标。

父母介导的自然发展行为干预通常更关注与父母一起评估孩子的技能使用。例如，帮助家长成为沟通教师项目使用发展技能检查表和自然观察法作为父母和临床医生之间的合作目标设定过程的一部分。父母和临床医生都是根据他们对孩子技能的了解和对"父母—孩子"和"临床医生—孩子"互动的观察来完成检查表的。然后，家长和临床医生一起确定社交、沟通、模仿和游戏等方面的适当目标。

其他自然发展行为干预使用不太正式的方法来设定目标，可能包括将自然观察法、标准化评估和父母技能报告相结合。有些干预，如关键反应训练，建议使用现有的课程来确定孩子当前的技能水平，并形成适合发展的目标。如果目标的选择没有经过评估或经历某种标准的过程，那么教学就不能在发展的框架内进行。

高质量的目标设定评估过程应该包括确定在标准化的环境和日常生活中，孩子可以进行哪些训练。如前所述，评估和目标的制定应与家长和照顾者合作进行，以确保所选择的任何目标都符合家庭的价值观和信念。研究表明，当临床医生和父母合作设定目标并实施干预时，对父母和孩子都有好处（Brookman-Frazee & Koegel，2004）。当然，使用自然发展行为干预是为了让儿童实现他们最初的目标，并向更复杂的目标迈进，这意味着在任何好的干预方案中，目标的设定都应该是一个持续不断的过程。

关键质量指标：该项目是否使用评估或课程来帮助确定孩子当前的技能水平？目标是否建立在发展的框架上，是否基于对孩子技能的评估？目标是与家庭合作制定的吗？

进度跟踪

所有自然发展行为干预都强调对儿童技能使用的持续测量的重要性，以确定目标的进展并指导干预方法。虽然语言和发展技能标准化评估对评估长期结果很重要，但它们在监测、修改治疗目标和程序所需的时间框架内，对测量目标的定期进展没有那么有用。通常应每月或每季度对进展情况进行监测，不建议频繁进行标准化评估。此外，标准化评估通常集中在广泛的领域（例如，接受性语言、表达性语言），而不是作为高质量干预一部分的具体的、可衡量的目标类型。因此，自然发展行为干预使用多种行为方法来跟踪儿童的目标进展。

自然发展行为干预固有的儿童和成人之间的持续交互会使逐次对话的数据收集比更结构化的应用行为分析方法更困难（有关自然发展行为干预数据收集策略的详细描述，请参见第 15 章）。然而，一些项目，如早期介入丹佛模式，已经开发了跟踪会话中技能使用的方法。其他项目从视频中收集会话数据，以避免中断正在进行的交互。虽然可能比在会话中收集的数据更准确、更不具有挑战性，但是基于视频的数据收集非常耗时，因此在社区环境中不太实用。其他方法包括使用自然观察法或重新管理课程检查表，定期跟踪儿童技能使用情况（而不是逐次跟踪），通常不少于每 3 个月一次。多种数据收集方法可能是合适的，由国家孤独症专业发展中心开发的孤独症集中干预资源和模块为各种自然发展行为干预提供了数据表。如第 15 章所述，数据收集对于了解一组策略能不能帮助儿童实现他们的目标至关重要，并且需要有效的总结方法（例如，图表或汇总表）。数据收集过程应该清楚地与儿童的目标相联系，以便治疗师可以随着时间的推移使用数据来改变策略、添加新的目标，并改善项目的个性化（Simpson，2005）。

关键质量指标：如何制定和跟踪目标？如何对数据进行总结和审查？是否有一种方法来衡量随着时间的推移目标的进展情况，并根据目标进展情况对项目和策略进行更改？项目应该有一个评估方案和进度监控系统，可以对其进行审查，以了解该项目针对哪些技能，目标是否适合发展，以及取得了哪些进展。

优秀人员培训

临床医生接受的培训的质量对他们有效使用自然发展行为干预的能力有重要影响。虽然一些培训可能发生在正规教育和执照获取（如适用）的过程中，但大多数治疗师报告说，一旦他们开始临床工作，他们的大部分培训是在工作中进行的。许多为孤独症儿童提供实际服务的临床医生都是辅助性专业人员，通常没有执照，他们在有执照、有经验或专业的临床医生的监管下提供服务。在这种服务模式中，直接为孤独症家庭提供服务的人员在他们的项目中接受来自经验丰富和专业的临床医生的培训和监管，以确保服务质量。如上所述，这种培训也越来越需要保险单或国家执照和资格证明。

在各机构内为直接服务人员提供正式培训至关重要，因为在提供服务之前所接受的培训的数量和内容有很大的差异。不同的干预师有不同的学历背景和实操水平。类似的临床角色（例如，行为治疗师）可能根据组织或环境的不同服务于不同人群。为了满足与使用自然发展行为干预相关的各种学习需求，可能要对孤独症干预进行专门培训，具体来说，内容包括所服务儿童的年龄或发展水平、构成该方法的实际策略，或者是关于工作的更广泛的背景因素，例如如何与父母和其他治疗师合作。例如，一位曾经为患有孤独症的中学生服务的治疗师如果正在进入一个早期干预项目，可能会熟悉部分构成自然发展行为干预的行为原则和实践，但可能需要更多的指导，以了解适合幼儿发展的策略，或者包括邀请大家庭成员参加干预会谈。为治疗师提供关于特定的实践背后的逻辑思维和自然发展行为干预基本理论的背景知识（即来自发展科学和应用行为分析的原则）可能有助于治疗师学习如何实施个人策略，因此可能是培训的一个重要内容领域（Rieth et al.，2018）。

学习使用自然发展行为干预的培训内容的范围很广。然而，临床医生通常是在具备一些能力和掌握一定的知识的前提下来从事这项工作的。一种模块化的培训方法，包括对临床医生已经知道和可以使用的知识进行评估，然后提供相应的必要培训，对于准备进行直接服务的人员来说可能是一种有用甚至最有效的方法。使用自然发展行为干预策略所需的技能可以分解成几个更小的部分，治疗师可以只被传授那些他们不知道的部分。理想情况下，先前的知识将由受训者的自我报告和经验丰富的干预师在实践中对当前临床技能的观察共同决定。

培训的方法与培训的内容同样重要。那些关于成人学习理论和医疗从业者行为改变的文献已经确定了几种有效的实践方法来支持临床医生学习和实施新策略。根据这些文献，自然发展行为干预的高质量培训应该包括：（1）有明确实施干预标准的手册化程序；（2）初期培训，包括说教式陈述、目标技能示范以及与培训师一起练习的机会；（3）与治疗师在日常实践中实施新技能并在日常生活基础上进行评估相关的掌握标准；（4）定期和持续的监管，包括对干预忠实度的结构性评估。综合起来，这些要素构成了充分准备和持续的支持，以便治疗师为孤独症患者及其家庭提供服务。行为技能培训是应用行为分析文献中明确描述的一套培训程序，是制定人员培训计划的有用框架。

在提供行为服务的组织中，一段正式的、最初的强化训练是一种常见的方法（LaVigna，Christian & Willis，2005）。研究表明，为了对知识和表现产生最大的影响，启动内容的传递应该以口头和书面的形式进行（Macurik，O'Kane，Malanga & Reid，2008）。技术的进步使得最初的教学可以在现场或网上进行，从而潜在地减少了培训成本和机构的时间投入，同时潜在地扩大了培训的受众面。对培训方法的比较表明，以技术为基础的初步培训（例如，基于网络、视频的演示）在获取内容知识方面与面对面的信息传递同样有效甚至更有效（Macurik et al.，2008）。

　　无论采用何种形式，高质量的培训项目都应该体现出初始培训的几个重要特征。其中包括主动学习（Birman，Desimone，Porter & Garet，1995；Garet，Porter，Desimone，Birman & Yoon，2001）、反思和合作的机会（Joyce & Show-ers，1995；Lieberman & Pointer Mace，2008；McLaughlin & Darling-Ham-mond，1995）以及与治疗师的需要保持一致（Desimone，2009；Garet et al.，2001）。主动学习意味着受训者不仅仅是信息的被动接受者（例如，观看演示文稿、幻灯片或视频），在最初的培训过程中也会做出贡献、行动和反应（Ba-nilower & Shimkus，2004；Bonwell & Eison，1991；Borko，2004；Darling-Hammond，1998）。同样，应提供合作和反思的机会，使受训者有机会将培训内容与自己的个人经历和先前的背景联系起来。最后，根据治疗师的需要，确保给予治疗师的培训与他们需要获得的技能相匹配，并适合他们将要服务的个人和家庭（Desimone，2009；Garet et al.，2001）。这些特征（主动学习、反思和合作的机会、与治疗师的需要保持一致）都是干预人员接受的初始培训的重要质量指标，可以帮助他们为个人和家庭的工作做好准备。

　　然而，即使是自然发展行为干预策略中最好的初始训练也不太可能充分支持临床医生在实践中使用干预措施。研究表明，指导以促进积极和正确使用所学的材料至关重要（Beidas & Kendall，2010；Miller，Yahne，Moyers，Mar-tinez & Pirritano，2004；Odom，2009；Scheuermann，Webber，Boutot & Good-win，2003；Sholomskas et al.，2005；Stahmer，Suhrheinrich & Rieth，2016；Suhrheinrich，2011）。在教育方面，教练的支持使教师使用干预的可能性增加了13倍（Driscoll，Mcardle，Plumlee & Proctor，2010）。指导通常包括专家、督导或导师观察临床医生使用的干预措施，然后就临床医生的工作的优缺点提供具体的反馈（Lee，Frey，Herman & Reinke，2014）。

　　指导中最重要的部分似乎是接受表现反馈，因为这部分始终与临床医生使用干预的意图相关（Reinke et al.，2014）。这可以采取正式的、结构化的反馈形式（例如，自然发展行为干预内容的干预忠实度检查表或结构化观察），也可以是非正式的、半结构化的（例如，指出哪些进展良好、哪些需要下次改进）。在一项新治疗师的培训计划中，教练的存在是一个质量标记，它增加了治疗师接受培训和信息的可能性，他们能够在实践中使用这些培训和信息。

　　在高质量的初始培训之后，确保持续的效果和实操技术是很重要的。治疗师在使用策略时不可避免地会出现偏差，而服务的直接提供者在实施干预时无疑会遇到困难或不熟悉的领域。接受持续的反馈对于改善和维持干预的完整性以及治疗师对其使用干预的能力的信心是非常重要的（Bush，1984；Cornett & Knight，2009）。这种来自监管者的持续反馈很有用。但反馈也可能来自同伴或同事，因为观察他人使用策略和提供半结构化反馈（例如，通过干预忠实度检查表）的过程可能会改善观察者和反馈者的实践。持续指导的存在还可以满足培训要跨越足够的时间的需要，这意味着培训需要分散在多个月，或与监管者或培训师的接触中，而不是在一个单一的密集型工作坊或演示中进行（Desimone，2009；Guskey，1994；Supovitz & Turner，2000），因为这是众所周知的最佳实践。

项目应进行培训，广泛关注实施自然发展行为干预所需的多种技能（如干预策略、发展适宜性、孤独症、行为原则、与家庭合作、父母培训），并包括持续的监管和支持。培训不应该是一次性清除障碍，而应该是一个不断发展和改进的过程。对于他们使用的干预策略以及他们对儿童和家庭的工作，治疗师应该始终如一地提供定期的（至少是半结构化的）反馈，这些反馈可以来自监管者或同行。

关键质量指标：该项目是否有针对新人员的清晰的培训计划，包括主动学习、反思和合作的机会，以及与治疗师的需要保持一致的说教式培训？在治疗师达到精通标准之前，使用反馈进行指导是培训计划的一部分吗？项目是否有持续的监管措施以确保初始培训后的质量？

图 16.2 中所示是一个可重复利用的检查表，可用于评估自然发展行为干预项目。

质量指标清单

质量要素	质量问题	指标
已定义的程序	1.1　项目有可用的干预手册吗？	
忠实度测量	2.1　项目是否有一种方法来衡量治疗师在培训期间和一段时间内如何使用自然发展行为干预模式？	
人员培训	3.1　项目是否有明确的计划去教授新人员干预？	
	3.2　培训是否包括主动学习、指导和合作？	
	3.3　项目是否提供持续的监管？	
个性化干预	4.1　在开发干预目标中，家庭成员是否作为合作伙伴？	
	4.2　照顾者是否被教授将干预策略融入自然的日常生活中？	
	4.3　干预策略是否被修改以适应家庭背景和文化？	

质量要素	质量问题	指标
干预目标	5.1　目标的制定是否基于孩子发展水平的评估？	
	5.2　目标是否有明确的定义和衡量标准？	
	5.3　目标对孩子和家庭有用吗？	
进度跟踪	6.1　是否定期收集数据以跟踪进度？	
	6.2　这些数据是否由首席临床医学家（例如，认证行为分析师）总结和审查？	
	6.3　这些数据是用来改变目标和项目的吗？	

图 16.2　自然发展行为干预的质量指标清单范例

小　结

　　本书的目的是提供使用自然发展行为干预模式支持拥有不同背景、来自不同社区环境的孤独症患者以及教授一系列技能的可操作性资料。使用高质量的自然发展行为干预模式，无论具体是哪种干预模式，都可以激励孤独症学习者改善社会关系和提升参与度，促进新技能的泛化和自然使用。父母和其他照顾者的参与不仅能够增加干预强度和学习机会，还可以增强家庭功能和父母幸福感。自然发展行为干预模式是专门为家庭在日常活动中使用而设计的，并强调使家庭融入目标制定、干预实施和进展监管的所有方面。社交沟通是孤独症患者面临的主要挑战，也是自然发展行为干预模式关注的重点。将同伴纳入自然发展行为干预模式中，不仅可以帮助提高孤独症患者的社交技能，还可以促进同伴更好地理解如何与不同特点的他人互动。这些都可以让孤独症患者受益。自然发展行为干预模式最好是配合使用，并且具有较高的干预忠实度，以确保孤独症患者的有效预后。通过学习和了解这种模式的理论基础，使用跨环境、年龄、目标和技能所提供的范例，有效地监控质量指标，从业者可以使用自然发展行为干预模式来增强他们所服务的孤独症患者的潜能。

第 17 章

对自然发展行为干预未来方向的思考

劳拉·施赖布曼、门迪·明贾雷斯和伊冯娜·布鲁因斯马

正如整本书所说明的那样，自然发展行为干预是在行为分析、发展概念与理论的基础上发展起来的。自然发展行为干预得到大量有力的实证研究支持。研究表明，自然发展行为干预对于孤独症儿童非常有效，并且可以由不同的个体（例如，临床医生、父母、老师）在各种环境（包括诊所、家庭、社区和学校）中有效实施。

该领域的早期研究主要是**单一对象设计研究**（single subject design studies）（例如：Koegel，Camarata，Koegel，BenTall & Smith，1998；Koegel，Dyer & Bell，1987；Laski，Charlop & Schreibman，1988；Pierce & Schreibman，1995；Stahmer，1999），当前这种方法仍经常使用。此外，近期的自然发展行为干预研究已通过大型随机对照试验（使用小组研究设计）验证了其作用（例如：Dawson et al.，2010；Hardan et al.，2015；Kasari，Kaiser，et al.，2014；Kasari，Lawson，et al.，2014；Landa，Holman，O'Neill & Stuart，2011）。从本质上讲，自然发展行为干预的存在归功于合理的单一对象设计研究，该研究梳理了一些有效组成部分的潜在机制。之后的研究系统地推进了这些干预措施，允许对策略进行更完整的调整，从而使自然发展行为干预变得越来越有效甚至高效，并根据不同儿童的特定需要进行修改。对这一改进和完善的继续是所有干预科学的本质。因此，我们确定了自然发展行为干预未来的研究方向（更全面的相关讨论请参见 Schreibman et al.，2015），以及发展方向。

未来的研究方向

尽管研究人员对自然发展行为干预和自然发展行为干预策略的有效性了解很多，他们仍然可以学到更多。本节列出了六个广泛领域，需要进一步探索和研究。

- 对大规模且更具当代实用主义特性的随机对照试验的关注日益增加，使得在社区情境中对治疗有效性及效率的调节和中介研究成为可能。

  早期用于自然发展行为干预的随机对照试验专注于年幼的孤独症儿童，以避免或改善障碍早期的社交和沟通问题（例如，早期干预）和/或验证有效性为目标，研究尚未充分解决自然发展行为干预对大龄孤独症儿童或其他类型的早期干预无效的儿童的有效性问题（例如，Kasari，Kaiser，et al.，2014）。此外，大型随机对照试验将有助于确定治疗的调节作用和中介作用，这将有助于进一步针对不同儿童制定治疗方案。例如，有研究者（Sherer & Schreibman，2005）确定了预测关键反应训练有效性的特定行为特征。此项研究侧重于儿童表现出的可观测行为。进一步的研究还必须根据孤独症的诊断情况，特别是沟通和社交能力，明确参与者特征。

  另一个关注重点是治疗剂量。未来的随机对照试验应关注治疗时数，并把评估儿童随时间的反应作为调查与特定剂量和干预时间相关的结果的影响的一种手段。就自然发展行为干预的宣传而言，干预时数尤其重要，因为许多区域都缺乏治疗师，并且设定有效治疗时数下限对于开发为大量个体提供有效服务的模式是有意义的。

- 测量干预结果以评估真正有意义的变化。

  早期干预策略有效性的研究表明，孩子的智力会有所改善，但是孤独症核心症状的变化极为有限，而长期社交功能的改善也有限。例如，在洛瓦斯（Lovaas，1987）的早期干预研究中，对"正常"功能的明确定义是：智商分数在平均范围内，并成功入学一年级。然而，智商分数和课堂安置只是衡量儿童治疗效果的两个有限指标，因为即使满足了这两项指标，儿童也可能患有孤独症或经历持续的功能损伤。因此，重要的是要拓展结果评估，这样就要包含在各种自然、社会的情境中（例如，与家人和其他人的互动、课堂行为、同伴间互动）对儿童行为的真正功能性改变的近端和远端估计。此类研究应包括对所需行为跨环境、人员和时间的泛化和维持。使用通用的、标准化的方法检验孤独症在社交功能方面的核心缺陷也是有益的。

● 对多成分干预措施中有效部分进行实证分析。

作为干预措施的一部分，所有自然发展行为干预均由多个部分或要素组成。尽管总体上得到了实证检验，但每个嵌入元素的作用尚未确定。而且，为了能够达到良好的效果，可能会有一个或多个嵌入元素是不需要的。为了理清这些问题，需要进行单独评估各个组成部分的分解研究。临床医生需要了解在何种环境中、针对什么人、以何种等级以及特定元素的重要性。鉴于孤独症症状具有明显的异质性，儿童的特征可能会对此类发现产生重大影响。

通过此类研究以及对干预包中各个组成部分作用的清晰理解，能够提高在更广泛的情境中为个别儿童定制治疗方案的能力。研究人员刚刚开始在自然发展行为干预中探索这些问题（例如，Gulsrud，Helle-mann，Shire & Kasari，2015）。随着治疗向社区转移，这一点将变得尤为重要，因为如果干预更易实施，且对个别儿童采用方法的不同情境有清晰详细的说明，那么就会增加社区干预的可能。最后，这一领域会从建立在概念上也具有实证基础的研究中受益，实证也可以有效地把组成部分和干预效果连接起来，干预效果体现在行为层面及潜在大脑活动层面（Dawson，2008；Sullivan，Stone & Dawson，2014）。

● 理解干预包及其各个组件在必要程序上的干预忠实度。

自然发展行为干预的下一阶段研究必须包含：不参与治疗开发的研究人员对干预效果进行复制；根据文化和社会环境变更并调整程序；临床医生要知道应如何在保证干预有效性的同时针对个别儿童或情景改变自然发展行为干预；必须清晰描述干预包和其组成部分的评估方法，以供研究者和治疗师使用。虽然大部分自然发展行为干预模式都有干预忠实度测量，但其主要集中于研究领域而不是临床实践领域。此外，那些将干预忠实度测量作为临床实施的一部分的模型所提出的干预忠实度方法，并未评估其信度和效度，也未将其与替代方法进行比较。考虑到社区环境下治疗师所面临的压力——他们既要提高效率，又要提供有效数据给保险支付者或者费用的支付方——因此有必要在临床环境中使用用户友好型策略。

● 在方法学领域开发新方法对干预策略进行测试，以改善所有儿童的自然发展行为干预结果，包括对特定干预反应较慢的儿童。

开发和评估自然发展行为干预有效性的系统化方法有一个明显的优点，就是以改善策略为目标进行持续研究，并理解特定的自然发展行为干预及其组成部分是如何与不同儿童互相影响的。研究人员需要更充分地了解自然发展行为干预当前与未来要如何改变和融合，才能提高所有孤独症儿童的总体积极结果比率。其中包括寻找策略，以改善在治疗反应中被证明最具挑战性的儿童的结果。孤独症的研究人员已经开始探索新的研究设计，从而可以更好地了解如何对干预进行融合和个性化设计（Almiral，Kasari，McCaffrey & Mahum-Shani，2018）。

● 在基于自然发展行为干预研究的社区中使用创新方法，以支持它们为孤独症儿童服务。

如前所述，在社区环境中增加对自然发展行为干预策略使用的研究是重要的优先事项，在这种环境中，儿童更有可能接触到自然发展行为干预。治疗师可以开发出最有效的治疗方案，但如果最能从中受益的儿童和家庭无法获得这些治疗方案，那么开发这些治疗方案将收效甚微。尽管研究人员已经证明了自然发展行为干预在实验室环境中的有效性，但自然发展行为干预尚未泛化至社区环境中也是事实（Hess，Morrier，Heflin & Ivey，2008；Stahmer et al.，2005）。

我们建议采用创新的干预措施实施模式。传统的单向模式是将干预从基于研究的环境转化至社区环境，要使这一模式过渡到一种更加双向或者说更加互惠的模式，需要研究人员和社区治疗师共同努力来建立有效的模式（Bondy & Brownell，2004；Meline & Paradiso，2003；Weisz，Chu & Polo，2004）。自然发展行为干预特别适合公共干预系统，因为它关注儿童早期发展和早期干预立法所要求的自然主义策略。未来的研究必须有效应对这些挑战：干预措施的复杂性、密集干预的成本、培训需求、对持续支持的需求以及监测需求（尤其是在资源有限的区域）。

未来的发展方向：宣传和实施

关于自然发展行为干预的社区实施的研究需求也产生了一些宣传自然发展

行为干预模式的紧迫问题。自然发展行为干预是在全国各地的大学中进行开发的，像其他许多学科一样，知识发现与实际实施之间的差距可能会长达数年。鉴于孤独症患病率上升而治疗师缺乏，有必要集中精力改善宣传策略。以下策略或许有助于促进社区实施。

- 将自然发展行为干预培训纳入现有的本科和研究生课程。

　　将本科和研究生学位与学业领域重点放在努力培养自然发展行为干预模式中未来的临床医生和教育工作者可能会比较适合。认证行为分析师和行为技术人员通常被视为干预孤独症儿童核心症状的主要中介。当扩展至用自然主义形式的行为分析提供训练时，行为分析中的培训项目是可变的。此外，许多课程都非常简短（例如，1 年），这导致人们主要关注行为原则核心方面的教育，而没有足够的时间深入探讨自然发展行为干预模式和策略。

　　为了更有效地将自然发展行为干预泛化至学校，也可以开展一些特殊教育计划，将此类干预纳入课堂环境。心理咨询项目也可以做到这一点，尤其要考虑到这些干预措施中存在关注家长培训的组块。如前所述，提升作为基础的研究是重要一步，但教育工作者和社区治疗师必须能在随后将研究结果纳入学业培训项目。

- 与社区治疗师和教育工作者合作实施治疗。

　　除了将自然发展行为干预纳入现有的本科和研究生课程，还可以通过继续教育课程为已经获得许可或认证的专业人员提供自然发展行为干预培训。这将为更深入的培训提供机遇，并进行训练以符合像干预忠实度这样的质量指标。尽管现在可以通过某些自然发展行为干预模式获得研究生证书，但这种类型的证书通常是面向研究的，并且非常昂贵。社区治疗师常常无法负担这些培训课程的费用，尤其考虑到整个行业的高流动率。

　　具有自然发展行为干预背景的临床医生和研究人员还可能会考虑如何与当地服务系统建立合作，例如早期干预的"从出生到三岁计划"，还有为发育障碍者提供支持的州组织以及学区。一些自然发展行为干预模式（例如，共同注意、象征性游戏、参与和监管，强化式自然情境教学法，关键反应训练）已在诸如学校等环境中进行了研究，并开发了基于学校的普及模式（例如，关键反应教学）。持续关注公共服务系统的研究和宣传将有助于孤独症儿童——尤其是那些在私人治疗机构有限的地区生活的儿童——获得更广泛的服务。

● 探索新型服务交付模式，以最大限度地有效实施。

　　研究和实施需要通过新的服务交付模式进行。尽管许多自然发展行为干预依托于临床医生的专业知识，但其他的则是完全或部分由家长主导。新的服务提供方法可能包括家长培训小组、基于网络的培训、使用人工智能和智能机器人来指导家长完成课程的应用程序以及远程医疗。可以利用技术来扩展服务的使用，尤其是那些以家长为中心的服务。几种新颖的自然发展行为干预方法已经进入了研究领域，例如在早期介入丹佛模式和帮助家长成为沟通教师项目中进行小组关键反应训练和基于互联网的培训。该领域的深入发展还将增加获得服务的机会。

● 增加获得已发表文件的渠道。

　　尽管大多数自然发展行为干预都发布了手册，但提供更多获取已发布文件的渠道可以加快宣传速度。这些文件包括但不限于课程（尤其是针对大龄儿童和成人的）、家长培训指南（尤其是针对大龄儿童和成人的）、工作簿、数据表和清单。这些类型的干预支持、指南及指导等确保在向社区进行干预宣传时不会发生知识流失。此外，考虑到更多的双向研究将社区和大学联系在一起，研究机构可能希望与社区治疗师合作，以测试他们为辅助实施而开发的材料。

小　结

　　总之，我们认为自然发展行为干预提出了不同的干预模式概念（例如，关键反应训练，早期介入丹佛模式，共同注意、象征性游戏、参与和监管），并使得家庭、专业人员、保险公司和其他消费者可以更加清晰地接受和理解。研究人员和临床医生需要确定他们的干预措施为自然发展行为干预策略。然而，如果想要确定，就需要干预措施具备有力的实证支持，并结合本书中所述的条件。希望我们的领域能持续发展和合作。本书可能只是一个将研究和实践结合在一起并深入那些最需要干预的社区的开始。我们希望本书能够帮助从业者和其他人理解并使用自然发展行为干预策略。

术 语 表

A

augmentative and alternative communication（AAC） **辅助和替代性沟通** 个体间非语言沟通的各种方式和系统，可能包括图像系统、平板电脑系统、语音生成设备。

antecedent-behavior-consequence sequence（A-B-C sequence） **A-B-C 序列** "前事—行为—结果"序列。见三期后效关联。

abolishing operations（AO） **取消操作** 由于满足而降低强化物的效力。

acquisition tasks **习得任务** 新任务。

active listening **积极倾听** 倾听者的技巧，使倾听者能通过非语言和语言信息完整地接收到其他人所说的内容和所表达的兴趣。

affective engagement **情感参与** 照顾者与儿童之间带有正性情绪的互动关系。

affective reciprocity **情感互惠** 来回互动中的情绪体验，通常见于家长与儿童之间。

affective sharing **情感分享** 对另一个人情绪状态的无意识反映。

antecedent **前事** 发生在前的事件或刺激，前事为后续的行为创造时机或影响后续的行为。

antecedent interventions **前事干预** 为了降低挑战性行为出现的可能性而采取的策略，该策略关注出现在行为之前的事件或刺激。

B

backward chaining **逆向行为链** 从序列最后一步开始的操作说明。

balanced turns **轮流交替** 参与双方在活动或物品交换中轮流交换几乎相等的回合。

behavior regulation communicative intents **行为调节沟通意图** 对另一个人的行为进行调节的行为。

behavioral momentum **行为动力** 在完成更困难的任务或新任务之前，通过完成简单的任务或已掌握的任务来建立一种反应模式，以增强完成困难任务或新任务时反应出现的可能性。

C

cascading effect **级联效应** 发展过程中的一种累积效应。凭借对较低级技能的掌握，促进针对其他技能的扩散效应。

chaining **行为链** 将目标行为分解为多个组成步骤，并依次、单独地教授各个步骤。当依次执行这些步骤时，便可完成目标行为。

contingent/contingency **后效的/后效关联** 操作性行为与其控制变量之间的依赖关系及/或时间关系。

continuous reinforcer schedule（CRS） **连续强化计划** 每一种正确的反应都进行强化。

cooperative arrangements **合作安排** 安排活动材料，使得同伴需要彼此合作才能完成活动。

D

differential reinforcement **区别强化** 强化特定的一类行为，同时不对其他类行为进行强化。

directive coaching **指导性辅导** 告诉家长

要做什么。

discrete trial training（DTT） **回合式教学** 一种基于应用行为分析原理的教学方法。该方法的技巧是将行为分解为更小的组成部分，一次只教授一个。

discriminative stimulus（S^D） **区辨刺激** 当某一刺激出现时，某种反应会得到增强。

dyadic synchrony **并行同步** 两个人之间受约束的、互惠的、和谐的相互作用。

E

echolalia **模仿语言** 噪声、字词、短语的重复。

ecological validity **生态有效性** 研究成果在真实日常生活中的类化程度。高生态有效性的干预性研究都以尽可能模仿真实生活的方式进行。这个术语在临床上指的是干预手段在自然情境中是否可行，以及是否考虑到了特定环境中的障碍，例如父母参与、文化因素。

emotional attunement **情绪调谐** 察觉到他人的情绪情感和非语言暗示，并做出反应。

enticing strategies **诱导策略** 运用动画、讲述、模仿或幽默的方式，增强儿童参与的可能性。

environmental arrangement **环境设置** 对学习环境和教学材料进行有目的性的安排布置，以增强适当行为出现的可能性，减弱挑战性行为出现的可能性。

errorless learning **零错误教学法** 使用从最具侵入性到最不具侵入性的辅助，以确保儿童的成功响应和高水平的强化。

establishing operations（EO） **建立操作** 由于剥夺而增加了刺激物价值的环境事件，在这种情况下是一种结果。

evidence-based interventions **循证干预** 由实证证明有效的治疗方法。

expansions **扩展** 对儿童话语的一种回应，即向儿童的语言中添加某些内容。

extinction **消退** 移除先前提供的强化物，减弱出现后续行为的可能性。也称为计划忽视。

extinction burst **消退突增** 第一次进行消退之后，某种行为强度出现暂时的增强。

F

fixed interval schedule of reinforcement **固定时距强化计划** 进行强化之后的时间间隔始终保持一致。

fixed ratio schedule of reinforcement **固定比率强化计划** 两次强化之间的反应次数始终保持一致。

forward chaining **顺向行为链** 指令开始于完整响应的最开始。

free operant preference assessment **自由操作偏好评估** 允许儿童自由地接触各种类型的材料（但一般不包含食物），以找到潜在的正向强化物。

function of the behavior **行为功能** 某个行为出现的原因。

functional behavior assessment（FBA） **功能性行为评估** 确认并实施目标行为的评估——确认目标行为的功能或目的，以及是什么在维持这些目标行为。

functional communication **功能性沟通** 实用且有意义的沟通技巧，儿童可以通过使用这些沟通技巧变得更加独立。

functional skills **功能性技能** 使人们变得更独立自主的实用技能。

functionally equivalent replacement behaviors **功能等价替换行为** 与先前行为的目的、功能相同的新行为。

G

generalization **泛化** 在各类人群、地点、材料间都适用的技能。

goodness of fit **拟合优度** 情境拟合；对

自然情境如家庭、学校、社区中的参与者适用良好的治疗方案，能够增加长期使用的可能性。

I

individualized education program（IEP） **个别化教育计划** 为满足一个儿童的学习需求而设计的书面教学方案。

imitation **模仿** 任何作为模型的肢体动作所控制的行为，与模型有形式相似性，并且在模型出现后立即出现。模型一定是该模仿行为的控制变量。

inclusion **融合** 将患者纳入日常活动中，并鼓励他们扮演与健全同龄人相似的角色。

instructional cue **教学提示** 提供行动来帮助或鼓励个人做出期望响应。见区辨刺激。

interval schedules of reinforcement **时距强化计划** 在指定的时间间隔后提供强化物。在第一次正确反应后，间隔特定时间提供强化物。

J

joint activity routines **共同活动常规** 进行的活动中，搭档双方都起到关键作用，并且依赖对方做出的贡献。父母以可预测的方式塑造儿童的行为，并增加变化，增加学习机会。

joint attention **共同注意** 协调分配到人和物品的注意的能力。有时也称作三元注意。通常可以分为对争夺共同注意的他人的反应和个人自己发起的共同注意争夺。

joint attention initiation **共同注意发起** 使用目光注视、指、给予、展示的方式，将他人的注意力引导向一个其感兴趣的物品或事件。

L

learned helplessness **习得性无助** 缺乏对反应和强化间权变关系的理解。一个人因为不再将反应和后果联系起来，而不再做出反应，即出现了习得性无助的情况。

learning opportunities **学习机会** 包含前事、行为和结果的教学试验。

M

maintenance tasks **维持任务** 已被掌握的任务。

mastery criteria **掌握标准** 用于判断是否已掌握一项新技能的特定标准。

modeling **示范** 成人展示恰当的反应或行为，一般示范的是儿童将要获得的目标技能。

morphology **形态学** 词中有意义的小单位。

motivating operations **激励操作** 增强或削弱结果效应的环境变量。

N

natural environment **自然情境** 个人居住、上学、工作和/或参与社会活动、课外活动的情境。

natural reinforcement **自然强化** 与行为和任务有着直接关系的强化物。换句话说，结果与反应在逻辑上有联系。

negative punishment **负惩罚** 避免或移除正向刺激，减弱随后出现该行为的可能性。

negative reinforcement **负强化** 在行为发生之后移除、停止或避免不良刺激或事件，以强化该行为，增强该行为再次出现的可能性。

noncontingent reinforcement **非后效强化** 不依赖于目标行为而提供的强化。

nonverbal mirroring **非言语反映** 强化式自然情境教学法中使用的术语，用于描述一个成人模仿儿童的行为。

O

one-up rule **加一规则** 在和儿童说话时，所使用的词语比儿童所说的多一个。

operant conditioning　**操作制约**　在行为和结果之间建立联系的学习方法。

operant learning　**操作学习**　通过对行为进行奖励和惩罚实现学习行为的方法。通过操作制约，在某种行为和某个结果之间建立联系。也称为操作制约。

operational definitions　**操作定义**　对行为进行书面化、明确、具体的定义，使得个人在测量该行为时，能复制治疗工具和/或编码相同的东西。

overgeneralization　**过度泛化**　当一种行为受到过于宽泛的范围内的刺激控制时所产生的错误。

P

paired choice preference assessment　**配对选择偏好评估**　通过提供选择来对儿童的偏好进行等级化评估。

parent empowerment　**家长赋能**　向家长提供成功所需的资源工具和支持。

Picture Exchange Communication System（PECS）　**图片交换沟通系统**　在六个连续阶段中，使用带有简单图标或照片的小卡片进行沟通教学的系统性综合法。

peer-mediated intervention　**同伴介导干预**　通过同伴的参与进行的疗法。

person-centered planning　**以人为中心的规划**　此规划是一个持续进行的协作过程。在该过程中，参与者如治疗提供者，家长，照顾者，学校员工，与孤独症患者或患任何发展性、医学性疾病者一起制定并实现针对该患者生活和未来的特殊规划。

phonology　**音韵学**　关于语音的规则。

pivotal areas　**关键领域**　当目标是关键领域时，会导致在非目标行为领域有广泛成就。

positive behavior support　**正向行为支持**　一系列循证策略，这些策略通过教授新技能和改变一个人的环境来提高生活质量并减少挑战性行为。

positive punishment　**正惩罚**　在反应之后提供令人厌恶的刺激，以减弱之后再次出现该行为的可能性。也称为应用惩罚。

positive reinforcement　**正强化**　发生在行为之后起到强化作用的令人愉悦的刺激或事件，以增强该行为再次出现的可能性。

pragmatics　**语用学**　语言交流的规则。

Premack Principle　**普墨克原则**　将高概率行为安排在低概率行为出现之后，或使高概率行为依赖于低概率行为的出现，以增强低概率行为出现的可能性。也称为"首先，然后"。

priming　**启动**　一种行为干预，通过在应当出现的正确行为之前提供高水平强化，在低需求情境中展示即将出现的活动。

prompt　**辅助**　前事的类型；和最初的指导性提示一起出现，或在其之后出现的附加提示。为了引出正确的反应，该附加提示会提供额外的帮助。

prompt dependence　**辅助依赖**　儿童无法在没有提示或帮助的情况下参与行为的模式。即儿童可能会依赖于辅助来完成一项技能，而没有养成独立展现该技能的能力。

prompt fading　**辅助消退**　为了最终实现独立，将辅助系统性地降低到侵入性较弱的水平。

prompting　**辅助**　为了帮助个人习得一项技能，提供和移除帮助的系统性方法。

R

randomized controlled trials　**随机对照试验**　一种研究设计。在此种研究设计中，被试被随机分配到不同的组别；在执行自变量的处理（如某种特定干预）后，不同组别进行互相比较。

ratio schedules of reinforcement　**比率强化**

计划 不是每次做出反应后都能得到强化物,是否执行强化由上一次强化之后出现的反应次数决定。

recasting 重塑 重复儿童的反应。重塑可通过增添儿童所说、所做的内容来扩展儿童的反应范畴,通常会同时提供强化。

reinforcement 强化 在一种行为之后出现一个事件(或者一个事件被感知、被收到或被移除),巩固了该行为,并增强了该行为再次出现的可能性。

reinforcing attempts 强化尝试 不仅在正确的反应之后进行强化,还在进行了方向正确的目标导向尝试后进行强化。

reliability 信度 结果是否准确到可以被持续复制。

replacement behaviors 替代行为 被教授来取代挑战性行为的技能。为了成功取代挑战性行为,被选中的技能必须是反应匹配的、高效率的、可被接受的、易被识别的。

responsive interaction 反应性互动 家长或治疗师与儿童进行情感沟通的能力。跟随儿童的引导、模仿非语言行为、同步、轮流都是反应性互动的例子,这些例子提供了可以优化教学的情境和互动。

S

self-management 自我管理 对个人自己的行为进行监督和奖赏。

semantics 语义 单词(词语)的意思。

sensory social routines 感官社交常规 由家长与儿童间一系列来回的行为构成的社交游戏,游戏中融合了重复性行为和情感分享,以增强社交互动和共同注意。

setting event 设置事件 可以增强前事引发反应可能性的先行事件或条件、个人的外部或内部原因。

shaping 塑造 对一系列行为进行逐步连续的强化,使得不断接近目标反应。

single subject design studies 单一对象设计研究 受试者充当他自己的控制条件。

social motivation hypothesis of autism spectrum disorder 孤独症的社交动机假说 该假说认为,由于大脑中的社会奖赏机制受损,孤独症儿童从社交活动中获得的强化有限,从而导致他们从环境中学习的机会更少。

social orienting 社交定向 在培养共同注意前发展的能力,包含了儿童对另一个人的直接注意:在出现社交刺激后,自然地求助于他人或回应他人。

social validity 社会效度 治疗目标或目标行为、干预程序、治疗结果的社会重要性和可接受程度。对社会效度的全面考察包括当事人、治疗提供者和社会角度的可接受程度,但通常最强调的是当事人和家庭的观点。

stimulus discrimination 刺激区辨 刺激引起某个特定反应而不引起其他反应的程度。

stimulus generalization 刺激泛化 当相关的或相似的刺激可以引发相同的反应时,即发生了刺激泛化。

stimulus overselectivity 刺激过度选择 部分孤独症儿童存在的注意缺陷,即儿童的行为只受复合刺激物中某一小部分的影响。

strength of the behavior 行为强度 行为的频率(多久出现一次。例如,一天内发脾气的次数)、延迟程度(前事出现多久后发生该行为。例如,儿童的父亲出现后,儿童叫"爸爸"的速度)以及力量(行为发生伴随了多大力量。例如,尖叫的分贝等级)。

synchronization 同步 镜像非语言行为。

syntax 句法 支配句子结构(包括字词顺序)的规则。

T

task analysis 任务分析 将一种复杂的多

步骤行为分解为一系列更小的步骤或行为的过程。

task variation **任务变化** 在一系列行为中提供混合的目标（而不是重复执行同一任务）。

three-term contingency **三期后效关联** 每种行为都可以被理解和分解为先前所发生的事（前事或区辨刺激）、行为（操作反应）和结果（强化物或惩罚物）。

time delays **时间延迟** 通过增加区辨刺激和辅助的间隔时间，将刺激控制从成人辅助转移到自然发生的刺激上。

topography **外观形态** 不涉及价值观或不带期望地对行为进行的描述。

treatment fidelity **干预忠实度** 有时也称为执行忠诚度或治疗依从性：执行或使用一个程序或一系列策略时的精确程度。

V

validity **效度** 准确而完整地呈现某事物。

variable interval schedule of reinforcement **可变时距强化计划** 提供强化的时间间隔不同。

variable ratio schedule of reinforcement **可变比率强化计划** 强化间反应的次数不同。

说明：本书参考文献，请关注微信公号"心理书坊"并回复"孤独症儿童康复指导"，或者登录人大出版社官网（www.crup.com.cn）搜索本书书名进行下载。

Table 14.5 "Meeting Individual Goals Using CPRT" & Figure 16.1 "CPRT Checklist"

Copyright holder: Aubyn C. Stahmer

APA style reference: Stahmer, A. C., Suhrheinrich, J., Reed, S., Bolduc, C., Schreibman, L. (2011). Classroom Pivotal Response Teaching for Children with Autism. New York, NY: Guilford Press.

Credit line: From Stahmer (2011)

图书在版编目（CIP）数据

孤独症儿童康复指导：自然发展行为干预模式/
（美）伊冯娜·布鲁因斯马等编；王崇颖译 . -- 北京：
中国人民大学出版社，2024.1
（心理咨询与治疗丛书）
书名原文：Naturalistic Developmental
Behavioral Interventions for Autism Spectrum
Disorder
ISBN 978-7-300-32135-6

Ⅰ.①孤… Ⅱ.①伊… ②王… Ⅲ.①小儿疾病-孤
独症-康复训练 Ⅳ.①R749.940.9

中国国家版本馆 CIP 数据核字（2023）第 158900 号

心理咨询与治疗丛书
孤独症儿童康复指导
自然发展行为干预模式

	伊冯娜·布鲁因斯马	
［美］	门迪·明贾雷斯	编
	劳拉·施赖布曼	
	奥宾·斯塔默	

王崇颖　译
Guduzheng Ertong Kangfu Zhidao

出版发行	中国人民大学出版社		
社　　址	北京中关村大街 31 号	**邮政编码**	100080
电　　话	010 - 62511242（总编室）	010 - 62511770（质管部）	
	010 - 82501766（邮购部）	010 - 62514148（门市部）	
	010 - 62515195（发行公司）	010 - 62515275（盗版举报）	
网　　址	http://www.crup.com.cn		
经　　销	新华书店		
印　　刷	天津中印联印务有限公司		
开　　本	720 mm×1000 mm　1/16	**版　　次**	2024 年 1 月第 1 版
印　　张	26.25 插页 2	**印　　次**	2024 年 1 月第 1 次印刷
字　　数	460 000	**定　　价**	118.00 元

心理咨询与治疗丛书

* * * *

了解图书详情，请登录中国人民大学出版社官方网站：

www.crup.com.cn